浙江省高校重点建设教材

基础医学概论

INTRODUCTION TO BASIC MEDICINE

主　编　楼新法

副主编　郑绿珍　孙淑红　黄慧聪

ZHEJIANG UNIVERSITY PRESS
浙江大学出版社

图书在版编目（CIP）数据

基础医学概论 / 楼新法主编. —杭州：浙江大学出版社，2012.7（2024.12 重印）
ISBN 978-7-308-10235-3

Ⅰ. ①基… Ⅱ. ①楼… Ⅲ. ①基础医学—教材 Ⅳ. ①R3

中国版本图书馆 CIP 数据核字（2012）第 150632 号

基础医学概论

主　编　楼新法

责任编辑　何　瑜
封面设计　俞亚彤
出版发行　浙江大学出版社
（杭州市天目山路 148 号　邮政编码 310007）
（网址：http://www.zjupress.com）
排　　版　杭州好友排版工作室
印　　刷　广东虎彩云印刷有限公司绍兴分公司
开　　本　787mm×1092mm　1/16
印　　张　30.25
字　　数　775 千
版 印 次　2012 年 7 月第 1 版　2024 年 12 月第 6 次印刷
书　　号　ISBN 978-7-308-10235-3
定　　价　64.00 元

浙江大学出版社市场运营中心联系方式：（0571）88925591；http://zjdxcbs.tmall.com

《基础医学概论》编委会名单

主　编　楼新法

副主编　郑绿珍　孙淑红　黄慧聪

编　者（以姓氏笔画为序）

王德选（温州医学院附属二院）

许益笑（温州医学院）

宋张娟（温州医学院）

秦　茜（温州医学院）

章　耀（温州市第二人民医院）

董　磊（温州医学院附属一院）

协　编　曹倩倩　王清清

目　　录

第一篇　解剖生理学基础

第二篇　病原生物学基础

第三篇　病理学基础

绪　论

一、基础医学概论的课程性质

基础医学概论是为非医学类专业开设的一门基础医学课程。它是概要介绍人体的正常形态结构与功能活动规律以及疾病状态下的生理功能变化及其机制的一门科学，是一门贯通基础医学各学科、廓清基础医学整体脉络的综合性课程。它突破了传统医学课程的构架，而以“器官、系统为主线”，从正常和异常两个方面重组、融合了人体解剖学、组织胚胎学、细胞生物学、生理学、生物化学、微生物学、免疫学、寄生虫学、病理学及病理生理学等10余个学科的课程内容，使基础医学知识体系高度融合、学科间的知识相互渗透。通过本课程的学习，学生会对基础医学知识体系有一个整体的、明晰的、概要的认识，为以后的工作和学习奠定必需的知识基础。

二、基础医学概论的研究内容

基础医学概论所涉及的课程可归类为形态学、机能学和病原生物学三部分。如果从健康人体和疾病状态下人体的不同角度来探讨，其研究内容可以概括为如下几方面：

(一)研究人体的正常形态结构

基础医学分别从不同的水平研究正常人体的细胞、组织、器官、系统的正常形态、结构和位置关系，以阐明人体构造的基本理论。该课程包括人体解剖学和组织胚胎学，前者是指通过宏观解剖的方式，以肉眼观察所能看到的人体组织、器官、系统的正常形态结构特征、位置毗邻关系及其意义的科学；后者则是以显微镜观察为手段，从微观角度探讨人体组织构筑、生长发育规律及其功能意义的科学。

(二)研究人体的正常生理功能

人体在正常形态结构的基础上所进行的各种生理活动和作用机理。它们研究人体内细胞、组织、器官乃至系统的正常功能活动，并深入到细胞的超微结构乃至分子水平，来探讨生命现象的本质和活动规律。包括生理学、生物化学及分子生物学等。

(三)研究与医学有关的病原生物

病原生物学是研究病原生物的生物学特性、致病性、免疫学特性及其传播相关疾病的实验室诊断和防治措施的一门学科。主要包括医学微生物学、医学寄生虫学和免疫学。

(四)研究人体在各种病理状态下形态和功能的变化及其机制

通过研究疾病发生、发展的过程中患病机体的细胞、组织和器官的形态改变特点，功能和代谢紊乱及其原因，探讨疾病的本质和过程。包括病理学和病理生理学。

三、基础医学概论的学习目标

通过对本书的学习，能够了解基础医学的发展现状，学会从分子、细胞、组织、器官、系统水平和整体水平，特别是从整体水平理解人体的结构、功能以及疾病发生发展过程，并为学习有关的专业理论知识奠定必要的基础。

（楼新法）

第一篇　解剖生理学基础

第一章　人体基本构成

【学习目标】

1. 掌握氨基酸结构特点，蛋白质各级结构。
2. 熟悉蛋白质重要的理化性质。
3. 掌握核酸的化学组成。
4. 掌握 DNA 和 RNA 的结构和功能。
5. 掌握 DNA 变性、复性和杂交。
6. 掌握酶促反应特点。
7. 掌握酶的分子组成和活性中心。
8. 掌握酶原激活和同工酶概念。
9. 熟悉酶促反应动力学影响因素。

第一节　生物大分子

生物细胞内存在许多生物大分子，如蛋白质、核酸、酶、多糖以及它们的复合物。它们在细胞内发挥各自的作用，是生命得以体现的物质基础。核酸能够传递遗传信息，而蛋白质几乎涉及所有的生理过程。核苷酸和氨基酸是组成核酸和蛋白质的基本结构单位。酶是生物体内重要的生物催化剂，生物体内大部分的化学反应是通过酶催化反应完成的，而且绝大多数的酶类是蛋白质。上述几种生物大分子在结构和功能上存在密切的联系。

一、蛋白质

蛋白质是构成生物体的基本组成成分之一，是不同氨基酸以肽键相连所组成的具有一定空间结构的生物大分子物质。蛋白质分布广泛，约占人体固体成分的 45%，是含量最丰富的生物大分子，它执行和完成生物体几乎所有的生理功能，是生命活动的物质基础，没有蛋白质就没有生命活动的存在。一个真核细胞具有成千上万种蛋白质，其各自具有自己的特殊结构和功能。生物体结构越复杂，相应的蛋白质种类和功能也越多。蛋白质功能的多样性取决于其结构差异。

（一）蛋白质的分子组成

蛋白质的种类众多、分布广泛，但其组成元素却相似，主要含碳（50%～55%）、氢（6%～7%）、氧（19%～24%）、氮（13%～19%）。此外，大多数蛋白质还含有少量硫（0%～4%），有的蛋白质还含有磷、碘及铁、铜、锌、锰、钴、钼等少量金属元素。各种蛋白质的含氮量很接近，平均为 16%，体内组织的含氮物又以蛋白质为主，故只要测定生物样品的氮含量，就可以按下列公式推算出样品中蛋白质的含量：

每克样品中含氮克数 $\times 6.25 \times 100 =$ 100g 样品中蛋白质含量（g%）

氨基酸是组成蛋白质的基本结构单位，蛋白质在酸、碱或酶的作用下发生水解反应，最后得到多种α-氨基酸。构成天然蛋白质的氨基酸有 20 种。

1. 氨基酸的一般结构式

氨基酸的化学结构式有一个共同点，即连接羧基的 α-碳原子上还连有-氨基，故称为 α-氨基酸。

除甘氨酸外，其他蛋白质氨基酸的 α-碳原子均为不对称碳原子（即与 α-碳原子键合的四个取代基各不相同），因此氨基酸可以有立体异构体，即可以有不同的构型（D-型与 L-型两种构型）。

2. 氨基酸的分类

20 种天然氨基酸在结构上的差别取决于侧链基团 R 的不同，因此通常根据 R 基团的化学结构或理化性质可分为 4 类：①非极性 R 基氨基酸；②极性中性氨基酸；③酸性氨基酸；④碱性氨基酸。有两种为特殊氨基酸即脯氨酸和半胱氨酸。脯氨酸属杂环亚氨基酸，此亚氨基酸能与另一羧基形成肽键，但其 N 在环中，移动自由度受到限制。两分子的半胱氨酸在脱氢后以二硫键结合成胱氨酸，蛋白分子中两个邻近的半胱氨酸可脱氢形成二硫键。

3. 蛋白质分子中氨基酸连接方式

在蛋白质分子中，相邻的两个氨基酸之间以一个氨基酸的 α-氨基和另一个氨基酸的 α-羧基脱水形成肽键。肽键是一种酰胺键（—CO—NH—），两端连接的都是 C_α，由两个氨基酸构成的肽称为二肽，三个氨基酸形成的称为三肽，依次类推。通常把含氨基酸数量少于 10 的肽称为寡肽，大于 10 个的则称为多肽。蛋白质是由一条或多条具有确定氨基酸序列的多肽链构成的大分子，其中所含的氨基酸单位称氨基酸残基。

多肽分为开链肽和环状肽。在人体内的主要是开链肽，具有一个游离的氨基末端和一个游离的羧基末端，分别保留有游离的 α-氨基和 α-羧基，故又称为多肽链的 N 端（氨基端）和 C 端（羧基端）。

除了蛋白质部分水解可以产生长短不一的各种肽段之外，生物体内存在着许多活性肽，它们大多是新陈代谢的产物，在生命活动中有着重要的功能。如：谷胱甘肽（GSH）普遍存在于动植物和微生物细胞中，它是由谷氨酸、半胱氨酸和甘氨酸所形成的三肽。它在细胞中可进行可逆的氧化还原反应，半胱氨酸上的巯基（—SH）是游离的称还原型谷胱甘肽，当氧化形成二硫键时生成氧化型谷胱甘肽（GSSG）。谷胱甘肽在体内参与氧化还原过程，作为某些氧化还原酶的辅助因子，其作用为保护巯基酶，或防止过氧化物积累等。

（二）蛋白质的分子结构

蛋白质为生物大分子物质，具有三维空间结构（图 1.1.1-1），因而执行复杂的生物学功能。蛋白质结构与功能之间的关系非常密切。

1. 蛋白质分子的一级结构

蛋白质的一级结构就是蛋白质多肽链中氨基酸残基的排列顺序，是蛋白质最基本的结构。它是由基因上遗传密码的排列顺序所决定的。各种氨基酸按遗传密码的顺序，通过肽键连接起来，成为多肽链。一级结构中主要的化学键是肽键，有的还含二硫键。蛋白质分子的一级结构是其空间结构和实现生物学功能的基础，各种蛋白质间的差别是由组成蛋白质的氨基酸数目、理化性质和排列顺序决定的。

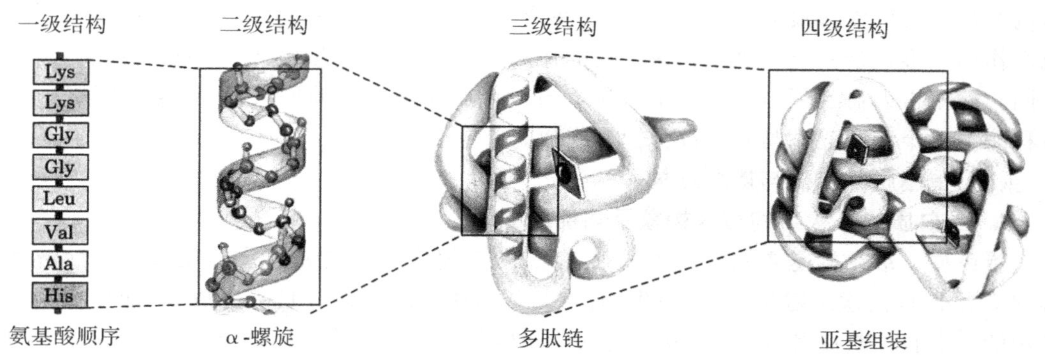

图 1.1.1-1 蛋白质结构层次

2. 蛋白质的二级结构

蛋白质分子的多肽链并非呈线形伸展，而是折叠盘曲构成一定的空间结构。此空间结构称为构象。蛋白质的空间结构就是指蛋白质的二级、三级和四级结构。蛋白质的二级结构是指多肽链中主链原子的局部空间排列，不涉及侧链的构象。主要包括 α-螺旋、β-折叠、β-转角和不规则卷曲几种形式。

α-螺旋：是肽链的某段局部盘曲呈螺旋形结构。β-折叠：是一种比较伸展、呈锯齿状的多肽链结构；β-转角：通常由 4 个氨基酸残基构成，由第一个氨基酸残基的形成氢键，从而使结构稳定。不规则卷曲：是多肽链中除以上几种规则的构象外，其余规则性不强区段的构象。

超二级结构是指在多肽链内顺序上相互邻近的二级结构常常在空间折叠中靠近，彼此相互作用，形成规则的二级结构聚集体。目前发现的超二级结构有三种基本形式：α 螺旋组合(αα)、β 折叠组合(βββ)和 α 螺旋 β 折叠组合(βαβ)，其中以 βαβ 组合最为常见。它们可直接作为三级结构的“建筑块”或结构域的组成单位，是蛋白质构象中二级结构与三级结构之间的一个层次，故称超二级结构。

结构域也是蛋白质构象中二级结构与三级结构之间的一个层次。在较大的蛋白质分子中，由于多肽链上相邻的超二级结构紧密联系，形成两个或多个在空间上可以明显区别它与蛋白质亚基结构的区别。一般每个结构域约由 100～200 个氨基酸残基组成，各有独特的空间构象，并承担不同的生物学功能。

3. 蛋白质的三级结构

蛋白质的多肽链在各种二级结构的基础上再进一步盘曲或折叠形成具有一定规律的三维空间结构，称为蛋白质的三级结构。蛋白质的三级结构实际上是指在蛋白质分子主链折叠盘曲形成构象的基础上，分子中的各个侧链所形成一定的构象。其核心部分多由疏水氨基酸构成，结合蛋白质的辅基常镶嵌其中，这种结构域多半是蛋白质的活性部位。蛋白质有的含有一个特异的结构域，有的含有多个结构域。疏水作用是维系蛋白质三级结构最主要的作用力。其余的还包括氢键、盐键、二硫键及范德华力等。

4. 蛋白质的四级结构

具有两条或两条以上独立三级结构的多肽链组成的蛋白质，其多肽链间通过非共价键聚合而成的空间结构。其中，每个具有独立三级结构的多肽链单位称为亚基，单独的亚基一般无生物学功能，只有具有完整四级结构的蛋白质才有生物学功能。在一定的条件下，四级结构的蛋白质可以解聚成单个亚基，亚基在聚合或解聚时对某些蛋白质具有调节活性作用。疏水作用是维系蛋白质四级结构最主要的作用力。一种蛋白质中，亚基结构可以相同，也可不同。如正常人血红蛋白是由两个 α 亚基与两个 β 亚基形成的四聚体；天冬氨酸氨甲酰基转移酶由六个调节亚基与六个催化亚基组成。

(三)蛋白质的结构与功能的关系

1. 蛋白质的一级结构与其构象及功能的关系

蛋白质一级结构是空间结构的基础，特定的空间构象主要是由蛋白质分子中肽链和侧链 R 基团形成的次级键来维持，在生物体内，蛋白质的多肽链一旦被合成后，即可根据一级结构的特点自然折叠和盘曲，形成一定的空间构象。一级结构相似的蛋白质，其基本构象及功能也相似。例如，不同种属的生物体分离出来的同一功能的蛋白质，其一级结构只有极少的差别，而且在系统发生上进化位置相距愈近的差异愈小。

在蛋白质的一级结构中，参与功能活性部位的残基或处于特定构象关键部位的残基，即使在整个分子中发生一个残基的异常，那么该蛋白质的功能也会受到明显的影响。如被称之为“分子病”的镰刀状红细胞性贫血仅仅是一个氨基酸残基的变异，即 β 亚基 N 端的第 6 号氨基酸残基由谷氨酸转变为缬氨酸发生了变异所造成的，这种变异来源于基因上遗传信息的突变。

2. 蛋白质空间构象与功能活性的关系

蛋白质多种多样的功能与各种蛋白质特定的空间构象密切相关，蛋白质的空间构象是其功能活性的基础，构象发生变化，其功能活性也随之改变。蛋白质变性时，其空间构象被破坏，引起功能活性丧失，变性蛋白质在复性后，构象复原，活性即能恢复。

(四)蛋白质的理化性质

蛋白质是由氨基酸组成的大分子化合物，其理化性质与氨基酸相似，如两性电离、紫外吸收性质、等电点、呈色反应等，但蛋白质又具有氨基酸分子没有的性质如高相对分子质量、胶体性质、沉淀和变性等。

1. 蛋白质的胶体性质

蛋白质相对分子质量颇大，其分子的大小已达到 1～100nm 胶粒范围之内。球状蛋白质的表面多亲水基团，可吸收水分子，使蛋白质分子表面常为多层水分子所包围，称水化膜，以阻断蛋白质颗粒的相互聚集，从而防止溶液中蛋白质的沉淀析出。蛋白质的水化膜是维持蛋白质胶体稳定的重要因素之一。另一稳定因素是在 pH 和等电点 pI 相等的溶液中，蛋白质带有的同性电荷相互排斥，阻止蛋白质颗粒的聚集。

2. 蛋白质的两性电离和等电点

蛋白质是由氨基酸组成的，其分子中除两端的游离氨基和羧基外，侧链中有一些解离基团，如谷氨酸、天门冬氨酸残基中的 γ 和 β-羧基，赖氨酸残基中的 ε-氨基，精氨酸残基的胍基和组氨酸的咪唑基等。作为带电颗粒可以在电场中移动，其移动方向取决于蛋白质分子所带的电荷。蛋白质颗粒所带的电荷，既取决于其分子组成中碱性和酸性氨基酸的含量，又受溶液的 pH 值影响。当蛋白质溶液处于某一 pH 值时，蛋白质游离成正、负离子的趋势相等，即成为兼性离子，此时溶液的 pH 值称为蛋白质的等电点。处于等电点的蛋白质颗粒，在电场中不移动。当蛋白质溶液的 pH 值大于等电点，该蛋白质颗粒带负电荷，反之则带正电荷。

各种蛋白质分子由于所含的碱性氨基酸和酸性氨基酸的数目不同，因而有各自的等电点。含碱性氨基酸较多的蛋白质，等电点偏碱性，如精蛋白、组蛋白；含酸性氨基酸较多，其等电点偏酸性。

3. 蛋白质的变性、复性与沉淀

天然蛋白质在某些物理或化学因素作用下，特定的空间结构会被破坏，导致理化性质改变和生物学活性的丧失，称为蛋白质的变性作用。变性蛋白质只有空间构象破坏，一般认为蛋白质变性本质是次级键，二硫键的破坏，并不涉及一级结构的变化。引起蛋白质变性的原因可分为物理和化学因素两类。物理因素如加热、搅拌、加压、脱水、紫外线照射等；化学因素如强酸、强碱、尿素、重金属盐、十二烷基磺酸钠（SDS）等。变性蛋白质溶解度降低、黏度增加、结晶性破坏、生物学活性丧失、易被蛋白酶分解。

变性并非是不可逆的变化，当变性程度较轻时，如去除变性因素，有的蛋白质能恢复或部分恢复原来的构象及功能，变性的可逆变化称为复性。许多蛋白质变性严重，不能恢复，称为不可逆性变性。

蛋白质发生分子凝聚且从溶液中析出的现象称为蛋白质沉淀，变性蛋白质一般易于沉淀，但也可不变性而使蛋白质沉淀，在一定条件下，变性的蛋白质也可不发生沉淀。蛋白质形成的亲水胶体颗粒具有颗粒表面的水化层和电荷两种稳定因素。如果没有外加条件，不会发生互相凝集。如果去掉两个稳定因素则蛋白质便容易凝集析出。引起蛋白质沉淀的主要方法有：盐析、加热凝固、有机溶剂沉淀、重金属盐沉淀、生物碱试剂以及某些酸类沉淀等方法。

4. 蛋白质的呈色反应

蛋白质的 α-氨基酸与水化茚三酮作用时，产生蓝色反应；还可以与硫酸铜在碱性溶液中发生双缩脲反应。尿素加热到 180℃生成双缩脲，双缩脲在碱性溶液中与硫酸铜反应产生紫红色化合物，故称双缩脲反应。蛋白质溶液还可与酚试剂、乙醛酸试剂、浓硝酸等发生颜色反应。

5. 蛋白质的紫外吸收

蛋白质分子中的色氨酸及酪氨酸的 R 侧链含有共轭双键，对 280nm 紫外光有强大吸收峰。

（五）蛋白质分离和纯化

无论是对蛋白质的结构与功能进行研究，还是生产人们所需要的蛋白质产品，都要对蛋白质进行分离纯化。目前蛋白质制备的方法主要是从生物组织中提取分离。随着 DNA 重组技术、遗传工程、蛋白质工程的发展，人们可以通过基因工程手段生产那些自然界不存在或微量存在或者人们期望具有新性质、新功能的酶与蛋白质。

在蛋白质分离纯化过程中，经常需要测定蛋白质的含量和检查蛋白质的纯化程度，包括测定蛋白质的总量，测定蛋白质混合物中某一特定蛋白质的含量以及鉴定最后制品的纯度等。

测定蛋白质总量的常用方法有凯氏定氮法、双缩脲法、Folin-酚试剂法、紫外吸收法、染料结合法等。测定蛋白质混合物中某一蛋白质的含量，通常要用具有高度特异性的生物学方法。具有酶或激素性质的蛋白质可以利用它们的酶活性或激素活性来测定其含量。许多蛋白质虽然没有酶或激素那样特异的生物活性，但大多数蛋白质在注入适当的动物血液中后会产生抗体，因此利用抗体—抗原反应也可以测定某一特定蛋白质的含量。

分离纯化后的蛋白质需要鉴定其纯度，即用一定可靠的指标来表明其被纯化的程度。蛋白质纯度鉴定通常采用物理化学方法，如电泳、超速离心沉降、HPLC、溶解度分析等。纯的蛋白质在一系列不同的pH条件下进行电泳时，将以单一速度泳动，其电泳图谱只呈现一条区带；在HPLC的洗脱图谱上呈现单一的对称峰；在离心场中也以同一沉降速度移动，在离心管中出现明显单层的分界面。目前鉴定蛋白质的纯度多采用聚丙烯酰胺凝胶电泳、等电聚焦、毛细管电泳等电泳技术。用溶解度分析鉴定蛋白质的纯度是基于纯蛋白质在一定的溶剂系统中具有恒定的溶解度，而不依赖存在于溶液中未溶解固体的数量。末端分析也可用于鉴定蛋白质的纯度，因为均一的单链蛋白质样品其N端或C端只可能有一种氨基酸。其他如层析法、免疫法、分光光度法、蛋白质化学结构分析等都能用来鉴定蛋白质的纯度。

此外，蛋白质纯度的指标是相对的，即使结晶的蛋白质也不一定是均一的，只能表明该蛋白质的纯度很高。采用任何单一方法鉴定所得的结果只能作为蛋白质均一性的必要条件而不是充分条件。往往是在一种鉴定中表现为均一的蛋白质，在另一种鉴定中又表现出不均一性。因此通常需用两种鉴定方法互相印证，而且要标明纯度标准，如电泳纯、层析纯等。

二、核　酸

(一)核酸的化学组成

核酸是生物体内的高分子化合物，包括DNA和RNA两大类。

1. 核酸的元素组成

组成核酸的元素有C、H、O、N、P等，其组成上有两个特点：①核酸一般不含元素硫S；②核酸中磷元素的含量较多且固定，约占9%～10%。因此，核酸定量测定的经典方法，是以测定含磷量来代表核酸含量。

2. 核酸的基本单位和化学组成

组成核酸的基本单位是核苷酸，核酸由许多核苷酸连接而成。组成DNA的核苷酸是脱氧核糖核苷酸，组成RNA的核苷酸是核糖核苷酸。核苷酸可被水解产生核苷和磷酸，核苷还可再进一步水解，产生戊糖和含氮碱。

核苷酸中的碱基均为含氮杂环化合物，有嘌呤碱和嘧啶碱两类。核苷酸中的嘌呤碱主要是鸟嘌呤(G)和腺嘌呤(A)，嘧啶碱主要是胞嘧啶(C)、尿嘧啶(U)和胸腺嘧啶(T)。DNA和RNA都含有鸟嘌呤、腺嘌呤和胞嘧啶；胸腺嘧啶一般只存在于DNA中，不存在于RNA中；而尿嘧啶只存在于RNA中，不存在于DNA中。

有些核酸中还含有修饰碱基或稀有碱基，稀有碱基种类极多，大多数都是核酸中四种主要碱基的甲基化衍生物。这些碱基在核酸中的含量稀少，在各种类型核酸中的分布也不均一。RNA中tRNA含修饰碱基最多。如5,6-二氢尿嘧啶、5-甲基胞嘧啶、7-甲基鸟嘌呤、N^6-甲基腺嘌呤等。

嘌呤和嘧啶环中含有共轭双键，对260nm左右波长的紫外光有较强的吸收。碱基的这一特性常被用来对碱基、核苷、核苷酸和核酸进行定性和定量分析。

核酸中的戊糖有核糖和脱氧核糖两种，分别存在于核糖核苷酸和脱氧核糖核苷酸中。戊糖与嘧啶或嘌呤碱以糖苷键连接称为核苷(见表1.1.1-1)。

表 1.1.1-1 常见核苷

碱 基	核糖核苷	脱氧核糖核苷
腺 嘌 呤	腺嘌呤核苷(adenosine,A)	腺嘌呤脱氧核苷(deoxyadenosine,dA)
鸟 嘌 呤	鸟嘌呤核苷(guanosine,G)	鸟嘌呤脱氧核苷(deoxyguanosine,dG)
胞 嘧 啶	胞嘧啶核苷(cytidine,C)	胞嘧啶脱氧核苷(deoxycytidine,dC)
尿 嘧 啶	尿嘧啶核苷(uridine,U)	
胸腺嘧啶		胸腺嘧啶脱氧核苷(deoxythymidine,dT)

核苷中戊糖的羟基与磷酸以磷酸酯键连接而成核苷酸。生物体内的核苷酸大多数是核糖或脱氧核糖的C5′上羟基被磷酸酯化，形成5′核苷酸。核苷酸在5′进一步磷酸化即生成二磷酸核苷和三磷酸核苷。

(二)DNA的结构与功能

1. DNA的一级结构

核酸是由很多单核苷酸聚合形成的多聚核苷酸，DNA的一级结构即是指四种核苷酸(dAMP、dCMP、dGMP、dTMP)按照一定排列顺序，通过磷酸二酯键连接形成的多核苷酸，因核苷酸之间的差异仅仅是碱基的不同，故又称为碱基顺序。核苷酸间连接方式：一个核苷酸的5′位磷酸与下一位核苷酸的3′-OH形成3′,5′磷酸二酯键，构成不分支的线性大分子，其中磷酸基和戊糖基构成DNA链的骨架，可变部分是碱基排列顺序。核酸分子具方向性即核苷酸的戊糖基的5′位至核苷酸的戊糖基的3′末端。

2. DNA的二级结构与功能

1953年，Watson和Crick提出了著名的DNA分子的双螺旋结构模型，揭示了遗传信息是怎样储存在DNA分子中、遗传性状如何世代保持，这是生物学发展的重大里程碑。他们发现DNA碱基组成有如下规律：①在DNA分子中，两股DNA链围绕共同轴心形成——右手螺旋结构，两股链走向是反向平行的，一股链是5′→3′走向，另一股链是3′→5′走向。②DNA链的骨架由交替出现的、亲水的脱氧核糖基和磷酸基构成，位于双螺旋的外侧。碱基位于双螺旋的内侧，两股链中的嘌呤和嘧啶碱基以其疏水的、近于平面的环形结构彼此密切相近，平面与双螺旋的长轴相垂直。③一股链中嘌呤碱基与另一链中同一平面的嘧啶碱基之间以氢键相连，称碱基配对。碱基互补配对总是出现于腺嘌呤与胸腺嘧啶之间(A ═T)，形成两个氢键；或者出现于鸟嘌呤与胞嘧啶之间(G ═C)，形成三个氢键。④双螺旋的螺距为3.4nm，直径为2.0nm。两股链之间在空间上形成一条大沟和一条小沟，是蛋白质识别DNA碱基序列，与其发生相互作用的基础。⑤两条双螺旋的稳定性是由互补碱基对之间的氢键来维系，纵向稳定性的维系是靠碱基对层间的堆积力。DNA双螺旋是核酸二级结构的重要形式，双螺旋结构理论支配了近代核酸结构和功能的研究发展，是生命科学发展史上的杰出贡献(图1.1.1-2)。

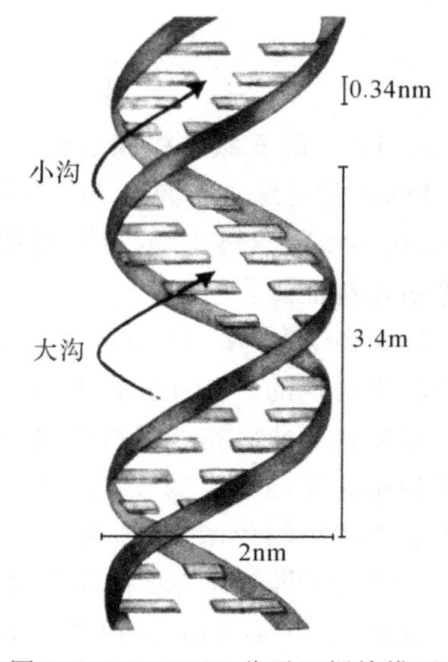

图1.1.1-2 DNA分子双螺旋模型

Watson 和 Crick 提出的 DNA 双螺旋结构属于 B 型双螺旋，它是以在生理盐溶液中提取的 DNA 纤维在 92%相对湿度下进行 X-射线衍射的图谱分析结果为依据进行推测的，这是 DNA 分子在水性环境和生理条件下最稳定的结构。后来人们发现 DNA 的结构是动态的，在以钾或铯作阳离子、相对湿度为 75%时，DNA 分子的 X-射线衍射图谱给出的是 A 型构象，这一构象不仅出现在脱水 DNA 中，还出现在 RNA 分子中的双螺旋区域及 DNA-RNA杂交分子中。在研究人工合成的 CGCGCG 单晶的 X-射线衍射图谱时发现这种六聚体的构象与上面的两种完全不同。它是左手双螺旋，在主链中各个磷酸根呈锯齿状排列，有如"之"字形一样，因此叫它 Z 构象(见图 1.1.1-3)。

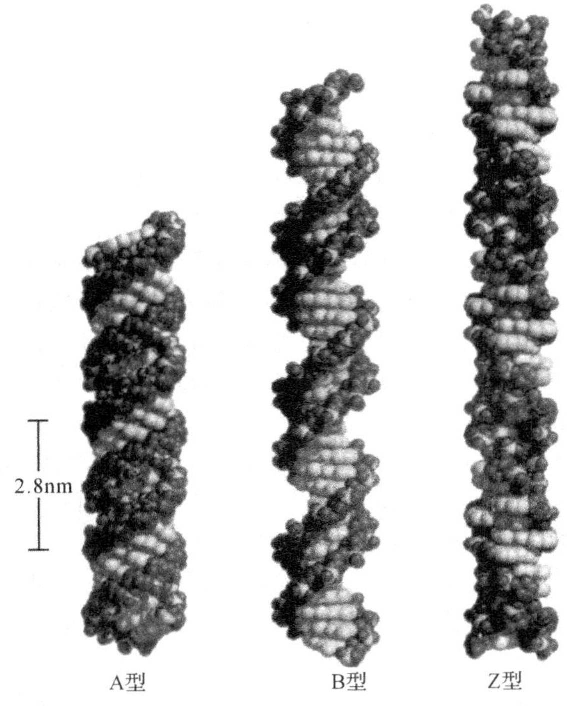

图 1.1.1-3　A 型、B 型、Z 型 DNA 的三维构象

3. DNA 的三级结构和功能

DNA 的三级结构是指 DNA 双螺旋结构通过进一步扭曲和折叠所形成的更加复杂的构象，包括线状双链中的扭结、超螺旋、多重螺旋、分子内局部单链环、环状 DNA 中的超螺旋等拓扑特征图。

J. Wang 和 W. Gellert 发现了拓扑异构酶，DNA 拓扑异构体之间的转变是通过拓扑异构酶来实现的。拓扑异构酶有Ⅰ类和Ⅱ类两种类型，Ⅰ类能使双链超螺旋 DNA 转变成松弛型环状 DNA，拓扑异构酶Ⅱ正相反，可使松弛型环状 DNA 转变成负超螺旋。DNA 拓扑异构酶Ⅱ又称解旋酶(gyrase)。这两种拓扑异构酶的作用正好相反，所以细胞内两种酶的含量受严格的控制，使细胞内 DNA 保持在一定的超螺旋水平。

双螺旋 DNA 进一步扭曲盘绕则形成其三级结构，超螺旋是 DNA 三级结构的主要形式。自从 1965 年 Vinograd 等人发现多瘤病毒的环形 DNA 的超螺旋以来，知道绝大多数原核生物都是共价封闭环分子，这种双螺旋环状分子再度螺旋化成为超螺旋结构。有些单链环形染色体或双链线形染色体(如噬菌体),在生活周期某一阶段也必将其染色体变为超螺旋形式。虽然真核生物其染色体多数为线形分子但其DNA均与蛋白质相结合,两个结合点之间的DNA形成一个突环结构,类似于CCC分子,同样具有超螺旋形式。超螺旋分为正超螺旋和负超螺旋两种。真核生物中,DNA与组蛋白八聚体形成核小体结构时,存在负超螺旋。

4. 染色质

真核生物染色体在细胞生活周期的大部分时间以染色质形式存在。染色质是一纤维状结构,由最基本的单位核小体成串排列成。DNA是染色体的主要化学成分,遗传信息的载体,约占染色体全部成分的27%,组蛋白和非组蛋白占66%,RNA占6%。组蛋白是一种碱性蛋白质,其富含赖氨酸和精氨酸。组蛋白对染色体中DNA的包装有十分重要的作用。

5. 核小体

核小体是构成染色质的基本结构单位,使染色质中DNA、RNA和蛋白质组织成为一种致密的结构形式。核小体由核心颗粒和连接区DNA两部分组成,前者包括组蛋白H2A、H2B、H3和H4各两分子构成的组蛋白八聚体,以及缠绕其上长度为146bp的DNA链;后者包括两相邻核心颗粒间约60bp的连接DNA和位于连接区DNA上的组蛋白H1。核小体是DNA紧缩的第一阶段,在此基础上,DNA链进一步折叠成每圈6个核小体、直径30nm的纤维状结构。这种纤维再扭曲成襻,许多襻环绕染色体骨架形成棒状的染色体,最终压缩将近一万倍。因此每个染色体中几厘米长(如人染色体的DNA分子平均长度为4cm)的DNA分子容纳在直径数微米(如人细胞核的直径为6~7μm)的细胞核中。

核小体是DNA紧缩的第一阶段,在此基础上,DNA链进一步折叠成每圈六个核小体,直径30nm的纤维状结构,这种30nm纤维再扭曲,绕染色体骨架形成棒状的染色体,最终压缩将近1万倍。这样,才使每个染色体中几厘米长(如人染色体的DNA分子平均长度为4cm)的DNA分子容纳在直径数微米(如人细胞核的直径为6~7μm)的细胞核中。目前核小体的形成以及DNA超螺旋结构与功能的关系还不十分清楚,可能与基因的转录调节控制有关。

(三)RNA的结构与功能

DNA是遗传信息的载体,遗传信息的作用通常由蛋白质的功能来实现,但是DNA并不是蛋白质合成的直接模板,而是RNA。RNA种类繁多,相对分子质量相对较小,一般是单链,但可有局部二级结构;其碱基组成含有尿嘧啶而不含胸腺嘧啶,碱基配对发生于C—G与U—A间,RNA碱基组成没有一定的比例关系,而且其稀有碱基较多;tRNA还具有明确的三级结构。与DNA相比,RNA易被水解。

1. 信使RNA(mRNA)与不均一核RNA(hnRNA)

遗传信息从DNA分子到RNA分子的过程称为转录。真核生物中,最初转录生成的RNA称为不均一核RNA(hnRNA),但是在细胞质作为蛋白质的氨基酸序列合成模板的是mRNA。hnRNA是mRNA的未成熟前体。hnRNA核苷酸链中的有一些将不出现于相应的mRNA中的片段称为内含子,保留于mRNA中的则称为外显子。mRNA5′末端被加上一个m^7pGppp帽子,在mRNA3′末端多了一个多聚腺苷酸尾巴。随mRNA存在时间的延续,多聚A尾巴慢慢变短。因此,认为这种3′末端结构可能与增加转录活性以及使mRNA趋于相对稳定有关。

真核细胞中蛋白质在胞浆中合成，因此要求有一个中间物将DNA上的遗传信息传递至胞浆中，该中间物即mRNA，其核苷酸序列与DNA序列相应，决定着合成蛋白质的氨基酸序列。Crick和Brenner得出三个核苷酸编码一个氨基酸的结论，并将这种三位一体的核苷酸编码称做遗传密码或三联体密码。

2. 转运 RNA

tRNA是蛋白质合成中的接合器，可携带一种氨基酸，将其转运到核蛋白体上，供蛋白合成。是细胞内相对分子质量最小的一类核酸，由70～120核苷酸构成。tRNA中含有10%～20%的稀有碱基，如：甲基化的嘌呤mG、mA，双氢尿嘧啶（DHU）、次黄嘌呤等。此外，tRNA内还含有一些稀有核苷，如：胸腺嘧啶核糖核苷、假尿嘧啶核苷（Ψ）等。

tRNA分子内的核苷酸通过碱基互补形成局部双螺旋结构，未成双螺旋的区带构成环和襻。现发现的所有tRNA均可呈现三叶草样的二级结构，即从5′末端起的第一个环是DHU环，含二氢尿嘧啶；第二个环为反密码子环，环中部的3个碱基可以与mRNA中的三联体密码子形成碱基互补配对构成反密码子，在蛋白质合成中解读密码子，把正确的氨基酸引入合成位点；第三个环为TΨ环，含胸腺核苷和假尿苷；在反密码子环与TΨ环之间，存在一个由数个乃至二十余个核苷酸组成的襻；所有tRNA3′末端均有相同的CCA—OH结构，tRNA所转运的氨基酸就连接在此末端上。通过X-射线衍射等结构分析方法，发现tRNA的共同三级结构均呈倒L形。tRNA三级结构的维系主要是依赖核苷酸之间形成的各种氢键。各种tRNA分子的核苷酸序列和长度相差较大，但其三级结构均相似，提示这种空间结构可能与tRNA的功能有密切关系。

3. 核蛋白体 RNA

核蛋白体RNA（rRNA）是细胞内含量最多的RNA，约占RNA总量的80%以上，是蛋白质合成及其核蛋白体的组成成分。

原核生物和真核生物的核蛋白体均由易于解聚的大、小亚基组成。对大肠杆菌核蛋白体的研究发现其2/3是rNRA，1/3是蛋白质。rRNA分为5S、16S、23S三种。真核生物的核蛋白体小亚基由18SrRNA及30余种蛋白质构成；大亚基则由5S、5.8S及28S三种rRNA加上近50种蛋白质构成。现已证明某些核糖体蛋白具有酶的功能，但大多数的具体作用还未清楚。

4. 其他 RNA 分子

小核RNA存在于真核细胞的细胞核内，是一类称为小核核蛋白体复合体（snRNP）的组成成分。有U1，U2，U4，U5，U6snRNA等均为小分子核糖核酸，其功能是在hnRNA成熟转变为mRNA的过程中，参与RNA的剪接，并且在将mRNA从细胞核运到细胞质的过程中起着十分重要的作用。小胞浆RNA（scRNA），又称7SLRNA，长约300个核苷酸，存在于细胞质中，是蛋白质定位合成于粗面内质网上所需的信号识别体的组成成分。真核细胞中的小分子RNA还有许多如诱导胚胎期心脏的分化、控制细胞分裂、作为染色质的构成部分等其他功能。

以大肠杆菌为代表的原核细胞中，人们对两种重要的小RNA研究较多。一种是反义RNA，即特定RNA的互补链。它们与特定的RNA转录产物互补结合为局部双链，从而直接抑制其功能，可调节基因的复制与表达。另一种小分子RNA是Rnase P（一种核酸酶，由RNA和蛋白质两种物质构成）中的M_1RNA，它由337个核苷酸组成。M_1RNA本身具有催化活性，可特异地与 tRNA 发生反应，功能是切除 tRNA 前体分子 5′末端多余的核苷酸从而使之成熟。

(四)核酸的理化性质

1. 核酸的一般理化性质

核酸的碱基和磷酸基均能解离，故核酸具有酸碱性。核酸的碱基含共轭双键，故具有紫外吸收性质，DNA 和 RNA 溶液均具有 260nm 紫外吸收峰，这是 DNA 和 RNA 定量最常用的方法。DNA 是线性高分子，黏度极大，而 RNA 分子远小于 DNA，黏度也小。

2. DNA 的变性

DNA 变性是指在某些理化因素作用下，DNA 分子互补碱基对之间的氢键断裂，使 DNA 双螺旋结构松散，变成单链的无规则线团。

实验室最常用使 DNA 变性方法之一是加热。变性 DNA 溶液黏度降低、旋光性发生改变、增色效应。解链过程中，DNA 的 A_{260} 增加，与解链程度有一定的比例关系，这种关系称为 DNA 的增色效应。即变性后 DNA 溶液紫外吸收作用增强的效应。如果在连续加热 DNA 的过程以温度对 A_{260} 作图，所得的曲线称为解链曲线（见图 1.1.1-4）。从曲线中可以看出，DNA 的变性从开始解链到完全解链，是在一个相当窄的温度内完成的，在这一范围内紫外光吸收值达到最大值的 50%时的温度称为 DNA 的解链温度，由于这一现象和结晶的融解过程类似，又称融解温度（T_m）。一种 DNA 分子的 T_m 值的大小与其所含碱基中的 G+C 比例相关，G+C 比例越高，T_m 值越高。DNA 的 T_m 值可以根据其 G+C 含量计算。

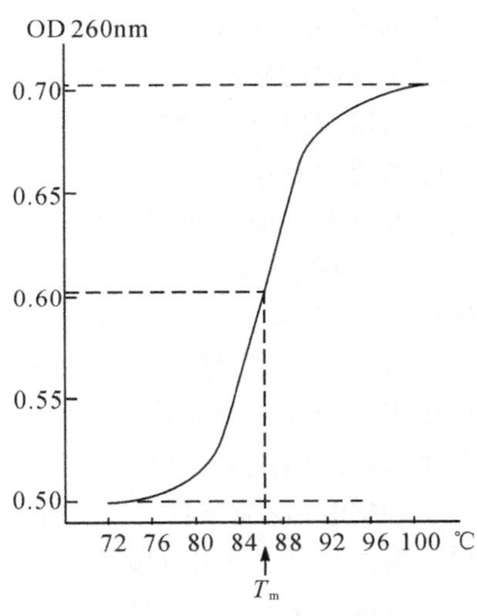

图 1.1.1-4　核酸的解链曲线

3. DNA 的复性和杂交

DNA 复性是指变性 DNA 在适当条件下，两条彼此分开的互补链可重新恢复天然的双螺旋构象的现象。热变性 DNA 一般经缓慢冷却后即可复性，其过程为退火，产生减色效应。DNA 复性受温度、DNA 浓度、DNA 序列的复杂性等因素的影响。

DNA 变性和复性原理已在医学和生命科学广泛应用，如核酸杂交与探针技术、聚合酶链反应技术等均采用上述原理设计。不同来源的核酸变性后，合并一起在退火条件下可以复性，只要这些核苷酸序列可以形成碱基互补配对，就会形成杂化双链，这一过程为杂交。杂交可发生于 DNA-DNA 之间，RNA-RNA 之间以及 RNA-DNA 之间。

三、酶

生物体内的化学反应几乎都是在特意催化剂的催化下进行的。酶是活细胞产生的一类对其特异底物起高效催化作用的生物大分子，是机体内催化各种代谢反应最主要的催化剂。其化学本质绝大多数酶是蛋白质，少数是 RNA，如核酶。

酶的发现和提出始于 19 世纪中叶，在对酒精发酵是否需要活细胞的争论中，微生物学家 Pasteur 认为，酒精发酵是酵母完整活细胞生命活动的结果，Liebig 等人则认为，发酵不一定需要活细胞，而是其中某些物质——酶所引起的。1897年，Buchner兄弟用不含细胞的酵母汁成功地实现了发酵，证明发酵与细胞活动无关。1913年，Michaelis和Menten提出了酶促动力学原理和公式。1926年，Sumner首先从刀豆中提出脲酶结晶，第一次指出酶是一类具有生物催化作用的蛋白质。此后，酶学迅速发展，酶的性质、酶结构与功能的关系、酶活性的调节机理等许多问题得到了深入的研究与探讨。1982年T. Cech等科学家发现了RNA的催化作用，挑战了多年来人们认为的生物催化剂的化学本质都是蛋白质的观念，提出了少数RNA也具有生物催化作用。随着现代生物技术的迅速发展，酶学在与其他学科广泛联系、相互促进的基础上，在理论研究和实践应用两个方面共同发展，从分子水平上揭示酶与生命的关系，进而设计酶、改造酶、调控酶。

（一）酶的分子结构与功能

1. 酶促反应特点

生物体内的新陈代谢是由一系列类型不同的化学反应完成的。这些化学反应在体外常常需要高温、高压或强酸、强碱条件才能进行，有些甚至不能进行。而在活细胞的温和环境中却能高速而有序地完成，其根本原因在于生物体内存在酶这一生物催化剂。酶作为生物催化剂除具有一般催化剂的特点外又有其特殊性。

（1）高效性　酶催化反应的效率不仅比非催化反应高10^8～10^{20}倍，比一般金属催化剂催化反应还高10^7～10^{13}倍，酶能降低所催化反应的活化能。

（2）特异性　特异性又称专一性。酶通常对其作用的底物具有严格的选择性，一种酶通常只作用一种或一类底物，如葡萄糖激酶只能催化葡萄糖磷酸化生成6-磷酸葡萄糖，而不能催化果糖的磷酸化反应。

（3）温和的反应条件　酶是生物大分子，催化活性与空间构象密切相关，凡是破坏酶分子空间构象稳定的因素如强酸、强碱、高温、射线、重金属等，都会影响酶催化活性，所以酶促反应一般都要求在常温、常压、接近中性pH溶液等温和条件下进行反应以避免失活。

（4）活性可调节性　酶的催化活性在细胞内受到严格的调节控制，调控方式很多，如结构调节、抑制剂调节、激活剂调节、共价修饰调节、反馈调节、激素调节等，使酶催化反应在细胞内能有条不紊地进行。

2. 酶的分子组成

根据酶的组成成分，可分单纯酶和结合酶两类。单纯酶是基本组成单位仅为氨基酸的一类酶，它的催化活性仅仅决定于它的蛋白质结构，如脲酶、消化道蛋白酶、核糖核酸酶、淀粉酶、酯酶等均属此列。结合酶是指酶的催化活性除由蛋白质部分（酶蛋白）决定外，还需要非蛋白质的部分即酶的辅助因子，两者结合成的复合物称作全酶，即只有全酶才具有催化活性。

酶的辅助因子可以是金属离子，也可是小分子有机化合物。最常见酶含有的金属离子有K^+、Na^+、Cu^{2+}、Mg^{2+}、Zn^{2+}和Fe^{2+}（或Fe^{3+}）等。它们或是酶活性的组成部分、或是连接底物和酶分子的桥梁，它们在稳定酶蛋白分子构象方面所必需。小分子有机化合物是指化学稳定的小分子物质，主要作用是在反应中传递电子、质子或一些基团，按其与酶蛋白结合的紧密程度不同分成辅酶和辅基两大类。辅酶与酶蛋白结合疏松，用透析或超滤方法可除去；辅基与酶蛋白结合紧密，不易用透析或超滤方法除去。辅酶和辅基的差别仅仅是它们与酶蛋白结合的牢固程度不同。

3. 酶的分子结构和活性中心

酶的分子中存在有许多功能基团，一般将与酶活性有关的基团称为酶的必需基团。有些必需基团在一级结构上可能相距很远，但在空间上彼此靠近，集中在一起形成具有一定空间结构的区域，该区域与底物相结合并将底物转化为产物称为酶的活性中心（图 1.1.1-5）。对于结合酶，辅酶或辅基上的一部分结构往往是活性中心的组成成分。

构成酶活性中心的必需基团有两种：与底物结合的必需基团称结合基团；催化底物发生化学变化为产物的基团称为催化基团。不同的酶有不同的活性中心，对底物有严格的特异性。酶的特异性不但取决于酶活性中心的功能基团的性质，称活性中心内必需基团；而且还取决于底物和活性中心的空间构象，故有活性中心外必需基团。只有有一定化学结构且能与酶的结合基团结合，空间构型又完全适应的化合物才能作为酶的底物。

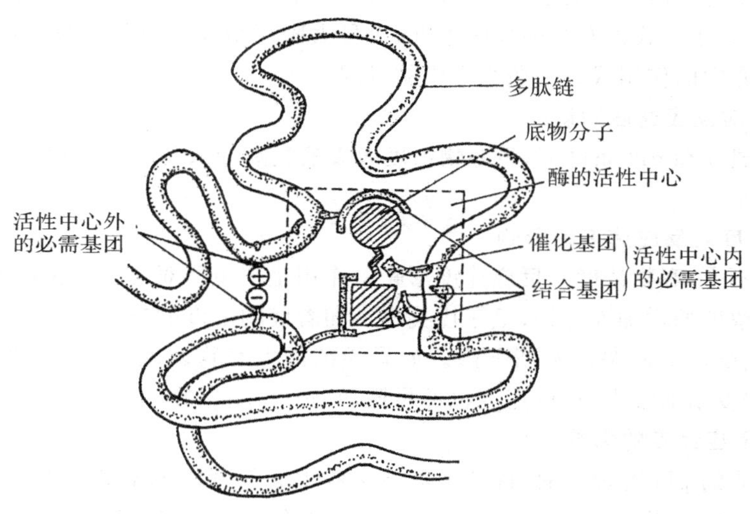

图 1.1.1-5　酶的活性中心

4. 核酶

美国科学家 T. Cech 和 S. Altman 发现了核酶。最早发现大肠杆菌 RNaseP 的蛋白质部分除去后，在体外高浓度 Mg^{2+} 存在下，留下的 RNA 部分具有与全酶相同的催化活性。后来发现四膜虫 L19RNA 在一定条件下能专一地催化寡聚核苷酸底物的切割与连接，具有核糖核酸酶和 RNA 聚合酶的活性。核酶是具有催化功能的 RNA 分子，是生物催化剂。它的发现打破了酶是蛋白质的传统观念。随着生物学的发展，核酶不仅仅只是包括 RNA，如今人工合成的一些 DNA 也具有催化活性。所以现在的核酶应该包括催化性 DNA 和催化性 RNA 两大类。

5. 同工酶

同工酶是指生物体内催化相同反应而分子结构不同的酶。这种酶存在于同一种属或同一个体生物的不同组织，甚至在同一组织或细胞中。最典型的同工酶是乳酸脱氢酶（LDH）同工酶。同工酶的不同的肽链可以单体形式存在，也可聚合成纯聚体或杂交体，从而形成同一种酶的不同结构形式。

6. 酶原与酶原激活

有些酶在细胞内合成时或初分泌时，没有催化活性，这种无活性状态酶的前身物称酶原。酶原向活性的酶转化的过程称为酶原激活。酶原激活实际上是酶的活性中心形成的过程。酶原激活的生理意义在于避免细胞内产生的蛋白酶对细胞进行自身消化，并可使酶在特定的部位和环境中发挥作用，保证体内代谢的正常进行。

（二）酶促反应动力学

酶促反应动力学是研究酶促反应速度及其影响因素的科学。主要包括酶浓度、底物浓度、pH、温度、抑制剂和激活剂等。在研究某一因素对酶促反应速度的影响时，应该维持反应中其他因素不变，只改变要研究的因素。其中所指明的速度是反应的初速度，因为此时反应速度与酶浓度呈正比关系，避免反应产物以及其他因素的影响。

酶促反应动力学研究有助于阐明酶的结构与功能的关系，为酶的催化作用机理的研究提供了数据；有助于寻找最有利的反应条件，以最大限度地发挥酶催化反应的高效率；有助于了解酶在代谢中的作用或某些药物作用的机理。

1. 酶浓度对反应速度的影响

在一定的温度和 pH 条件下，当底物浓度大大超过酶的浓度时，酶的浓度与反应速度呈正比关系。

2. 底物浓度对反应速度的影响

酶的浓度不变，底物浓度对反应速度影响的作用呈现矩形双曲线。底物浓度很低时，反应速度随底物浓度的增加而加快，呈正比关系。随着底物浓度的升高，反应速度不再呈正比例加快，反应速度增加的幅度不断下降。如果继续加大底物浓度，反应速度不再增加。此时，无论底物浓度增加多大，反应速度也不再增加。

3. pH 对反应速度的影响

酶反应介质的 pH 可影响酶，特别是活性中心上必需基团的解离程度和催化基团中质子供体或质子受体所需的离子化状态，也影响底物和辅酶的解离程度，从而影响酶与底物的结合。只有在特定的 pH 值条件下，酶、底物和辅酶的情况最适宜于互相结合，发生催化作用使反应速度达到最大值，这时的 pH 值称为酶的最适 pH。

动物体内多数酶的最适 pH 值接近中性，但也有例外，如胃蛋白酶的最适 pH 约 1.8，肝精氨酸酶最适 pH 约为 9.8。最适 pH 不是酶的特征性常数，它受底物浓度、缓冲液的种类和浓度以及酶的纯度等因素的影响。pH 值高于和低于最适 pH 时都会使酶活性降低，远离最适 pH 值甚至导致酶变性失活。故在测定酶活性时，应选适宜缓冲液，以保持酶活性相对稳定。

4. 温度对反应速度的影响

一般化学反应速度随温度增高而加快。但酶是蛋白质，可随温度的升高而变性。在温度较低时，反应速度随温度升高而加快；但温度超过一定数值后，酶受热变性影响，反应速度随温度上升而减缓，形成倒 V 形或倒 U 形曲线。在此曲线顶点所代表的温度，反应速度最大，称为酶的最适温度。酶的最适温度不是酶的特征性常数，因为它与反应所需时间有关。酶可以在短时间内耐受较高的温度，相反，延长反应时间，最适温度便降低。

5. 抑制剂对反应速度的影响

凡能使酶的活性下降而不引起酶变性的物质称酶的抑制剂。使酶变性失活的因素如强酸、强碱等不属于抑制剂。通常抑制作用分为可逆性抑制和不可逆性抑制两类。

(1)不可逆性抑制作用：不可逆性抑制作用的抑制剂，通常以共价键方式与酶的必需基团进行不可逆结合而使酶丧失活性，按作用特点又分专一性及非专一性。

1)非专一性不可逆抑制：抑制剂与酶分子中一类或几类基团作用，不论是必需基团与否皆可共价结合。由于其中必需基团也被抑制剂结合，从而导致酶的失活。某些重金属(Pb^{2+}、Cu^{2+}、Hg^{2+})及对氯汞苯甲酸等能与酶的—SH进行不可逆结合，以巯基作为必需基团的酶会受抑制。用二巯基丙醇或二巯基丁二酸钠等含巯基的化合物可使酶复活。

2)专一性不可逆抑制：此属抑制剂专一地作用于酶的活性中心或其必需基团，进行共价结合，从而抑制酶的活性。有机磷杀虫剂能专一作用于胆碱酯酶活性中心的丝氨酸残基，而不可逆抑制酶的活性。当胆碱酯酶被有机磷杀虫剂抑制后，胆碱能神经末梢分泌的乙酰胆碱不能及时分解，过多乙酰胆碱会导致胆碱能神经过度兴奋。解磷定等药物可与有机磷杀虫剂结合，使酶和有机磷杀虫剂分离而复活。

(2)可逆性抑制：抑制剂与酶以非共价键结合，在用透析等物理方法除去抑制剂后，酶的活性能恢复，即抑制剂与酶的结合是可逆的。

1)竞争性抑制：抑制剂I和底物S对游离酶E的结合有竞争作用，互相排斥，已结合底物的ES复合体，不能再结合I;同样已结合抑制剂的EI复合体，不能再结合S。抑制剂I在化学结构上与底物S相似，能与底物S竞争酶E活性中心的结合基团。抑制作用大小取决于抑制剂与底物的浓度比，加大底物浓度，可使抑制作用减弱。

2)非竞争性抑制：抑制剂I和底物S与酶E的结合完全互不相关，既不排斥，也不促进结合，抑制剂I可以和酶E结合生成EI，也可以和ES复合物结合生成ESI。底物S和酶E结合成ES后，仍可与I结合生成ESI，但一旦形成ESI复合物，再不能释放形成产物P。I和S在结构上一般无相似之处，I常与酶分子上结合基团以外的化学基团结合，这种结合并不影响底物和酶的结合，增加底物浓度并不能减少I对酶的抑制程度。

3)反竞争性抑制：反竞争性抑制剂只与酶—底物复合物结合，而不与游离酶结合的一种酶促反应抑制作用。

6. 激活剂对酶促反应速度的影响

能使酶活性提高的物质，称为激活剂。大部分是离子或有机化合物。如Mg^{2+}是多种激酶和合成酶激活剂。

【思考题】

1. 简述蛋白质的组成单位及分子结构。
2. 简述蛋白质的变性和复性。
3. 简述DNA与RNA的不同。
4. 简述DNA双螺旋结构的要点。
5. 简述核小体的概念。
6. 简述DNA的变性和复性。
7. 简述酶促反应特点。
8. 简述酶的分子组成。
9. 简述酶促反应动力学的影响因素。

(黄慧聪)

第二节 细 胞

【学习目标】

1. 掌握细胞结构组成。
2. 掌握细胞质结构和功能。
3. 掌握细胞核的结构和功能。
4. 掌握细胞增殖的主要方式。
5. 掌握细胞分化的概念。

细胞是人体形态结构、生理功能和生长发育的基本结构单位，也是进行生命活动的功能单位。虽然细胞的形态、大小、功能等存在很大差异，但均具有相同的基本结构，由细胞膜、细胞质和细胞核三部分构成。它们的形状多样，常与其所执行的功能以及所处的环境相适应。如游离在血浆中的红细胞，多呈圆形；相互紧密连接的上皮细胞多为扁平形、立方形或柱形；具有感受刺激、传导兴奋功能的神经细胞，多具细长而有分支的突起；具有收缩功能的肌细胞，多为圆柱形或长棱形。人体内所有的生理功能和生化反应，都是在细胞及其产物的物质基础上进行的。光学显微镜的发明促成了细胞的发现，此后对细胞结构和功能的研究，经历了细胞水平、亚细胞水平和分子水平等研究层次。

一、细胞结构和功能

真核细胞由细胞膜、细胞质和细胞核组成。

(一)细胞膜的成分与功能

细胞膜又称细胞质膜，是细胞表面的一层薄膜，厚度约为 7～10nm，光镜下难以分辨。电镜下可见，由内、中、外三层板样平行的结构组成。细胞膜的化学组成基本相同，主要由脂类、蛋白质和糖类组成。各成分含量分别约为 50%、42%、2%～8%。此外，细胞膜中还含有少量水分、无机盐与金属离子等。

1. 细胞膜脂质

膜的脂质中以磷脂类为主，其次是胆固醇，分别约占脂质总量的 70%和 30%；还有少量属鞘脂类的脂质。双分子层模型中，每个磷脂分子中由磷酸和碱基构成的基团，都朝向膜的外表面或内表面两侧，而磷脂分子中两条脂酸烃链则在膜的内部。磷脂的一端的磷酸和碱基是亲水性极性基团，另一端的长烃链则属疏水性非极性基团。当脂质分子位于水表面时，由于水分子是极性分子，于是脂质会在水表面形成一层亲水性基团朝向水面而疏水性基团朝向空气的整齐排列的单分子层。脂质熔点较低，决定了膜中脂质分子在一般体温条件下是呈液态的，即膜具有某种程度的流动性。膜的流动性一般只允许脂质分子在同一分子层内作横向运动。

2. 细胞膜蛋白质

早已证实，膜结构中含有蛋白质。蛋白质分子是以 a-螺旋或球形结构分散镶嵌在膜的脂质双分子层中。膜蛋白质主要以两种形式同脂质相结合：有些蛋白质以其肽链中带电的氨基酸或基团，与两侧的脂质极性基团相互吸引，使蛋白质分子像是附着在膜的表面，这称为表面蛋白质；有些蛋白质分子的肽链则一次或多次贯穿整个脂质双分子层，两端露出在膜的两侧，这称结合蛋白质。

膜结构中的蛋白质，具有不同的分子结构和功能。生物膜所具有的各种功能，在很大程度上取决于膜含的蛋白质；细胞和周围环境之间的物质、能量和信息交换，大多与细胞膜上的蛋白质分子有关。

3. 细胞膜糖类

细胞膜所含糖类甚少，主要是一些寡糖和多糖链，它们都以共价键的形式和膜脂质或蛋白质结合，形成糖脂和糖蛋白；这些糖链绝大多数是裸露在膜的外面一侧的。这些糖链可作为其所结合蛋白质的特异性的标志。例如有些可作为抗原决定簇；有些作为膜受体的“可识别性”部分，能特异地与某种递质、激素或其他化学信号分子相结合。由此可见，生物体内有些糖类物质中所含糖基序列的不同也可起“分子语言”的作用。

4. 细胞膜的功能

细胞膜的主要功能如下：①维持细胞的完整性。细胞膜可维持细胞的一定形态，起保护作用，为细胞的生命活动提供相对稳定的内环境。②通透屏障。能选择性地使小分子物质通过，限制另一些物质通过，保持细胞内外物质的稳定。③物质转运功能。细胞与周围环境之间的物质交换。④参与各项生物功能。如激素作用、酶促反应、细胞识别、电子传递等；识别和传递信息功能（主要依靠糖蛋白）；参与细胞的出胞与入胞作用。

（二）细胞质

细胞质又称胞浆，由细胞质基质、内膜系统、细胞骨架和包涵物组成。细胞质包括基质、细胞器和包含物，在生活状态下为透明的胶状物。基质指细胞质内呈液态的部分，是细胞质的基本成分，主要含有多种可溶性酶、糖、无机盐和水等。细胞器是分布于细胞质内、具有一定形态、在细胞生理活动中起重要作用的结构，包括线粒体、叶绿体、内质网、内网器、高尔基体、溶酶体、微丝、微管、中心粒等。

细胞质由细胞基质和细胞器组成。细胞质基质又称胞质溶胶，是细胞质中均质而半透明的胶状物质。化学组成可按相对分子质量大小分为三类，即小分子、中等分子和大分子。小分子包括水、无机离子；中等分子有脂类、糖类、氨基酸、核苷酸及其衍生物等；大分子包括多糖、蛋白质、脂蛋白和 RNA 等。细胞质基质的主要功能是为各种细胞器维持其正常结构提供所需的离子环境；为各细胞器完成功能活动提供所需底物；是进行某些生化活动的场所。内膜系统是通过细胞膜的内陷而演变成的复杂系统。它构成各种细胞器，如内质网、线粒体、高尔基复合体、溶酶体等。这些细胞器均是互相分隔的封闭性区室，具备独特的形态结构，执行着专一的生理功能。

1. 内质网

内质网是扁平囊状或管泡状膜性结构，以分支互相吻合成网络状。其表面附着核糖体者为粗面内质网，是合成蛋白质的部位；膜表面不附着核糖体的为滑面内质网。粗面内质网其主要功能是合成分泌蛋白质，如免疫球蛋白、消化酶等，也生成某些结构蛋白质，如膜镶嵌蛋白质、溶酶体醇等。粗面内质网分布于绝大部分细胞中，在分泌蛋白旺盛的细胞中特别发达。滑面内质网仅在某些细胞中很丰富，因含有不同的酸类而功能各异，参与脂类代谢、类固醇激素的合成、解毒作用、离子贮存与调节等。

2. 线粒体

线粒体除红细胞外所有细胞都含有线粒体，内含120余种酶。线粒体基粒中含ATP合成酶，能利用呼吸链产生的能量合成ATP，将能量贮存于ATP中。细胞生命活动所需的能量大约95%由线粒体以ATP方式提供。线粒体另一功能是可以合成蛋白质。据推测，在线粒体内合成的蛋白质约占线粒体全部蛋白质的10%。线粒体是按照细胞核基因组的编码合成蛋白质。

线粒体是依靠分裂进行增殖的，可分为两个阶段：线粒体膜进行生长、复制、分裂增殖；线粒体本身分化过程，形成能够行使氧化磷酸化功能的机构。

3. 高尔基复合体

高尔基复合体由扁平囊、小泡和大泡三部分组成，它在细胞中分布和数量依细胞的类型不同而不同。蛋白质分泌旺盛的细胞中高尔基复合体发达，对来自粗面内质网的蛋白质进行加工、修饰、糖化与浓缩，变为成熟蛋白质；高尔基复合体含有多种糖基转移酶，许多蛋白质在此被糖化形成糖蛋白；各种溶酶在高尔基复合体浓聚形成初级溶酶体。

4. 核糖体

核糖体或称核蛋白体，主要由rRNA和蛋白质组成。核糖体由一个大亚基与一个小亚基构成。一定数量的核糖体由mRNA穿行于大、小亚基之间把它们串联起来，成为功能状态的多核糖体。它以两种形式存在，一种游离于细胞质内，称游离核糖体；另一种附于内质网和核膜上，称附着核糖体。核糖体能将mRNA所含的核苷酸密码翻译为氨基酸序列，合成的肽链从大亚基释放出，可进一步聚合形成蛋白质细胞质基质中的游离核糖体，能合成细胞的结构蛋白，供细胞代谢、增殖和生长。因此，旺盛增殖细胞中的游离核糖体多。附着核糖体除合成结构蛋白外，主要合成分泌性蛋白。

5. 溶酶体

溶酶体是由一层单位膜包裹而成的小体，内含多种酸性水解酶，如酸性磷酸酶、胶原蛋白酶、核糖核酸酶和脂酶等，能分解各种内源性或外源性物质。

不同细胞中的溶酶体不尽相同，按溶酶体是否含有被消化物质可分为初级溶酶体和次级溶酶体。初级溶酶体，一般呈圆形或椭圆形，其内容物呈均质状，在少数细胞中，溶酶体酶可被释放到细胞外发挥水解作用；次级溶酶体，是由次级溶酶体和将被水解的各种吞噬底物融合而构成，内容物为非均质状。根据作用底物来源不同，分为自噬性溶酶体和异噬性溶酶体。自噬性溶酶体作用底物是内源性的，即来自细胞内的衰老和崩解的细胞器或局部细胞质等；异噬性溶酶体作用底物是经由细胞的吞饮或吞噬而被摄入细胞内的外源性物质，是由溶酶体与吞噬体融合而成。

6. 过氧化物酶体

过氧化物酶体又称微体，是由一层单位膜包裹的卵圆形或圆形小体。过氧化物酶体含40多种酶，不同细胞所含酶的种类不同，但过氧化氢酶则存在于所有细胞的过氧化物酶体中。能防止过量的过氧化氢对细胞的一些毒害作用。

7. 细胞质骨架

主要指存在于细胞质中的三种成分：微管、微丝和中间纤维，都与细胞运动有关。

微管是一种中空的圆筒状结构，粗细均匀。主要成分是微管蛋白，这种蛋白既有运动功能又有ATP酶的作用，可使ATP水解，获得运动所需能量。微管不稳定，易在某些因子作用下加聚、解聚。微管常分布在细胞外线，维持细胞形状，起细胞骨架的作用。组成纤毛、鞭毛的微管主要与运动有关；神经细胞中的微管可能与支持和神经递质运输有关。

微丝呈网状、细丝状、束状或散在存在于细胞质内。微丝的成分是肌动蛋白和肌球蛋白，是肌纤维的运动蛋白。它与细胞质的流动、变形运动有关。微丝也主要起支架作用，维持细胞形状。

中间纤维，其粗细介于微管和微丝间，也是由蛋白质组成。不同组织，中间纤维蛋白质成分有明显的差异。中间纤维与微管、微丝形成一完整的骨架体系，起支撑作用。中间纤维还参与桥粒形成，它外连细胞膜，内与核内的核纤层相通，在细胞内信息传递过程中起重要作用。

8. 包涵物

包涵物在细胞质中本身没有代谢活性，但却有特定的形态结构。储存的能源物质，如糖原颗粒、脂滴；细胞产物，如分泌颗粒、黑素颗粒；残余体也可视为包涵物。

(三)细胞核的组成和功能

细胞核是真核细胞中最大的由膜包围的最重要的细胞器，是遗传物质贮存、复制和转录的场所。细胞核是细胞的控制中心，在细胞的代谢、生长、分化中起着重要作用。人体绝大多数种类的细胞具有单个细胞核。

1. 核膜

核膜是包围在核表面的界膜，由基本平行的内层膜、外层膜组成。两层膜的间隙称核周隙。核被膜上的小孔称核孔。外核膜表面有核糖体附着，与粗面内质网相续；核周隙与内质网腔相通。因此，核膜参与蛋白质合成。内核膜的核质面有一层由细丝交织形成的致密网状结构称核纤层。一般认为核纤层为核膜和染色质提供结构支架，不仅对核膜有支持、稳定作用，也是染色质纤维的附着部位。核膜使细胞核成为细胞中一个相对独立的体系，使核内形成相对稳定的环境；核膜是选择性渗透膜，控制核和细胞质之间的物质交换。

2. 核仁

核仁一般呈圆形，无膜包绕，是形成核糖体前身的部位。合成蛋白旺盛的细胞中，核仁多而大。光镜下，核仁呈圆形，含大量 rRNA，显强嗜碱性。核仁常出现在间期细胞核中，是匀质的球体，其形状、大小、数目因生物的种类、细胞形成和生理状态不同而异。核仁的主要功能是进行核糖体 RNA 的合成。

3. 染色质

染色质是遗传物质 DNA 和组蛋白在细胞间期的一种形态表现形式。HE 染色切片上，着色浅淡的部分称为常染色质，是进行 RNA 转录的部位；呈强嗜碱性的部分称异染色质，是功能静止的部分。因此可以根据核的染色状态推测其功能活跃程度。

染色质的结构单体为核小体，直径约 10nm，相邻以 1.5～2.5nm 的细丝相连。一个核小体上共有 200bp，构成染色质丝的一个单位。这种直径约 10nm 的染色质丝在其进行 RNA 转录的部位是舒展状态，即为常染色质；而未执行动能的部位螺旋化，形成直径约 30nm 的染色质纤维，即异染色质。人体细胞核中含 46 条染色质丝，其 DNA 链总长约 1m，只有以螺旋化状态才能被容纳于直径 4～5μm 的核中。人体成熟生殖细胞含 23 条染色体，称单倍体；体细胞含 46 条染色体，称双倍体。

4. 核基质

核基质是指细胞核中除染色质与核仁以外的无定形液体成分,包括核液与核骨架。核液含水、离子等无机成分;核骨架由多种蛋白质形成的三维纤维网架,与核膜核纤层相连,具有支持核结构的作用。

细胞核是细胞的控制中心,在细胞的代谢、生长、分化中起重要作用,是遗传物质的主要存在部位。一般说真核细胞失去细胞核后,很快就会死亡,但红细胞失去核后还能生活120天。细胞核的主要功能有:①遗传物质储存和复制的场所。细胞核中最重要的结构是染色质,染色质的组成成分是蛋白质和DNA分子,DNA分子是主要的遗传物质。遗传物质传递时,必须在核中进行复制。②细胞遗传性和细胞代谢活动的控制中心。遗传物质能经复制传给子代,同时遗传物质还必须将其控制的生物性状特征表现出来,而遗传物质绝大部分存在于细胞核中。

二、细胞增殖

细胞增殖是生物体的重要生命特征,是以细胞分裂方式进行的。通过细胞分裂,可将复制的遗传物质平均分配到两子细胞中,是生物体生长、发育、繁殖和遗传的基础。人体细胞存在有丝分裂和无丝分裂两种方式,生殖细胞分裂是成熟分裂又称减数分裂。

(一)有丝分裂

有丝分裂是真核生物进行细胞分裂的主要方式。体细胞进行有丝分裂是有周期性的,即具有细胞周期,包括两个阶段:分裂间期和分裂期。从细胞在一次分裂结束之后到下一次分裂之前,是分裂间期;在分裂间期结束之后,就进入分裂期。一般分裂间期大约占细胞周期90%~95%,分裂期大约占5%~10%。细胞种类不同,一个细胞周期的时间也不相同。

(二)无丝分裂

无丝分裂是指处于间期的细胞核不经任何有丝分裂时期,而分裂为大小大致相等的两部分的细胞分裂方式。细胞无丝分裂的过程比较简单,一般是细胞核先延长,从核的中部向内凹进,分裂成为两个细胞核,接着,整个细胞从中部缢裂成两部分,形成两个子细胞。因为在分裂过程中没有出现纺锤丝和染色体的变化,所以叫做无丝分裂。在人体很少见无丝分裂,只发生于高度分化的细胞。

(三)减数分裂

减数分裂是生殖细胞的一种特殊的有丝分裂方式。减数分裂过程中染色体仅复制一次,而细胞连续分裂两次,两次分裂中将同源染色体与姊妹染色体平均分给子细胞,形成的配子中染色体仅为性母细胞的一半。受精时雌雄配子结合,恢复亲代染色体数,从而保持物种染色体数的恒定;减数分裂过程中通过同源染色体的交叉互换,非同源染色体的自由组合,增加了变异,增加了群体的遗传多样性,使配子的遗传多样化,增加了后代的适应性。因此,减数分裂不仅是保证生物种染色体数目稳定,同且也促使物种适应环境变化不断进化。

减数分裂的主要特点是DNA复制一次,而细胞连续分裂两次,染色体数目减半,形成单倍体的精子和卵子。两次减数分裂分别称第一次减数分裂期和第二次减数分裂期。

三、细胞分化

在个体发育中，由一个或一种细胞增殖产生的后代，在形态结构和生理功能上发生稳定性差异的过程称为细胞分化。细胞分化是一种持久性的变化，不仅发生在胚胎发育中，而是在一生都进行着，以补充衰老和死亡的细胞。

细胞分化特点主要可以概括成三点：①持久性：细胞分化贯穿于生物体整个生命进程中，在胚胎期达到最大程度。②稳定性和不可逆性：一般来说，分化了的细胞将一直保持分化后的状态，直到死亡。③普遍性：生物界普遍存在，是生物个体发育的基础。正常情况下，细胞分化是稳定、不可逆的。一旦细胞受到某种刺激发生变化，开始向某一方向分化后，即使引起变化的刺激不再存在，分化仍能进行，并可通过细胞分裂不断继续下去。

细胞分裂是生物体生长、发育、繁殖和遗传的基础；生物体的生长包括细胞数目的增加和细胞体积的增大两个方面；细胞分裂和细胞生长都是生物体生长的细胞学基础；细胞分化是生物界普遍存在的生命现象，是生物个体发育的基础，经细胞分化，多细胞生物形成不同的细胞和组织；细胞癌变是受致癌因子的作用，细胞连续进行分裂从而超过最高分裂次数无限增殖的现象。这四者的联系：细胞分裂是细胞分化的基础；仅有细胞分裂，生物体不能进行正常的生长发育；细胞的正常分化能抑制细胞癌变，细胞癌变是细胞的畸形分化，癌变后会导致该细胞无限制地分裂下去，从而形成肿瘤而危害人体健康。

【思考题】

1. 简述细胞膜的功能。
2. 简述细胞器的组成和功能。
3. 简述细胞核的结构。
4. 简述细胞分裂的方式。
5. 简述细胞分化的特点。

（黄慧聪）

第三节　基本组织

【学习目标】

1. 掌握上皮组织、结缔组织、骨组织、突触、神经纤维、神经的概念。
2. 掌握被覆上皮的类型和主要分布。
3. 掌握血细胞的分类。
4. 掌握骨组织的组成，以及长骨的构成。
5. 掌握骨骼肌的超微结构。
6. 掌握化学性突触的结构和功能。

组织是由细胞群和细胞外基质构成的，并在机体内行使一定的功能。细胞群是形态相似、功能相关的细胞，而细胞外基质又是由细胞产生。人体基本组织大致可分为四种：即上皮组织、结缔组织、肌组织和神经组织。

一、上皮组织

上皮组织简称上皮，其结构特点有以下几个方面：①上皮组织由密集排列的上皮细胞和少量的细胞外基质组成；②上皮细胞具有明显的极性，即细胞的不同表面在结构和功能上具有明显差别（其中面向身体表面或有腔器官的腔面，称游离面，与游离面相对，朝向深部组织的一面，称基底面，上皮细胞之间的连接面，称侧面）；③上皮内大多无血管，所需营养依靠结缔组织内血管提供；④上皮组织内富含感觉神经末梢；⑤上皮基底面附着在基膜上，并借此结构与深部结缔组织相连。

根据其功能的不同，上皮组织可分为被覆上皮和腺上皮。被覆上皮具有吸收、分泌、排泄和保护等功能，腺上皮具有分泌功能。

（一）被覆上皮的类型和主要分布

被覆上皮被覆于体表或衬贴于体腔和有腔器官的内表面，呈薄膜状。根据上皮细胞排列层数和垂直切面上的形状可分为如下（表 1.1.3-1）：

表 1.1.3-1　被覆上皮的类型和主要分布

层　数	上皮类型	主要分布
单层上皮	单层扁平上皮	内皮：心、血管和淋巴管 间皮：胸膜、腹膜和心包膜
	单层立方上皮	肾小管、甲状腺滤泡
	单层柱状上皮	胃肠、胆囊、子宫
	假复层纤毛柱状上皮	呼吸道等
复层上皮	复层扁平上皮	角化的：皮肤表面 未角化的：口腔、食管、阴道黏膜
	复层柱状上皮	眼结膜、男性尿道
	变移上皮	肾盂、肾盏、输尿管、膀胱

1. 单层扁平上皮（图 1.1.3-1）

（1）构成：由一层扁平细胞构成，又称单层鳞状上皮。

（2）表面观：细胞为不规则形或多边形，核扁圆，位于细胞中央；垂直切面观：细胞扁薄。

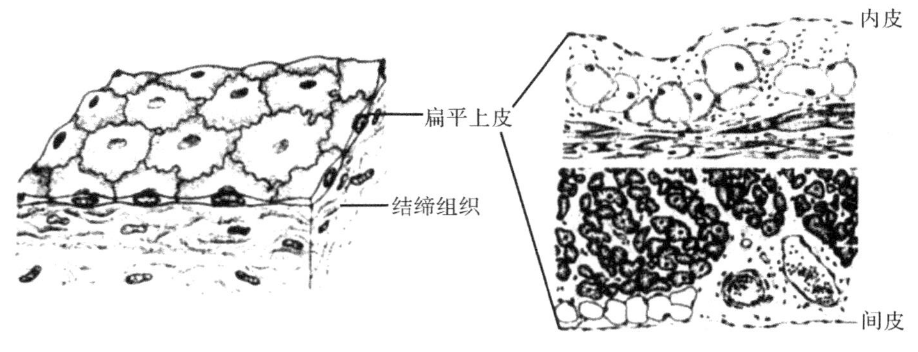

图 1.1.3-1　单层扁平上皮模式图

(3)主要分布于心血管、淋巴管、腹膜、胸膜、心包膜、肺泡壁和肾小囊等处。其主要功能是保持器官表面光滑,减少器官间的摩擦,有利于物质交换和液体(血液、淋巴液)流动。

(4)衬贴于心、血管和淋巴管内面的单层扁平上皮称内皮;分布于胸膜、腹膜和心包膜表面的单层扁平上皮称间皮。

2. 单层立方上皮(图 1.1.3-2)

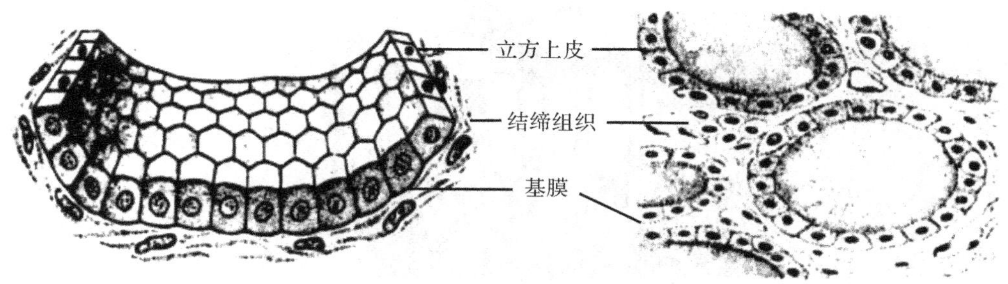

图 1.1.3-2　单层立方上皮模式图

(1)由一层排列整齐的立方细胞构成。

(2)表面观:细胞呈多边形或六角形;垂直切面观:细胞为立方形,核圆、居中。

3. 单层柱状上皮(图 1.1.3-3)

(1)由一层柱状细胞紧密排列组成。

(2)表面观:细胞为六角形;垂直切面观:细胞呈柱状,核椭圆形、常位于细胞底部,其长轴与细胞长轴一致。

(3)主要分布于胃肠、胆囊、子宫等处,具有吸收和分泌的功能。

(4)肠道的柱状上皮中,柱状细胞间还有散在的杯状细胞,形态似高脚酒杯,上宽下窄,顶部膨大,充满黏原颗粒。杯状细胞分泌的黏液可润滑和保护上皮。

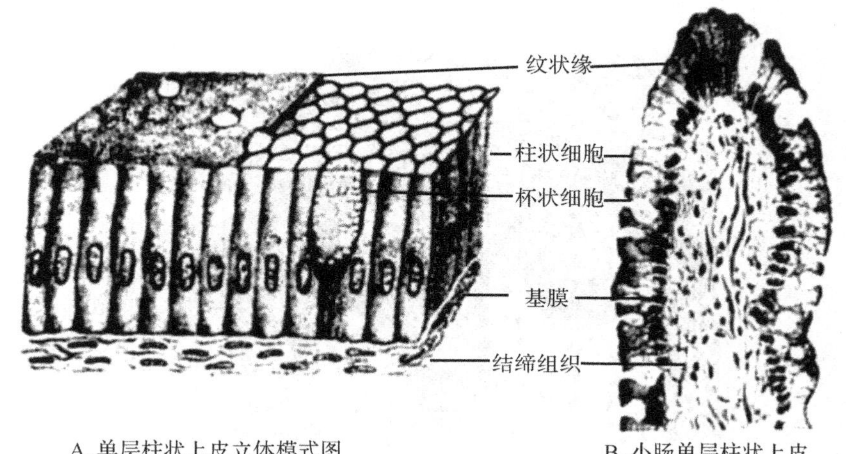

图 1.1.3-3　单层柱状上皮立体模式图

4. 假复层纤毛柱状上皮(图 1.1.3-4)

(1)由柱状细胞、杯状细胞、梭形细胞和锥形细胞组成。其中柱状细胞数量最多,表面有大量纤毛,这些细胞高矮不一,核的位置也不在同一水平,但基底面都附着于基膜上。

(2)从垂直切面观貌似复层,实为单层。

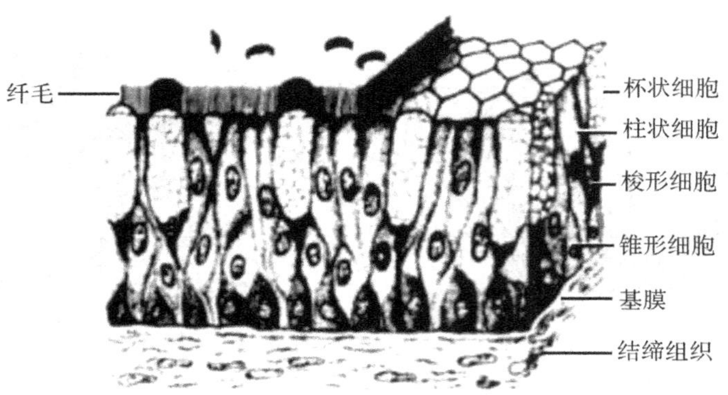

图 1.1.3-4 假复层纤毛柱状上皮立体模式图

(3)主要分布于呼吸道,具有保护和分泌功能。

5. 复层扁平上皮(图 1.1.3-5)

(1)由多层细胞组成,表层为数层扁平鳞状细胞,故又称复层鳞状上皮。

(2)垂直切面上:游离面为扁平鳞状细胞,中间层为数层多边形细胞,基底面为一层立方或矮柱状基底细胞。

(3)根据表层细胞是否角化,可分为角化和未角化两种:位于皮肤表面的为角化的复层扁平上皮;衬贴于口腔、食管等处的为未角化的复层扁平上皮。复层扁平上皮具有较强的抗摩擦、抗渗透等保护作用。

(4)基底层细胞为干细胞,具有增殖分化能力,不断分裂增殖以补充经常脱落的表层细胞。

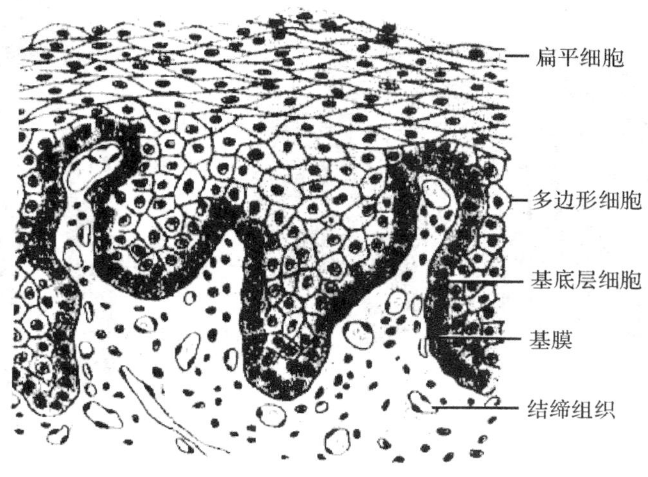

图 1.1.3-5 复层扁平上皮模式图

6. 复层柱状上皮

(1)由数层细胞组成，浅部是一层矮柱状细胞，深部为一层或多层多边形细胞。

(2)主要分布在眼结膜、男性尿道和一些腺的大导管处。

7. 变移上皮(图 1.1.3-6)

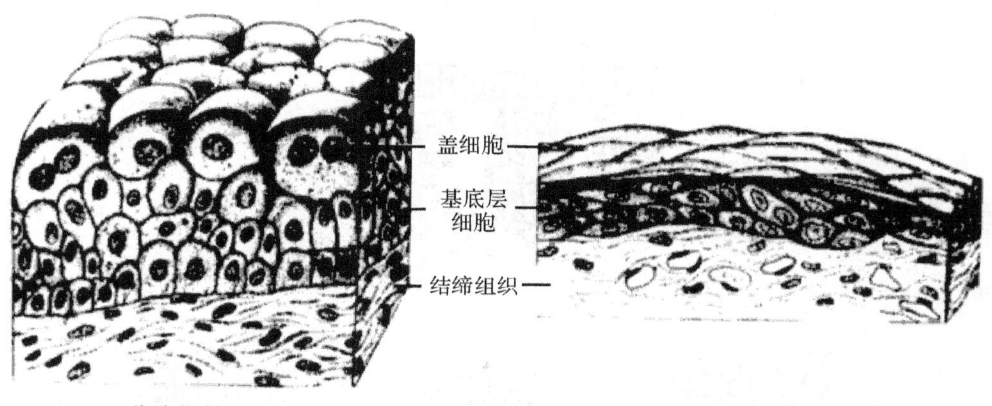

图 1.1.3-6　变移上皮(膀胱)模式图

(1)变移上皮的细胞层数和形状随器官的空虚和扩张状态而变化。当器官空虚时，上皮变厚，层数增多，细胞呈大立方形；反之，当器官扩张时，上皮变薄，层数减少，细胞呈扁梭形。

(2)主要分布于肾盂、肾盏、输尿管、膀胱的内腔面，具有防止尿液侵蚀的功能。

(二)腺上皮和腺

腺上皮是由腺细胞组成的上皮，具有分泌功能。以腺上皮为主要成分的器官称腺，是产生与分泌许多重要物质的器官。根据有无导管，腺可分为外分泌腺和内分泌腺。外分泌腺是经导管将分泌物排至体表或器官腔内，如汗腺、消化腺等。内分泌腺没有导管，又称无管腺，其分泌物(主要是激素)直接释放入血，如甲状腺、肾上腺等。在此只介绍外分泌腺的一般结构。外分泌腺由分泌部和导管两部分组成(图 1.1.3-7)。

1. 分泌部

分泌部又称腺泡，一般由单层腺细胞组成，中央为腺泡腔，与腺导管相连。在呼吸系统和消化系统中一般分浆液性腺泡、黏液性腺泡和混合性腺泡三种(图 1.1.3-8)。

2. 导管

与分泌部直接相连，管壁由单层或复层上皮构成。导管主要功能是输送分泌物，有的还兼有吸收和分泌功能。

(三)细胞表面的特殊结构

上皮细胞具有极性，上皮组织为了适应其功能，在细胞的游离面、侧面和基底面常形成不同的特殊结构。

1. 上皮细胞的游离面

(1)微绒毛：是上皮细胞游离面伸出的细小指状突起。光镜下，小肠吸收细胞的纹状缘就是由密集的微绒毛排列而成。在电镜下清晰可见，其直径约 0.1μm，长度有差异，内含许多纵行微丝，微丝与细胞质顶部的终末网相连，两者相互作用使微绒毛伸长或缩短。微绒毛

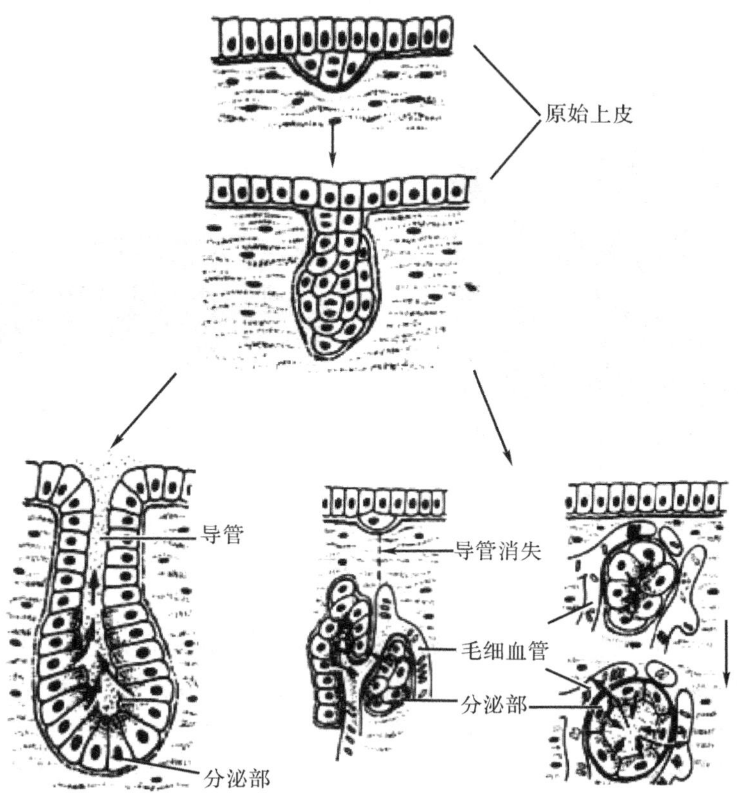

图 1.1.3-7 腺发生模式图

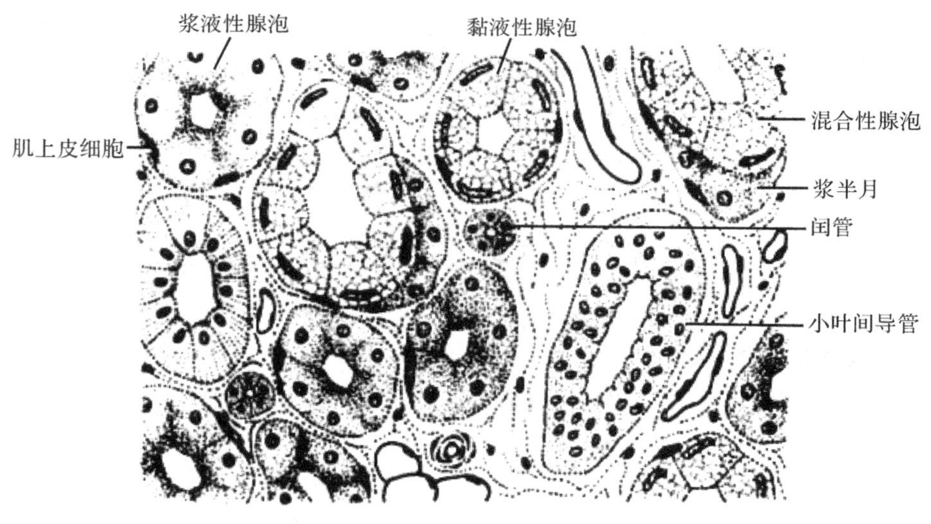

图 1.1.3-8 混合性腺(下颌下腺)

可扩大细胞表面积，有利于细胞的吸收功能。

(2)纤毛：是上皮细胞游离面伸出的较粗而长的突起，直径约 0.3～0.5μm，长约 5～10μm。纤毛具有节律性定向摆动的功能。呼吸道的假复层纤毛柱状上皮即以此方式清除异物。

2. 上皮细胞的侧面

上皮细胞侧面相邻的细胞膜和细胞间质之间，常特化形成只有在电镜下才能观察到的细胞连接结构(图 1.1.3-9)。

(1)紧密连接：又称闭锁小带，位于上皮细胞侧面的顶端，此处相邻细胞膜呈点状融合，融合处细胞间隙消失，非融合处还有细胞间隙。紧密连接可阻挡大分子物质穿过细胞间隙，具有屏障作用。

(2)中间连接：又称黏着小带，一般位于紧密连接下方。电镜下可见，相邻细胞之间有 15～20nm 的间隙，内含中等电子密度的丝状物质。胞膜的胞质面有薄层致密物和微丝附着。中间连接具有黏着、保持细胞形状和传递细胞收缩力的作用。

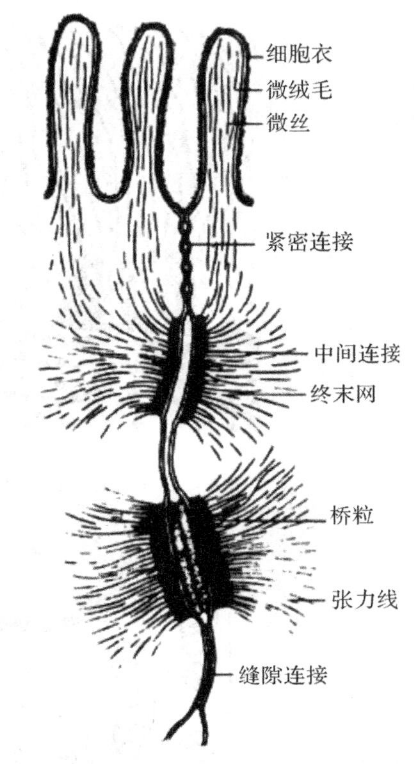

图 1.1.3-9　单层柱状上皮细胞连接超微结构

(3)桥粒：又称黏着斑，连接区内有间隙，其中有低密度的丝状物，中央有一条致密的中间线与细胞膜相平行。胞膜的胞质面有附着板，胞质内的张力丝(角蛋白丝)附着在板上，起固定和支持作用。桥粒是一种很牢固的细胞连接，在易受摩擦的皮肤等处的复层扁平上皮中尤为发达。

(4)缝隙连接：又称通讯连接。电镜下可见，相邻细胞间有大约 3nm 的间隙，连接区的胞膜上有许多规律分布的柱状颗粒，为连接小体，每个连接小体由 6 个亚单位组成，中央有小管。缝隙连接是细胞间直接交通的管道，具有离子交换和传递化学信息、电冲动的作用。

以上四种细胞连接，只要有两种或两种以上同时存在时，称连接复合体。

3. 上皮细胞的基底面

(1)基膜：是上皮组织与结缔组织之间的一层薄膜。电镜下，基膜分为基板和网板两层。基板靠近上皮；网板位于基板深面。基膜起连接和支持作用，并具有半透膜性质，便于上皮细胞和结缔组织进行物质交换(图 1.1.3-10)。

(2)质膜内褶：是细胞基底面的细胞膜折向胞质内形成的许多内褶。内褶间的胞质内，含有大量纵行排列的线粒体。质膜内褶扩大了细胞基底面的表面积，有利于水和电解质的迅速转运(图 1.1.3-11)。

(3)半桥粒：为桥粒结构的一半，位于上皮细胞基底面，主要作用是将上皮细胞固着于基膜上(图 1.1.3-10)。

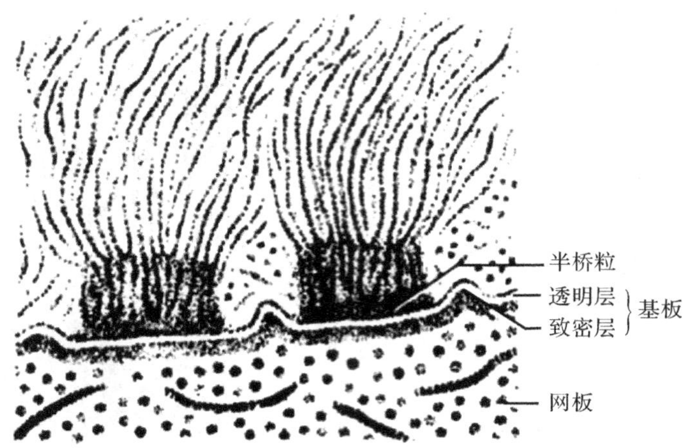

图 1.1.3-10 半桥粒和基膜超微结构模式图

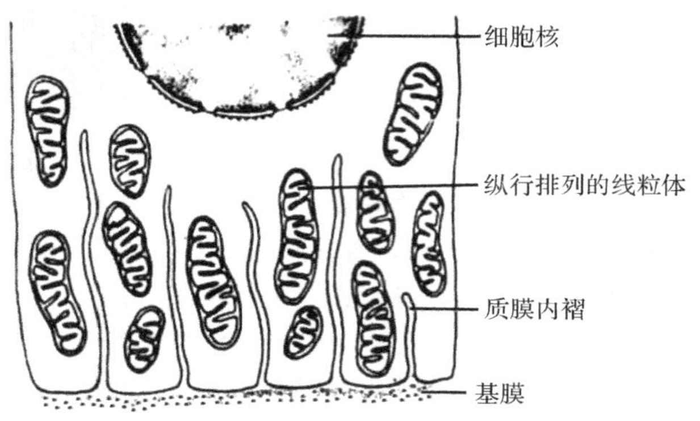

图 1.1.3-11 上皮细胞基底面质膜内褶模式图

二、结缔组织

结缔组织由细胞和大量细胞外间质构成。细胞外间质较多，包括基质、纤维和组织液。广义的结缔组织是指固有结缔组织、血液和淋巴、软骨组织和骨组织等。狭义的结缔组织即固有结缔组织，主要是指疏松结缔组织、致密结缔组织、脂肪组织和网状组织。结缔组织具有支持、连接、营养、保护、修复和物质运输等多种功能。

结缔组织均起源于胚胎早期的间充质。间充质由间充质细胞和基质构成，其中间充质细胞分化程度很低，有很强的分裂、分化能力，在胚胎时期能分化成多种结缔组织细胞。

（一）固有结缔组织

1. 疏松结缔组织

疏松结缔组织又称蜂窝组织，其特点是细胞种类较多，纤维数量较少，排列稀疏，含有丰富的血管。广泛分布于器官、组织和细胞之间，具有支持、连接、防御和修复等功能（图 1.1.3-12）。

（1）细胞：疏松结缔组织内主要有下列六种细胞。

1）成纤维细胞：是疏松结缔组织中最主要的细胞。细胞扁平星状、多突起；核大，扁椭圆

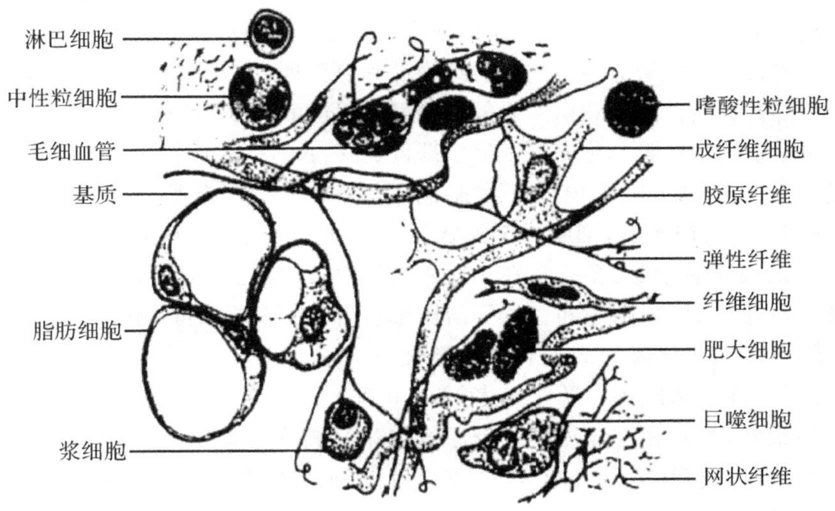

图 1.1.3-12 疏松结缔组织铺片模式图

形，着色浅，核仁明显；胞质丰富，弱嗜碱性。电镜下，胞质内富含具有合成和分泌蛋白质的结构，即粗面内质网和高尔基复合体。成纤维细胞分泌物构成各种纤维和基质。纤维细胞是处于静止状态的成纤维细胞。细胞小，呈梭形；核小，染色深；胞质内粗面内质网和高尔基复合体不发达。在创伤等情况下，纤维细胞可逆转变为功能活跃的成纤维细胞，并向受损部位迁移(图1.1.3-13)。

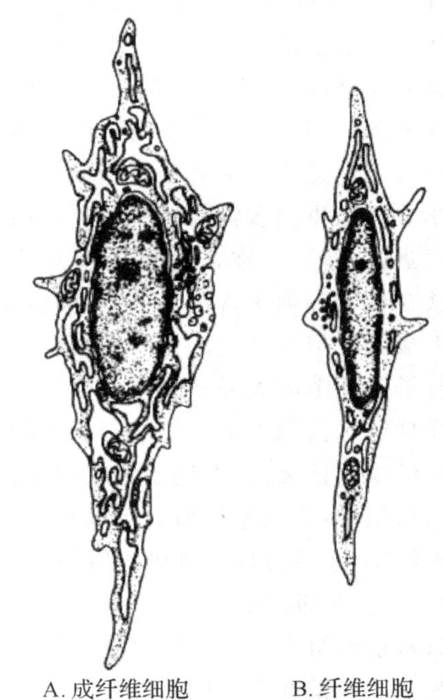

图 1.1.3-13 成纤维细胞和纤维细胞超微结构模式图

2)巨噬细胞：细胞形态多样，功能活跃者常伸出伪足而使细胞形态不规则。核小色深，胞质丰富呈嗜酸性，含异物颗粒和空泡。电镜下，细胞表面有很多褶皱、微绒毛和少数球状突起；胞质内富含溶酶体、吞噬体和吞饮小泡等；细胞内侧面还有微丝和微管。

巨噬细胞来源于血液的单核细胞，具有吞噬作用、抗原提呈作用和分泌生物活性物质等功能。

3)浆细胞：呈圆形或卵圆形。核圆，偏于细胞一侧，异染色质呈粗块状，从核中心向核膜呈辐射状分布。胞质丰富，呈嗜碱性，核旁有一浅染区。电镜下，胞质内含大量粗面内质网，浅染区内有发达的高尔基复合体。浆细胞能合成和分泌免疫球蛋白(即抗体)，参与体液免疫反应。所以浆细胞在病原微生物易侵入的部位较多见。

4)肥大细胞:胞体较大,圆形。核小而圆,染色深。胞质内充满粗大的嗜碱性颗粒,颗粒易溶于水,故在HE染色标本中难于辨认该细胞。颗粒中含有肝素、组胺和嗜酸性粒细胞趋化因子。肥大细胞常沿小血管分布。当肥大细胞受到刺激时,大量释放颗粒内物质,同时,胞质内还合成白三烯并释放。组胺和白三烯的释放可引起过敏反应,如哮喘、荨麻疹。嗜酸性粒细胞趋化因子可吸引嗜酸性粒细胞向过敏反应部位迁移,具有一定的抗过敏反应的作用。

5)脂肪细胞:呈球形,胞质内含一大脂滴,其余胞质和核被脂滴挤向一侧,呈新月形。HE染色标本中,脂滴被溶解,细胞呈空泡状。脂肪细胞可合成和贮存脂肪。

6)未分化的间充质细胞:多分布在小血管周围,尤其是毛细血管,形态类似成纤维细胞,可分化为成纤维细胞、内皮细胞和血管平滑肌细胞等,参与结缔组织和小血管的修复。

(2)纤维:纤维疏松结缔组织中有三种纤维。

1)胶原纤维:在结缔组织中数量最多,新鲜时呈白色,又称白纤维。HE染色呈粉红色、粗细不等的波浪状,并互相交织成网。胶原纤维化学成分主要为Ⅰ型胶原蛋白,其在细胞外聚合成胶原原纤维,再黏结成胶原纤维。胶原纤维韧性大、抗拉力强,弹性较差。胶原纤维是结缔组织具有支持作用的物质基础。

2)弹性纤维:比胶原纤维少,直而细。新鲜时呈黄色,又称黄纤维。HE染色标本不易辨认,醛复红能将弹性纤维染成紫色。弹性纤维主要由弹性蛋白和微原纤维构成,富有弹性。随着年龄的增长弹性会逐渐减弱。

3)网状纤维:纤维细短而分支较多,常交织成网。分布于网状组织。HE染色不显示,银染呈黑色。网状纤维主要由Ⅲ型胶原蛋白组成。一般认为它是胶原纤维的幼稚阶段。

(3)基质:是由生物大分子构成一种无定形的、有微孔的胶状物,孔隙中有组织液,其主要化学成分为蛋白多糖和纤维黏连蛋白。

1)蛋白多糖:又称黏多糖,是基质主要成分,是糖胺多糖与蛋白质的聚合体。其中以透明质酸在糖胺多糖中含量最多,为曲折盘绕的长链大分子,借蛋白质分子与其他多糖相连,共同形成具有很多微孔的分子筛(图1.1.3-14)。一些水溶性物质,可通过分子筛微孔,而大于分子筛孔隙的大分子物质,则被阻挡,使基质成为限制细菌等有害物扩散的防御屏障。但溶血性链球菌和癌细胞等能产生透明质酸酶,破坏基质的屏障作用。

2)纤维黏连蛋白:有助于细胞的分化和迁移。

3)组织液:水从毛细血管动脉端渗出到基质,形成组织液;大部分从毛细血管静脉端回流到血液中,小部分经毛细淋巴管回流,来保持体液交换的平衡。

2. 致密结缔组织

致密结缔组织以纤维为主要成分,而基质和细胞少,纤维粗而排列紧凑。以支持、连接功能为主。根据纤维性质和排列方式可分为:

(1)规则致密结缔组织:主要构成肌腱、韧带。

(2)不规则致密结缔组织:主要构成真皮及器官被膜。

(3)弹性组织:构成黄韧带、项韧带和弹性动脉的中膜。

3. 脂肪组织

脂肪组织主要由大量脂肪细胞聚集而成,疏松结缔组织将成群的脂肪细胞分隔成脂肪小叶。根据脂肪细胞结构和功能的差异,可分为以下两种:

(1)黄色脂肪组织:脂肪细胞内只有一个大脂滴,主要分布于皮下、网膜和系膜等处,具

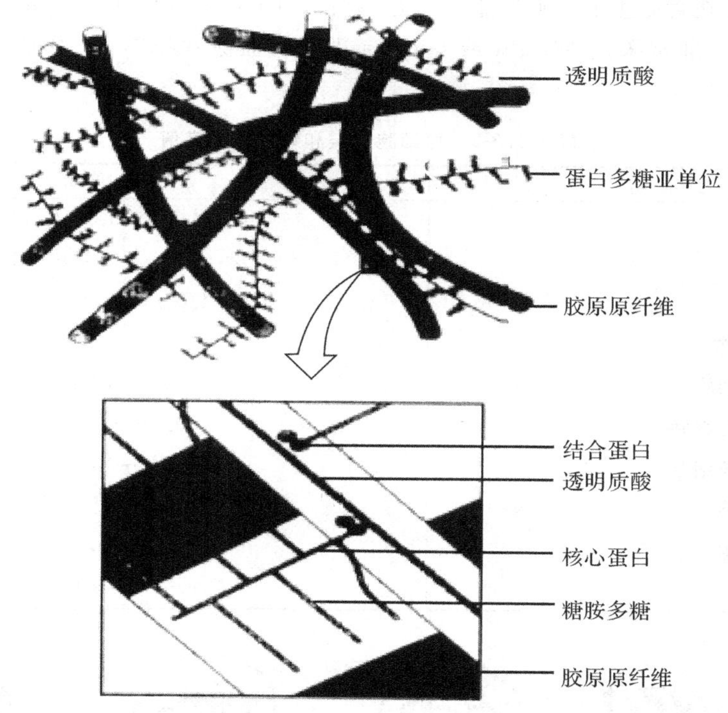

图 1.1.3-14　蛋白多糖聚合体和分子筛模式图

有维持体温、贮能、缓冲、保护和填充等作用。

(2)棕色脂肪组织：组织内有丰富的毛细血管，细胞质内有许多散在的脂滴，主要见于新生儿及冬眠动物。

4. 网状组织

网状组织：由网状细胞、网状纤维和基质构成。网状细胞可形成网状纤维和基质。网状组织不单独存在，是构成造血组织和淋巴组织的支架，为血细胞发生和淋巴细胞发育提供适宜的微环境。

(二)血液

血液和淋巴分别是流动于心血管内和淋巴管内的液态组织。

血液(又称外周血)：由血细胞和血浆组成，健康成人约有 5L，占体重的 7%。血液在加抗凝剂离心沉淀后，可分为三层，即上层为淡黄色的血浆、中间薄层为血小板和白细胞、下层为红细胞(图 1.1.3-15)。

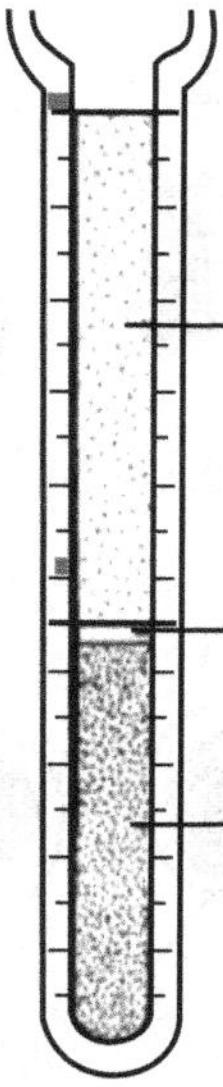

图 1.1.3-15　血浆、白细胞、红细胞、血小板

血细胞约占血液容积的 45%，血浆大约占 55%。血浆相当于结缔组织的细胞外基质，其中 90%是水，其余为血浆蛋白(白蛋白、球蛋白、纤维蛋白原等)、脂蛋白、无机盐、酶、激素、维生素和各种代谢产物。

血细胞主要在骨髓生成。血细胞的形态、数目、百分比和血红蛋白含量的测定结果为血象(表1.1.3-2)。通常采用Wright或Giemsa染色的血涂片标本,观察血细胞的形态(图1.1.3-16)。

表1.1.3-2 血细胞分类和计数的正常值

血细胞	正常值
红细胞	男:$(4.0\sim5.5)\times10^{12}$/L
	女:$(3.5\sim5.0)\times10^{12}$/L
白细胞	$(4.0\sim10)\times10^{9}$/L
白细胞分类	
中性粒细胞	50%~70%
嗜酸性粒细胞	0.5%~3%
嗜碱性粒细胞	0%~1%
单核细胞	3%~8%
淋巴细胞	25%~30%
血小板	$(100\sim300)\times10^{9}$/L

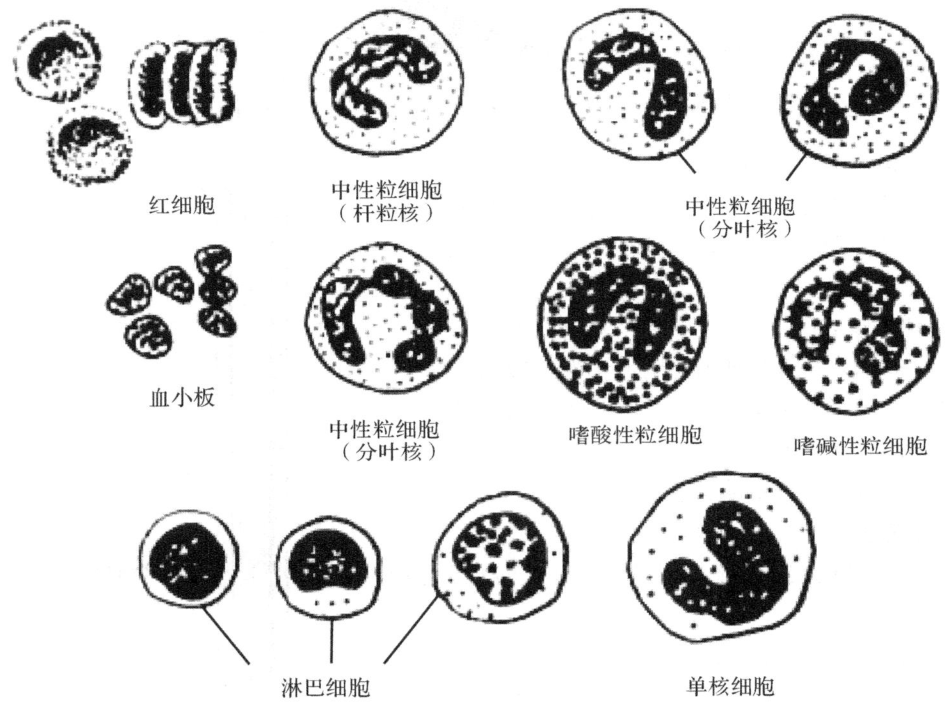

图1.1.3-16 各种血细胞形态示意图

1. 红细胞

(1)红细胞的基本特点

1)大小:直径约7.5μm,中央较薄,周缘较厚。

2)形状:在扫描电镜下,成熟的红细胞呈双凹圆盘状。

3)结构特点:成熟红细胞无核及细胞器。

4)内含物:胞质内充满大量血红蛋白(Hb),使细胞呈红色。

5)功能:具有结合与运输 O_2 和 CO_2 的功能。

(2)正常成人血液中血红蛋白含量,男性为 120～150g/L,女性为 110～140g/L。红细胞少于 3×10^{12}/L 或血红蛋白低于 100g/L 时,称为贫血。

(3)红细胞具有形态可变性和弹性,以便通过小于自身细胞直径的毛细血管。

(4)红细胞膜表面镶嵌有 ABO 血型抗原物质,与溶血的发生密切相关。

(5)红细胞平均寿命约 120 天。衰老的红细胞经过脾和肝等处,被巨噬细胞吞噬分解。

(6)网织红细胞:是未完全成熟的红细胞,从骨髓进入血液的红细胞,其胞质内尚残存部分核糖体,用煌焦油蓝染色呈蓝色细网状,占红细胞总数的 0.5%～1.5%,进入血流中大约一天后完全成熟,核糖体消失。

2. 白细胞

白细胞为无色有核的球形细胞,可以变形运动方式穿出毛细血管进入周围组织,发挥防御和免疫功能。根据胞质内有无特殊颗粒,将白细胞分为有粒白细胞和无粒白细胞。前者又根据特殊颗粒的染色性分为中性粒细胞、嗜酸性粒细胞和嗜碱性粒细胞;后者则包括单核细胞和淋巴细胞,均含嗜天青颗粒。

(1)中性粒细胞

1)数目与大小:是数量最多的白细胞,占 50%～70%,细胞直径 10～12μm。

2)形态:①细胞核:核呈深染的杆状或分叶(2～5 叶)。当机体受到严重细菌感染时,杆状核与 2 叶核的细胞增多;当骨髓造血功能发生障碍时,4～5 叶核的细胞增多。②细胞质:内含大量的颗粒,分两类,一是特殊颗粒,内含溶菌酶、吞噬素等,有杀灭细菌的作用。再者是嗜天青颗粒,本质是一种溶酶体,能消化细胞所吞噬的异物。

3)功能:具有很强的趋化和吞噬作用。中性粒细胞在吞噬、处理大量细菌后,自身死亡,形成脓细胞。

(2)嗜酸性粒细胞

1)数目与大小:占 0.5%～3%,细胞直径 10～15μm。

2)形态:核分叶,常为两叶。胞质内充满粗大的鲜红色嗜酸性颗粒,颗粒属于溶酶体。

3)功能:嗜酸性粒细胞能做变形运动,并具有抗过敏和杀灭寄生虫的作用。

(3)嗜碱性粒细胞

1)数目与大小:最少,0%～1%,直径 10～12μm。

2)形态:核分叶,呈 S 形或不规则形。胞质内含大小不等、分布不均染成蓝紫色的嗜碱性颗粒,可将核覆盖。该颗粒属于分泌颗粒,内容物及功能与肥大细胞相近,也参与过敏反应。

(4)单核细胞

1)数目与大小:3%～8%,直径 14～20μm,是体积最大的白细胞。

2)形态与功能:核呈肾形或马蹄形,着色较浅。胞质丰富,弱嗜碱性,呈灰蓝色,含细小嗜天青颗粒,即溶酶体。单核细胞进入结缔组织,可分化为巨噬细胞,具有吞噬功能。

(5)淋巴细胞

1)数目与大小:25%~30%,直径 6~16μm,分大、中、小三种类型,但大淋巴细胞不存在于血液中。

2)形态:主要为小淋巴细胞多见,核大而圆,色深,一侧常有浅凹,胞质少,嗜碱性,呈蔚蓝色。

3)根据来源和功能的不同,淋巴细胞可分为三类:胸腺依赖淋巴细胞(T 细胞),产生于胸腺,约占总淋巴细胞的 75%,参与细胞免疫;骨髓依赖淋巴细胞(B 细胞),产生于骨髓,受抗原刺激后增殖分化为浆细胞,产生抗体,参与体液免疫;自然杀伤细胞(NK 细胞),产生于骨髓。

3. 血小板

(1)来源:血小板是骨髓中巨核细胞脱落的胞质小块。

(2)大小和形态:直径 2~4μm,呈双凸圆盘状,血涂片中呈不规则形,常聚集成群。血小板中央有着蓝紫色的血小板颗粒,称颗粒区;周边呈均质浅蓝色,称透明区。

(3)功能:血小板参与凝血和止血过程。血小板寿命是 7~14 天。

4. 淋巴

淋巴也叫淋巴液,由淋巴浆与淋巴细胞构成,是组织液渗入淋巴管后形成的。淋巴在淋巴管系统内循环流动,从毛细淋巴管单向流向淋巴导管,最后流入静脉,是组织液流入血液的媒介。在人体的免疫系统中具有重要的作用。

(三)软骨与骨

1. 软骨

软骨组织由软骨细胞和软骨基质构成(图 1.1.3-17)。由软骨组织和周围的软骨膜构成的是软骨,软骨内没有血管、神经和淋巴管。软骨基质呈凝胶状,具有渗透性,从软骨膜血管渗出的营养物质可到达软骨深部。

(1)软骨组织

1)软骨细胞:是软骨组织中唯一的细胞类型。位于软骨陷窝内,靠近周边的细胞体积小,较幼稚,单个分布;越向着软骨的深部,软骨细胞体积越大,越成熟,多为 2~8 个成群分布,它们由一个幼稚软骨细胞分裂而来,称同源细胞群。

2)软骨基质:是软骨细胞产生的细胞外基质,由纤维和无定形基质构成。基质的主要成分为蛋白多糖和水,其中蛋白多糖也构成分子筛的结构。软骨基质内的腔隙称软骨陷窝,其周围的基质在 HE 染色呈强嗜碱性,形似囊状包围软骨细胞,此区称软骨囊。

(2)软骨膜:软骨表面所覆盖的薄层结缔组织即软骨膜。软骨膜分为外层和内层,其中外层胶原纤维多,主要起到的是保护作用,而内层细胞多。

(3)软骨的类型:根据基质中纤维种类的不同,软骨可大致分为三种类型。

1)透明软骨:新鲜时呈半透明,主要见于关节软骨、肋软骨和呼吸道软骨,其特点是具有较强的抗压性。纤维成分主要是胶原原纤维,且折光率与基质相近,因此在 HE 染色标本上不能分辨。基质中还含有大量的水分。

2)弹性软骨:新鲜时呈黄色,分布于耳廓、咽喉及会厌等处。其特点是具有较强的弹性。基质内含大量交织分布的弹性纤维。

3)纤维软骨:呈不透明的乳白色,分布于椎间盘、关节盘和耻骨联合等处。其特点是具

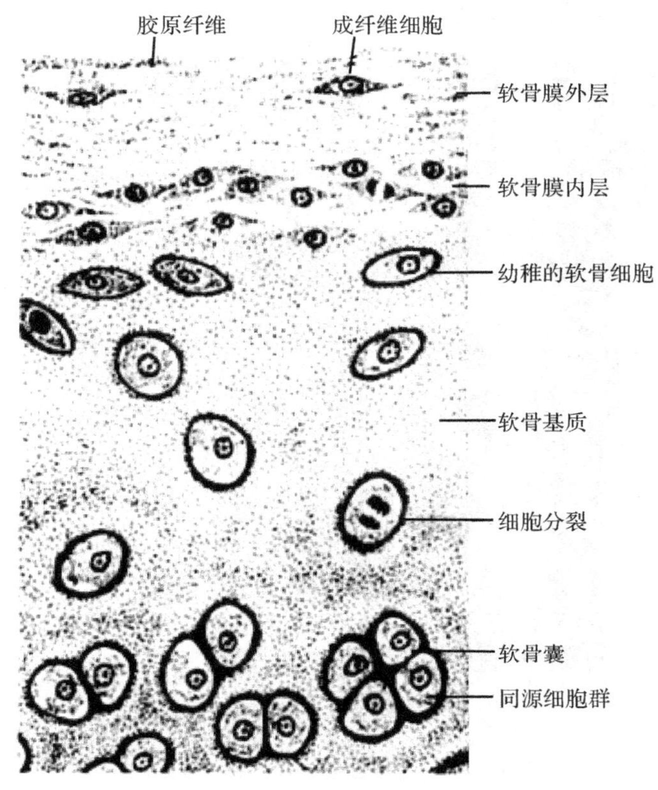

图 1.1.3-17　透明软骨模式图

有很强的韧性。基质内含大量平行或交错排列的胶原纤维束。

(4)软骨的生长：同时存在两种生长方式。①附加性生长(又称软骨膜下生长)：从骨祖细胞不断增殖分化为成软骨细胞，后进一步分化为软骨细胞，软骨细胞不断生长，使软骨增厚。②间质性生长(又称软骨内生长)：在原有软骨细胞生长和增殖、分裂的基础上，不断产生软骨细胞和基质。

2. 骨

骨是由骨组织、骨膜和骨髓等构成的器官。其中骨髓是血细胞发生的部位。

(1)骨组织：骨组织由细胞和钙化的细胞外基质组成。其特点是细胞外基质内有大量的钙盐沉积。

1)骨质：即钙化的细胞外基质。

①组成：由有机成分和无机成分组成。有机成分(又称类骨质)，占骨重的 35%，主要成分包括大量的胶原纤维和少量的无定形基质。胶原纤维(主要是Ⅰ型胶原纤维)占有机成分的 90%。基质呈凝胶状，化学成分为蛋白多糖及其复合物，具有黏合纤维作用。无机成分(又称骨盐)，占骨重的 65%，骨盐的存在形式主要是羟基磷灰石结晶，呈细针状。由基质将胶原纤维和骨盐黏合形成板层状的结构，称为骨板。

②骨板特点：同一骨板内的纤维相互平行，相邻骨板的纤维相互垂直，这种结构增加了骨的强度(图 1.1.3-18)。骨板排列规则、层数多，紧密结合，构成密质骨。数层不规则的骨

板形成骨小梁，交织成立体网格样结构，称松质骨。

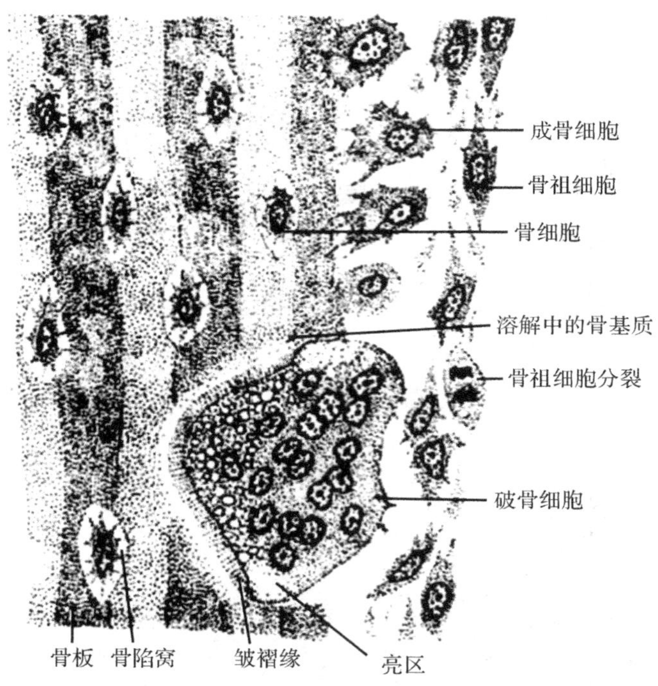

图 1.1.3-18　骨组织的骨板和各种细胞

2）细胞：骨组织的细胞类型包括骨祖细胞、成骨细胞、骨细胞和破骨细胞。骨细胞数量最多，位于骨组织内部，其余三种均分布于骨组织表面（图 1.1.3-18）。

①骨祖细胞：是骨组织的干细胞，分布于骨膜内。胞体小，呈梭形；胞质少；核椭圆形；骨祖细胞着色浅。可分化为成骨细胞，在骨折修复中处于活跃状态。

②成骨细胞：位于骨组织表面，胞体呈矮柱状，单层排列，有短突起彼此相连，胞质嗜碱性。电镜下可见大量的粗面内质网和高尔基复合体。成骨细胞合成和分泌骨质的有机成分，此外还释放基质小泡，促进类骨质钙化。成骨细胞还分泌多种细胞因子，调节骨组织的形成和吸收。成骨细胞分泌类骨质后，自身被包埋其内，转变为骨细胞。

③骨细胞：一种多突起的细胞，分散排列于骨板内或骨板间。胞体所在的空隙称骨陷窝，突起所在的腔隙称骨小管。胞体小且扁圆，相邻细胞突起以缝隙连接相连。骨组织内的骨陷窝—骨小管互相连通，形成物质运输管道。骨细胞具有溶骨和成骨作用。

④破骨细胞：数量少，位于骨组织表面，是由一种由多个单核细胞融合而成的多核巨细胞，胞质嗜酸性。电镜下，细胞器丰富，尤以溶酶体和线粒体居多。破骨细胞有很强的溶骨作用。

骨的生长和改建需要成骨细胞和破骨细胞的共同参与。

（2）长骨的结构：长骨由骨干、骨骺和骨膜三部分组成。

1）骨干：主要由密质骨构成，骨板排列规律，骨干中有近似垂直行走的穿通管，内含来自骨膜的血管和神经，穿通管在骨外表面的开口是滋养孔。骨板有三种排列方式（图 1.1.3-19）。

①环骨板：位于骨干的内外表层，分为内环骨板和外环骨板。外环骨板位于骨干的外

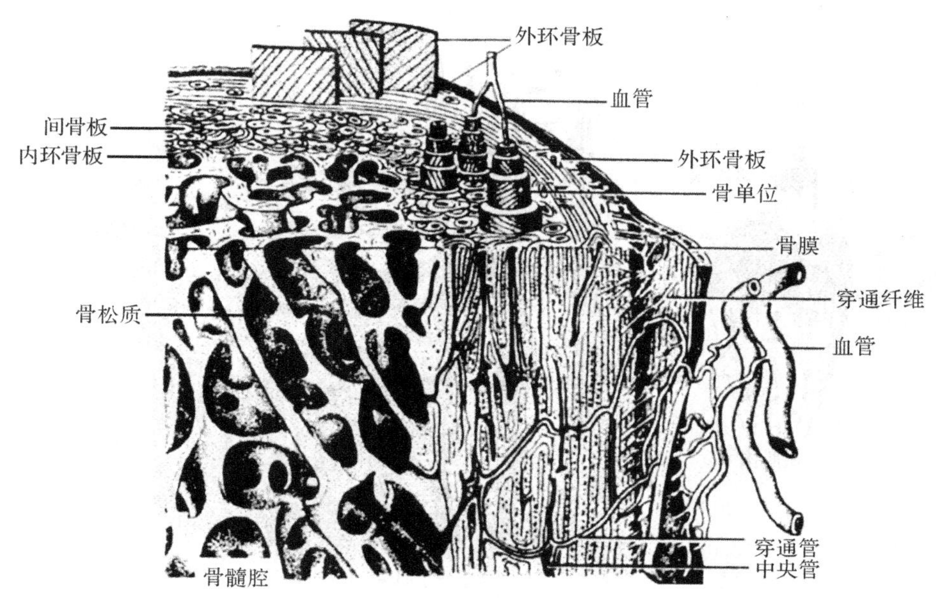

图 1.1.3-19 长骨骨干结构模式图

周，由 4～20 层排列规则的环形骨板构成；内环骨板位于骨干的骨髓腔面，由数层排列不规则的骨板构成。

②骨单位：又称哈佛斯系统，是位于内、外环骨板之间，为长骨中起支持作用的主要结构。由 4～20 层同心圆排列的哈佛斯骨板围绕中央管构成，呈长筒状，中央管内含血管和神经，并与穿通管相通。

③间骨板：为位于骨单位之间或骨单位与环骨板之间的不规则平行骨板。是骨生长和改建过程中哈佛斯骨板和环骨板的残留部分。

2)骨骺：主要有松质骨构成。

3)骨膜：由结缔组织组成，有骨内、外膜之分。通常所说的骨膜是骨外膜，分为内外两层，内层是薄层疏松结缔组织，含有较多的血管、神经和骨祖细胞，外层是较厚的致密结缔组织。骨内膜很薄。骨膜的主要作用营养骨组织，且为骨的生长、改建和修复提供干细胞。

三、肌组织

肌组织主要由具有收缩功能的肌细胞构成，其间有少量结缔组织、血管、淋巴管和神经。肌细胞呈细长纤维状，因此又称肌纤维，肌细胞膜称肌膜，肌细胞质称肌浆。根据肌纤维的形态和功能特点，可将肌组织分为骨骼肌、心肌和平滑肌。前两者属于横纹肌。骨骼肌受意识支配，为随意肌。心肌和平滑肌不受意识支配，为不随意肌。

(一)骨骼肌

包裹于整块肌肉外的结缔组织是肌外膜，其伸入肌肉内，将肌肉分隔成肌束。包裹肌束的是肌束膜，位于每条肌纤维外面的是肌内膜(图 1.1.3-20)。骨骼肌中除了骨骼肌纤维以外，还有一种扁平、有突起，具有干细胞性质的肌卫星细胞。

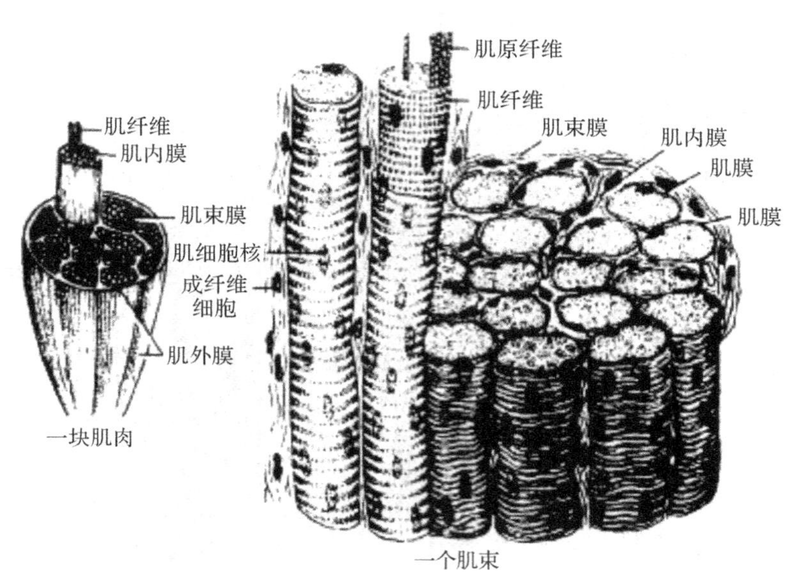

图 1.1.3-20 骨骼肌与肌膜仿真图

1. 骨骼肌纤维的光镜结构

(1)骨骼肌纤维的基本特点:①直径为 10～100μm,长 1～40mm,呈长圆柱形,极少有分支。②为多核细胞,核为扁椭圆形,数量多,在肌膜的下方。③肌浆内含大量与细胞长轴平行排列的肌原纤维(图 1.1.3-21)。

(2)肌原纤维的特点:每条肌原纤维上都有明暗相间的带,明带和暗带都整齐地排列在同一平面上,因而构成了骨骼肌纤维明暗相间的周期性横纹。①明带(又称 I 带):其中央有一条深色的 Z 线。②暗带(又称 A 带):其中央有一条浅色窄带,称 H 带,H 带的中央有一条深色的 M 线。③相邻两条 Z 线之间的一段肌原纤维称为肌节,由 1/2 I 带＋A 带＋1/2 I 带组成,肌节的长度介于 1.5～3.5μm。肌节依次排列构成肌原纤维,是骨骼肌纤维结构和功能的基本单位(图 1.1.3-21)。

2. 骨骼肌纤维的超微结构

(1)肌原纤维:由粗、细肌丝组成,沿肌原纤维的长轴平行排列。明带仅由细肌丝组成,H 带仅有粗肌丝。横切面上,每 1 条粗肌丝周围有 6 条细肌丝,每 1 条细肌丝周围围绕 3 条粗肌丝(图 1.1.3-21)。

1)粗肌丝(又称肌球蛋白丝):位于肌节中部,两端游离,中央固定于 M 线。长约 1.5μm,由杆状的肌球蛋白分子组成,肌球蛋白分子形如豆芽,分头和杆两部分。其头部具有 ATP 酶的活性;杆占据粗肌丝的中央,头朝向粗肌丝的两端,并伸出在表面,称横桥。

2)细肌丝(又称肌动蛋白丝):位于肌节两侧,一端固定于 Z 线,另一端游离于 H 带外缘。长约 1μm,由肌动蛋白、原肌球蛋白和肌钙蛋白组成。①每个肌动蛋白分子都有一个可与粗肌丝的肌球蛋白头部相结合的部位,但处于非收缩状态时,该位点被原肌球蛋白掩盖。②原肌球蛋白由两条多肽链相互缠绕构成,镶嵌在肌动蛋白的双螺旋沟内。③肌钙蛋

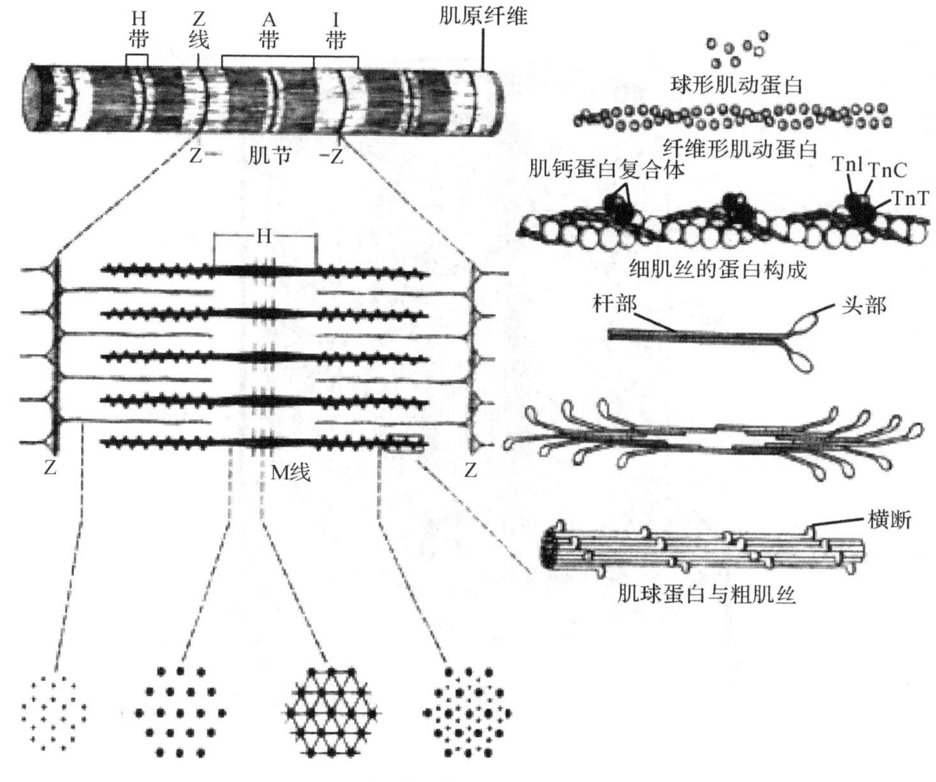

图 1.1.3-21　骨骼肌肌原纤维超微结构和肌丝分子结构示意图

白分子呈球形，由三个亚单位构成，其中一个亚单位能与 Ca^{2+} 结合。

(2)横小管：是肌膜向肌浆内凹陷形成的管状结构，其与肌纤维长轴相垂直，位于明带与暗带的交界处。横小管可将肌膜的兴奋冲动迅速传到肌纤维内部(图 1.1.3-22)。

(3)肌浆网：位于横小管之间，是肌纤维内的滑面内质网，它包绕着每一条肌原纤维，并沿其长轴纵行排列且分支吻合，形成连续的管状系统，故称纵小管。两端横向扩大呈扁囊状，称终池。横小管及其两侧的终池，合称为三联体。肌浆网的膜上有丰富的钙泵，具有调节肌浆中 Ca^{2+} 浓度的作用(图 1.1.3-22)。

3. 骨骼肌纤维的收缩原理(图 1.1.3-23)

骨骼肌纤维收缩原理称肌丝滑动学说。其主要过程为：

(1)运动神经末梢将冲动传给肌膜。

(2)肌膜的兴奋经横小管迅速传给肌浆网，大量的 Ca^{2+} 转运到肌浆内。

(3)Ca^{2+} 与肌钙蛋白结合，暴露肌动蛋白与肌球蛋白的结合点，两者结合。

(4)肌球蛋白头部 ATP 酶被激活，分解 ATP 并释放能量，肌球蛋白将细肌丝牵向 M 线。

(5)细肌丝向 M 线方向滑行，肌节随之缩短，肌纤维收缩。

(6)收缩完毕，肌浆内的 Ca^{2+} 重新被泵回肌浆网，肌纤维舒张。

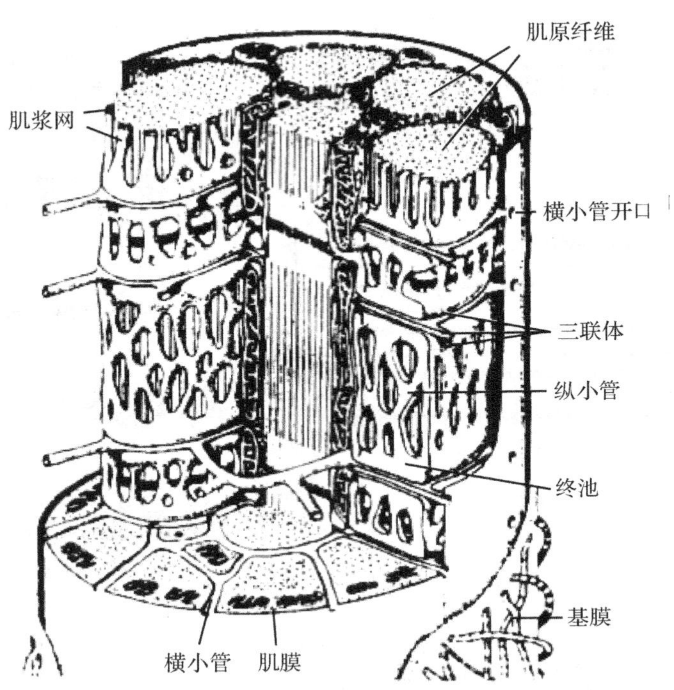

图 1.1.3-22　骨骼肌超微结构立体模式图

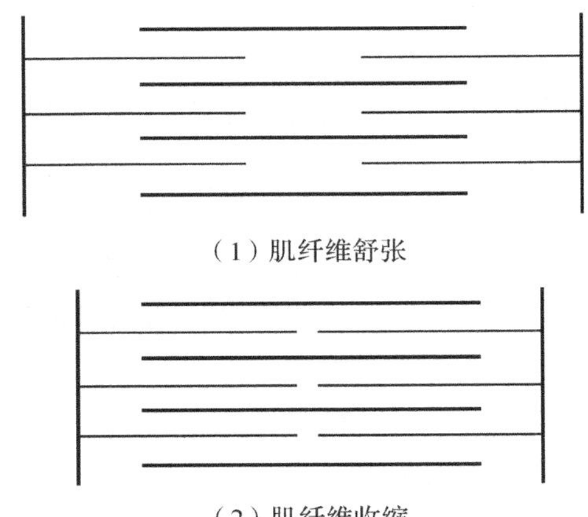

图 1.1.3-23　骨骼肌收缩时肌节变化示意图

(二)心肌

心肌分布于心脏，主要由心肌纤维构成，其收缩具有自动节律性。

1. 心肌纤维的光镜结构

心肌纤维呈短柱状，常有分支，且彼此吻合成网。一般只有一个椭圆形胞核，偶见有两个胞核,位于细胞中央。肌浆多。心肌纤维也呈明暗相间的周期性横纹(不如骨骼肌明显)。相邻心肌纤维相互连接处形成闰盘,呈横行或阶梯状粗线。

2. 心肌纤维的超微结构(图 1.1.3-24)

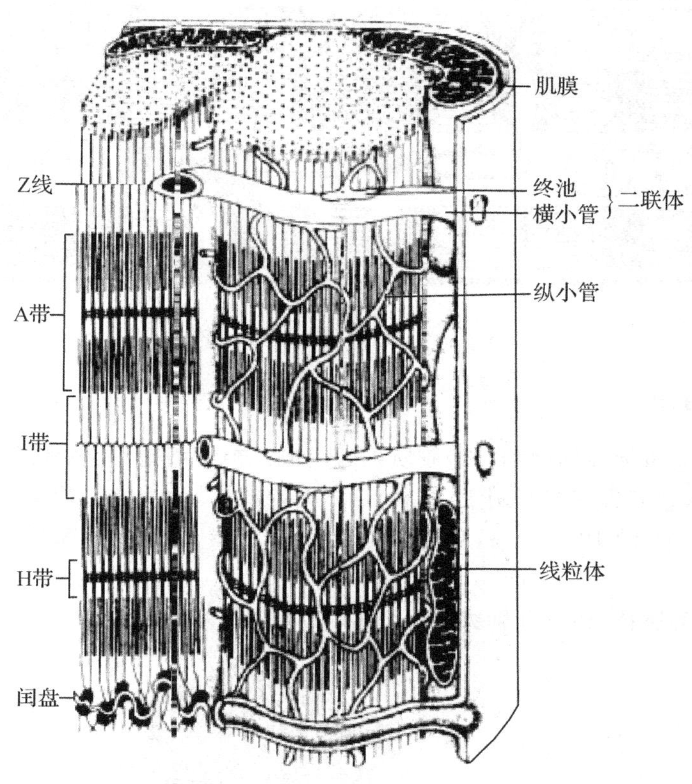

图 1.1.3-24 心肌纤维超微结构立体示意图

心肌纤维的特点是:

(1)肌原纤维粗细不等,界限不明,肌原纤维间富含线粒体。

(2)横小管较粗,位于 Z 线水平。

(3)肌浆网较骨骼肌稀疏,纵小管不发达,终池小而少,常与横小管形成二联体,所以心肌纤维储 Ca^{2+} 能力较骨骼肌纤维差,必须不断地从体液中摄取 Ca^{2+} 。

(4)闰盘的横位部分位于 Z 线水平,有中间连接和桥粒,起牢固的连接作用;闰盘的纵位部分,为缝隙连接,起传递化学信息和传导电冲动的作用,使心肌产生同步收缩和舒张(图 1.1.3-25)。

(三)平滑肌

广泛分布于呼吸道、消化管和血管壁等器官。平滑肌纤维呈长梭形,无横纹,胞质嗜酸性,一个椭圆形或杆状核位于细胞中央。平滑肌细胞内无肌原纤维。平滑肌纤维间为缝隙连接,便于化学信息传递和神经冲动,使相邻的平滑肌纤维同步收缩。平滑肌的收缩较为缓慢和持久。

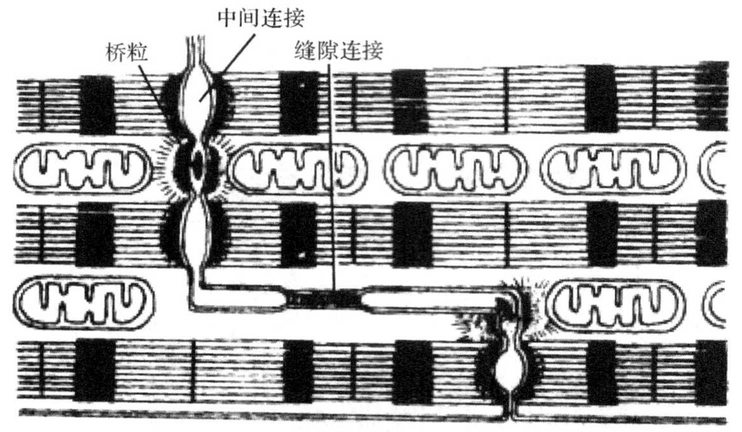

图 1.1.3-25　心肌纤维闰盘超微结构模式图

四、神经组织

神经组织主要由神经细胞和神经胶质细胞组成。神经细胞（又称神经元）是神经系统的结构和功能单位，它们具有接受刺激、整合信息和传导冲动的功能。神经胶质细胞的数量是神经元（约有 10^{12} 个）的 10～50 倍，对神经元起支持、营养、保护和绝缘等作用。

（一）神经元

神经元可分为胞体、树突和轴突三部分（图 1.1.3-26）。

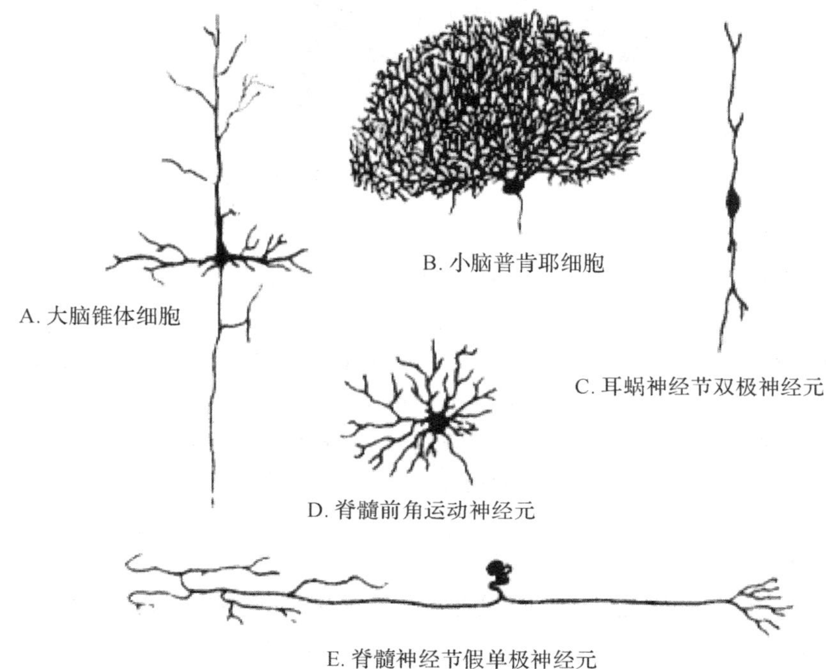

图 1.1.3-26　神经元的主要形态类型

1. 神经元的结构(图 1.1.3-27)

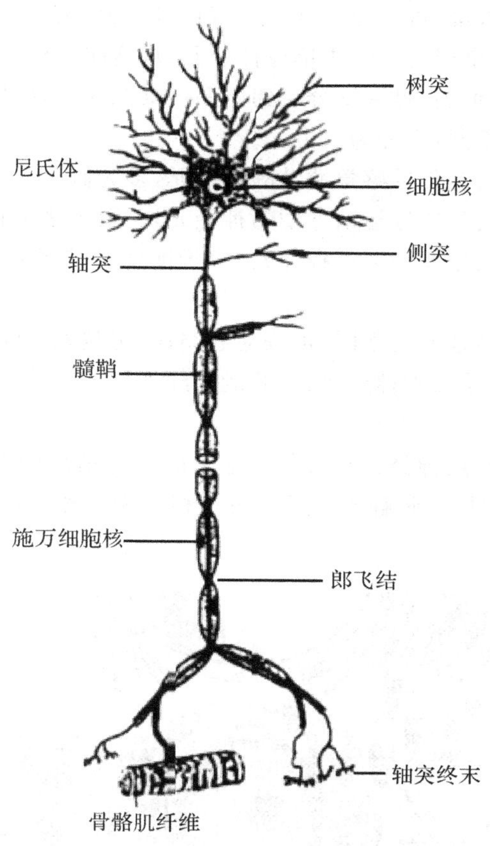

图 1.1.3-27　运动神经元模式图

(1)胞体:是神经元的营养和代谢中心,大小不一,形态多样,均由细胞膜、细胞核和细胞质构成。

1)细胞膜:在神经元的表面,可以接受刺激,传导冲动,是可兴奋膜。

2)胞核:位于胞体中央,大而圆,核被膜明显。

3)细胞质:光镜下,特征性结构为尼氏体和神经原纤维。尼氏体呈强嗜碱性,具有合成蛋白质功能。当神经元受损时,嗜染质减少或消失;当神经元功能恢复时,嗜染质重新出现或增加,因此,嗜染质可作为判断神经元功能状态的一种标志。神经原纤维由神经丝和微管聚集而成,主要功能是构成细胞骨架并参与物质运输。

(2)树突:属于传入性突起,有一个或多个,呈树枝状。分支上可见大量棘状小突起,称树突棘。树突内的结构与胞体相似,含有尼氏体和神经元纤维。树突的主要功能是接受刺激。

(3)轴突:属于传出性突起,每个神经元只有一个轴突。轴突一般较细,末端分支多。起始部呈圆锥形的为轴丘。轴突内的胞质称轴质,内含滑面内质网、线粒体、神经丝和微管等。轴突和轴丘内无尼氏体。轴突的主要功能是传导神经冲动。

2. 神经元的分类

(1)按神经元的突起数量:可分为三类。①多极神经元:有一个轴突和多个树突。②双极神经元:有一个轴突,一个树突。③假单极神经元:从胞体发出一个突起,在离胞体附近分两支,一支进入中枢,称中枢突;另一支分布到周围的其他器官,称周围突。

(2)按神经元的功能不同:可分为三类。

1)感觉(传入)神经元:是传导感觉冲动的神经元,多为假单极神经元。

2)运动(传出)神经元:是传导运动冲动的神经元,一般为多极神经元。

3)联合(中间)神经元:主要为多极神经元,位于前两种神经元之间,起信息加工和传递作用。

(3)按神经元释放神经递质的不同,可分为五类;①胆碱能神经元;②去甲肾上腺素能神经元;③氨基酸能神经元;④胺能神经元;⑤肽能神经元。

(二)突触

神经元与神经元之间,或神经元与效应细胞之间传递信息的部位称突触。突触也是细胞连接方式之一,最常见的突触形式是,轴—树突触、轴—棘突触或轴—体突触(图1.1.2-28)。

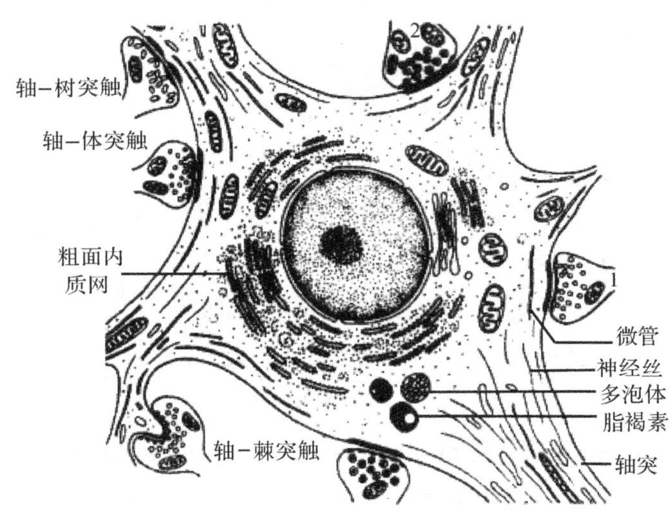

图 1.1.3-28　多级神经元及其突触超微结构

1. 突触的类型

突触可分为电突触和化学突触两类。电突触本质上是缝隙连接,以电流作为信息的载体,是双向传导。化学突触是以神经递质作为传递信息的媒介,即一般所说的突触,是单向传导。

2. 化学突触的结构

电镜下,化学突触由突触前成分、突触间隙和突触后成分三部分组成。突触前、后成分彼此相对的胞膜,分别称突触前膜和突触后膜,两者之间有宽约15~30nm的突触间隙(图1.1.3-29)。

(1)突出前成分一般为神经元的轴突末端,在镀银染色切片呈棕黑色的圆形颗粒,称突

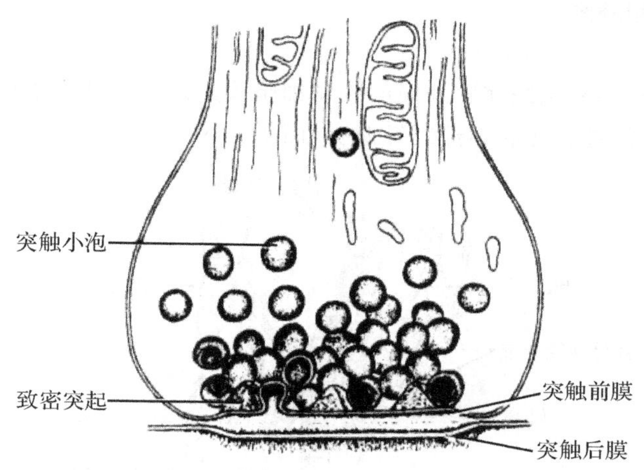

图 1.1.3-29 化学突触超微模式图

触小体。突触小体内有许多的突触小泡，内含神经递质(包括兴奋性递质和抑制性递质)。

(2)突触后膜上有神经递质的特异性受体(图 1.1.3-29)。

当神经冲动沿轴膜传导到突触前膜时，突触小泡紧贴突触前膜，以出胞方式释放神经递质到突触间隙内，神经递质与突触后膜上的特异性受体结合，改变了突触后膜两侧的离子分布，使突触后神经元出现兴奋或抑制。

(三)神经胶质细胞

神经胶质细胞(简称胶质细胞)是一种有许多突起的细胞，广泛分布于中枢和周围神经系统，只有用银染方法才可观察细胞的全貌。

1. 中枢神经系统的神经胶质细胞

(1)星形胶质细胞：在神经胶质细胞中体积最大、数量最多；胞体呈星形，从胞体发出突起，起支持和绝缘作用；核圆形，胞质中有胶质丝，参与细胞骨架的构成。有些突起末端在血管周围形成脚板，在脑和脊髓表面形成胶质界膜，或贴附于毛细血管壁上，构成血—脑屏障。血—脑屏障是存在于血液和脑神经组织之间的一种屏障，它由连续型毛细血管内皮及其基膜和包绕毛细血管的神经胶质膜(星形胶质细胞突起末端即脚板)等共同组成，具有限制某些物质进入脑组织的作用。星形胶质细胞又可分为原浆性星形胶质细胞和纤维性星形胶质细胞。

(2)少突胶质细胞：较星形胶质细胞小，突起少，突起的扁平末端包绕轴突形成中枢神经纤维的髓鞘。

(3)小胶质细胞：是最小的神经胶质细胞。来源于血液单核细胞，当中枢神经系统损伤时，可转变为巨噬细胞，吞噬死亡细胞的碎片。

(4)室管膜细胞：在脑室及脊髓中央管内表面形成单层上皮，即为室管膜，具有支持和保护作用。

2. 周围神经系统的神经胶质细胞

(1)施万细胞：参与周围神经系统中髓鞘的形成。

(2)卫星细胞：位于神经节内，为包裹神经元胞体的一层扁平或立方形细胞。

(四)神经纤维和神经

1. 神经纤维

由神经元的长轴突和包绕在它外面的胶质细胞构成。神经纤维根据胶质细胞是否形成髓鞘，分为有髓神经纤维和无髓神经纤维两类(图 1.1.3-30)。

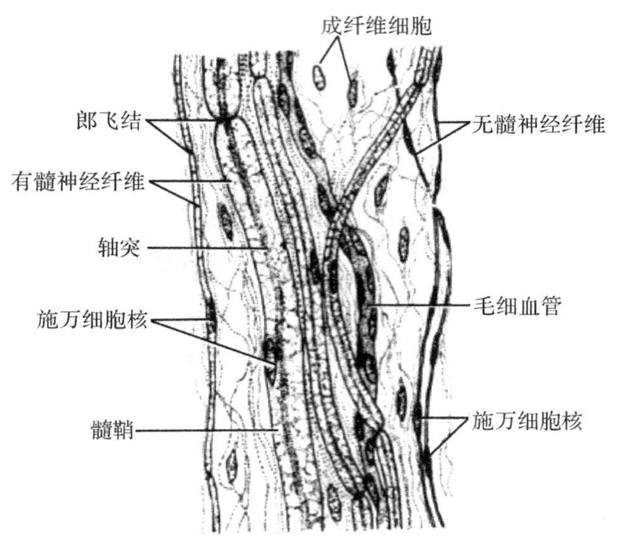

图 1.1.3-30 周围神经纤维仿真图

(1)有髓神经纤维：髓鞘有保护和绝缘作用，可防止神经冲动的扩散。

1)周围神经系统的有髓神经纤维：是由神经元的轴突和施万细胞共同形成的。这类纤维的特点是轴索为神经元的轴突，轴索表面由施万细胞的胞膜反复包裹轴突形成髓鞘，髓鞘呈节段性，每一节有一个施万细胞。相邻节段间有一无髓鞘的狭窄处，称郎飞结。相邻两个郎飞结之间的一段神经纤维称结间体(图 1.1.3-30、图 1.1.3-31)。

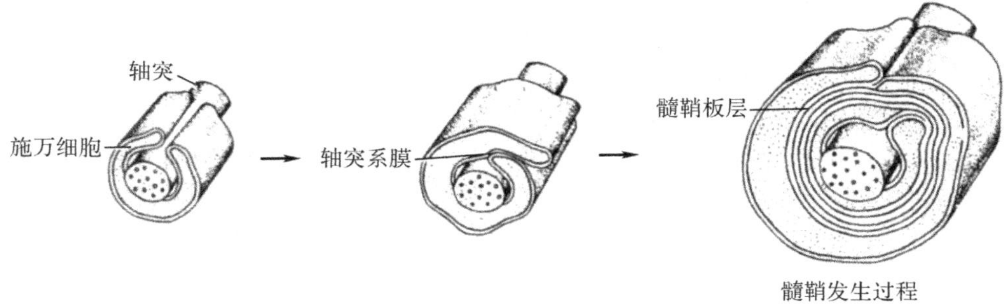

图 1.1.3-31 周围神经纤维髓鞘形成及超微结构模式图

2)中枢神经系统的有髓神经纤维：其结构与周围神经系统的有髓神经纤维基本相同，但由少突胶质细胞形成髓鞘，其多个突起的末端反复包卷轴突。其胞体位于神经纤维之间。中枢神经系统的有髓神经纤维的表面无基膜(图 1.1.3-32)。

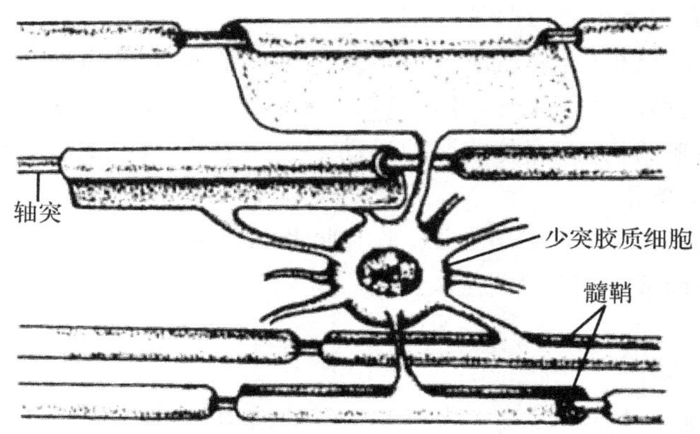

图 1.1.3-32　少突胶质细胞与中枢有髓神经纤维关系模式图

(2)无髓神经纤维

1)周围神经系统的无髓神经纤维：由较细的轴突和包在它外面的施万细胞组成。细小的轴索单个或成束被埋在施万细胞胞质和胞膜形成的小沟内，有的部分裸露，有的几乎被覆盖，相邻施万细胞连接紧密，因此没有髓鞘，也没有郎飞结(图 1.1.3-30)。

2)中枢神经系统的无髓神经纤维：其轴突裸露，无胶质细胞包裹，无髓鞘。

神经纤维的功能是传导神经冲动。有髓神经纤维的神经冲动，是从一个郎飞结到另一个郎飞结，呈跳跃式传导，故传导速度快。无髓神经纤维因无髓鞘和郎飞结，神经冲动的传导只能沿轴膜连续进行，故传导速度慢。

2. 神经

周围神经系统的神经纤维集合形成神经束，若干条神经束被结缔组织包裹形成神经。包裹每条神经纤维的薄层疏松结缔组织称神经内膜；包裹每束神经纤维的薄层结缔组织称神经束膜；包裹在每条神经表面较厚的致密结缔组织称神经外膜。

(五)神经末梢

神经末梢是神经纤维的终末部分，分为感觉神经末梢和运动神经末梢两类。

1. 感觉神经末梢

是感觉神经元周围突的末端，它们通常和周围的其他组织共同构成感受器。

(1)游离神经末梢：是由较细的有髓或无髓神经纤维的终末反复分支形成，是无髓鞘而裸露的部分。它分布在表皮、角膜上皮、黏膜上皮细胞之间及某些结缔组织内。游离神经末梢参与产生冷、热、轻触和痛的感觉。

(2)触觉小体：分布于皮肤的真皮乳头层，以手指掌侧皮肤内最为丰富，感受应力刺激，参与产生触觉。

(3)环层小体：分布于皮肤真皮深层、胸膜、腹膜、韧带、关节囊等处，参与产生压觉和震动觉。

(4)肌梭：是分布在骨骼肌内的梭形小体，内有若干条梭内肌纤维。肌梭是一种本体感受器，能感受肌纤维的牵引、伸展及收缩的变化，在调控骨骼肌的活动中起重要作用。

2. 运动神经末梢

是运动神经元的轴突分布于肌组织和腺体内的终末结构，支配肌纤维的收缩，调节腺细胞的分泌。按其功能和分布分为两种。

(1)躯体运动神经末梢(又称运动终板):分布于骨骼肌,在接近肌纤维处失去髓鞘,裸露的轴突在肌纤维表面形成爪状分支,再形成扣状膨大附着于肌膜上,称运动终板,又称神经肌连接,属于一种突触结构,支配骨骼肌的运动。一个运动神经元以及其支配的全部骨骼肌细胞统称为一个运动单位。

(2)内脏运动神经末梢:分布于心肌、平滑肌及腺细胞等处,终末分支常呈串珠样的膨体,贴附于肌细胞表面或走行于腺细胞之间。

【思考题】

1. 简述上皮细胞的特点,以及上皮组织的特殊结构。
2. 骨细胞分几种类型,分别有何作用。
3. 简述血细胞的分类和功能。
4. 简述骨骼肌的构成。
5. 简述心肌闰盘的作用。
6. 从结构和功能两方面,简述有髓神经纤维和无髓神经纤维的区别。

(郑绿珍)

第二章　人体的基本生理活动

第一节　生命活动的基本特征

【学习目标】

1. 掌握新陈代谢、兴奋性、适应性、阈强度的概念。
2. 掌握新陈代谢的内涵。
3. 掌握兴奋的实质和机体的可兴奋组织。

生物与非生物间的根本区别在于能够表现出各种各样的生命现象，如呼吸、消化、排泄、血液循环、生殖等，也包括思维等心理活动。在所有生命现象中，新陈代谢、兴奋性与适应性是生命活动的基本特征，是生物与非生物最基本的区别。

一、新陈代谢

生物体与外界环境之间物质与能量的交换，以及生物体内物质和能量代谢的转变过程称为新陈代谢，它包括同化作用和异化作用两个方面。生物体把从外界环境中摄取的营养物质转变成自身的成分并储存能量的过程称为同化作用。人和动物吃了外界的物质(食物)以后，通过消化、吸收，把可利用的物质转化、合成自身的物质；同时把食物转化过程中释放出的能量储存起来，这就是同化作用。绿色植物利用光合作用，把从外界吸收进来的水和二氧化碳等物质转化成淀粉、纤维素等物质，并把能量储存起来，也是同化作用。异化作用是在同化作用进行的同时，生物体自身的物质不断地分解变化，并把储存的能量释放出去，供生命活动使用，同时把不需要和不能利用的物质排出。同化作用和异化作用两者紧密联系，既对立又统一。

新陈代谢既包括物质代谢，又包括能量代谢。机体生命活动需要不断地自外界摄取营养物质，并在体内经过化学变化以及不断地向外界排出自身和外来物质的分解产物，这一过程称为物质代谢。物质代谢是生命的物质基础，使构成细胞的生物分子在物质交换的过程中不断更新，保证生命活动正常运行。与物质代谢相伴随的是能量的摄取及其在体内的转换、利用、贮存和排出，这个过程称为能量代谢。物质代谢是能量代谢的基础，是能量的根本来源。物质在体内进行化学转化过程中产生能量，用以机体活动的需要和体温的维持，多余的能量则以热的形式发散到体外。机体只有在与环境进行物质与能量交换的基础上，才能不断地自我更新。新陈代谢一旦停止，生命也就终止。

二、兴奋性

(一)兴奋性

机体受到周围环境发生改变的刺激时具有发生反应的能力,称为兴奋性。这种特性不仅完整的机体有,而且组成机体的每一种活组织或活细胞也具有这种特性。细胞直接生存的环境(称为内环境)条件改变时同样引起活的组织或细胞发生活动的变化。

(二)刺激

活的机体或组织细胞所生存的环境,条件复杂、多变,有一些环境条件变化与机体活动无关,有一些能被机体或组织细胞所感受,并使它们的活动发生变化。这种正在变化的并能被机体所感受的内外环境条件被称为刺激。根据性质不同可将刺激分为:机械的(包括振动、扩张、压力)、化学的、温度的、电的、声的、光的、生物的、放射性的等等,都存在时间的阈值。

周围环境经常发生改变,但并不是任何变化都能引起机体或其组织细胞发生反应的。能引起反应的刺激一般需具备三个条件,即一定的强度、一定的持续时间和一定的时间变化率。一般将引起组织发生反应的最小刺激强度(具有足够的、恒定的持续时间)称为阈强度。阈强度的大小能反映组织兴奋性的高低,组织兴奋性高则阈值低,兴奋性低则阈值高。刺激对一种特定的组织细胞来讲,可分为适宜刺激和非适宜刺激,采用适宜刺激时阈值就低,而用非适宜刺激时阈值就高。

(三)反应

机体对刺激所产生的反应是多种多样的,形式各异,但都属于各器官或组织细胞的特有功能表现,如肌肉收缩、神经传导、腺体分泌、纤毛运动、变形运动等等。这些功能表现若在感受有效刺激后明显加强,生理学中称其为兴奋;感受有效刺激后功能表现明显减弱,则称为抑制。抑制并不是无反应,而是与兴奋过程相对立的另一种主动过程。如在动物实验中,以电刺激家兔颈部交感神经,动物的心跳加快、加强(兴奋);若刺激颈部迷走神经,心跳减慢、减弱,甚至停止(抑制)。

神经、肌肉、腺体三种组织在接受有效刺激后,在表现功能变化之前,首先出现的是受刺激部位的电位变化,并迅速地沿神经纤维或肌肉纤维扩布,生理学将这种可扩布的电位变化称为动作电位。此电位变化可用特殊的仪器检测出来。神经、肌肉、腺体三种组织均能在接受刺激后迅速产生特殊生物电反应,因此三者被称为可兴奋组织。

机体对环境变化作出适当的反应,是机体生存的必要条件,所以兴奋性也是基本生理特征。近些年来,人们对兴奋性提出了更本质的理解,认为兴奋性的实质是细胞在受刺激时产生动作电位的能力,兴奋就是指产生了动作电位(详见本章第二节)。

三、适应性

完整机体在外界环境变化所发生的反应中,经常不断地调整体内各部分的机能及相互关系,保持内环境的稳定,以利于正常的生命活动,维持生存。机体这种根据外环境情况而调整体内各部分活动和关系的功能称为适应性。根据反应可将适应分为行为适应和生理适应。

行为适应常有躯体活动的改变,如机体处在低温环境中会出现趋热活动,遇到伤害性刺激时会出现躲避活动。这种适应在生物界普遍存在，属于本能性行为适应。在人类，由于大脑皮层的发达，使行为适应更具有主动性，通过意识活动和社会劳动来改造世界，创造更有利于自身生存的条件。

生理适应系指身体内部的协调性反应，如人到高海拔低氧环境中生活时，血液中红细胞和血红蛋白均增加，以增强运输氧的能力，使机体在低氧条件下仍能进行正常活动。又如在强光照射时，人的瞳孔缩小，以减少光线进入眼内，使视网膜免遭损伤。这些反应都是适应性的表现。生理适应以体内各器官、系统活动的改变为主。

【思考题】

1. 生命活动的基本特征是什么?
2. 什么是兴奋? 机体的可兴奋组织主要有哪几种?
3. 什么是新陈代谢? 其内涵如何?

（许益笑）

第二节 神经和肌肉的一般生理

【学习目标】

1. 掌握四种细胞膜物质转运的形式及其特点。
2. 掌握静息电位和动作电位的概念、特点和形成的离子机制。
3. 掌握动作电位的引起和兴奋在同一细胞上的传导机制及特点。
4. 掌握骨骼肌收缩的原理，骨骼肌的兴奋收缩耦联，肌丝滑行的基本过程。

一、细胞膜的转运功能

细胞实现正常的新陈代谢，需要不断从环境中得到 O_2 和营养物质，排出 CO_2 和其他代谢产物。但以脂质双分子层为基架的细胞膜，只能允许极少数物质自由通过，其他绝大部分物质，如离子、小分子物质、蛋白质大分子、团块物、液滴等的跨膜转运均与镶嵌在膜中的蛋白质有关。细胞膜的物质转运有以下四种方式(表 1.2-2-1)：

表 1.2-2-1 细胞膜物质转运的形式及其特点

	被动过程			主动过程*	
	单纯扩散	易化扩散		原发性主动转运	继发性主动转运
		载体中介	通道中介		
转运方向	高浓度→低浓度			低浓度→高浓度	
需否转运蛋白	否	是	是	是	是
有无饱和现象	无	有	无	有	有
化学特异性	无	有	有	有	有
是否需要能量及其来源	否	否	否	是 ATP	是离子梯度(Na^+ 泵活动形成)
转运的物质	O_2，CO_2，脂肪酸	葡萄糖，氨基酸	Na^+，K^+，Ca^{2+}	Na^+，K^+，Ca^{2+}，H^+	葡萄糖 氨基酸

* 入胞与出胞也是主动转运，但转运过程复杂，还涉及细胞内多种细胞器的活动，此处没有列入。

(一)单纯扩散

根据物理学原理,溶液中的一切分子都处于不断的热运动当中,而高浓度区域中的溶质分子总有向低浓度区域的净移动,这种现象称为扩散(图 1.2.2-1)。一般条件下,物质通过膜的扩散量与膜两侧该物质的浓度差成正比。如果溶液是含有多种溶质的混合溶液,则其中每一种物质的扩散方向和扩散量,只决定于该物质的浓度差,与其他物质的浓度或移动方式无关。但对电解质溶液,其中离子的移动除取决于浓度差外,还取决于离子所受的电场力,即电位差。

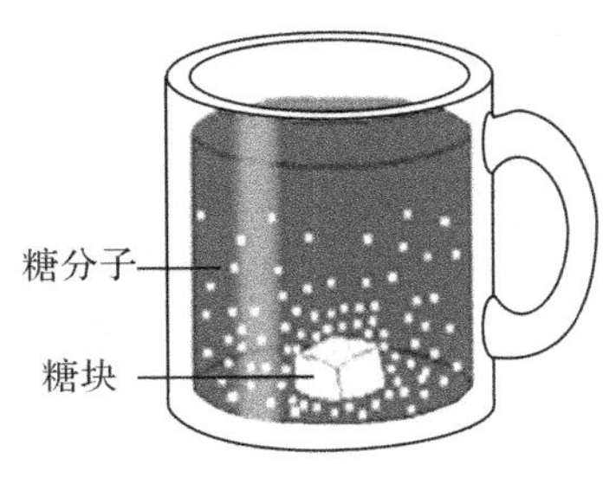

图 1.2.2-1 一杯水中的物质扩散

在生物体中,物质分子或离子根据物理学扩散原理通过细胞膜的方式称为单纯扩散(图 1.2.2-2)。单位时间的扩散量不仅取决于膜两侧该物质的浓度梯度,还取决于细胞膜对该物质的通透性,即膜对该物质通过的难易程度。细胞膜的基架为脂质双分子层,只对一些脂溶性较高的物质和小的极性分子(如水)才有较高的通透性。人体内脂溶性较高的物质为数不多,比较肯定的有 O_2 和 CO_2 等气体分子,它们溶于水,也溶于脂质,可以依据各自的浓度差自由通透细胞膜。

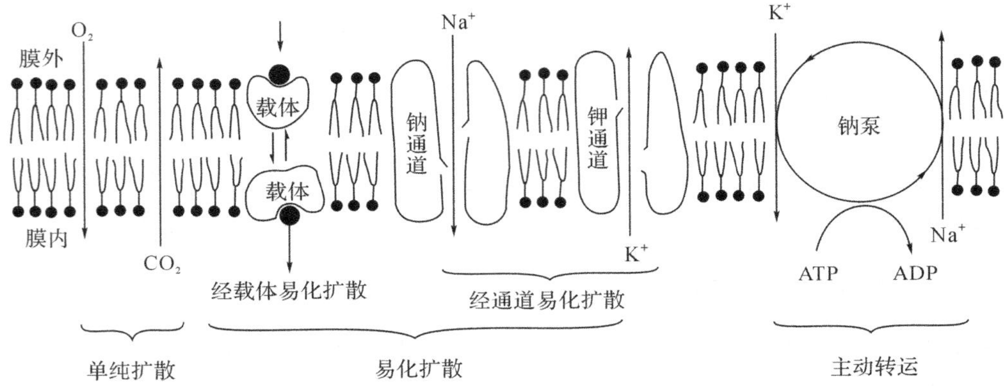

图 1.2.2-2 细胞膜物质转运的三种方式示意图

(二)易化扩散

不溶于脂质或脂溶性差的物质不能自由通过细胞膜脂质双分子层,但在特殊的膜蛋白质的“帮助”下,它们也能以很快的速度顺浓度梯度或/和电势梯度转运。这种转运方式称为易化扩散。其转运的能量与单纯扩散一样,也是来自于高浓度或高电势一侧溶液所含的势能,因而不需细胞额外供能。单纯扩散和易化扩散是被动转运的两种基本方式。易化扩散又可分为以载体为中介的易化扩散和以通道为中介的易化扩散。

1. 载体介导的易化扩散

许多细胞生存必需的营养物质,如葡萄糖和氨基酸等都不溶于脂质,但在载体的帮助下,可以实现被动的跨膜转运。载体是细胞膜上的一类特殊蛋白质,具有一个或数个能与某种被转运物结合的位点或结构域,因而可与膜一侧被转运物分子选择性地结合,并引起自身变构,将被转运物移向膜的另一侧。若该侧被结合物的浓度较低,载体即与之分离并恢复原有构型,从而完成被转运物的跨膜转运,并为下一次结合和转运做好准备(图 1.2.2-2)。以载体为中介的易化扩散具有以下特征:高度的结构特异性、饱和现象、竞争性抑制。

2. 通道介导的易化扩散

此类转运方式常与一些带电的离子如 Na^+、K^+、Ca^{2+}、Cl^- 等由膜的高浓度一侧向膜的低浓度一侧的快速移动有关。对于不同的离子的转运，膜上都有结构特异的通道蛋白质参与，可分为别称为 Na^+ 通道、K^+ 通道、Ca^{2+} 通道等。离子通道为贯穿于细胞膜全层的有孔蛋白分子，即组成这种蛋白质分子的若干亚单位围成一个水性孔道。通道壁的外侧面是蛋白质的疏水区域，跨过膜磷脂的疏水区，而通道的内侧壁则是亲水的区域，允许水在其中。因而通道开放时，离子能以水溶液的形式，以非常高的速度顺浓度梯度和电位梯度跨过细胞膜(图 1.2.2-2)。离子通过通道进行跨膜移动即形成跨膜电流。离子通道中介易化扩散的特点是高速度，有一定的特异性，但不如载体严格。

通道蛋白质有别于载体的重要特点之一，是它们的结构和功能状态可以因细胞内外各种理化因素的影响而迅速改变。根据控制离子通道开关的原理不同，可将它们分为三类：①电压门控离子通道，即由膜内外电压差改变引起其开或关功能状态改变的通道，如一般细胞膜上广泛存在的 Na^+ 通道等；②化学门控离子通道，即由特异的化学物质与膜上受体结合后，引起通道的开或关，如与运动神经末梢相联系的肌细胞终板膜处的乙酰胆碱受体等；③机械门控离子通道，即膜的机械变形导致其开放或关闭。大多数通道的开放时间十分短促，很快进入失活或关闭状态。

载体中介或通道中介的易化扩散，在机体中均是非常重要的跨膜转运形式，和前述单纯扩散一样，都是顺浓度梯度和电位梯度而扩散的，其能量来自浓度和电位的势能，在转运时不需另外供给能量，故都称为被动转运。

(三)主动转运

细胞通过本身的某种耗能过程将某种物质的分子或离子由低浓度一侧移向高浓度一侧的过程称为主动转运(图 1.2.2-2)。与被动转运不同，主动转运是逆电一化学梯度进行的转运，是需要细胞提供能量才能进行的。其结果是被转运物质的浓度在高浓度一侧浓度进一步升高，而在低浓度一侧则愈来愈小。如神经细胞和肌细胞，正常时，细胞内 K^+ 浓度是细胞外的 30 倍，细胞外的 Na^+ 浓度约为细胞内的 12 倍，这种分布状态的形成和维持，就是靠主动转运实现的。主动转运中由 ATP 直接供能的称为原发性主动转运，由 ATP 间接供能的称为继发性主动转运。

1. 原发性主动转运

在细胞膜的主动转运中，Na^+-K^+-ATP 酶(Na^+-K^+-ATPase)，也称 Na^+-K^+ 泵，简称 Na^+ 泵，是目前研究的最清楚的原发性主动转运。Na^+-K^+-ATP 酶是一个相对分子质量约 30 万的细胞膜内在蛋白质分子，在细胞内有与 Na^+ 和 ATP 结合的位点，在细胞外，有与 K^+ 结合的位点。Na^+-K^+-ATP 酶还具有 ATP 酶的活性，可使 ATP 分解并释放能量，用以将 Na^+ 和 K^+ 进行逆浓度差的转运。在一般生理情况下，每分解一个 ATP 分子，可以使 3 个 Na^+ 移出膜外，同时有 2 个 K^+ 移入膜内(图 1.2.2-3)。

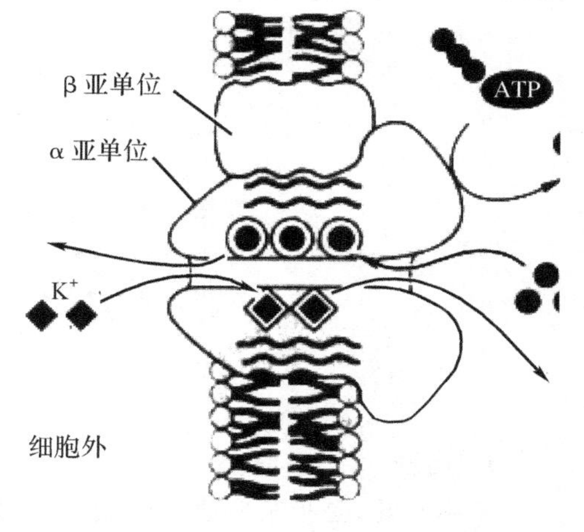

图 1. 2.2-3　钠泵主动转运示意图

Na^+-K^+-ATP酶广泛存在于身体的各种细胞的细胞膜上，它们在维持细胞内外Na^+、K^+的浓度梯度中所需的ATP的能量是人体代谢产能的1/4。如此巨大的能量用在这里，究竟有何生理意义？现在认为，①维持细胞内高K^+（是胞内许多代谢反应的必需条件）；②防止细胞内Na^+过多（从而防止由胞内高渗引起的细胞肿胀）；③最重要的意义是，钠泵活动建立了一种势能贮备（即细胞内外的Na^+、K^+浓度差），这是可兴奋细胞兴奋性的基础。

除钠泵外，体内还有氢泵、钙泵和碘泵等，均属原发性主动转运。

2. 继发性主动转运

继发性主动转运是由ATP间接供能的逆浓度差的转运方式。它是利用钠泵活动形成的势能贮备（细胞内、外离子的浓度差），来完成其他物质逆浓度差的跨膜转运。例如，葡萄糖在小肠上皮细胞处的吸收、在肾小管上皮细胞处的重吸收，都是继发性主动转运。在小肠和肾小管上皮细胞的基侧膜（靠近毛细血管的上皮细胞侧的膜）上有钠泵的存在，可将细胞内的Na^+源源不断地泵出，造成细胞内的低Na^+环境（相对于肠腔液和肾小管液），于是肠腔液和小管液中的Na^+不断地顺浓度差进入细胞内；而葡萄糖、氨基酸则与Na^+一起结合于腔面膜上的同向转运载体，跟随着Na^+同步转运入细胞。

葡萄糖主动转运所需的能量不是直接来自ATP的分解，而来自肠腔液和小管液中Na^+的高势能，但造成这种高势能的钠泵活动是需要分解ATP的，即葡萄糖主动转运所需的能量间接来自ATP，因而称为继发性主动转运（图1.2.2-4）。

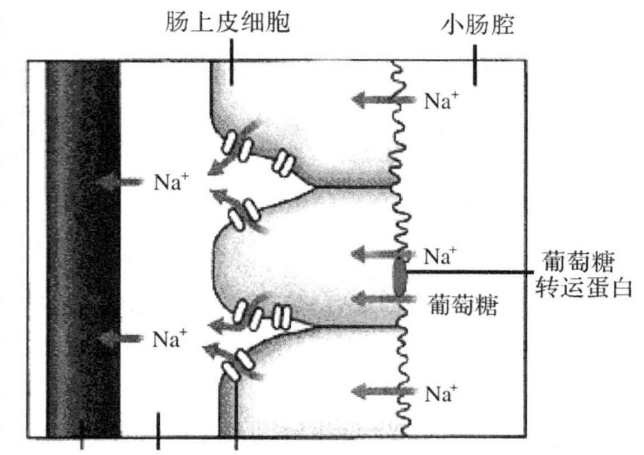

图1.2.2-4　葡萄糖在肠腔中的继发性主动转运

（四）出胞和入胞

上面叙述的被动转运和主动转运主要涉及小分子物质和离子。细胞膜对一些大分子颗粒或物质团块的转运，则要通过更复杂的膜结构和功能改变，才能转运出胞外出胞，或进入细胞内——入胞（图1.2.2-5）。

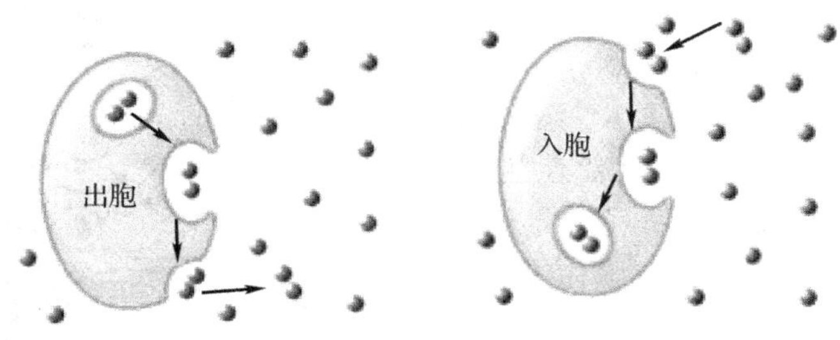

图1.2.2-5　出胞和入胞模式图

1. 出胞

又称胞吐，是指某些物质由细胞排出的过程，这主要见于细胞的分泌活动。如内分泌腺把激素分泌到细胞外液中，外分泌腺把酶原颗粒和黏液等分泌到腺管的管腔中，以及神经细胞的轴突末梢把递质分泌到突触间隙中。其分泌过程大致是：细胞内包含分泌物的囊泡向细胞膜移动，然后囊泡膜与细胞膜接触，互相融合，最后在融合处破裂，囊泡内的分泌物被吐出细胞外。一些未能消化的残渣也是以胞吐形式排出细胞。

2. 入胞

又称内吞，是指细胞外某些物质团块，例如细菌、病毒、异物、血浆中脂蛋白的颗粒及大分子营养物质等，进入细胞的过程。其过程首先是细胞膜"辨认"细胞外的某物质团块，接着与该物质团块相接触的细胞膜内陷，形成对该物质团块的包围，然后伪足互相接触并发生膜融合和断裂，最后物质团块与包围它的膜一起进入细胞。如物质团块是固体，上述过程叫吞噬；如物质是液体，上述过程叫吞饮。

二、细胞的生物电现象

神经、肌肉等组织在进化过程中获得了高度精确和快速产生与传播一种特殊信号的能力，在这些组织中，它们可以非常快的速度在同一细胞膜表面和细胞之间传播。这种快速传播的信号就是电信号，它与神经、肌肉等组织的功能活动紧密相关。临床上，用放置于体表一定部位的电极把这种电信号引导并记录下来，就成为心电图、脑电图、肌电图等临床诊断用的体表电图。但是，电信号的产生和传播都是在质膜两侧进行的，所以要了解细胞电活动的机制和各种体表电图的产生原理，需首先了解跨膜电位的特性及其产生机制。细胞的跨膜电位大体上有两种表现形式，即安静时的静息电位和受刺激时产生的膜电位的改变（包括局部电位和动作电位）。

（一）细胞的静息电位和动作电位

1. 静息电位（resting potential，RP）

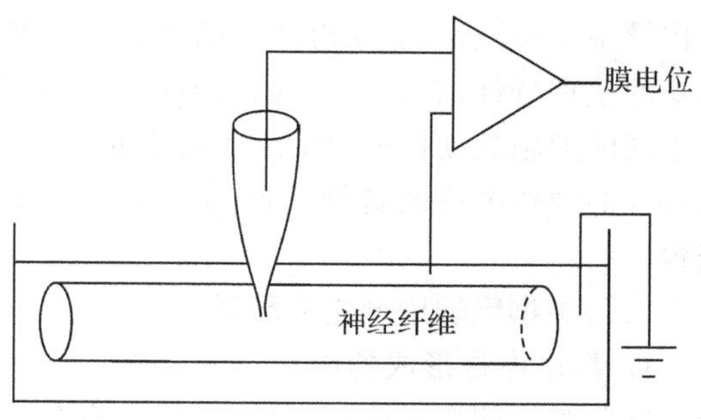

图 1.2.2-6 测定静息电位示意图

指细胞未受刺激时存在于细胞膜内外两侧的电位差。将一对测量电极中的一个放在细胞的外表面，另一个与微电极相连，准备刺入细胞膜内。当两个电极都位于膜外时，电极之间不存在电位差。在微电极尖端刺入膜内的一瞬间，示波器上显示一突然的电位跃变，表明两个电极间出现电位差，膜内侧的电位低于膜外侧电位（图1.2.2-6）。该电位差是细胞安静时记录到的，因此称为静息电位。几乎所有的动、植物细胞的静息电位都表现为膜内电位值较膜外为负，如规定膜外电位为0，膜内电位可以负值表示，即大多数细胞的静息电位在－10～－100mV之间。神经细胞的静息电位约为－70mV，红细胞的约为－10mV。

细胞膜两侧存在电位差，以及此电位差在某种条件下会发生波动，使细胞膜处于不同的电学状态。人们将细胞安静时膜两侧保持的内负外正的状态称为膜的极化；当膜电位向膜内负值加大的方向变化时，称为膜的超极化；相反，膜电位向膜内负值减小的方向变化，称为膜的去极化；细胞受刺激后先发生去极化，再向膜内为负的静息电位水平恢复，称为膜的复极化。

2. 动作电位（Action Potential，AP）

指膜受刺激后在原有的静息电位基础上发生的一次膜两侧电位的快速而可逆的倒转和

复原。

图 1.2.2-7 是用细胞内方法记录的有髓神经纤维的动作电位。当神经纤维在安静状态下受到一次短促的刺激时，膜电位迅速去极化，并进而出现电位反转，即膜内电位在短时间内由原来的－70mV 变到了＋50mV，由原来的内负外正变成内正外负，构成了动作电位曲线的上升支；去极化超过零电位后再上升的部分称为超射。但是，从去极到超射只是暂时的，随后就迅速恢复，复极化至接近静息电位水平，形成动作电位的降支。在神经纤维，一般在 0.5～2.0ms 的时间内完成，因而在描记图上表现为一次短促而尖锐的脉冲变化，称为锋电位。在锋电位之后回到静息电位水平之前，膜电位还要经历一些微小而缓慢的变化，称为后电位，可分为负后电位（去极化后电位）和正后电位（超极化后电位）。它代表细胞兴奋后兴奋性的恢复过程。

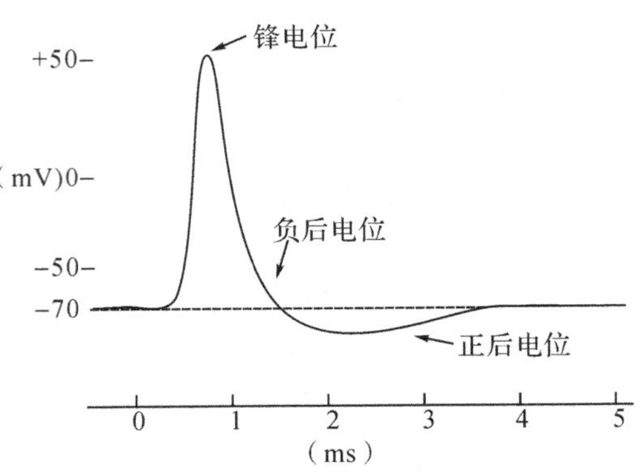

图 1.2.2-7　神经纤维的动作电位

可见，动作电位是由锋电位和后电位组成的。锋电位是动作电位的主要成分，因此通常说动作电位时主要指的是锋电位。神经纤维的动作电位一般历时 0.5～2.0ms，可沿膜扩布，又称神经冲动。因此，兴奋和神经冲动是动作电位的同义语。

动作电位或锋电位只在刺激满足一定的条件时才能产生，能引起动作电位的最小刺激强度称为阈强度，刺激强度小于阈强度时，动作电位不会出现，刺激达到阈强度以后，才能引发动作电位，而动作电位一经出现，便具有“全或无”的特点：①不随刺激强度的增强而加大；②传导呈不衰减性；③相继产生的动作电位互不融合。动作电位的“全或无”现象受细胞膜本身的生理特性、有关离子通道的状态，以及膜两侧离子的分布情况等因素的影响。动作电位不同的细胞其动作电位的基本特点相似，但波形和持续时间各有不同，如神经轴突和骨骼肌纤维的动作电位的持续时间为一毫秒至几毫秒，而心肌细胞的动作电位则可持续数百毫秒。

（二）生物电现象产生的原理

1. 静息电位形成的原理

细胞膜两侧离子分布不均衡，以及膜对不同离子的通透性不同，是细胞生物电现象产生的基础。

正常时细胞内的 K^+ 浓度和有机负离子 A^- 浓度比膜外高，而细胞外的 Na^+ 浓度和 Cl^- 浓度比膜内高。在这种情况下，K^+ 和 A^- 有向膜外扩散的趋势，而 Na^+ 和 Cl^- 有向膜内扩散的趋势。但细胞膜在安静时，对 K^+ 的通透性较大，对 Na^+ 和 Cl^- 的通透性很小，而对 A^- 几乎不通透，所以 K^+ 顺浓度差向细胞外扩散。虽然胞内 A^- 的浓度也很高，但细胞膜对 A^- 不能通透，它只能因正负电荷的相互吸引作用，排列于细胞的内侧面。而扩散出细胞的 K^+ 也不能远离膜，而排列在膜的外侧面。这样在膜的内外两侧就形成了内负外正的电位差。

但 K^+ 的这种外向扩散不能无限制地进行，因为 K^+ 外流造成的外正内负的电场力，将阻碍带正电的 K^+ 继续外流，而且 K^+ 外流愈多，这种电势的阻碍就会愈大。当促使 K^+ 外流的膜两侧 K^+ 浓度差势能，与阻碍 K^+ 外流的电位差势能相等时，即膜两侧电—化学势能的代数和为零时，K^+外流量与回收(回到胞内)的量达到了动态平衡，K^+的跨膜净移动为零，此时膜两侧电位差就稳定在某一不再增大的数值，即静息电位。因其是K^+移动达到平衡时的膜电位，又可称作K^+平衡电位。

2. 动作电位产生的机制

①上升支：当细胞受刺激而兴奋时，膜上电压门控Na^+通道开放，膜对Na^+的通透性突然增大并超过了对K^+的通透性，于是细胞外的Na^+便顺浓度差和电位差迅速内流。由于Na^+的内流，膜进一步去极化，使得更多的电压门控Na^+通道开放，Na^+内流增加，后者使膜进一步去极化，从而形成膜电位去极化和Na^+内流的正反馈，称为再生性循环。因而膜内电位急剧上升，即膜内负电位快速消失并转为正电位。当膜内正电位增大到足以阻止由浓度差所推动的Na^+内流时，Na^+的净内流停止。此时膜两侧的电位差即为Na^+的平衡电位，其电位值与动作电位的超射值(峰值)基本一致。可见，动作电位的上升支主要是细胞外Na^+快速内流造成的。②下降支：当膜去极化到峰值时，Na^+通道迅速失活而关闭，同时电压门控K^+通道打开，于是膜内的K^+顺浓度差和电位差外向扩散，使膜内电位迅速下降，直至膜复极化到静息电位水平。可见，动作电位的下降支主要是细胞内K^+外流造成的。③复极后：此时，膜对K^+的通透性恢复正常，Na^+通道失活状态解除，并恢复到可激活状态。细胞内Na^+浓度和细胞外K^+浓度都有所增加，这种细胞内外离子浓度的改变会激活钠泵，加速膜上钠泵对Na^+、K^+的转运，将进入膜内的Na^+泵出细胞，同时把扩散到膜外的K^+泵入细胞，从而恢复静息时细胞内外的离子分布，以维持细胞的正常兴奋性。

三、兴奋的传递

(一)动作电位的引起

相当于阈强度的刺激称为阈刺激，大于阈强度的刺激称为阈上刺激，而小于阈强度的刺激则称为阈下刺激。细胞的兴奋可由一次阈刺激或阈上刺激引起，也可由两次以上的阈下刺激引起。

1. 阈电位和动作电位的引起

实验证明，引起细胞膜产生动作电位的刺激必须是去极化刺激，且具有足够的强度(达到阈强度)，使膜去极化达到一个膜电位的临界值，才能引发动作电位。超极化刺激不会引起膜上Na^+通道开放，也就不会产生动作电位。去极化刺激较弱时，Na^+通透性增加较小，Na^+内流较少，很快被去极化引起的非门控K通道的K^+外流增加所抵消，使膜又复极化，不能引发动作电位。较强的刺激使膜去极化程度较大，则Na^+通道大量开放，大量Na^+内流已不能被K^+外流抵消，这时Na^+内流才与膜的去极化真正形成正反馈，使膜去极化迅速发展，形成动作电位的升支直至接近钠平衡电位。这种能使膜出现Na^+内流与去极化形成正反馈(再生式循环)的临界膜电位值称为阈电位。因为动作电位上升支的速度和幅度是由再生性正反馈过程决定的，因而只要刺激强度足以使膜去极化至阈电位触发这一过程，均可引发相同幅度的动作电位，所以动作电位是“全或无”的。

阈电位是用膜本身去极化的临界值来描述动作电位的产生条件。所谓阈强度，是作用于标本时能使膜的静息电位去极化到阈电位的外加刺激的强度；这就是阈强度和阈电位在概念上的区别。

2. 局部兴奋及其特性

阈下刺激引起的去极化虽然达不到阈电位时，不能形成动作电位，但在受刺激的膜局部出现一个较小的去极化，称为局部电位。它与动作电位有以下几点不同：①只局限在局部，不能传导，可引起电紧张性扩布，呈指数衰减，一般不超过几十到几百微米；②是等级性的，即去极化的幅度与刺激强度有关，刺激强度大时，去极化电位的幅度增大；③可以总和（或叠加），如果在距离很近的两个部位，同时各受到一个阈下刺激，它们引起的去极化可以相加（空间总和），如果某一部位在接受第一个刺激后，紧接着接受第二个刺激，则第二个刺激引起的去极化可与尚未消失的第一个刺激引起的去极化总和（时间总和）（图 1.2.2-8）。

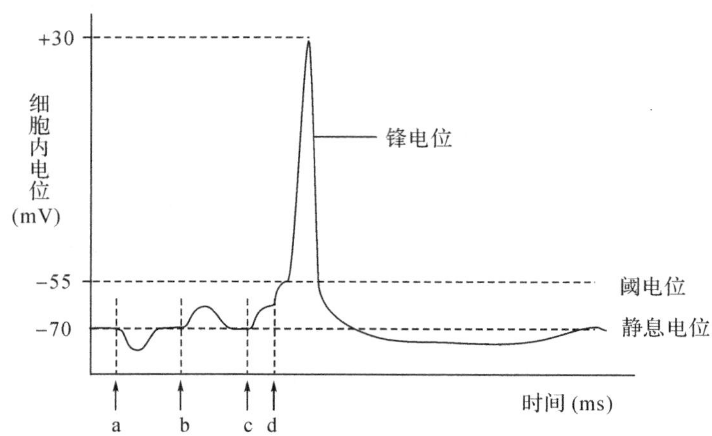

图 1.2.2-8 刺激引起膜超级化、局部反应及其在时间上的总和效应

（二）细胞兴奋后兴奋性的变化

组织、细胞在接受一次刺激出现兴奋的当时和以后的一小段时间内，它们的兴奋性经历一系列有次序的变化，然后才恢复正常。说明：组织、细胞接受连续刺激时，后一刺激引起的反应可以受前一次刺激作用的影响，是一个有重要意义的生理现象。

在兴奋发生的当时以及兴奋后最初的一段时间内，无论施加多强的刺激也不能使细胞再次兴奋，这段时间称为绝对不应期。处在绝对不应期的细胞，阈刺激无限大，表明其失去了兴奋性。在绝对不应期之后，细胞的兴奋性逐渐恢复，受刺激后可发生兴奋，但刺激强度必须大于原来的阈强度，这段时期称为相对不应期。相对不应期是细胞兴奋性从无到有，直至接近正常的一个恢复时期。相对不应期过后，有的细胞还会出现兴奋性的波动，即轻度高于或低于正常水平，分别称为超常期和低常期。

绝对不应期大约相当于锋电位发生的时期，所以锋电位不会发生叠加，并且细胞产生锋电位的最高频率也受到绝对不应期的限制。如果绝对不应期为 2ms，则理论上锋电位的最大频率不可能超过每秒 500 次。相对不应期和超常期大约相当于负后电位出现的时期；低常期则相当于正后电位出现的时期。

（三）兴奋在同一细胞上传导的原理

细胞膜的任何部位产生的动作电位，都可沿着细胞膜向周围传导至整个细胞，使整个细胞膜相继产生同样的兴奋。在安静情况下，细胞膜处于极化状态，膜外带正电，膜内带负电。给予一个有效刺激，受刺激的局部细胞膜发生兴奋，产生的动作电位使局部细胞膜发生短暂的电位倒转，兴奋区域膜外带负电，膜内带正电。此时兴奋区域与邻近区域的膜内、外都有电位差，膜外比邻近区域负，而膜内比邻近区域正（图1.2.2-9A）。由于膜两侧的细胞外液和细胞内液都是导电的，可以发生电荷移动，因此膜外的正电荷由邻近未兴奋区域移向兴奋区域，而膜内的正电荷则由兴奋区域移向邻近未兴奋区域，从而出现局部电流。由于局部电流的作用，使邻近未兴奋区域的膜去极化，当去极达到阈电位时，即爆发动作电位。于是动作电位就由兴奋部位传导到邻近未兴奋区域。这样的过程沿着膜连续进行下去，很快使全部细胞膜都依次爆发动作电位，表现为兴奋在整个细胞上的传导（图1.2.2-9B）。可见，动作电位的传导，实际上是沿着细胞膜的动作电位的逐次产生，每一次产生的动作电位幅度都接近钠平衡电位，故在传导过程中动作电位是不衰减的，因而动作电位在长距离传导中可保持幅度和形状不变。

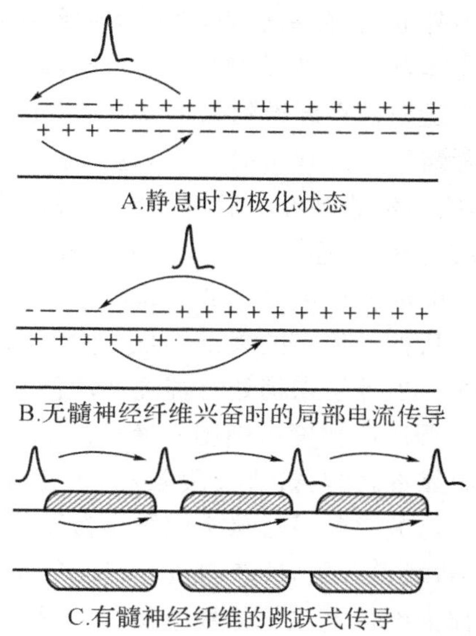

图1.2.2-9　动作电位在神经纤维上的传导

上述兴奋传导机制是骨骼肌、心肌和无髓神经纤维等细胞兴奋传导的共同机制。在有髓神经纤维轴突的外面，包有一层相当厚的髓鞘，是由神经胶质细胞反复包绕轴突形成的，它不允许带电离子通过。只有在无髓鞘的朗飞结处，轴突膜才能和细胞外液接触，才可进行跨膜离子移动。故有髓神经纤维兴奋时，动作电位只能在朗飞结处产生，当某一结处产生动作电位时，局部电流将主要在结区之间，只有很少电流从髓鞘漏过，所以很容易使邻近的结去极化达到阈电位，电压门控 Na^+ 通道也群集在结处，大量 Na^+ 内流从而产生动作电位（图1.2.2-9C）。这一过程沿着每一个结处重复，即动作电位由一个结跳到另一个结，故称为跳跃式传导。有髓纤维跳跃式传导有两大优点：①传导速度快，直径13～22μm的有髓神经纤维的传导速度为70～120m/s，远远超过直径500μm的枪乌贼巨轴突的传导速度（25m/s）；②节能，由于传导动作电位有关的电压门控 Na^+ 通道的离子流只在结处进行，在单位长度内每传导一次兴奋所涉及的跨膜离子运动的总数要少得多，因而减少了能量消耗。

四、骨骼肌的收缩

骨骼肌收缩、舒张引起肢体屈曲、伸直。在体内，骨骼肌的活动受中枢神经系统的控制，产生随意运动，许多骨骼肌相互配合活动从而完成生产劳动、各种体力活动等。

（一）神经—肌肉接头处的兴奋传递

在体的每条骨骼肌接受一个运动神经末梢分支支配，只有在支配它们的神经纤维有神经冲动传来时，才能进行收缩。神经系统对骨骼肌活动的控制是靠运动神经末梢将神经信号通过神经—肌肉接头传递到骨骼肌纤维的。运动神经纤维在到达神经末梢处时先失去髓鞘，以裸露的轴突末梢嵌入肌纤维膜的凹陷中，形成神经—骨骼肌接头。神经—骨骼肌接头也由三部分构成：①接头前膜，即轴突末梢的细胞膜，每一个突触前末梢内均有线粒体和突触小泡，突触小泡内含有上万个乙酰胆碱分子；②接头间隙，位于接头前、后膜之间，充满了细胞外液;③接头后膜,即骨骼肌纤维的肌膜,又称终板膜,膜上分布有内含高密度的乙酰胆碱受体,此外,终板膜上还分布胆碱酯酶,可将乙酰胆碱迅速分解为胆碱和乙酸。

运动神经纤维的兴奋以"电—化学—电"的模式最终引起接头后膜的电位改变,继而引起骨骼肌纤维兴奋的产生,这一过程称为神经—骨骼肌接头处兴奋的传递。(电—化学—电:指突触或神经—肌肉接头处兴奋的传递,是通过突触或接头前膜的动作电位,触发神经递质的释放,递质经接头间隙弥散,再作用于突触或接头后膜上的受体,最终引起突触或接头后的细胞产生自己的动作电位。)

从神经传来的兴奋,通过神经—肌肉接头传递给肌纤维膜是以化学递质乙酰胆碱为中介的。当神经末梢处有神经冲动传来时,接头前膜去极化,其上的电压门控 Ca^{2+} 通道开放,Ca^{2+} 顺浓度梯度由细胞外液进入轴突末梢,使末梢内 Ca^{2+} 浓度升高,大量突触小泡向接头前膜靠近,并与接头前膜融合,通过出胞作用,将其中的乙酰胆碱释放入接头间隙。

乙酰胆碱通过接头间隙弥散至终板膜表面,立即同膜上化学门控 Na^+ 通道结合并使之激活,通道开放,Na^+ 内流(少量 K^+ 外流),使终板膜去极化,终板膜的这种去极化的电位变化称为终板电位。终板电位以电紧张性扩布的形式影响其邻近的一般肌细胞膜,使后者发生去极化,当达到肌膜的阈电位时,电压门控 Na^+ 通道大量开放,爆发动作电位并向整个细胞传导。于是,完成一次神经和肌细胞之间的兴奋传递。

终板电位的产生是很短暂的,因为突触间隙中的乙酰胆碱很快被终板膜表面的胆碱酯酶破坏,与受体结合的乙酰胆碱再与受体分离,使已激活的通道关闭。

(二)骨骼肌收缩机制

1. 骨骼肌的微细结构

横纹肌细胞在结构上的主要特点是含有大量的肌原纤维和丰富的肌管系统,这些结构规则有序的排列是肌肉收缩的物质基础。

(1)肌原纤维和肌小节:每个肌细胞内都含有上千条的肌原纤维,直径 1～2μm,沿细胞长轴平行排列,纵贯肌纤维全长。每条肌原纤维的全长都呈规则的明、暗交替,分别称为明带和暗带,每条肌原纤维间明、暗带在横向上位于同一水平,因而整个肌细胞在光镜下呈现明暗交替的横纹。在暗带中央有一段相对透明的区域,称为 H 带,H 带的中央(即整个暗带的中央)有一条暗线,称为 M 线。明带的中央也有一条暗线,称为 Z 线,肌原纤维上位于每两条相邻 Z 线之间的区域称为肌小节,是肌肉收缩和舒张的最基本结构和功能单位。肌小节的长度相当于暗带加上两侧各 1/2 明带,在体骨骼肌安静时为 2.0～2.2μm(图 1.2.2-10)。

电子显微镜下可见,肌小节的明带和暗带包含有更细的、纵向平行排列的丝状结构,称为肌丝。暗带中主要含有直径约 10nm 的粗肌丝,长度与暗带相同,约 1.6μm,固定于 M 线;明带中主要含有直径约 5nm 的细肌丝,由 Z 线向两侧明带伸出,每侧长 1.0μm,它的游离端有一段伸入暗带,如果两侧伸入暗带的细肌丝未能相遇而有一段距离,则形成较透明的 H 带。在横断面上可见,重叠的粗细肌丝在空间上也呈规则的排列,粗肌丝呈正三角形,细肌丝呈正六边形包绕在一条粗肌丝周围。

(2)肌管系统:横纹肌内有两组独立的管道系统。根据走行方向,分别称为横管系统和纵管系统。横管(transverse tubule,T 管)系统走向与肌原纤维垂直,由肌细胞膜向内凹入并向深部延伸而成,是细胞膜的延续。纵管(longitudinal tubule,L 管)系统,走向与肌原纤

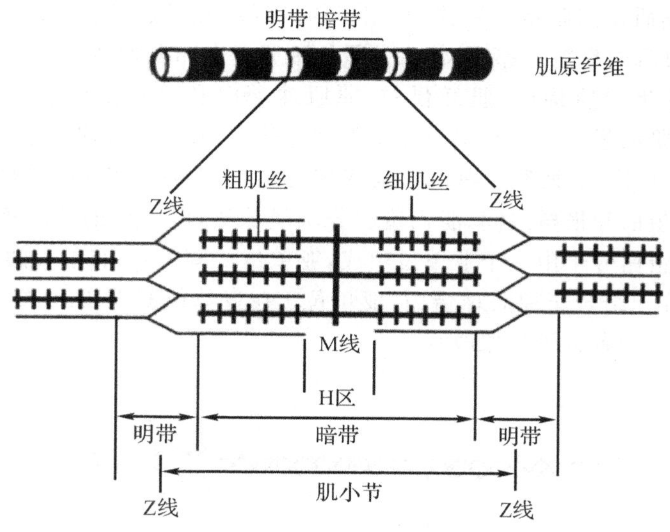

图 1.2.2-10　肌原纤维结构模式图

维平行，由内质网特化而成，主要包绕每个肌小节的中间部分。横管和纵管各自相互沟通，但不与胞浆相通，彼此也不相通，只是在接近肌小节两端时，纵管管腔出现膨大，称为终末池，从而使纵管以较大面积和横管相靠近，每一横管和两侧的纵管终末池合称为三联管结构（图 1.2.2-11）。

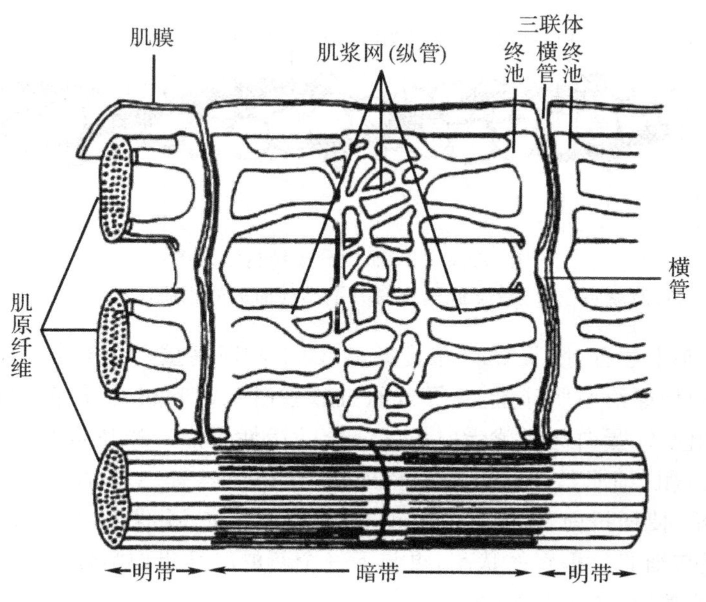

图 1.2.2-11　肌管系统结构模式图

2. 骨骼肌收缩的分子机制

肌肉收缩（被动拉长）时，暗带的长度不变，明带长度缩短（拉长），同时 H 带相应变窄（变宽）。由这一现象而提出肌丝滑行学说，其主要内容是：肌肉的收缩是由于在每一个肌小节内发生了细肌丝向粗肌丝之间的滑行，粗细肌丝重叠程度增加，而并无各自长度的缩短。

即由Z线发出的细肌丝向暗带中央移动，相邻的Z线相互靠近，肌小节长度缩短，肌原纤维缩短，肌细胞、整块肌肉变短。那么，什么力量使细肌丝向粗肌丝滑行。

细肌丝由三种蛋白质构成：肌纤蛋白、原肌球蛋白和肌钙蛋白（图1.2.2-12）。其中60％为肌纤蛋白（肌动蛋白），肌纤蛋白分子单体呈球形，相互聚合成两条链并缠绕成双螺旋状，形成细肌丝的主干；原肌球蛋白也形成双螺旋结构，与肌纤蛋白双螺旋并行，肌肉安静时，正好位于肌纤蛋白和横桥之间；肌钙蛋白分子呈球形，以一定的间隔连接于原肌球蛋白双螺旋结构，肌钙蛋白分子由三个亚单位组成，亚单位C对Ca^{2+}有很大的亲和力，亚单位T把整个肌钙蛋白分子结合于原肌球蛋白，亚单位I在亚单位C与Ca^{2+}结合时，把信息传递给原肌球蛋白，引起后者分子构象改变。

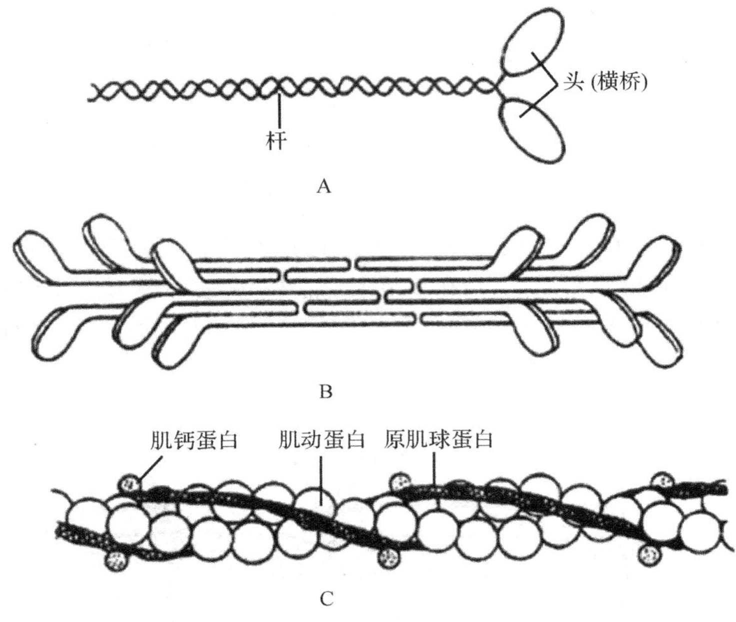

图1.2.2-12　肌丝分子结构示意图

A.肌凝蛋白分子；B.肌凝蛋白分子排列而成的粗肌丝；C.细肌丝

肌丝滑行的基本过程：胞浆Ca^{2+}浓度升高，Ca^{2+}与肌钙蛋白亚单位C结合，肌钙蛋白构象改变，这种变构传递给原肌球蛋白，导致原肌球蛋白双螺旋扭转，解除原肌球蛋白“位阻”作用，从而暴露出肌纤蛋白与肌球蛋白头部结合的活性位点。横桥可与细肌丝上的肌纤蛋白分子可逆结合，粗、细肌丝之间形成横桥连接，横桥还具有AIP酶活性，ATP分解，释放能量，提供给横桥，使横桥向M线方向扭动，拉动细肌丝向M线滑行，继而横桥头部与肌纤蛋白解离并恢复与细肌丝垂直的状态，再与下一个新的肌纤蛋白活性位点结合，重复上述收缩过程，使肌小节缩短（图1.2.2-13）。

3. 骨骼肌细胞的兴奋—收缩耦联

骨骼肌的收缩是由动作电位引发的。在以膜的电变化为特征的兴奋过程和以肌纤维机械变化为基础的收缩过程之间，存在着某种中介过程把两者联系起来，这一过程称为兴奋—收缩耦联。至少包括三个步骤：动作电位通过横管系统向肌细胞深处传导；三联管结构的信

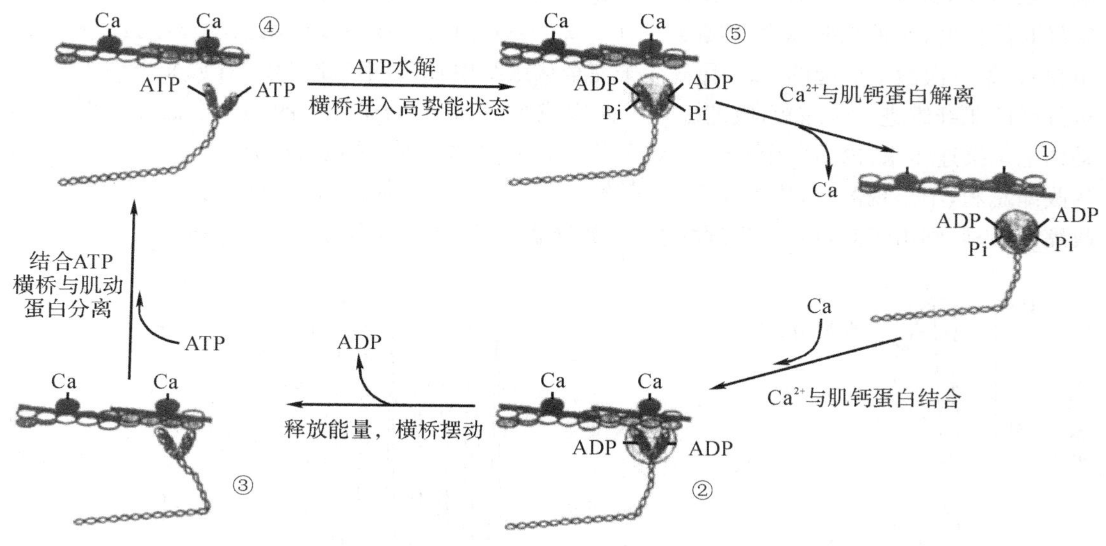

图 1.2.2-13　肌丝的滑行

息传递；内质网(纵管系统)对 Ca^{2+} 的贮存、释放和再聚集及其与肌丝滑行的关系。

(1)横管的作用：骨骼肌纤维膜向内凹入所形成的横管，广泛分支深入到每一根肌原纤维周围。横管是肌细胞膜的延续，当一般肌细胞膜产生动作电位时，可沿着凹入细胞内部的横管膜传导，深入到三联管结构和每个肌小节的近旁。

(2)三联管结构的信息传递：三联管结构的另一组成就是横管两侧的终池，尽管横管与终池膜很近，但它们是互相分隔的。横管如何将信号传至终池还不完全清楚，现在的学说是：横管膜上存在的一种特殊蛋白质分子，平时对内质网上的 Ca^{2+} 通道外侧口起机械阻塞作用，当横管膜电位变化时发生构型改变，解除阻塞作用，Ca^{2+} 通道打开，这样，横管就把信息传到了终池。

(3)Ca^{2+} 的贮存、释放、再聚集及它们与肌丝滑行的关系：肌肉的收缩是由粗、细肌丝间滑行产生的。滑行的启动因素是胞浆 Ca^{2+} 浓度升高，安静时，细胞内 90％的 Ca^{2+} 贮存在终池内，肌膜上的动作电位沿横管深入到三联管结构，引起 Ca^{2+} 通道开放，终池中的 Ca^{2+} 顺浓度梯度迅速释放到肌浆中，可使胞浆中 Ca^{2+} 浓度升高 100 倍，Ca^{2+} 与肌钙蛋白结合使原肌球蛋白分子构型改变是 Ca^{2+} 触发肌肉收缩的重要环节。释放到肌浆中的 Ca^{2+} 又怎样被迅速除去？已证明：内质膜结构中还存在另外的 Ca^{2+} 转运机制——Ca^{2+} 泵，它是一种 Ca^{2+}-Mg^{2+} 依赖性 ATP 酶，在 Ca^{2+} 和 Mg^{2+} 存在的条件下，可分解 AIP 获得能量，将 Ca^{2+} 逆浓度梯度由胞浆转运至内质网中，使胞浆 Ca^{2+} 降低，与肌钙蛋白结合的 Ca^{2+} 解离，肌肉舒张。因为 Ca^{2+} 的再聚集需分解 ATP 获得能量，所以肌肉的舒张也和收缩一样，应被认为是主动的过程。

(三)肌纤维收缩的总和及肌肉收缩的力学

1. 单根肌纤维收缩的总和

骨骼肌收缩时产生的力量大小与两个因素有关：①单根肌纤维收缩的总和(决定于肌膜动作电位的频率)；②同一时间内活动的肌纤维数量。当支配肌纤维的运动神经末梢传来的动作电位频率较低时，在下一次动作电位到达之前，Ca^{2+}浓度已恢复至静息水平，肌小节也返回到安静时的长度，这种收缩称为单收缩(图 1.2.2-13A)；当两个或更多的肌膜动作电位较频繁地出现时，第一次激活引起的Ca^{2+}释放尚未完全从胞浆中收回，第二次Ca^{2+}释放又出现了，未完全舒张的肌纤维进一步缩短，收缩出现了两次或多次总和；当肌纤维的动作电位频率更高时，动作电位接连传来，内质网中Ca^{2+}持续释放，因而胞浆中Ca^{2+}浓度持续升高，则肌肉只有平滑的收缩总和，不出现舒张，称为强直收缩(图 1.2.2-13B)。在体的骨骼肌的收缩几乎都是强直收缩，而心肌则由于其特殊的生理特点，总是收缩和舒张交替，不出现强直收缩。

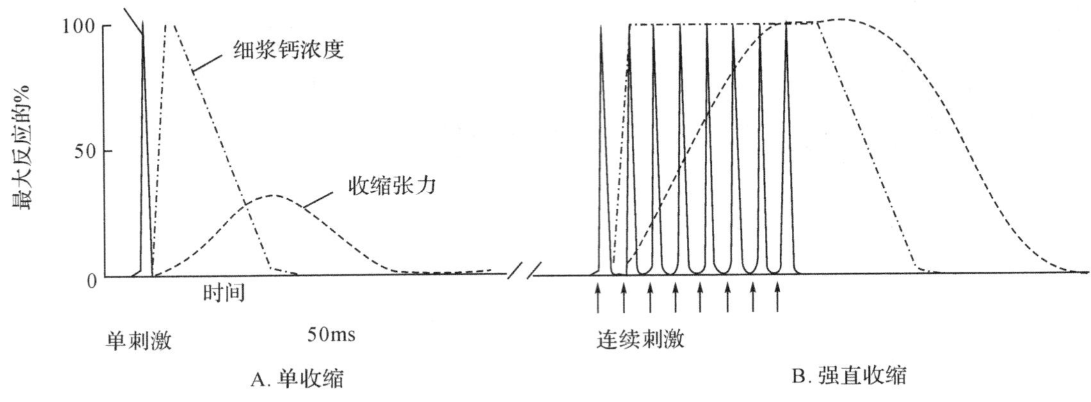

图 1.2.2-14　刺激频率对骨骼肌收缩的影响

2. 肌肉收缩的力学分析

骨骼肌在体内的功能表现为受刺激时缩短和/或产生张力，引起躯体运动/抵抗外力作功。如果肌肉收缩时长度不能缩短，只有张力的变化，称为等长收缩，如站立、提物而提不动；如果肌肉收缩时阻力较小，在肌肉缩短过程中阻力不变(这时肌肉的张力也不变)，称为等张收缩，水桶被提起过程中，肌肉缩短但对抗水桶重力的张力不变。

肌肉在体内或实验条件下可能遇到的负荷主要有两种：前负荷是指肌肉收缩前就加在肌肉上的负荷或牵拉力；后负荷是指肌肉在开始收缩时才遇到的负荷或阻力。前负荷使肌肉在收缩前被动拉长，在具有一定初长度的情况下收缩；后负荷不影响初长度但阻碍收缩时肌纤维的缩短。

(1)前负荷对肌肉收缩的影响：实验观察到，逐渐增加肌肉收缩的前负荷即初长度时，在一定范围内，肌肉收缩所产生的主动张力也逐渐增大。当前负荷达到某一程度时，肌肉收缩张力达到最大；如再继续增加前负荷，肌肉收缩张力则随前负荷的增加而逐渐减小。能使肌肉产生最大主动张力的前负荷，称为最适前负荷，此时肌肉的初长度，称为最适初长度。当肌小节的长度在 2.0～2.2μm 时，粗肌丝和细肌丝处于最适的重叠状态，肌细胞收缩时起作用的横桥数目达到最大，肌肉收缩产生最大主动张力。大于或小于最适初长度，肌肉收缩产生主动张力都会下降。小于最适初长度时，细肌丝将穿过 M 线，造成 M 线两侧细肌丝之间的重叠，妨碍了部分横桥的活动；大于最适初长度时，粗、细肌丝的重叠将减少，有些横桥甚至全部横桥不能发挥作用。骨骼肌在体内附着在骨骼上的长度，大致正相当最适初长度，因而收缩时可产生最大主动张力，是最理想的。

(2)后负荷对肌肉收缩的影响:肌肉在有后负荷的情况下进行收缩时,最初由于肌肉遇到后负荷的阻力不能缩短长度,只表现张力增加,当张力增至与后负荷相等时,后负荷不能再阻止肌肉缩短,于是肌肉开始以一定的速度缩短,负荷被移动相应的距离。而且肌肉一旦开始缩短,张力便不再增加,直到收缩达到最高点然后舒张,负荷回原位,张力降至原水平。可见,肌肉在有后负荷的条件下收缩时,总是张力产生在前,缩短出现在后,后负荷越大,肌肉在缩短前产生的张力越大,潜伏期越长,肌肉缩短出现越晚,留给缩短的时间越少,缩短的程度越小;而且,不论后负荷多么大,引起肌肉收缩的动作电位的时程是相同的,引起胞浆 Ca^{2+} 浓度增加的时间也是相同的,因而开始收缩时间晚,就错过了一些 Ca^{2+} 浓度高的时间,剩下的 Ca^{2+} 浓度高的时间少,所以肌肉缩短的初速度和缩短长度也小。

在有后负荷的条件下,当后负荷增加到某一数值时,肌肉产生的张力达到它的最大限度,这时肌肉可完全不出现缩短,初速度为零;而后负荷过小时,缩短程度和速度虽增大但产生张力减小。可见,后负荷过大或过小时都不利于作功。因此,在其他因素不变时,肌肉以在中等程度的后负荷情况下收缩,所能完成的外功最大。

(3)肌肉收缩能力的改变对肌肉收缩的影响:肌肉收缩能力是指与前、后负荷无关的影响肌肉收缩效果的肌肉内部功能状态的改变,例如,缺氧、酸中毒、肌肉中能源物质缺乏,以及其他原因引起的兴奋—收缩耦联、肌肉内蛋白质或横桥功能特性的改变,都可能降低肌肉收缩的效果,而 Ca^{2+}、咖啡因、肾上腺素等体液因素则可能通过影响肌肉的收缩机制而提高肌肉的收缩效果。肌肉收缩能力也受神经系统功能的影响;体育锻炼能增强肌肉收缩能力。

总之,骨骼肌兴奋的来源是支配它的运动神经,运动神经传来的冲动通过神经—肌肉接头引起肌膜产生动作电位,肌膜的兴奋再经过横管,传递到纵管的终池,引起 Ca^{2+} 从终池释放到肌浆,从而触发肌丝的滑行,表现出机械收缩。关于骨骼肌收缩力学中前负荷和后负荷对肌肉收缩的影响规律,对于学习心肌的收缩力学是有帮助的。

【思考题】

1. 细胞膜对各种物质的转运方式有哪些?各种方式有何特点?
2. 细胞膜通过什么方式传递信号的?
3. 试述静息电位和动作电位的产生原理。
4. 在神经纤维上动作电位是如何进行传导的?
5. 在神经肌肉接头处信号是如何进行传递的?

(许益笑)

第三节　生理功能的调节

【学习目标】

1. 了解神经调节、体液调节、自身调节的作用。
2. 了解三种控制系统的原理。

机体中绝大多数细胞不与外界环境直接接触而浸浴在细胞外液中。在细胞新陈代谢过程中,通过细胞膜与细胞外液之间不断进行物质交换,从细胞外液获取氧和其他营养物质,同时将二氧化碳和其他代谢产物排入细胞外液。因此,细胞外液是细胞生存和活动的液体环境，称为机体的内环境。细胞外液约占体重的20%，其中约3/4为组织液，分布在全身的各种组织间隙中，是血液与细胞进行物质交换的场所。细胞外液的1/4为血浆，分布于心血管系统，血浆与血细胞共同构成血液，在全身循环流动。

在正常生理情况下，内环境的各种理化性质保持相对稳定，称为内环境的稳态。这种内环境的稳态并不是固定不变的静止状态，而是处于动态平衡中，表现为内环境的理化性质只在很小的范围发生变动，例如体温维持在37℃左右，血浆pH维持在7.4左右等。内环境的稳态是细胞维持正常生理功能的必要条件，也是机体维持正常生命活动的必要条件，一旦失衡可导致疾病的发生。内环境稳态的维持有赖于各器官，尤其是内脏器官功能状态的稳定，机体各种调节机制的正常以及血液的纽带作用。

在机体处于不同的生理情况时，或当外界环境发生改变时，体内一些器官、组织的功能活动会发生相应的改变，使机体适应各种不同的生理情况和外界环境的变化，也可使被扰乱的内环境稳态重新得到恢复。这种过程称为生理功能的调节，机体对各种功能活动调节的方式主要有三种，即神经调节、体液调节和自身调节。

一、神经调节

神经调节指通过神经系统的活动对机体各组织、器官和系统的生理功能所发挥的调节作用。神经调节的基本形式是反射。反射是指在中枢神经系统的参与下，机体对内外环境刺激产生的规律性应答反应。反射活动的结构基础是反射弧，包括5个基本组成成分：感受器、传入神经纤维、反射中枢、传出神经纤维和效应器。感受器是接受刺激的器官，效应器是产生反应的器官，中枢在脑和脊髓中，传入和传出神经是将中枢与感受器和效应器联系起来的通路。感受器分布到全身各个器官和系统，将各系统的各种变化，以神经冲动的方式经传入神经传入到中枢(脑和脊髓中)，在中枢内经过对这些信息的加工和处理后，再以神经冲动的方式，经传出神经传到效应器官，调节或改变它们的活动。这样的过程即为反射。一般地，神经反射的特点是快速、精确，但持续时间较短。

二、体液调节

体液调节是指体内产生的一些化学物质通过组织液或血液循环影响某种组织或器官的活动。这一类化学物质包括激素(内分泌腺和散在分布的内分泌细胞所分泌)、细胞代谢产物(如CO_2、乳酸)以及组织胺、5-羟色胺、腺苷酸等。

激素随体液运到全身或某些特殊的组织细胞，通过细胞上相应受体调节这些组织细胞的活动。例如胰岛B细胞分泌的胰岛素能调节细胞的糖代谢，促进细胞对葡萄糖的摄取和利用，在维持血糖浓度稳定中起重要作用。有一些激素可不经过血液运输，而是经由组织液扩散作用于邻近的细胞，调节这些细胞的活动，称为旁分泌，是一种局部性的体液调节，如生长抑素在胰岛内抑制A细胞分泌胰高血糖素就是以这种方式进行的。另外，下丘脑内有一些神经细胞也能合成激素，激素随神经轴突的轴浆流至末梢，由末梢释放入血，这种方式称为神经分泌。有的激素分泌后作用于该细胞本身，称自分泌。除激素外，体内有些物质，包括某些代谢产物(例如CO_2)，对有些细胞、器官的功能也能起调节作用。

体液调节的特点是传导较慢、作用面广泛、作用持久，比神经传导的时间长得多，而且血液流向全身各个部位。

许多激素的分泌直接或间接地受神经系统的控制，实际上激素的分泌是神经调节的一部分，是反射弧传出通路上的一个分支和延伸。如交感神经兴奋时，既通过传出神经直接作用于心血管和胃肠道，同时又引起肾上腺髓质激素的分泌，通过血液循环作用于心血管和胃肠道。这种复合调节方式被称为神经—体液调节，而神经调节起主导作用。

三、自身调节

机体内有些调节既不依赖神经也不依赖体液称为自身调节。例如将心肌或骨骼肌拉长后，再刺激引起肌肉收缩，其收缩力可明显加强。这种调节在去神经的肌肉中同样存在，也不是由外来的某种激素或调节物质介导的，它是肌肉本身的一种特性。一般来说，自身调节的幅度较小，灵敏度较低，是组织、细胞对周围环境变化发生的适应性反应。

四、生理功能调节的自动控制原理

利用工程技术的控制论原理来分析人体许多功能的调节，可见功能调节过程和控制过程有共同的规律。在一个细胞内也存在着许多极其精细复杂的控制系统，从细胞和分子的水平上对细胞的各种功能进行调节。生理学侧重于讲授器官和整体水平上的各种控制系统，即器官内各个部分之间的功能调控以及不同器官之间的功能调控。例如，神经系统对呼吸系统功能活动的调控，可以使机体内环境中 O_2 和 CO_2 的分压保持稳态；神经系统和多种体液因素对心血管系统功能活动的调控，可以使动脉血压保持稳态，等等。

任何控制系统都由控制部分和受控部分组成。从控制论的观点来分析，控制系统可分为非自动控制系统、反馈控制系统和前馈控制系统三大类。

（一）非自动控制系统

非自动控制系统是一个开环系统，即系统内受控部分的活动不会影响控制部分的活动。这种控制方式是单向的，即仅由控制部分对受控部分发出活动的指令，受控部分的活动不会反过来影响控制部分，因而无自动控制的能力（图 1.2.3-1）。体内各种生理活动的调节，包括神经调节、体液调节和自身调节，主要是以反馈控制的形式进行的。

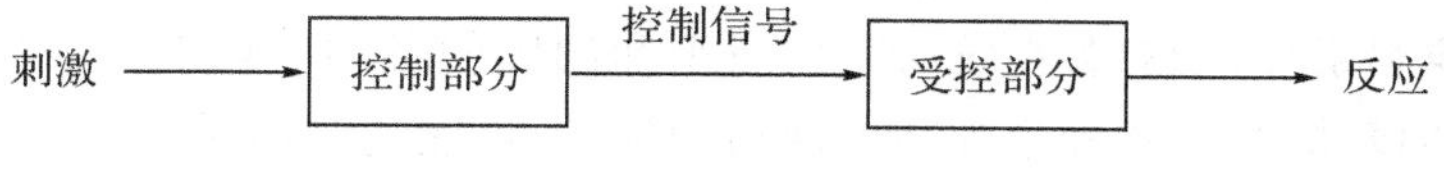

图 1.2.3-1　非自动控制系统示意图

（二）反馈控制系统

反馈控制系统是一个闭环系统，其控制部分不断接受受控部分的影响，即受控部分的活动情况作为反馈信息不断回输给控制部分，改变着它的活动，从而调节其对受控部分的指令（图 1.2.3-2）。这种由受控部分发出反馈信息对控制部分的活动加以纠正和调整的过程称为反馈性调节。

在反馈控制系统中，反馈信号对控制部分的活动可发生不同的影响：反馈信息抑制或减弱控制部分的活动，称为负反馈。在人体内，绝大多数控制系统都是负反馈方式的调节，其意义在于维持机体生理功能的相对稳定，即维持内环境的稳态。如当动脉血压升高时，可通过一定的调节途径抑制心血管中枢的活动，使血压下降；而当动脉血压降低时，又可通过一

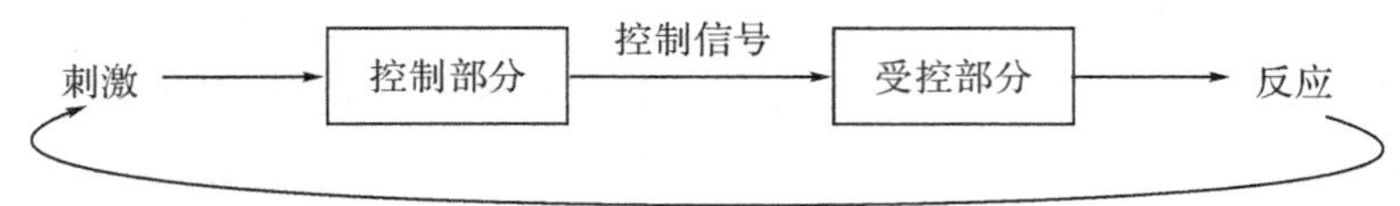

图 1.2.3-2　反馈控制系统示意图

定的调节途径增强心血管中枢的活动，使血压升高，从而维持血压的相对稳定。从受控部分发出的反馈信息促进与加强控制部分的活动，称为正反馈。与负反馈相反，正反馈是一个不可逆的、不断增强的过程，使整个系统处于再生状态，其意义在于促使某一生理活动过程很快达到高潮并发挥最大效应。体内正反馈的例子远不如负反馈多见，如在排尿反射过程中，当排尿中枢发动排尿后，由于尿液刺激了后尿道（受控部分）的感受器，受控部分不断发出反馈信息进一步加强排尿中枢的活动，使排尿反射一再加强，直至尿液排完为止。

（三）前馈控制系统

在神经系统的调节控制中，除反馈控制外，还有前馈控制。例如控制部分发出信号，指令受控部分进行某一活动，同时又通过另一快捷途径向受控部分发出前馈信号，及时地调控受控部分的活动（图 1.2.3-3）。如要完成某一动作，脑发出神经冲动引起支配的肌肉收缩，同时又通过前馈控制，使这些肌肉的收缩受到制约，不致收缩过度，从而使整个动作完成得更准确。

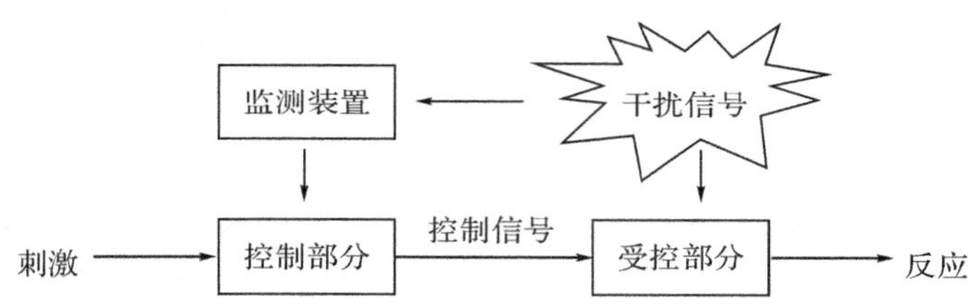

图 1.2.3-3　前馈控制系统示意图

人体各组成部分是按一定的形式组织起来的。作为一个有序的整体，人体具有较完备的调节系统和控制系统，能对各系统、器官、组织和细胞的各种生理功能进行有效的调节和控制，维持机体内环境乃至各种生理功能活动的稳态；也能适时地对外界环境变化做出适应性反应，调整机体各组成部分的活动，以应对外界环境所发生的改变。

【思考题】

1. 什么是反射？反射弧的组成如何？
2. 试比较神经调节、体液调节和自身调节的作用、特点及意义。
3. 试述内环境、稳态及其意义。

（许益笑）

第三章　人体各系统的解剖生理

人体解剖生理学是研究正常人体形态结构和功能活动规律的科学，是医学科学中的一门重要基础课程。它包括人体解剖学和人体生理学两部分内容。人体解剖学注重研究正常人体的形态结构及其发生发展规律。形态结构是生理功能的基础，生理功能则是形态结构的运动形式。人体共有九大系统，即运动系统、呼吸系统、消化系统、泌尿系统、生殖系统、脉管系统、感觉器官、内分泌系统和神经系统。

为了正确描述人体各器官的位置、形态结构及相互关系，必须制定公认的统一标准和规范化语言，即标准解剖学姿势、方位术语及人体的轴和面等。

一、标准解剖学姿势

身体直立、面向前、两眼向前平视、两足并拢、足尖向前、上肢下垂于躯干两侧、掌心向前。

二、方位术语

1. 上和下

靠近头端的为上，靠近足端的为下。

2. 前和后

靠近腹面的为前，也可称为腹侧。靠近背面的为后，又可称为背侧。

3. 内侧和外侧

距离人体正中矢状面较近的称为内侧，较远的称为外侧。

4. 内和外

用来表示空腔结构的相互位置关系的术语，与内侧和外侧是有显著区别的。距空腔较近的为内，较远的为外。

5. 浅和深

是描述与皮肤表面相对距离关系的术语，距离皮肤表面较近者为浅，较远者为深。

6. 近侧和远侧

用于四肢部位表示上下位置关系的术语，距离肢体根部较近的为近侧，较远的为远侧。

三、轴

为了分析关节的运动，在标准解剖学姿势下，作出相互垂直的三个轴(图 1.3-1)。

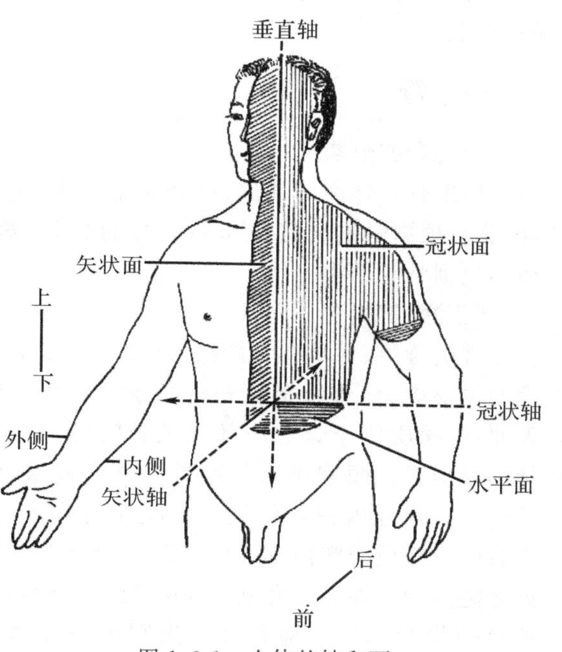

图 1.3-1　人体的轴和面

1. 垂直轴

垂直轴为上下方向通过人体且垂直于水平面的轴。

2. 矢状轴

矢状轴为前后方向通过人体，与水平面平行的轴。

3. 冠状轴

冠状轴在水平面上，以左右方向通过人体，并与上述两轴垂直的轴。

第一节　运动系统

【学习目标】

1. 掌握骨、关节和肌的结构和功能。
2. 掌握全身大关节的基本结构。
3. 掌握脊柱的组成和功能。
4. 掌握胸廓的组成和功能。
5. 掌握骨盆的组成和功能。

运动系统由骨、骨连结和骨骼肌三部分组成。骨和骨连结构成人体的支架，称骨骼。骨骼肌附于骨的表面，它们共同完成支持人体、保护体内器官和运动等功能。运动是由肌收缩牵引骨骼而产生的。在运动中，骨是运动的杠杆，骨连接是运动的枢纽，骨骼肌是运动的动力。成人有骨 206 块(图 1.3.1-1)，约占体重的 20%。

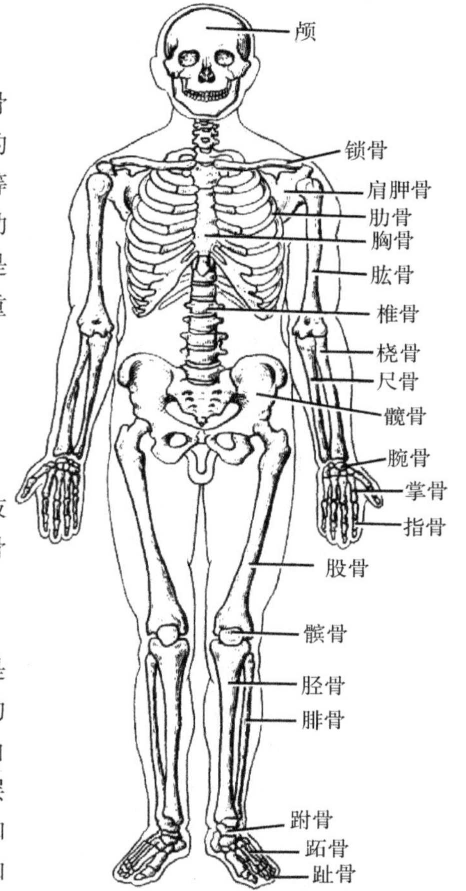

图 1.3.1-1　全身骨骼

一、骨

(一)骨的分类

根据骨在体内的部位，可分为躯干骨、颅骨和四肢骨三类；根据骨的外形又可将骨分为长骨、短骨、扁骨和不规则骨等四类。

(二)骨的构造

骨由骨膜、骨质和骨髓组成(图 1.3.2-3)。骨质是骨的主要成分，分骨密质和骨松质。骨密质位于骨的表面，骨松质位于骨的内部和长骨的骺，呈海绵状，由骨小梁构成。颅盖诸扁骨的骨松质称板障，内外两层骨密质分别称内板和外板。骨髓在活体上，骨髓腔和所有的骨松质间隙内都充满骨髓。骨髓分为红骨髓和黄骨髓两种。在胎儿和幼儿期均为红骨髓；在成年人，长骨的骨骺、短骨、扁骨和不规则内的骨髓均为红骨

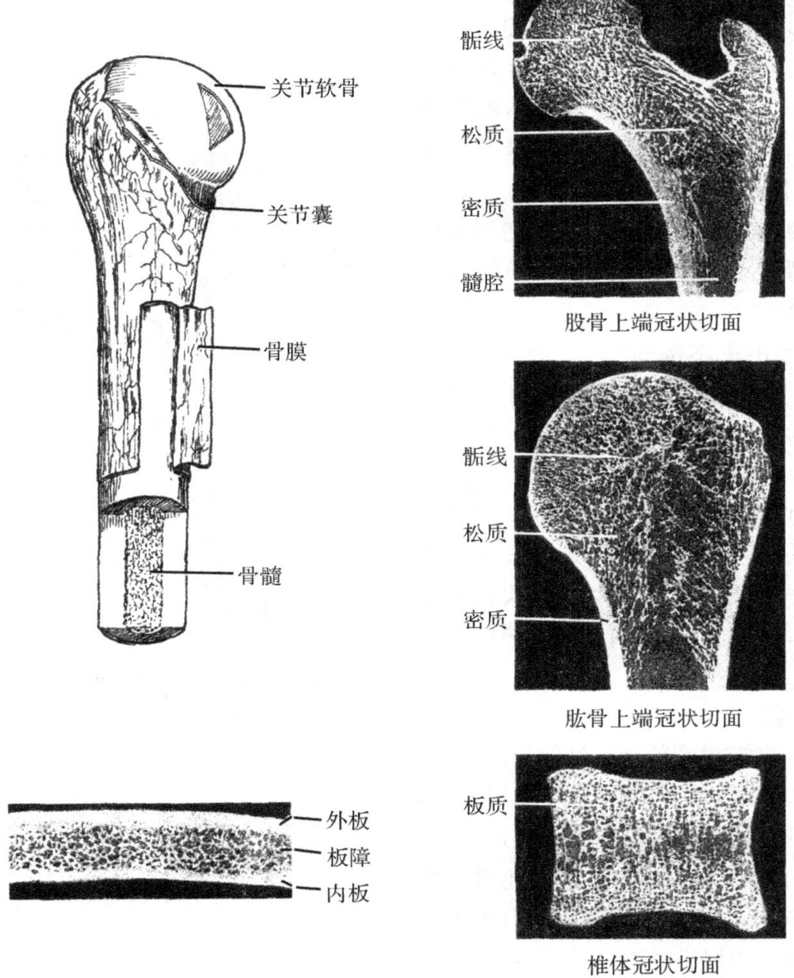

图 1.3.1-2　骨的构造

髓，红骨髓具有造血功能。约于 5 岁以后，长骨骨髓腔内的红骨髓逐渐被脂肪组织所代替转化为黄骨髓，且失去造血功能。骨膜覆盖于骨的表面（关节面除外），含有丰富的血管、神经和成骨细胞、破骨细胞。

（三）骨的化学成分和物理特性

骨主要的化学成分是由有机物和无机物组成。有机物主要是骨胶原纤维和黏多糖蛋白，物理特性是使骨有一定的韧性和弹性；无机质主要是碱性磷酸钙为主的钙盐，赋予骨的硬度和脆性。随着年龄的增长，无机物和有机物的比例不断发生变化，儿童时期有机质较多，骨柔软易变形；青壮年有机质∶无机质＝3∶7，硬而韧；老年人无机质增多，骨硬而脆，易发生骨折。

二、骨连结

骨与骨之间的连结称骨连结，按连结形式可分直接连结和间接连结。直接连结是指骨与骨相对面或相对缘借纤维结缔组织或软骨或骨相连，连接间无间隙，不能活动或仅有少许活动。

间接连结又称关节，相对骨面之间有腔隙，内充有滑液，活动度大。关节的结构有基本结构和辅助结构。

(一)关节的基本构造

包括关节面、关节囊和关节腔三部分(图 1.3.1-3)。

1. 关节面

参与构成关节各骨的接触面。一般一凸一凹，一凸称关节头，凹者为关节窝。关节面上覆有关节软骨(多数为透明软骨)，光滑具有弹性，可减少关节面间的摩擦力，缓冲震荡和冲击。

2. 关节囊

为附着于关节周围的纤维结缔组织膜，它包围关节，封闭关节腔，由外层(纤维层)和内层(滑膜层)两层所组成。外层为纤维膜，厚而坚韧，有丰富的血管和神经，纤维膜还可以明显增厚形成韧带，以增强关节的稳固，也可限制其过度运动。内层为滑膜层，包裹关节内部除关节软骨、关节唇和关节盘以外的所有结构。

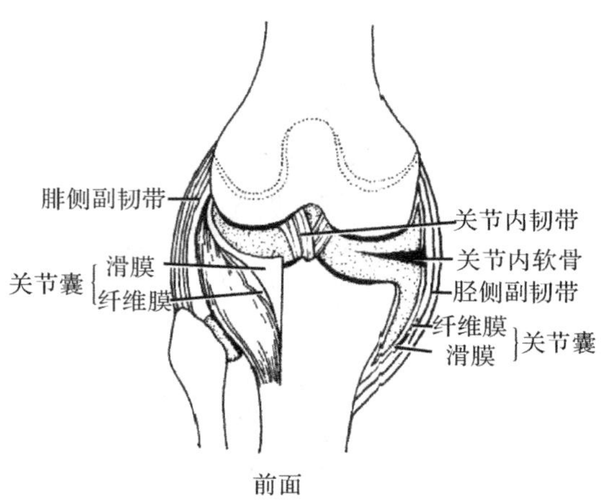

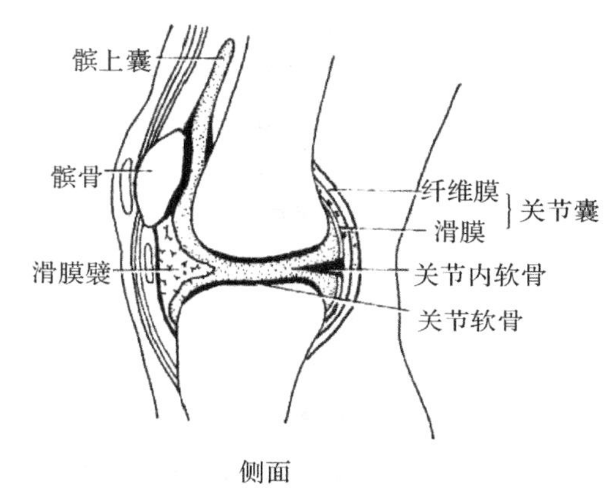

图 1.3.1-3 滑膜关节的构造

3. 关节腔

由关节软骨和关节囊滑膜层所围成的腔隙，腔内含有少量滑液，关节腔内为负压，对维持关节的稳定有一定的作用。

(二)关节的辅助结构

主要是为了适应某些关节的特殊功能而出现。如韧带、关节盘和关节唇、滑膜襞和滑膜囊等。

1. 韧带

韧带是连接相邻两骨之间的致密结缔组织束，有加强关节的稳定或限制其过度运动的作用。位于关节囊外的称囊外韧带，位于关节囊内的称囊内韧带。

2. 关节盘和关节唇

关节盘位于两骨的关节面之间，其周缘附于关节囊，将关节腔分成两部分。关节盘可使关节面活动更加匹配，减少外力对关节的冲击和震荡。关节唇是附于关节窝周缘的纤维软骨环，能起到加深关节窝，增大关节面，增加了关节的稳定性。

3. 滑膜襞和滑膜囊

关节囊的滑膜重叠卷曲突入关节腔形成滑膜襞。有时此襞内含有脂肪,能形成滑膜脂垫,滑膜脂垫对关节腔可起到调节或填充作用。滑膜襞和滑膜脂垫在关节腔内扩大了滑膜的面积,有利于滑液的分泌和吸收。有时滑膜也可以从关节囊纤维膜的薄弱或缺损的地方膨出,充填于肌腱与骨面之间,形成滑膜囊,能减少活动时肌肉与骨面之间的摩擦。

(三)关节的运动

关节的运动与关节面形态有密切关系,基本上分屈、伸;内收、外展;旋转(前臂的旋前、旋后)和环转等运动。

三、人体各部骨的组成及其主要连结

人体按部位可分为颅骨、躯干骨和四肢骨三部分。

(一)颅骨

颅位于脊柱的上方,共 23 块,除下颌骨和舌骨外,颅骨彼此借缝或软骨牢固连结。颅分为后上方的脑颅和前下方的面颅两部分。

8 块脑颅骨围成颅腔,容纳和保护脑。其中成对的包括颞骨和顶骨,单块的额骨、筛骨、蝶骨和枕骨(图 1.3.1-4)。颅腔的顶呈穹窿形称颅盖,底称颅底。新生儿脑颅比面颅大得多。新生儿面颅仅占全颅的 1/8,而成人为 1/4。新生儿颅骨没有完全发育,骨与骨之间的间隙较大,位于颅盖各骨之间的间隙,为结缔组织膜所填充,称颅囟。其中前囟最大,呈菱形,位于矢状缝与冠状缝相接处。在矢状缝和人字缝相交处,有三角形的后囟。前囟在生后 1～2 岁时闭合,后囟在生后不久即闭合(图 1.3.1-5)。临床上常以前囟作为婴儿发育和颅内压变化的检查部位之一。面颅骨共 15 块,包括成对的上颌骨、颧骨、泪骨、鼻骨、腭骨和下鼻甲骨,单块的有犁骨、下颌骨和舌骨。除舌骨外,它们在蝶骨、额骨和筛骨的参与下分别围成眶、骨性鼻腔和骨性口腔,并且构成颜面的基本轮廓。

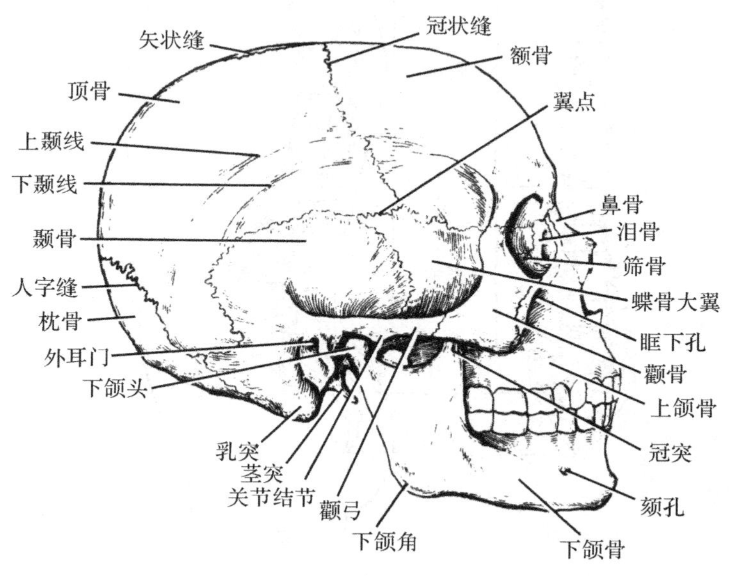

图 1.3.1-4　颅骨(成人)

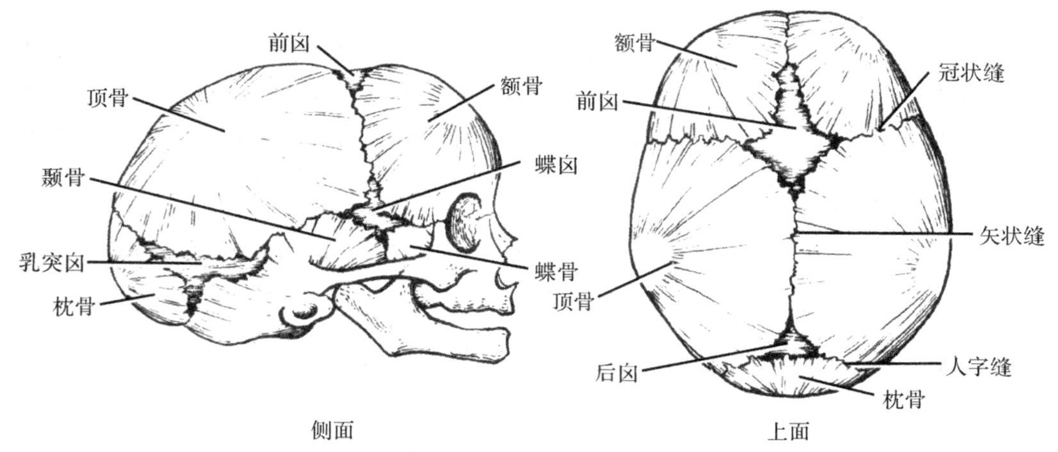

图 1.3.1-5　颅骨(新生儿)

(二)躯干骨

包括 24 块椎骨、1 块骶骨、1 块尾骨、1 块胸骨和 12 对肋，24 块椎骨借 1 块骶骨、1 块尾骨骨连结构成脊柱。脊柱侧面观可见四个生理性弯曲，颈曲、胸曲、腰曲和骶曲(图 1.3.1-6)。12 块椎骨、12 对肋和 1 块胸骨相互连结成胸廓(图 1.3.1-7)。胸廓围成的胸腔内有心脏、肺、食管和大血管等重要器官，胸廓起着保护和支持的作用。

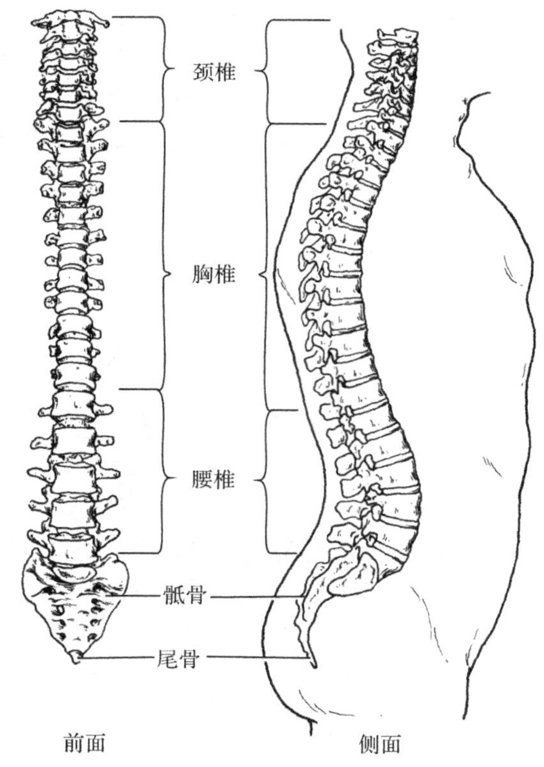

图 1.3.1-6　脊柱

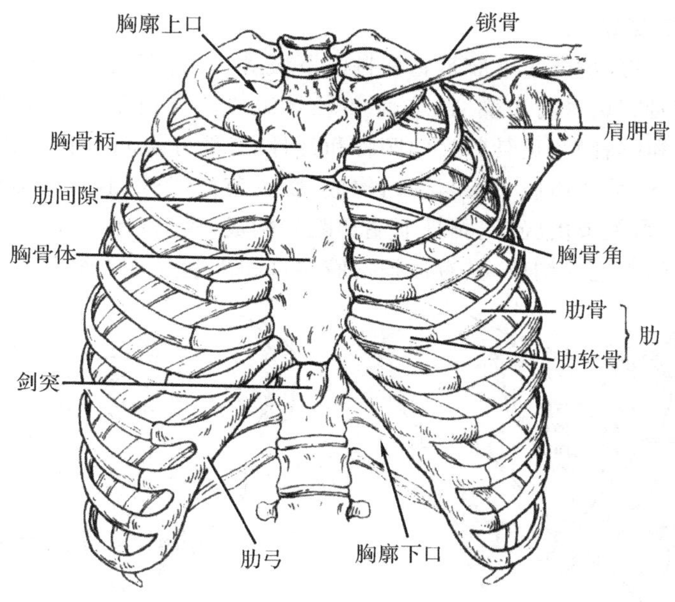

图 1.3.1-7　胸廓

(三)四肢骨

包括上肢骨和下肢骨。人类在进化过程中,由于直立和劳动,促使上下肢明确分工。上肢成为劳动的器官,下肢成为行走的器官并有支持身体的作用,因而上肢骨骼纤细轻巧,运动灵活,而下肢骨骼粗大结实。

1. 上肢骨及其连结

每侧上肢骨 32 块,包括上肢带骨和自由上肢骨两部分。自由上肢骨借上肢带骨连于躯干骨上,上肢带骨由锁骨头和肩胛骨构成。自由上肢骨包括臂骨(肱骨)、前臂骨(桡骨和尺骨)和手骨(腕骨、掌骨和指骨)三部分构成。上肢主要关节有肩关节、肘关节和腕关节。其中肩关节由肱骨头和肩胛骨的关节盂构成,是全身最灵活的关节(图1.3.1-8)。肘关节由肱骨和桡骨、尺骨构成。腕关节由桡骨和腕骨构成。

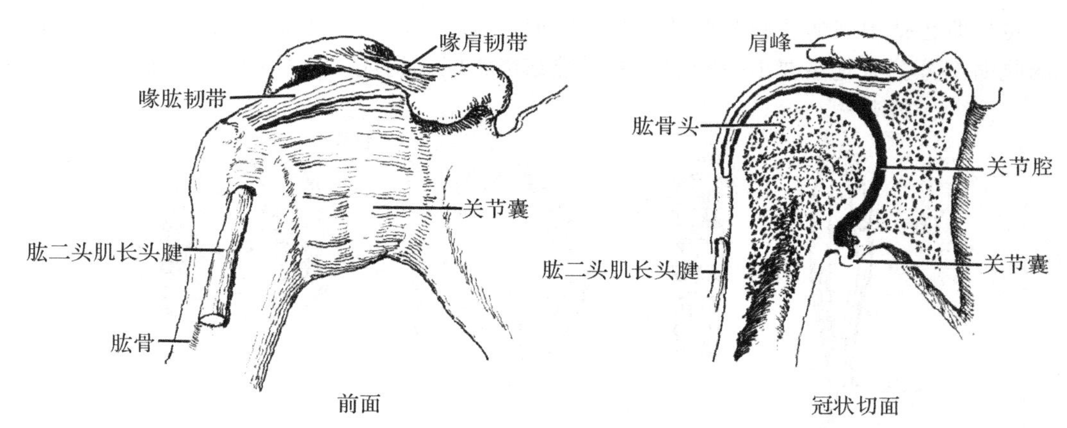

图 1.3.1-8　肩关节

2. 下肢骨及其连结

每侧下肢骨31块，可分为下肢带骨和自由下肢骨，自由下肢骨借下肢带骨连于躯干骨上，下肢带骨即髋骨，16岁前由髂骨、坐骨和耻骨组成。自由下肢骨由大腿骨（股骨和髌骨）、小腿骨（胫骨和腓骨）和足骨（跗骨、跖骨和趾骨）三部分构成。下肢主要关节有髋关节、膝关节和踝关节。髋关节由股骨头与髋臼构成，膝关节由股骨、胫骨和髌骨构成，是全身最大最复杂的关节。踝关节由胫骨、腓骨下端和距骨构成，骨盆（图1.3.1-9）由左右髋骨和骶骨、尾骨以及其间的骨连结构成，具有保护盆腔器官和传递重力的作用。

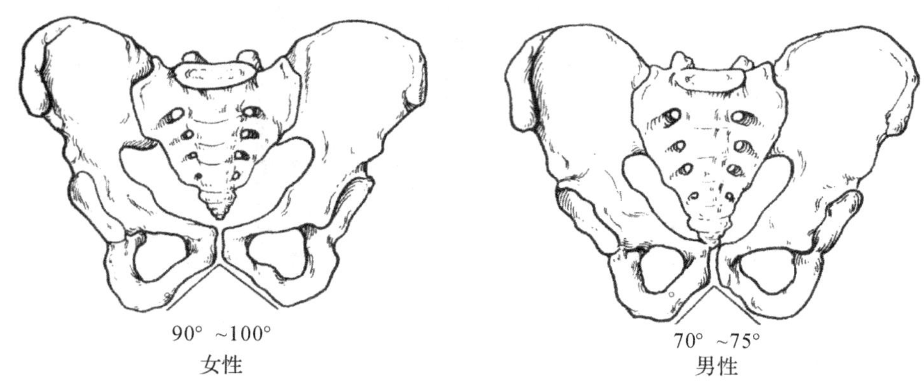

图1.3.1-9　骨盆

四、肌

肌是运动系统的动力部分，在神经系统支配下，肌收缩牵引骨骼产生运动。人体的肌可分为平滑肌、心肌和骨骼肌三种，运动系统中所述的肌均属骨骼肌。心肌和平滑肌受内脏神经调节，不直接受意识的管理，属不随意肌；骨骼肌受躯体神经支配，直接受人的意志控制，故称随意肌。骨骼肌分布极为广泛，约占体重的40%，数目有400多块。

（一）肌的形态和构造

1. 肌的构造

每块肌包括中间的肌腹和两端的肌腱构成（图1.3.1-10）。肌腹主要由肌纤维组成，是肌的收缩部分。肌腱主要由平行的胶原纤维结缔组织束构成，无收缩力，位于肌性部分的两

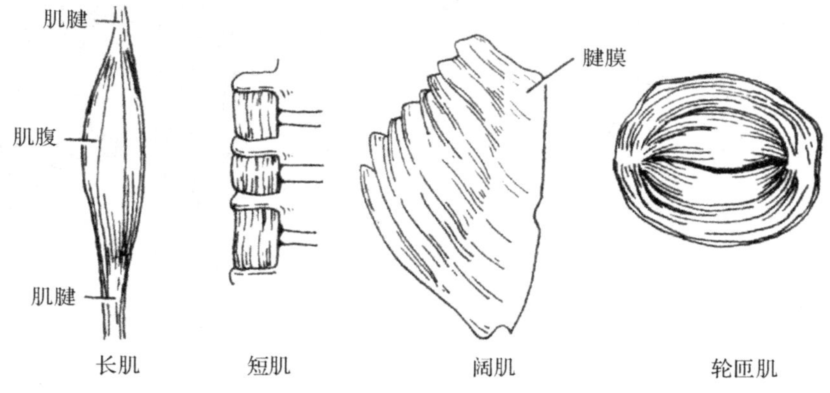

图1.3.1-10　肌的构造和形态

端；阔肌的腱性部分呈薄膜状称腱膜。肌借腱性部分附着于骨骼。

2. 肌的形态

肌的形态各异，按其外形大致可分为长肌、短肌、阔肌和轮匝肌四种(图 1.3.1-10)。

肌的辅助结构包括筋膜、滑膜囊和腱鞘等。这些结构是在肌活动的影响下，由肌周围结缔组织转化而来，具有保护作用，并减少运动时的摩擦等功能。筋膜分为浅筋膜和深筋膜两种，浅筋膜位于皮下，由疏松结缔组织构成，含有脂肪、浅动脉、浅静脉、淋巴管和皮神经等(图 1.3.1-11)；后者位于深部，由致密结缔组织构成，深筋膜深入肌群之间并附着于骨，构成肌间隔，再与包绕肌群的深筋膜共同构成筋膜鞘。有些部位的深筋膜增厚形成韧带及支持带，对肌腱有支持和约束作用。腱鞘是包裹在长肌腱周围的结缔组织的鞘管，由滑膜构成，存在于活动较大的部位，如腕、踝、手指和足趾等处，它使肌腱位置相对固定，并减少肌腱与骨面的摩擦(图 1.3.1-12)。

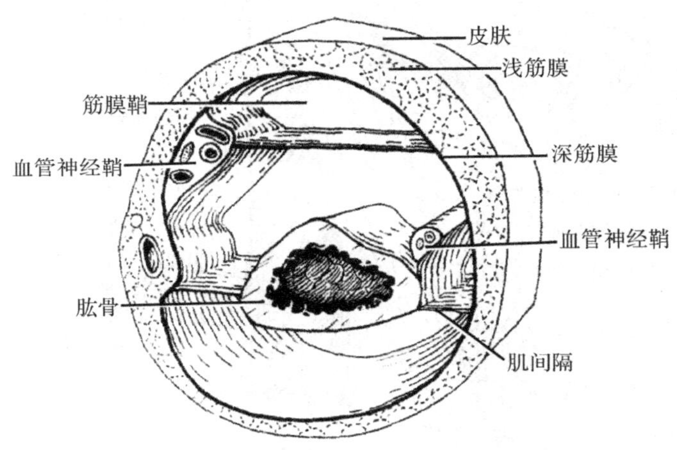

图 1.3.1-11　筋膜

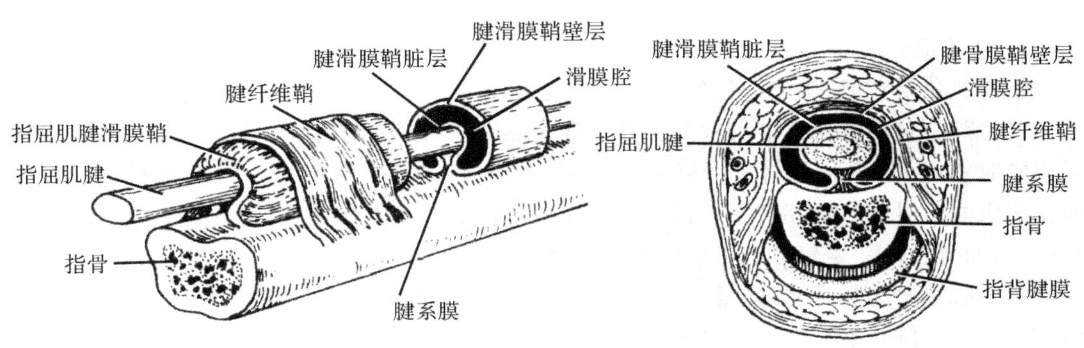

图 1.3.1-12　腱鞘

(二)人体骨骼肌的分布

1. 头肌

分面肌和咀嚼肌。

2. 颈肌

分颈浅肌和颈深肌。颈浅肌主要有胸锁乳突肌,其作用:一侧收缩使头向同侧倾斜,脸转向对侧;两侧同时收缩使头后仰(图 1.3.1-13)。

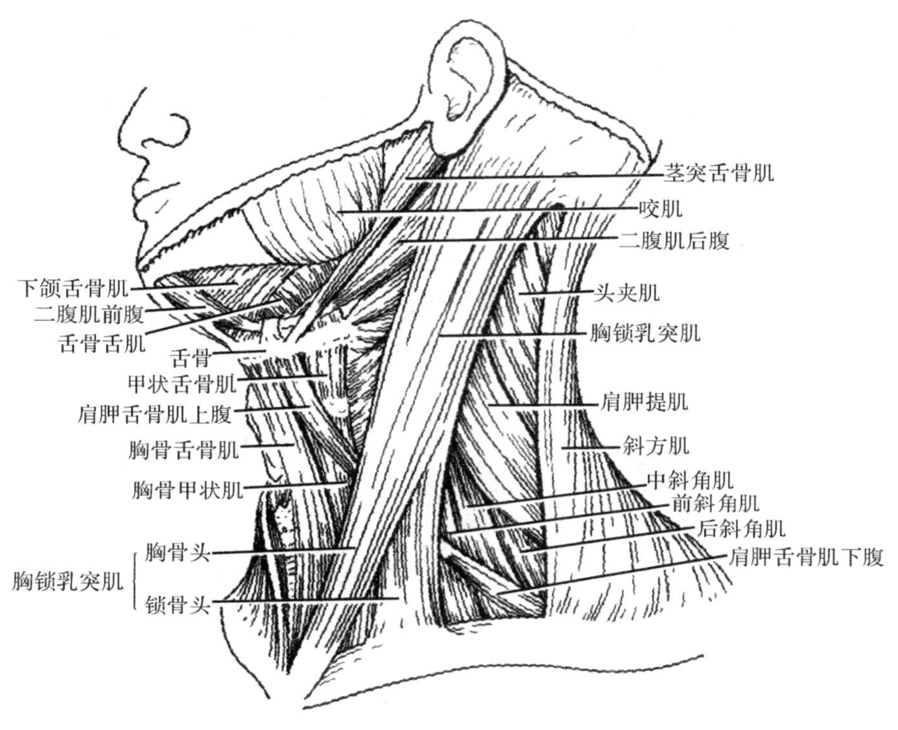

图 1.3.1-13　胸锁乳突肌

3. 躯干肌

躯干肌包括背肌、胸肌、膈、腹肌和会阴肌。

(1)背肌:包括背浅肌和背深肌。背浅肌包括斜方肌、背阔肌等。斜方肌的主要作用是两侧同时收缩,使肩胛骨向脊柱靠拢,呈"挺胸"姿势;若肩胛骨固定,作用与胸锁乳突肌相同。该肌瘫痪时,产生"塌肩"。背阔肌:位于胸侧部和背下部的扁肌,可使肩关节内收、旋内和后伸,如"倒背手"姿势。若上肢固定可引体向上(图 1.3.1-14)。

背深肌主要为竖脊肌(骶棘肌),其位于脊柱两侧的沟内,作用是维持脊柱正常姿势和后伸、头后仰,一侧收缩可使脊柱侧屈。

(2)胸肌:包括胸上肢肌和胸固有肌。胸上肢肌包括胸大肌、胸小肌、前锯肌。胸大肌可使臂内收、旋内,如上肢固定,可引体向上(图 1.3.1-15)。胸固有肌包括肋间外肌、肋间内肌等。肋间外肌收缩可吸气,肋间内肌收缩可呼气。

(3)膈:为呈穹隆状的、分隔胸腹腔的扁肌,起自胸廓下口和腰椎,止于中心腱(图

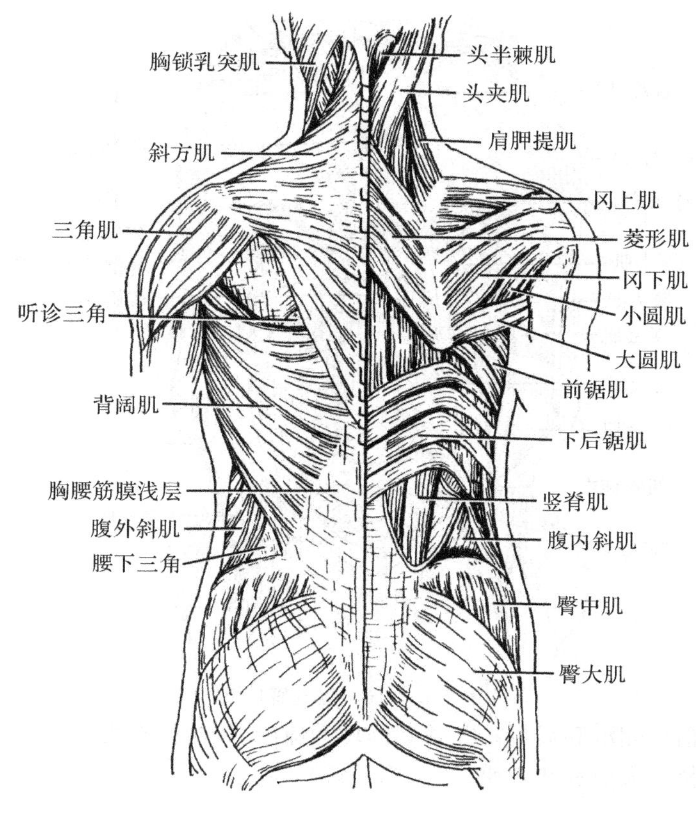

图 13.1-14　背肌

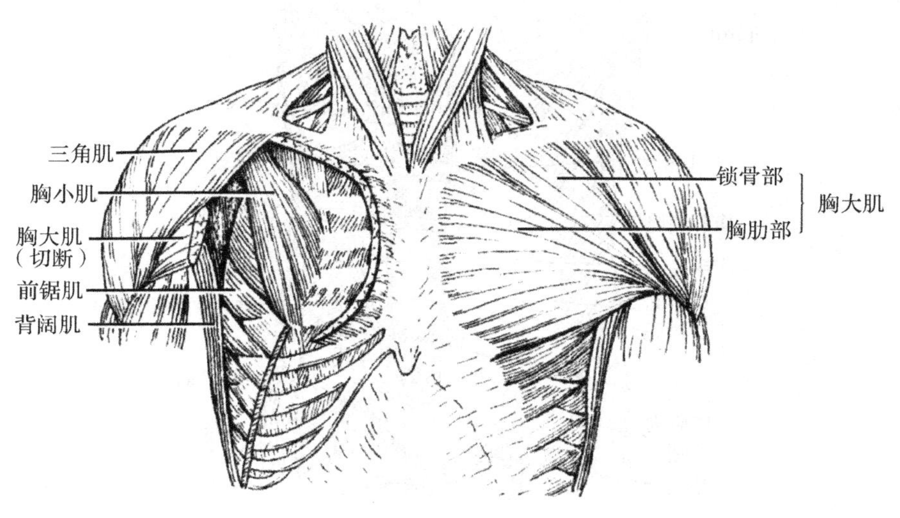

图 1.3.1-15　胸肌

1.3.1-16）。膈收缩时，圆顶展平下降，助吸气并增加腹压；舒张时助呼气。

膈上有三个裂孔：①主动脉裂孔，约平对第 12 胸椎；②食管裂孔，约平对第 10 胸椎；③腔静脉孔，约平对第 8 胸椎。上述三孔分别有相应的结构通过。

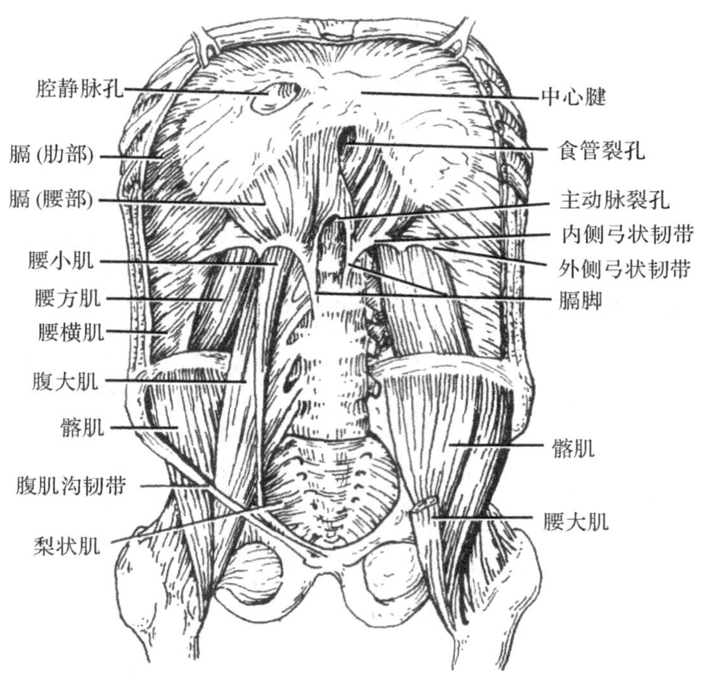

图 1.3.1-16　膈及腹后壁

(4)腹肌:分前外侧群和后群。前外侧群均为扁肌,包括腹直肌和腹外斜肌、腹内斜肌和腹横肌。后群包括腰大肌和腰方肌(图 1.3.1-17)。

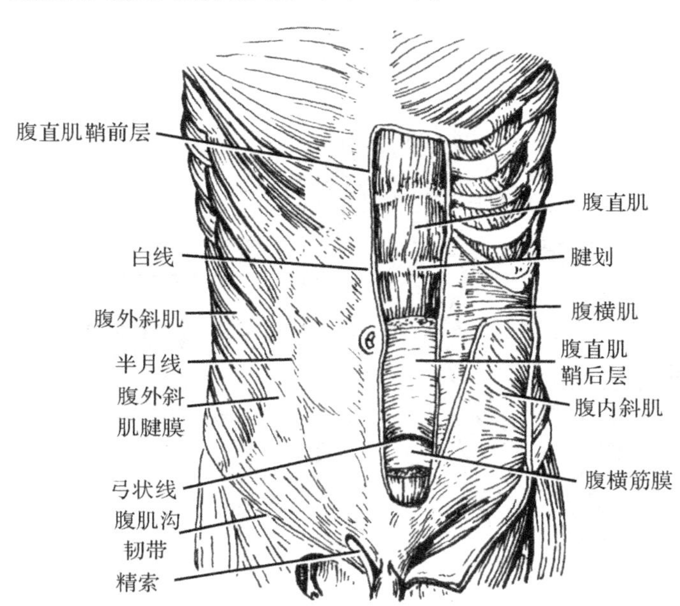

图 1.3.1-17　腹前外侧壁肌

(5)会阴肌:主要包括尿生殖三角肌和肛门三角肌两群。

4. 上肢肌

包括上肢带肌、臂肌、前臂肌和手肌四部分。

(1)上肢带肌：分布于肩关节周围，主要包括三角肌、冈上肌、冈下肌、小圆肌、大圆肌等。三角肌的主要作用是使肩关节外展(图 1.3.1-18)。

(2)臂肌：包括前群和后群，前群有肱二头肌、喙肱肌、肱肌。肱二头肌的主要作用是屈肘关节和使前臂旋后(图 1.1.1-18)。后群主要作用是伸肘关节，长头还可使臂后伸和内收。

(3)前臂肌：包括前群 9 块和后群 10 块，前臂各肌主要的作用与其名称相一致(图 1.3.1-19)。

(4)手肌：位于手的掌侧面，分为外侧群、内侧群和中间群。

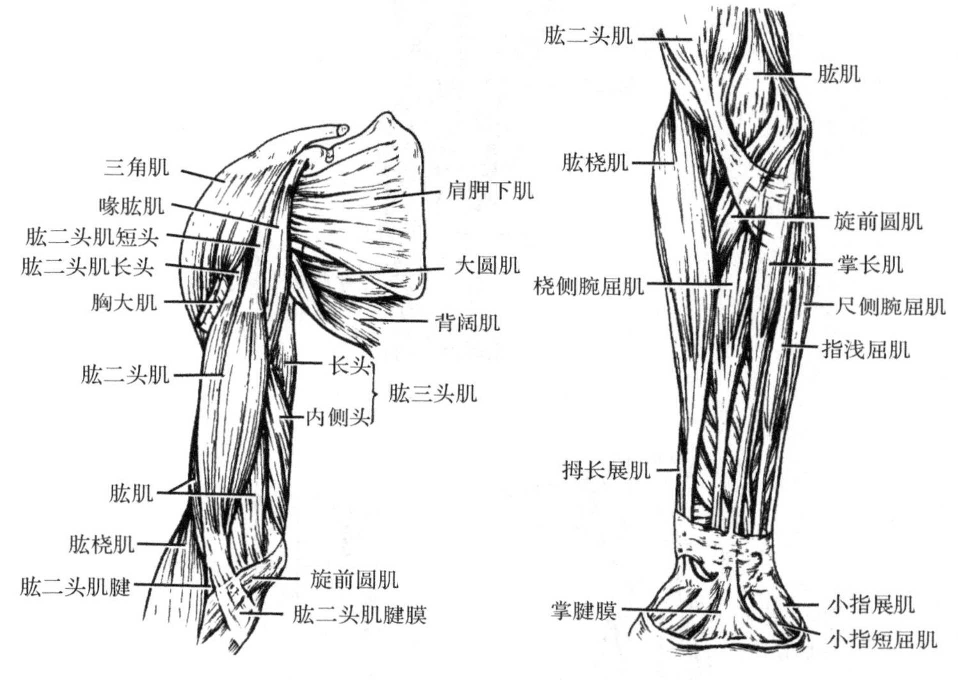

图 1.3.1-18　上肢带肌和臂肌(前面)　　图 1.3.1-19　前臂肌前群(浅层)

5. 下肢肌

分髋肌、大腿肌、小腿肌和足肌。臀大肌位于臀部浅层，大而肥厚，其外上 1/4 部无重要血管神经，是临床肌肉注射的常用部位。主要功能是使髋关节伸和旋外。

(1)大腿肌：分前群、内侧群和后群三群。前群缝匠肌是人体最长的肌，呈扁带状，收缩时可屈髋、屈膝。股四头肌位于大腿前面，是人体体积最大的肌，主要功能是伸膝关节(图 1.3.1-20)。

内侧群：浅层从外上向内下依次为耻骨肌、长收肌、股薄肌，深层为短收肌和大收肌。功能如其名。

后群：包括股二头肌、半腱肌和半膜肌。股二头肌主要作用是伸髋、屈膝。

(3)小腿肌：主要配布于踝关节周围(图 1.3.1-21)。

前群：包括蹈长伸肌、趾长伸肌、胫骨前肌。作用是伸踝关节和使足外翻。

外侧群：包括腓骨长肌、腓骨短肌。作用是屈踝关节和使足外翻。

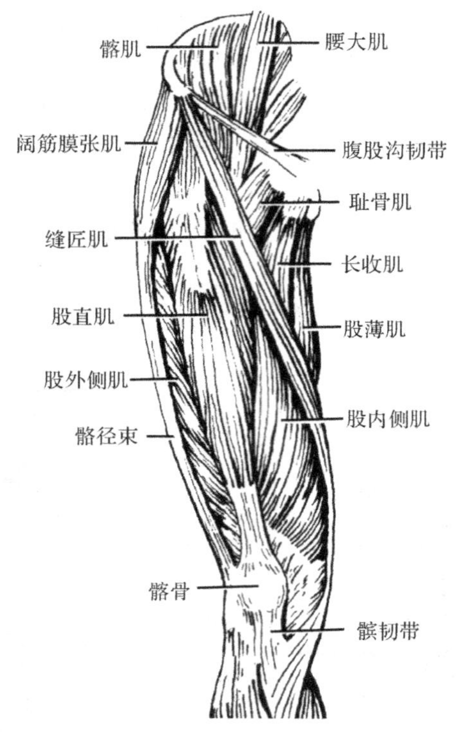

图 1.3.1-20　髋肌和大腿肌前群

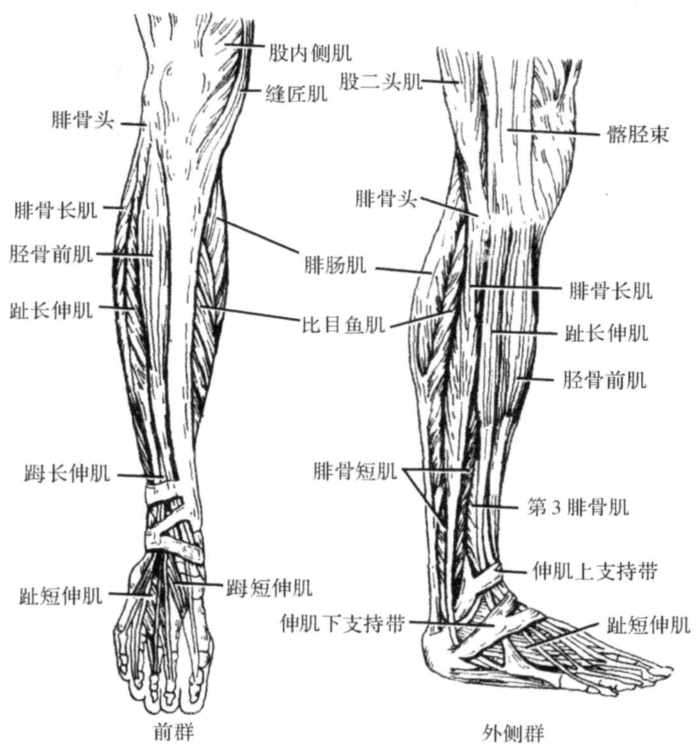

图 1.3.1-21　小腿前群和外侧群

后群：浅层为有腓肠肌和比目鱼肌合成的小腿三头肌，以跟腱止于跟骨。深层主要有趾长屈肌、踇长屈肌和胫骨后肌，其共同作用为使足内翻、跖屈及屈趾。

(4)足肌：主要包括足背肌和足底肌。作用是使足趾运动，并参与维持足弓。

【思考题】

1. 简述骨的基本构造和分类。
2. 简述脊柱和骨盆的位置、组成和功能。
3. 简述全身大关节的组成和特点。
4. 简述胸廓的组成和功能。
5. 简述椎间盘的形态结构？具有什么功能？有何临床意义？
6. 简述胸大肌、肱二头肌、股四头肌、三角肌、胸锁乳突肌及小腿三头肌的位置及作用。

（孙淑红）

第二节　神经系统

【学习目标】

1. 掌握神经系统的区分和常用术语。
2. 掌握脊髓、脑干及端脑的位置、基本外形及内部构造。
3. 掌握端脑的功能定位。
4. 掌握神经元与突触的概念、突触传递过程及其特点。
5. 掌握两种感觉投射系统的组成特点及其功能。
6. 掌握脊休克的概念、表现及机制。
7. 掌握牵张反射的概念、类型及其机制。
8. 掌握自主神经的功能特征及其对内脏活动的调节

一、神经系统的组成和结构

神经系统是起主导作用的功能调节系统，保证系统、器官之间功能协调，并使机体适应内外环境的变化。

(一)神经系统的区分

神经系统分为中枢神经系统和周围神经系统。中枢神经系统包括脑和脊髓，分别位于颅腔和椎管内。周围神经系统一端与中枢神经系统相连，另一端与身体其他部位相联系；根据与中枢联系的部位不同，将周围神经系统分为与脑相连的脑神经和与脊髓相连的脊神经。根据周围神经系统的分布范围，又可以将周围神经分为躯体神经和内脏神经；因为两者都经脑神经和脊神经与中枢相连，故脊神经和某些脑神经内均含有躯体神经和内脏神经成分。为叙述方便，一般把周围神经系统分为脑神经、脊神经和内脏神经三部分。简单归纳如下(图 1.3.2-1)：

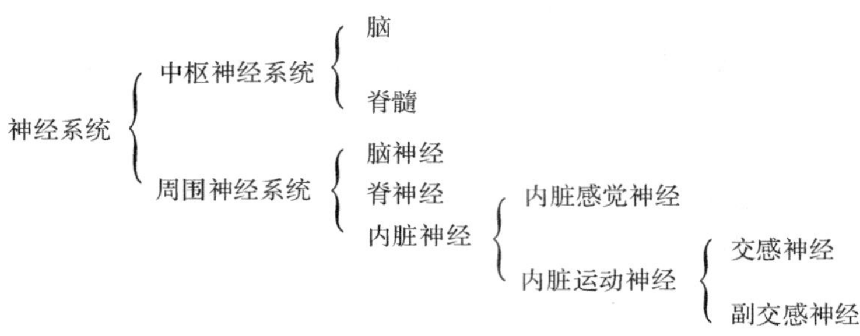

图 1.3.2-1 神经系统区分简图

(二)神经系统的常用术语

1. 灰质和白质

中枢神经系统内，神经元胞体和树突聚集的部位，在新鲜标本上呈暗灰色称灰质，如脊髓灰质。中枢神经系统内，神经纤维聚集的部位，因多数纤维具有髓鞘，故色泽亮白称白质。

2. 皮质和髓质

大脑和小脑表层的灰质称为皮质；大脑和小脑深部的白质称为髓质。

3. 神经核和神经节

在中枢神经系统内，形态和功能相似的神经元胞体聚集而成团块称神经核；在周围神经系统内，神经元胞体聚集在一起形成的结构称神经节。

4. 纤维束和神经

在中枢神经系统内，起止、行程和功能基本相同的神经纤维聚集在一起，称为纤维束；在周围神经系统内，许多神经纤维被结缔组织包裹在一起，称为神经。

5. 网状结构

在中枢神经系统内，神经纤维交织成网状，网眼内含有散在的神经元或较小的核团，这些区域称为网状结构。

(三)中枢神经系统

1. 脊髓

(1)脊髓的位置和外形：脊髓位于椎管，上端平对枕骨大孔，下端成人终止于第 1 腰椎下缘平面，新生儿则在第 3 腰椎高度。脊髓全长粗细不等，有颈膨大和腰骶膨大，脊髓表面的前后各有一条纵形的沟，前为前正中裂，后为后正中沟。在侧面分别有前外侧沟和后外侧沟，沟内分别有出入脊髓的脊神经前根和后根的根丝附着。脊髓下端变细称为脊髓圆锥，再向下延续为无神经组织的终丝。成人第 1 腰椎以下的椎管内无脊髓，腰、骶和尾神经前、后根穿出相应的椎间孔之前，在椎管内下行较长一段距离，它们围绕终丝形成马尾(图1.3.2-2、3)。

每一对脊神经相连的一段脊髓称一个脊髓节段。脊髓共 31 个节段：颈髓 8 节，胸髓 12 节，腰髓 5 节，骶髓 5 节，尾髓 1 节(图 1.3.2-3)。

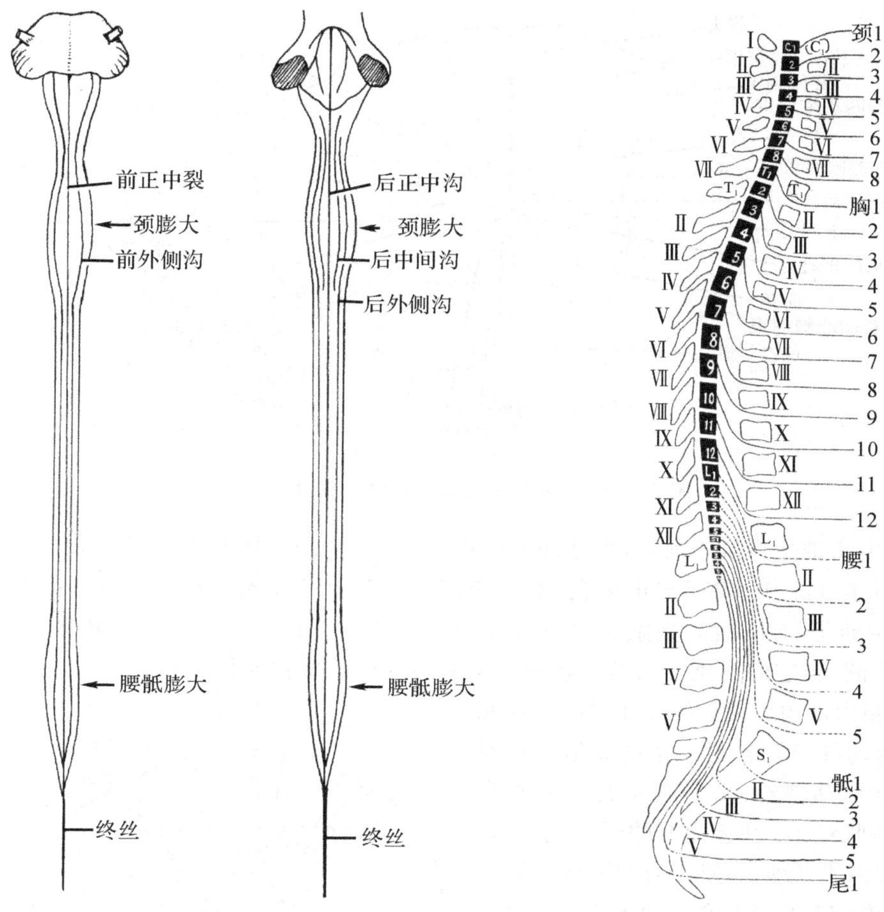

图 1.3.2-2　脊髓外形简图　　　　图 1.3.2-3　脊髓节段与椎骨的对应关系

(2)脊髓内部结构：脊髓各节段中的内部结构大致相似，在由灰质横切面上可见有中央管，它贯穿脊髓全长，围绕中央管可见“H”形的灰质，灰质外周是白质。

每一侧灰质分别向前方和后方伸出前角和后角，前角与后角之间为中间带。在胸髓和上腰髓节段，中间带向外侧突出形成侧角。连接两侧灰质的部分称灰质连合。脊髓的白质以前外侧沟和后外侧沟为界，分为三个索。前正中裂和前外侧沟之间的白质为前索，前、后外侧沟之间的为外侧索，后外侧沟和后正中沟之间的为后索。在中央管的腹侧，左、右前索间有横行纤维，称白质前连合。在灰质后角基部外侧与外侧索白质之间，灰白质混合交织，此处称为网状结构(图 1.3.2-4)。

1)灰质：脊髓灰质是神经元、神经胶质和血管的复合体。灰质内各种形态不同和功能各异的神经元胞体往往聚集成群或成层，称为神经核或板层，在切面上这些灰质团块呈突起状称为角。

后角：后角主要由中间神经元组成，神经元分群较多。神经核团从后向前排列为：后角边缘核、胶状质和后角固有核。它们接受来自皮肤的外界痛、温度、触和压觉刺激引起的神经冲动。

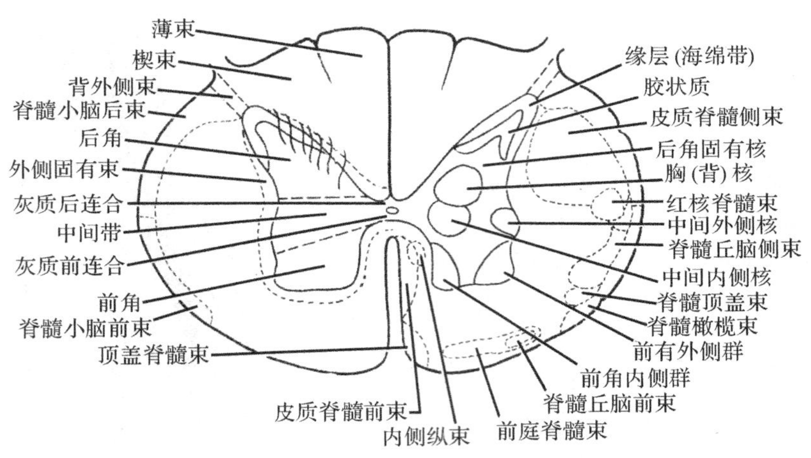

图 1.3.2-4 脊髓横切面(示内部结构)

中间带:中间带是指位于前、后角之间的区域,主要的神经核团有中间外侧核和骶副交感核。前者位于 $T_1 \sim L_3$ 脊髓节的侧角内,是交感神经节前神经元所在的部位。后者在 $S_2 \sim S_4$ 脊髓节中间带的外侧部,是副交感节前神经元所在的部位。除上述两个核团外,还有胸核和中间内侧核,它们分别参与调节躯体运动和接受内脏感觉的传入。

前角:前角由前角运动神经元和中间神经元组成。前角运动神经元包括大型的 α 运动神经元和中型的 γ 运动神经元。α 运动神经元支配跨关节的梭外肌纤维,引起关节的运动;γ 运动神经元支配梭内肌纤维,与肌张力的调节有关。

2)白质:脊髓的白质围绕在灰质周围,主要由许多纤维束组成。纤维束可分为上行纤维束、下行纤维束。上行纤维束将不同的感觉信息上传到脑;下行纤维束从脑的不同部位将神经冲动下传至脊髓。

上行(感觉)纤维束有:

薄束和楔束:特征包括①占据白质后索。薄束在内侧,纵贯脊髓的全长;楔束仅见于脊髓胸四节段以上,位于薄束的外侧。②由脊神经节细胞发出的中枢突组成。③传导深感觉即意识性本体感觉(肌、腱、关节的位置觉、运动觉和振动觉)和精细触觉(辨别两点间距离和物体纹理粗细)(图 1.3.2-5)。

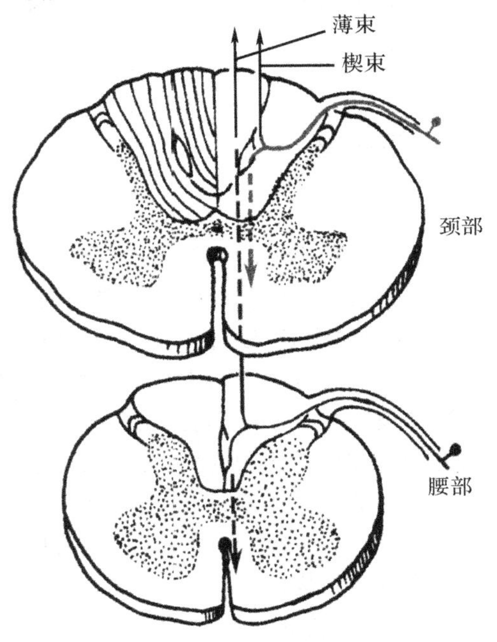

图 1.3.2-5 薄束和楔束图

脊髓丘脑束:脊髓丘脑束位于外侧索和前索内,由对侧脊髓灰质细胞发出纤维,上行1～2节之后在白质前连合越边交叉后形成。传导躯干、四肢的痛、温度觉和粗触觉。

下行纤维束:主要为皮质脊髓束在脊髓内的下续纤维束,包括皮质脊髓侧束和皮质脊髓前束,它们控制躯干肌和四肢肌的随意运动。

皮质脊髓侧束和皮质脊髓前束：皮质脊髓侧束纵贯脊髓的全长，由对侧大脑皮质发出纤维交叉后形成，直接或间接止于同侧的前角运动神经元。皮质脊髓前束仅见于颈髓和上部胸髓，由同侧大脑皮质发出的纤维形成，主要终止于对侧的前角运动神经元。

(3)脊髓的功能

1)脊髓的传导功能：脊髓可作为中枢神经系统的低级中枢，在脑的各级中枢调节下，通过上下行纤维束完成其传导感觉和运动的功能。

2)脊髓的反射功能：脊髓本身也可通过其内部神经元的特定关系，不经过脑完成脊髓固有的反射活动，如腱反射、屈曲反射和排尿反射等。

2. 脑

脑位于颅腔内，可分为端脑、间脑、小脑、中脑、脑桥和延髓6个部分。通常将中脑、脑桥和延髓合称为脑干。随着脑各部的发育，胚胎时期的神经管就在脑的各部内形成一个连续的脑室系统(1.3.2-6)。

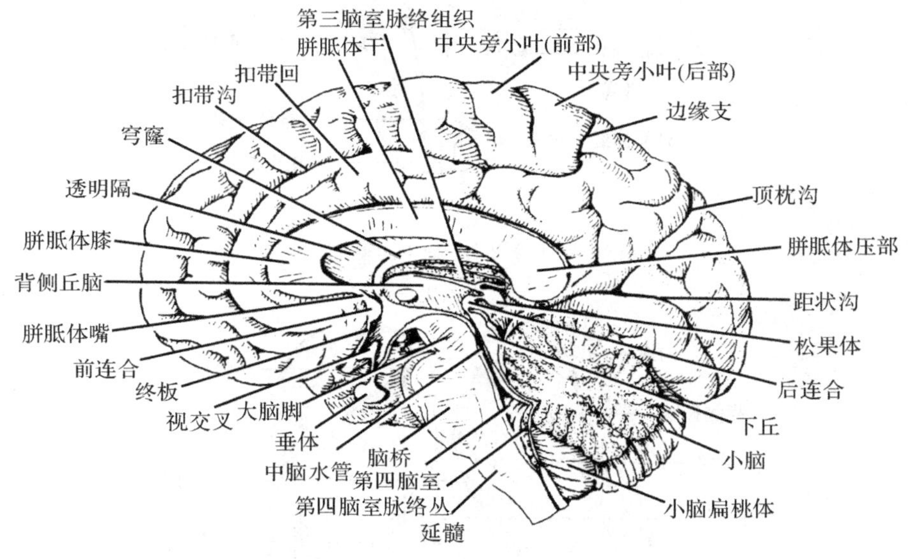

图 1.3.2-6　脑的正中矢状切面

(1)脑干

1)脑干外形　脑干腹侧面：延髓腹侧面有前正中裂，其两侧各有一个锥体，内含锥体束，锥体的下端为锥体交叉。锥体的外侧是橄榄，内有下橄榄核，锥体与橄榄之间为舌下神经，橄榄后沟由上到下连有舌咽神经、迷走神经、副神经三对脑神经根。脑桥腹侧宽大而膨隆，中央为基底沟，容纳基底动脉。延髓与脑桥间有延髓脑桥沟，由中线向外侧连有展神经、面神经、前庭蜗神经三对脑神经根，三叉神经根连于脑桥基底部与小脑中脚交界处。中脑腹侧面有两条粗大的纵行柱状结构称大脑脚。大脑脚之间是脚间窝，其间有动眼神经穿出(图1.3.2-7)。

脑干背侧面：延髓背侧面下部，有两对隆起，内侧的称薄束结节，内含薄束核；外侧的称楔束结节，内含楔束核。在延髓背侧面上部和脑桥背侧面的下部共同形成菱形窝，组成第四脑室的底。中脑背侧面由两对隆起组成，上方一对称上丘，为视觉反射中枢；下方一对称下丘，为听觉反射中枢。一对滑车神经经下丘下方穿出(图 1.3.2-8)。

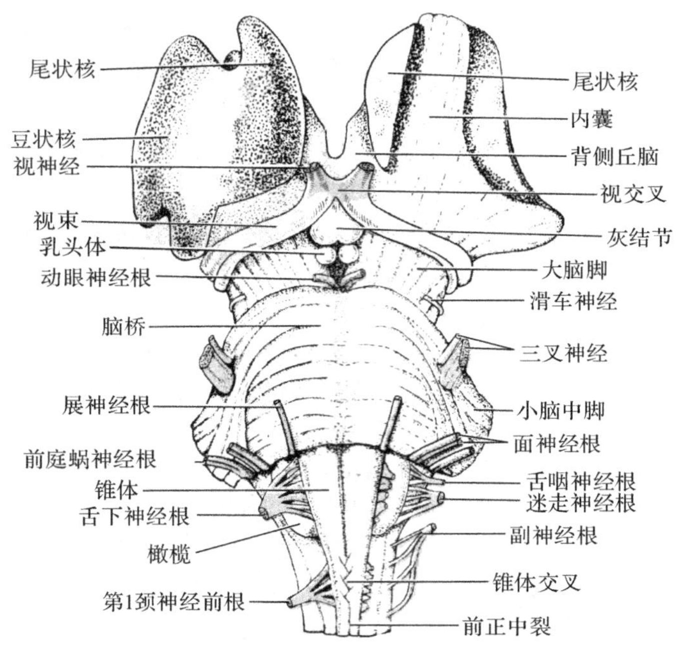

图 1.3.2-7　脑干腹侧面

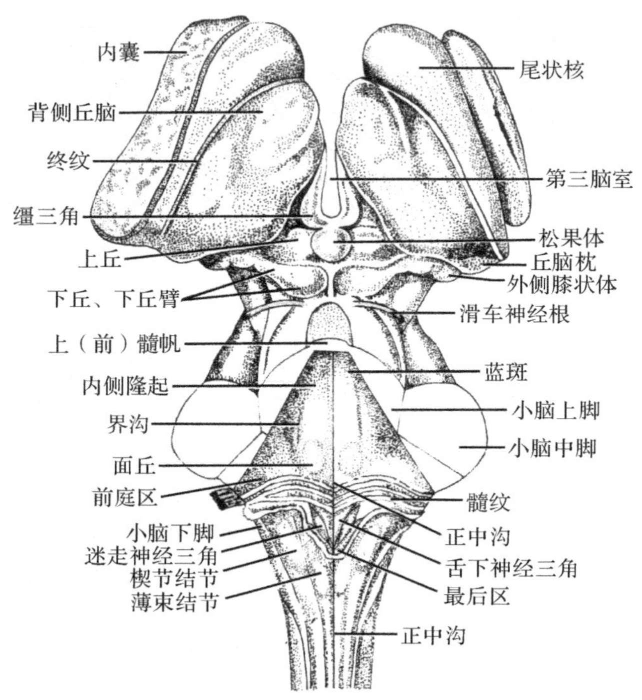

图 1.3.2-8　脑干背面观

2)脑干内部结构：包括灰质、白质及网状结构。

灰质：由于延髓中央管在背侧敞开，使灰质由腹背方向排列改变成内、外侧方向排列；另一方面由于神经纤维的左、右交叉并相互交织穿插，又使灰质柱断裂变成一些细胞团块，即神经核。脑干的神经核分为：一种是直接与第Ⅰ～Ⅻ对脑神经相连的，称脑神经核。就位置而论，其中动眼、滑车神经的脑神经核在中脑，三叉神经、展神经、面神经、前庭蜗神经的脑神经核主要在脑桥，舌咽神经、迷走神经、副神经和舌下神经的脑神经核主要在延髓。另一种是不与脑神经相连，但是参与组成各种神经传导通路或反射通路的，称非脑神经核(如薄束核、楔束核等)。脑神经核又分为与运动有关的脑神经运动核(动眼神经核和动眼神经副核)和与感觉有关的脑神经感觉核(如三叉神经脑桥核和脊束核)(图 1.3.2-9)。

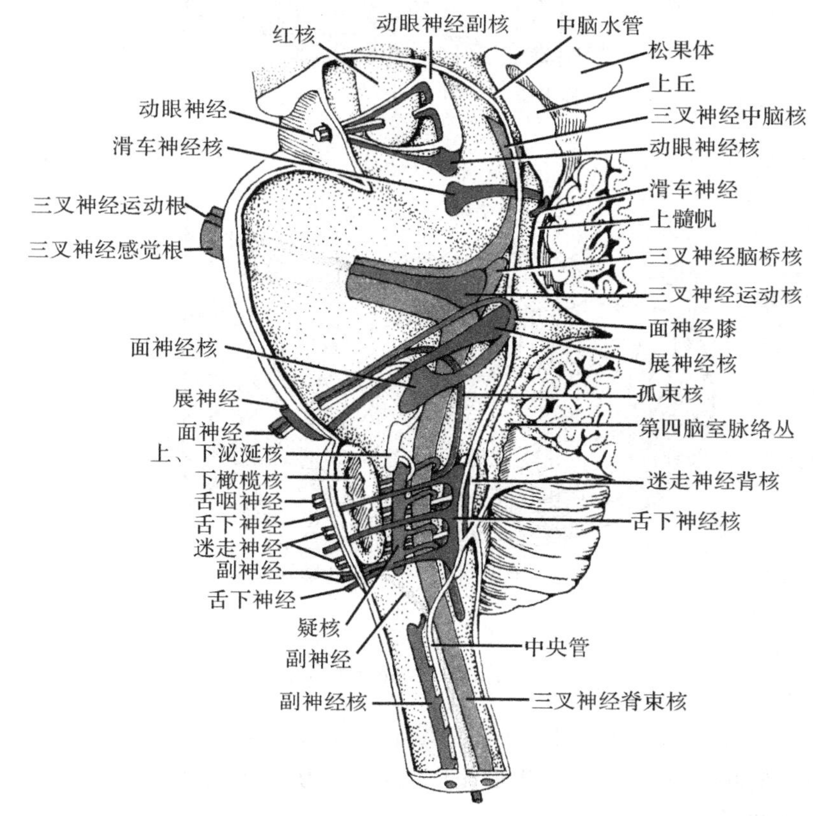

图 1.3.2-9　脑神经核与脑神经关系模式图

白质：由大量的上下行纤维束构成，将端脑、间脑与脊髓相互联系起来。上行纤维束主要有内侧丘系、脊髓丘脑束等，下行的传导束主要有皮质脊髓束。

脑干网状结构：脑干内除了脑神经核、非脑神经核及长上下行纤维之外的大部分区域，与中枢神经系统各部的网状结构有着广泛联系，并构成非特异性投射系统的结构基础。

(2)小脑

1)小脑的位置和外形：小脑位于颅后窝，前面隔着第四脑室与脑干相邻，上方隔着小脑幕与大脑半球枕叶毗邻。小脑两侧膨大为小脑半球，中央狭窄为小脑蚓。在小脑半球下面的前内侧各有一隆起，称小脑扁桃体(图 1.3.2-10)。颅脑病变导致颅腔内压力增高时，小脑扁桃体嵌入枕骨大孔，从而压迫延髓腹外侧面，可影响延髓网状结构中呼吸中枢和心血管中枢，危及生命，临床称小脑扁桃体疝。

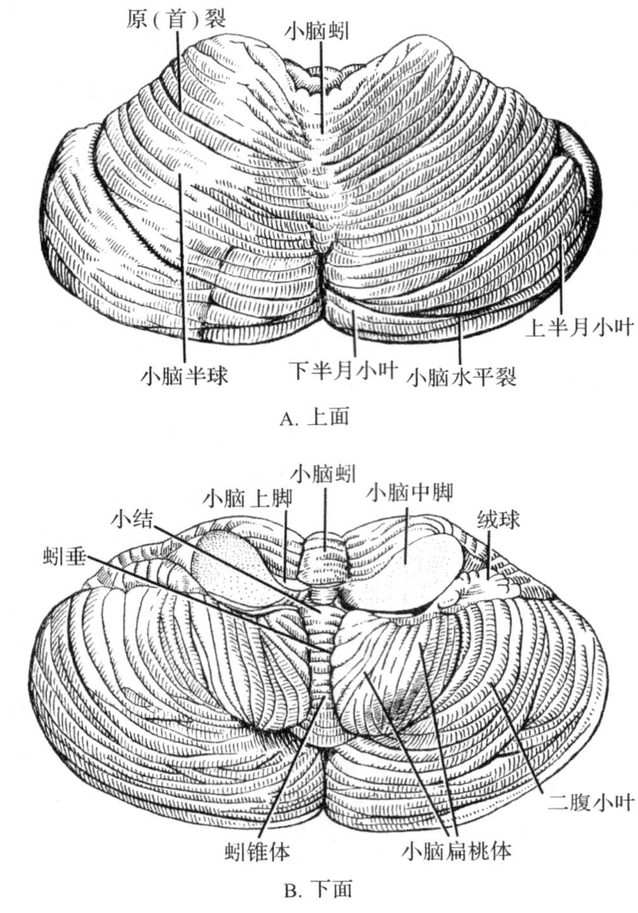

图 1.3.2-10　小脑的外形

2)小脑的分叶及内部结构：根据小脑的发生、功能和纤维联系，可以把小脑分为三叶：①绒球小结叶；②前叶；③后叶。小脑表面是皮质，深方为髓质，小脑髓质内有小脑核，包括齿状核、球状核、栓状核和顶核四对。

3)小脑的功能：小脑是一个重要的躯体运动调节中枢，其重要作用是维持身体姿势平衡，调节肌紧张，协调骨骼肌随意运动。

(3)间脑：位于中脑与端脑之间，分为背侧丘脑、后丘脑、上丘脑、底丘脑及下丘脑五个部分。其中位于两侧背侧丘脑和下丘脑之间的窄隙为第三脑室。

1)背侧丘脑又称丘脑：位于间脑的背侧部，是一对卵圆形的灰质团块借丘脑间黏合(中间块)连接而成。其背面游离，外侧面连接内囊，内侧面参与组成第三脑室的侧壁。丘脑的前端隆凸部为丘脑前结节，后端膨大称丘脑枕。其内部灰质被“Y”形的内髓板分为前核群、内侧核群和外侧核群三部分。

外侧核群位于内髓板的外侧，可分为背、腹侧两部分，腹侧部是背侧丘脑的主要部分，由前向后可分为腹前核、腹中间核(腹外侧核)和腹后核。腹后核又分为腹后内侧核和腹后外侧核(图 1.3.2-11),它们是躯体感觉传导通路中第三级神经元胞体所在处。腹后外侧核接受内侧丘系和脊髓丘脑束,发出的纤维参与组成丘脑中央辐射(丘脑皮质束),主要终止于大脑皮质中央后回中上部和中央旁小叶后部,传导躯干和四肢的感觉。腹后内侧核接受三叉丘系的传入纤维及味觉纤维,发出纤维参与组成丘脑中央辐射,终止于大脑皮质中央后回下部,传导头面部的感觉及味觉。

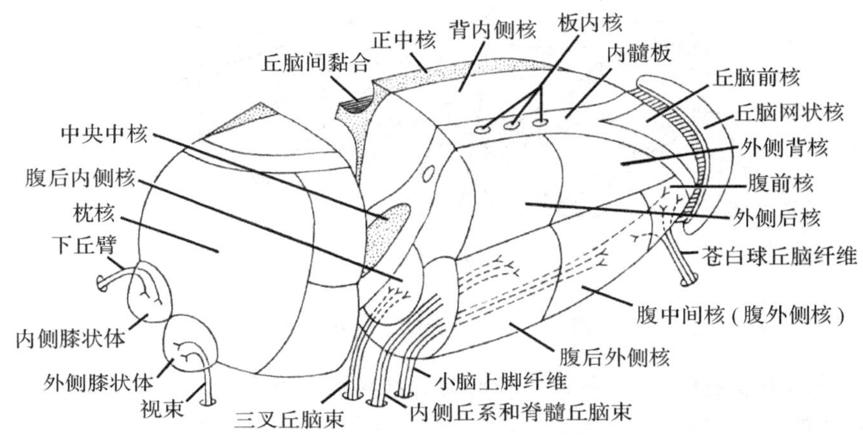

图 1.3.2-11　右侧背侧丘脑核团的立体示意图

2)下丘脑:位于背侧丘脑的前下方,包括视交叉、垂体、漏斗和乳头体等。

下丘脑由前向后可分为视前区、视上区、结节区、乳头体区四个部分。视上区主要核团有视上核和室旁核,能分泌催产素和加压素两种激素。下丘脑是神经内分泌的中心,通过与垂体的联系,将机体的神经调节和体液调节融为一体;同时又是内脏运动神经的皮质下中枢,控制交感和副交感神经的活动。此外,还对机体的体温、摄食、生殖、水盐代谢等起作用。

3)后丘脑:位于丘脑枕后方,包括内侧膝状体(听觉的皮质下中枢)和外侧膝状体(视觉的皮质下中枢)。

(4)端脑:又称大脑,由左、右大脑半球组成,是脑的最高级部位。大脑半球的主要结构包括大脑皮质、髓质、基底核和侧脑室等。两半球之间由大脑纵裂分隔,大脑纵裂底部是连结左右半球的横行纤维称胼胝体;大脑半球与小脑之间是大脑横裂(1.3.2-12、13)。

1)端脑的外形和分叶:大脑表面凸凹不平,大脑表面凹陷处呈大脑沟,沟之间隆起为大脑回。每侧半球分为上外侧面、内侧面和底面。半球内有三条恒定的叶间沟是外侧沟、中央沟和顶枕沟,借此将每侧半球分为额叶、顶叶、枕叶、颞叶和岛叶五个叶。

2)端脑的内部结构:大脑半球表层的灰质称大脑皮质,深面白质称髓质,白质中的若干灰质核团为基底核,大脑半球内的室腔为侧脑室。

基底核:位于脑底白质内的灰质团块,包括豆状核、尾状核、杏仁体和屏状核等。豆状核又被白质分成内侧的苍白球和外侧的壳两部分。豆状核和尾状核合称纹状体,纹状体的主要功能是调节肌张力,协调骨骼肌随意运动。

侧脑室:为端脑内的室腔,左右各一,借室间孔通第三脑室。

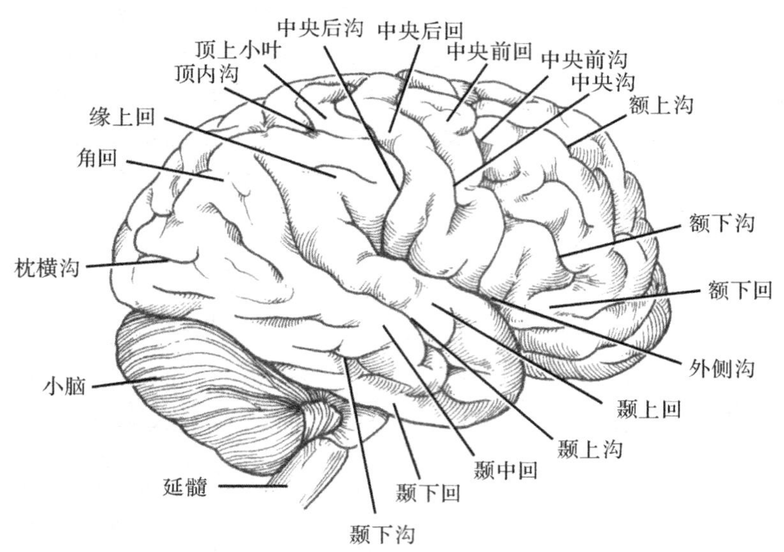

图 1.3.2-12　大脑半球外侧面

大脑皮质的机能定位：机体各种生理活动的最高级中枢在大脑皮质上具有定位关系，形成许多的重要的功能中枢(图 1.3.2-12、13、14)。主要的功能中枢定位如表 1.3.2-1：

表 1.3.2-1　大脑皮质的机能定位

中枢名称	部　位	功　能
第 1 躯体运动区	中央前回、中央旁小叶前部	管理对侧半身的骨骼肌运动(左右交叉支配，投影倒置)
第 1 躯体感觉区	中央后回、中央旁小叶后部	接受对侧半身的感觉纤维的投射(左右交叉支配，投影倒置)
视觉区	枕叶内侧距状沟两侧的皮质	接受同侧视网膜颞侧和对侧视网膜鼻侧传来的视觉信息(一侧视束损伤导致双眼对侧视野同向性偏盲)
听觉区	颞横回	接受双耳听觉冲动(一侧损伤双耳听力下降但不会全聋)
运动性语言中枢	额下回后部	受损后导致运动性失语
书写中枢	额中回后部	受损后导致失写
听觉性语言中枢	颞上回后部	受损后导致感觉性失语
视觉性语言中枢	角回	受损后导致失读

Wernicke 区：包括颞上回、颞中回后部、缘上回和角回，损伤后将出现严重的感觉性失语症(图 1.3.2-14)。

大脑半球的髓质：大脑半球的髓质由大量神经纤维组成，分为连接一侧半球内部叶与叶之间的联络纤维，连接左、右半球间的连合纤维和连接大脑皮质与皮质下结构之间的投射纤维三种。

联络纤维：在一侧半球内部，各回间、各叶间的往返纤维。重要的有：①扣带；②上纵束；③下纵束；④钩束。

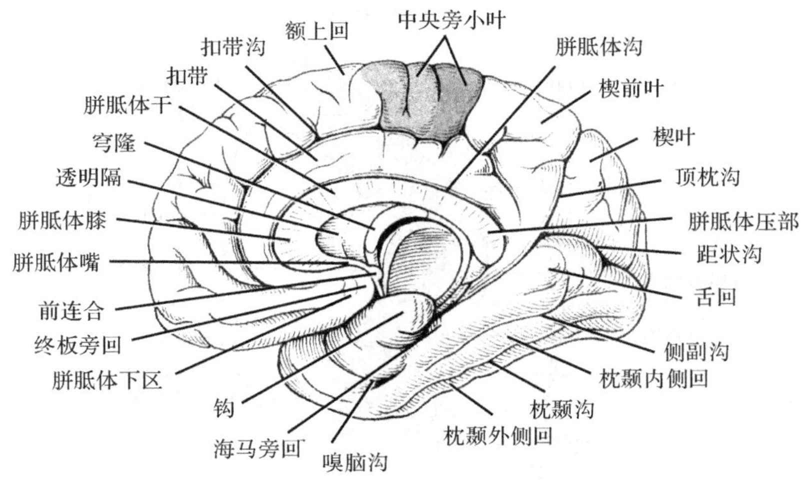

图 1.3.2-13　大脑半球内侧面

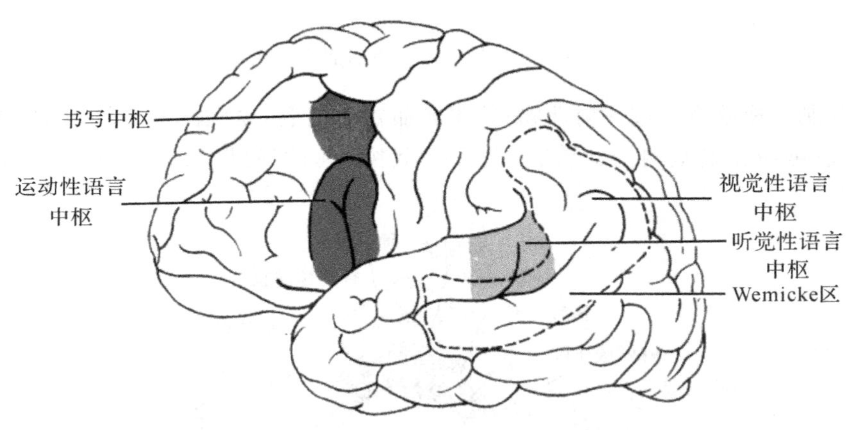

图 1.3.2-14　语言中枢

连合纤维：胼胝体位于大脑纵裂底部，是最大的连合纤维，在脑的正中矢状切面上呈弓形，由前向后可分为嘴、膝、干和压部四个部分(图 1.3.2-13)。

投射纤维：内囊是位于背侧丘脑、尾状核和豆状核之间的宽厚白质纤维。在端脑的水平切面上，内囊呈尖端向内的横置"V"字形，可分为内囊前肢、内囊后肢和内囊膝三个部分。其中内囊膝有皮质核束，内囊后肢内有皮质脊髓束、丘脑中央辐射(丘脑皮质束)、视辐射、听辐射等通过(图 1.3.2-15)。一侧内囊损伤患者可表现是"三偏症"：①对侧半身浅、深感觉丧失；②对侧偏瘫；③双眼对侧视野同向性偏盲。

3. 脑和脊髓的被膜

脑和脊髓均包裹三层被膜，由外向内依次为硬膜、蛛网膜和软膜(图 1.3.2-16)。它们对脑和脊髓具有保护和支持作用。三层膜在脑和脊髓互相连续。硬膜由致密结缔组织构成，厚而坚硬，保护脑和脊髓并防止病毒和细菌的侵入；蛛网膜位于硬膜与软膜之间，蛛网膜与软膜之间有宽阔的蛛网膜下隙。蛛网膜下隙充满脑脊液。临床上常在第 3、4 或第 4、5 腰

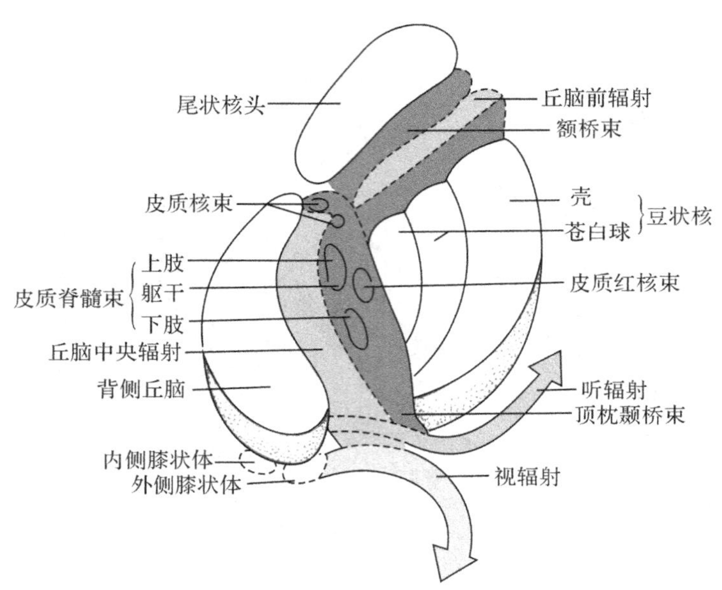

图 1.3.2-15 内囊横断面模式图

椎间进行穿刺抽取脑脊液或注射药物；软膜薄而富含血管，紧贴脑和脊髓表面，深入脑和脊髓沟裂中，软脑膜在脑室内与血管、室管膜一起突入脑室内形成脉络丛，有产生脑脊液的功能。

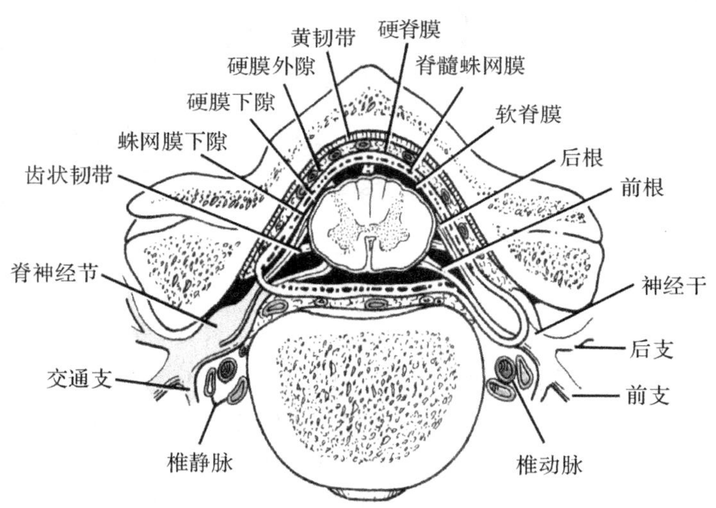

图 1.3.2-16 脊髓的被膜（核断面）

4. 脑和脊髓的血管

（1）脑和脊髓的动脉：脑的动脉来自颈内动脉系和椎—基底动脉系。颈内动脉系供应大脑半球前 2/3 和部分间脑；椎—基底动脉系供应大脑半球后 1/3 和部分间脑、小脑和脑干（图 1.3.2-17）；在脑的下面，颈内动脉与椎—基底动脉系借交通支彼此吻合形成大脑动脉环，通过动脉环的调节，可使血流重新分布，补偿缺血的部位，维持脑的营养和功能。脊髓的动脉主要有椎动脉发出的脊髓前动脉和脊髓后动脉，同时还有节段性动脉供应。

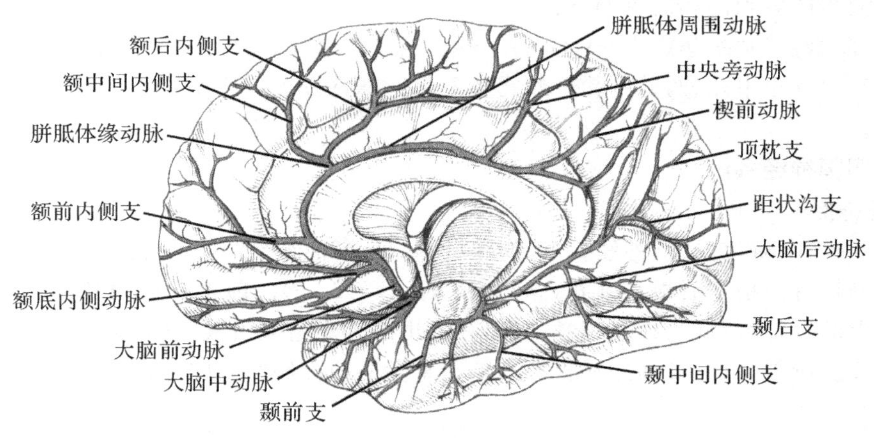

图 1.3.2-17　大脑内侧面的动脉

(2)脑的静脉：脑的静脉不与动脉伴行，静脉血主要由硬脑膜窦收集，最终汇入颈内静脉。

5. 脑脊液及其循环

脑脊液是充满脑室系统、脊髓中央管和蛛网膜下隙的无色透明液体，在中枢神经系统中，脑脊液起缓冲、保护、营养、运输代谢产物以及维持颅内压的作用(图 1.3.2-18)所示。

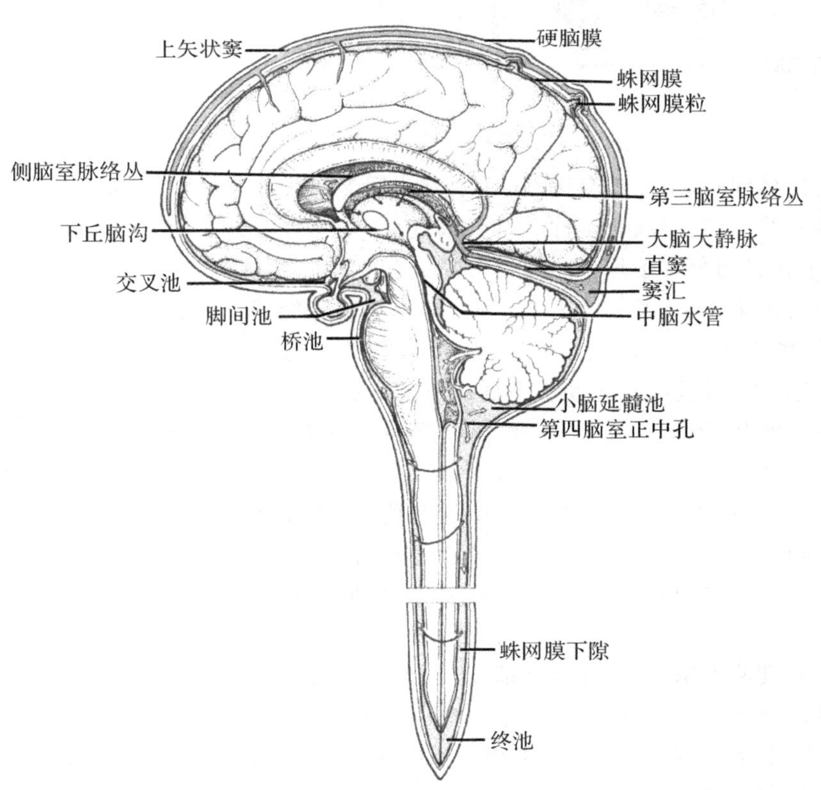

图 1.3.2-18　脑脊液循环模式图

第一篇　解剖生理学基础

脑脊液的产生和循环简示如下：

左、右侧脑室（脉络丛产生）→室间孔→第三脑室（脉络丛产生）→中脑水管→第四脑室（脉络丛产生）→正中孔、两外侧孔→蛛网膜下隙→蛛网膜粒→上矢状窦→窦汇→乙状窦→颈内静脉。

（四）周围神经系统

1. 脊神经

脊神经共31对，包括颈神经8对、胸神经12对、腰神经5对、骶神经5对和尾神经1对。每对脊神经均有前根和后根在椎间孔处合成（图1.3.2-19）。前根含运动神经纤维，发自前角。后根上的脊神经节内，含有感觉神经，其发出的轴突组成后根，进入脊髓；它发出的树突加入脊神经。所以，每对脊神经都含有运动和感觉两种神经纤维成分，属混合神经。

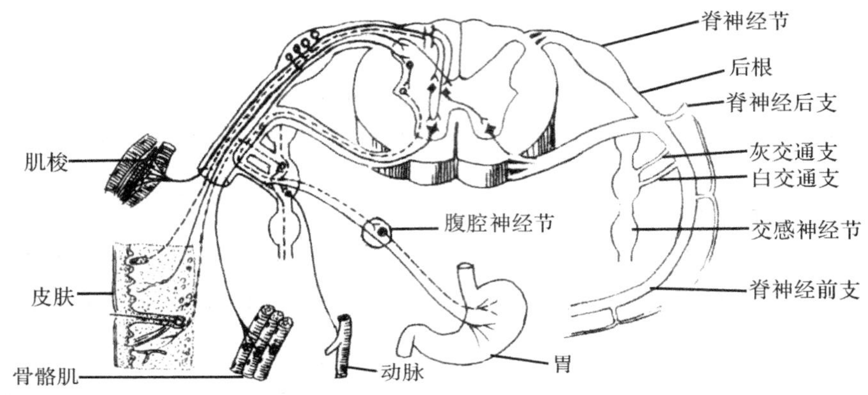

图1.3.2-19　脊神经的组成和分布

脊神经出椎间孔后，立即分为前、后两支。后支一般都较细小，主要分布于项、背和腰骶部的肌肉和皮肤。前支较粗大，除胸神经前支外，均相互交织成神经丛，然后由神经丛发出分支，分布于各自的分布区域。主要有颈丛、臂丛、腰丛和骶丛。

（1）颈丛：由第1～4颈神经前支组成，位于胸锁乳突肌的深面。其中发出皮支，控制颈部皮肤感觉（图1.3.2-20）。颈丛发出膈神经，膈神经为混合性神经，它的运动纤维支配膈肌，感觉纤维分布于胸膜、心包及膈下面中央的腹膜。

（2）臂丛：臂丛（图1.3.2-21）有第5～8颈神经和第1胸神经前支部分神经纤维组成，经锁骨后方进入腋窝，其主要分支有正中神经和尺神经（图1.3.2-21、22），支配前臂屈肌群、手肌及手部皮肤；桡神经支配上臂肱三头肌和前臂的全部伸肌及皮肤。

（3）胸神经前支：胸神经前支、不形成神经丛（图1.3.2-23），它们分布于胸、腹壁的肌肉及皮肤。上11对胸神经前支行于相应的肋间，称肋间神经。第12对行于第12肋的下方，称肋下神经。

（4）腰丛：腰丛由第1～4腰神经前支组成（图1.3.2-24），位于腰大肌的深面。其主要分支为股神经，支配大腿前肌群及大腿前面与小腿内侧的皮肤。

（5）骶丛：由第4、第5腰神经、骶神经和尾神经的前支组成，位于盆腔内（图1.3.2-25）。其最重要的分支为坐骨神经。它是全身最粗大的神经，在臀大肌深面由盆腔穿出，分布于大腿后肌群及后面皮肤，至腘窝上方，坐骨神经又分为胫神经和腓总神经，前者分布于小腿后

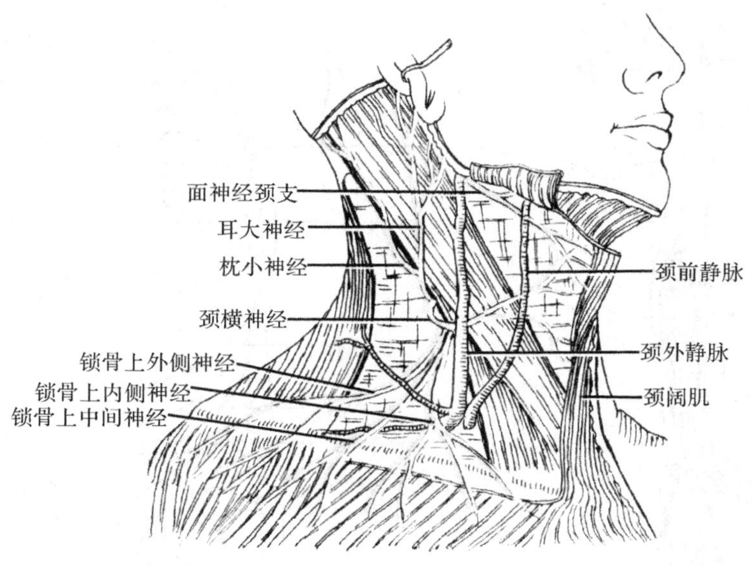

图 1.3.2-20　颈丛皮支

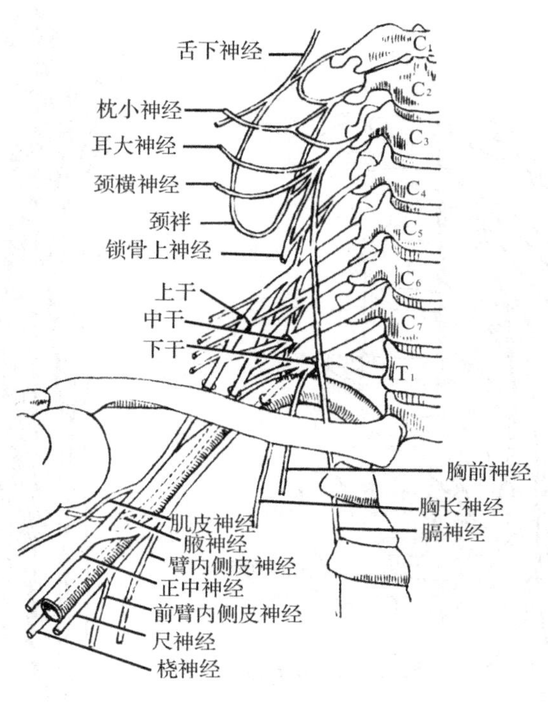

图 1.3.2-21　颈丛、臂丛

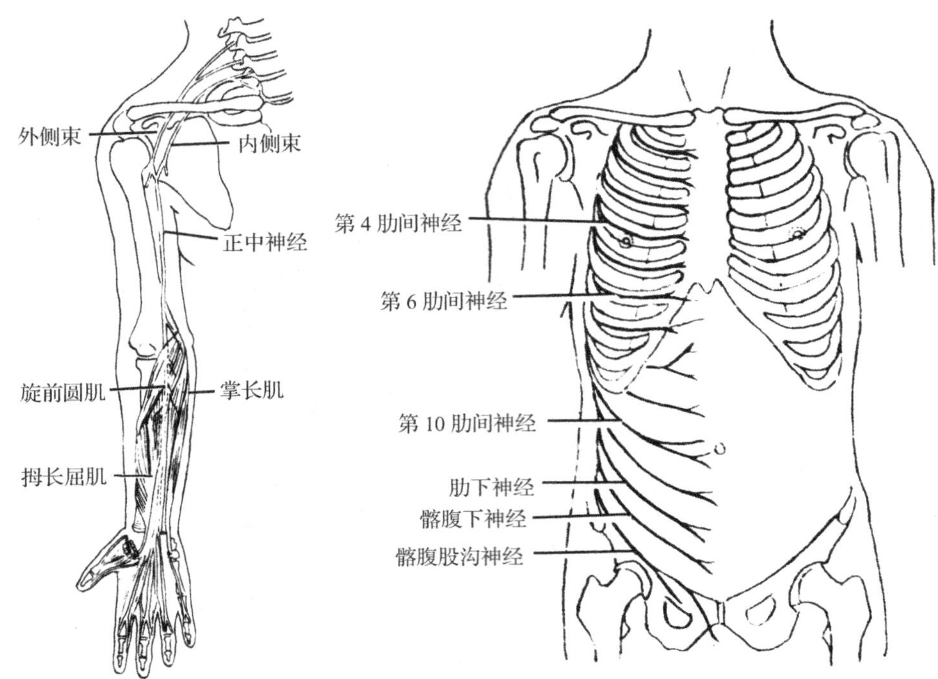

图 1.3.2-22　正中神经分布

图 1.3.2-23　肋间神经在胸腹壁的分布

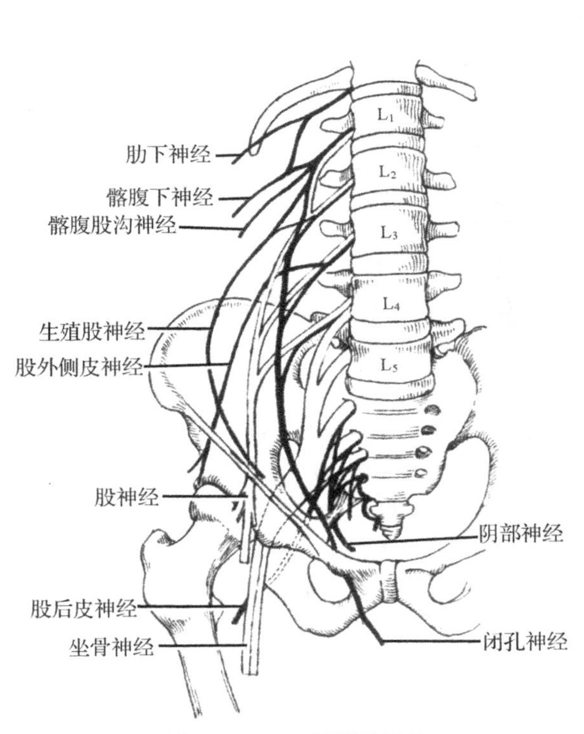

图 1.3.2-24　腰骶神经丛

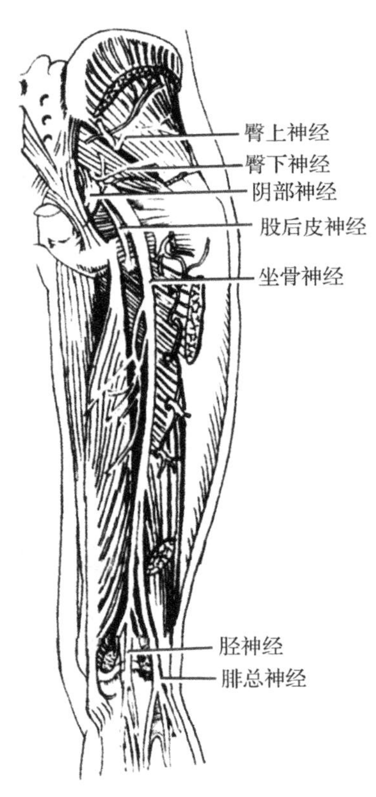

图 1.3.2-25　臀部和股后的神经

面及足底的肌肉和皮肤；后者分布于小腿前外侧及足背的皮肤和肌肉。

2. 脑神经

脑神经共12对(如图1.3.2-26)，按照各脑神经所含纤维成分，可分为运动神经、感觉神经和混合神经。脑神经主要分布于头面部，其中第10对(迷走神经)还分布到胸、腹腔的器官。12对脑神经的名称、分布区及主要功能见表1.3.2-2。

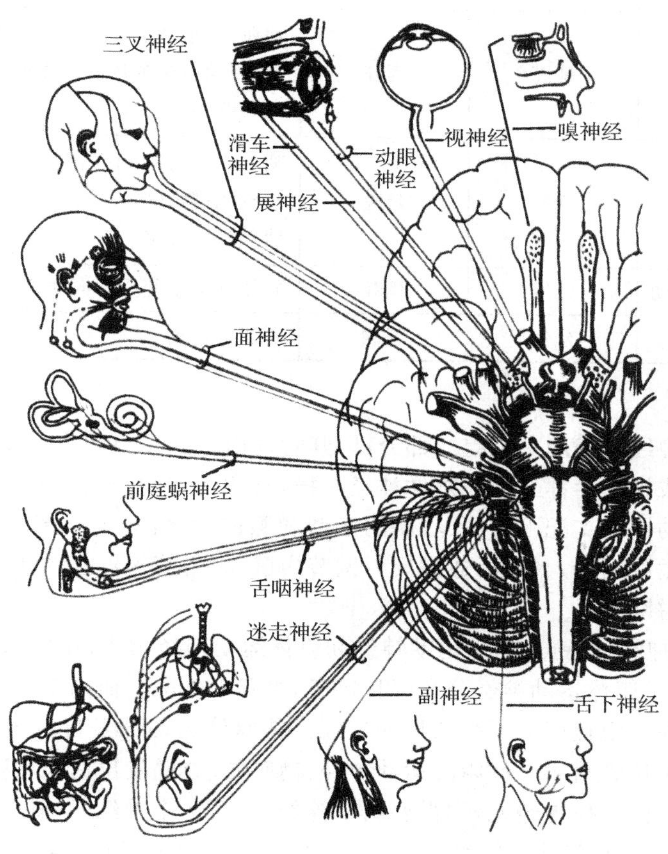

图1.3.2-26　脑神经示意图

表1.3.2-2　脑神经名称、分布区及主要功能一览表

名称	性质	核的位置	连着的部位	分布及功能
嗅神经(Ⅰ)	感觉	大脑半球	端脑	鼻腔上部黏膜、嗅觉
视神经(Ⅱ)	感觉	间脑	间脑	视网膜、视觉
动眼神经(Ⅲ)	运动	中脑上丘	中脑	眼的上、下、内直肌和下斜肌调节眼球运动；提上睑肌；瞳孔括约肌使瞳孔缩小以及睫状肌调节晶状体凸度
滑车神经(Ⅳ)	运动	中脑下丘	中脑	眼上斜肌使眼球转向下外方
三叉神经(Ⅴ)	混合	脑桥中部	脑桥	咀嚼肌运动；脸部皮肤、上颌黏膜、牙龈、角膜等浅感觉、舌前2/3一般感觉

续表

名称	性质	核的位置	连着的部位	分布及功能
展神经(Ⅵ)	运动	脑桥中下部	脑桥	眼外直肌使眼球外转
面神经(Ⅶ)	混合	脑桥中下部	脑桥	面部表情肌运动;舌前 2/3 黏膜的味觉;泪腺、颌下腺、舌下腺的分泌
前庭蜗神经(Ⅷ)	感觉	脑桥及延髓	延髓、脑桥	内耳蜗管柯蒂氏的听觉;椭圆囊、球囊斑及三个半规管壶腹嵴的平衡功能
舌咽神经(Ⅸ)	混合	延髓	延髓	咽肌运动;咽部感觉、舌后 1/3 味觉和一般感觉、颈动脉窦的压力感觉器和颈动脉的化学感觉器的感觉
迷走神经(Ⅹ)	混合	延髓	延髓	咽喉肌运动和咽喉部感觉;心脏活动;支气管平滑肌;横结肠以上的消化道平滑肌的运动和消化腺体分泌
副神经(Ⅺ)	运动	延髓	延髓	胸锁乳突肌使头转向对侧、斜方肌提肩
舌下神经(Ⅻ)	运动	延髓	延髓	舌肌的运动

3. 自主神经

自主神经是神经系统的一个组成部分,因其管理内脏并参与调节人体的新陈代谢活动,故又称内脏神经或植物性神经。与躯体神经一样,自主神经也分为内脏运动神经和内脏感觉神经。内脏运动神经支配平滑肌、心肌的运动和腺体的分泌;内脏感觉神经将来自内脏、心血管等处的感觉冲动传入中枢,通过反射调节内脏、心血管等器官的活动。

(1)内脏运动神经

1)内脏运动神经的特点:内脏运动神经和躯体运动神经相比,在形态结构、分布范围等方面有以下特点:①躯体运动神经分布于骨骼肌,受意识支配。而内脏运动神经分布于平滑肌、心肌和腺体,在一定程度上不受意识的支配。②躯体运动神经自脑干或脊髓发出后,不交换神经元直接到达骨骼肌。而内脏运动神经自脑干或脊髓发出后,到达所支配的器官前,必须在自主神经节内更换神经元,即需要两个神经元,第一个神经元(胞体)位于脑干或脊髓内,它发出的轴突,称节前神经纤维;第二个神经元(胞体)位于自主神经节内,它发出的轴突,称节后神经纤维(图 1.3.2-27)。③躯体运动神经只有一种纤维成分,内脏运动神经则有交感和副交感两种纤维成分,而且大多一起支配一个器官。它们的节后神经纤维多攀附于血管和内脏器官,形成内脏神经丛,由丛发出分支支配效应器。

2)内脏运动神经的分布:根据形态结构和功能的不同,内脏运动神经可分为交感神经和副交感神经两部分。

交感神经:交感神经的低级中枢位于脊髓胸 1～腰 3 节段的灰质侧角内。侧角内的神经元即节前神经元,它发出的轴突即节前神经纤维。与交感神经相连的神经节称交感神经节,交感神经节内的神经元即节后神经元,其轴突称节后神经纤维(图 1.3.2-27)。

交感神经节可分为椎旁节和椎前节。椎旁节位于脊柱两旁,共有 22～24 对,借节间支连成左、右交感干。交感干借交通支与相应的脊神经相连(图 1.3.2-27)。椎前节位于脊柱前方,主要有腹腔神经节、主动脉肾神经节、肠系膜上及下神经节。

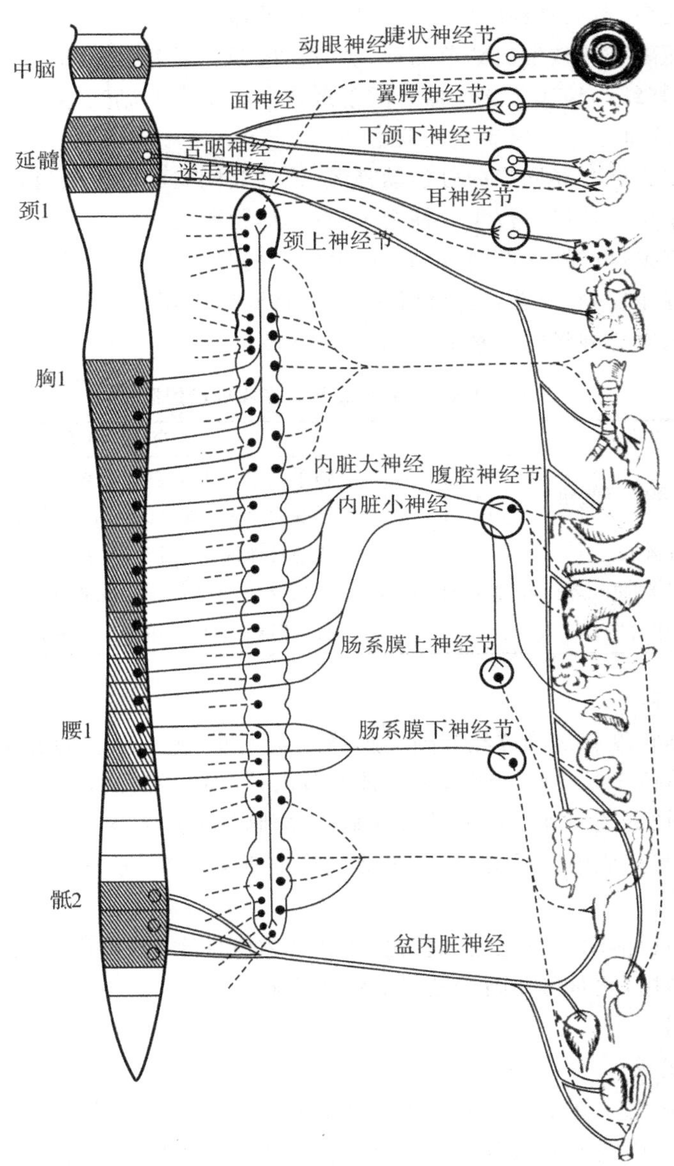

图 1.3.2-27　内脏运动神经概况

脊髓侧角发出的节前神经纤维，随脊神经前根和脊神经走行，出椎间孔后，离开脊神经，以交通支进入椎旁节，或穿经椎旁节进入椎前节，在椎旁节或椎前节内更换神经元后，节后神经纤维分布到所支配的器官。

副交感神经：副交感神经的低级中枢位于脑干的副交感核与脊髓骶部第 2～4 节段的骶副交感核。副交感神经的节前神经纤维起自这些核的神经元；副交感神经的节后神经元位于所支配器官附近或器官壁内的副交感神经节内。

脑干内的副交感核（内脏运动核）发出的节前神经纤维，分别随四对脑神经即动眼神经、面神经、舌咽神经及迷走神经走行，到达各自支配的器官附近或者其壁内的副交感神经节，在节内更换神经元后，节后神经纤维分布于所支配的器官。

脊髓骶部的骶副交感核发出的节前神经纤维，随骶神经前支出骶前孔后，离开骶神经，组成盆内脏神经，其纤维到达所支配器官的附近或器官壁内的副交感神经节，在节内更换神经元后，节后神经纤维分布于所支配的器官。

交感神经和副交感神经同属内脏运动神经，往往共同支配同一器官，构成内脏器官的双重神经支配。由于交感神经节位于脊柱两旁或前方，距所支配的器官较远；而副交感神经节位于所支配的器官附近或器官壁内，因此，交感神经的节前神经纤维短，节后神经纤维长，而副交感神经则刚好相反，其节前神经纤维长，节后神经纤维短。

交感神经与副交感神经的区别如表 1.3.2-3 所示：

表 1.3.2-3　交感神经与副交感神经的区别

交感神经	副交感神经
脊髓第 1 胸节至第 3 腰节侧角	脑干内的一般内脏运动核 脊髓第 2～4 骶节的骶副交感核
节前纤维短，节后纤维长	节前纤维长，节后纤维短
较广，心肌、全身平滑肌（除瞳孔括约肌外）和腺体器官附近或器官壁内	不如交感神经广泛，大部分血管平滑肌、瞳孔开大肌、汗腺、竖毛肌和肾上腺髓质无副交感纤维分布

（2）内脏感觉神经

体内各内脏器官除有交感神经和副交感神经支配外，还有丰富的感觉神经分布。内脏感觉神经元的胞体位于某些脑神经节和脊神经节内，其树突随交感神经或副交感神经走行，分布于各器官；其轴突随脊神经后根进入脊髓，或随脑神经进入脑干。内脏感觉神经传入的神经冲动，部分参与完成内脏反射，如排尿反射和排便反射等，另一部分经脑干传至大脑皮质，产生内脏感觉。

内脏器官的一般活动不引起主观感觉；强烈的内脏活动，则可产生内脏感觉，如内脏痉挛性收缩可引起剧痛，此时可用阿托品等解痉药止痛。

（五）传导通路

1. 感觉传导通路

（1）躯干和四肢意识性本体感觉和精细触觉传导通路：由三级神经元组成。第一级神经元位于脊神经节，其周围突分布至本体感受器和精细触觉感受器，中枢突经脊神经后根进入脊髓后索，其中来自躯干下部和下肢的纤维在后索的内侧部形成薄束，来自躯干上部和上肢的纤维在后索的外侧部形成楔束。两束上行分别终止于薄束核和楔束核。第二级神经元胞体在薄束核和楔束核，由此发出的纤维经内侧丘系交叉后，转折上升，称内侧丘系。内侧丘系经脑桥、中脑止于丘脑腹后外侧核。第三级神经元是丘脑腹后外侧核，由此发出纤维经内囊后肢，主要投射至中央后回的中上部和中央旁小叶后部（图 1.3.2-28）。

此传导通路任何部位的损伤，都可导致躯干和四肢深感觉和精细触觉障碍。

（2）躯干和四肢痛温觉、粗触觉和压觉传导通路：由三级神经元组成。第一级神经元胞体位于脊神经节，其周围突经脊神经分布于躯干和四肢皮肤内的感受器，中枢突经脊神经后根进入脊髓，止于第二级神经元。第二级神经元主要位于脊髓灰质的Ⅰ、Ⅳ～Ⅶ板层，发出纤维交叉至对侧，其中痛、温觉纤维至外侧索，形成脊髓丘脑侧束，压觉和粗触觉纤维至前

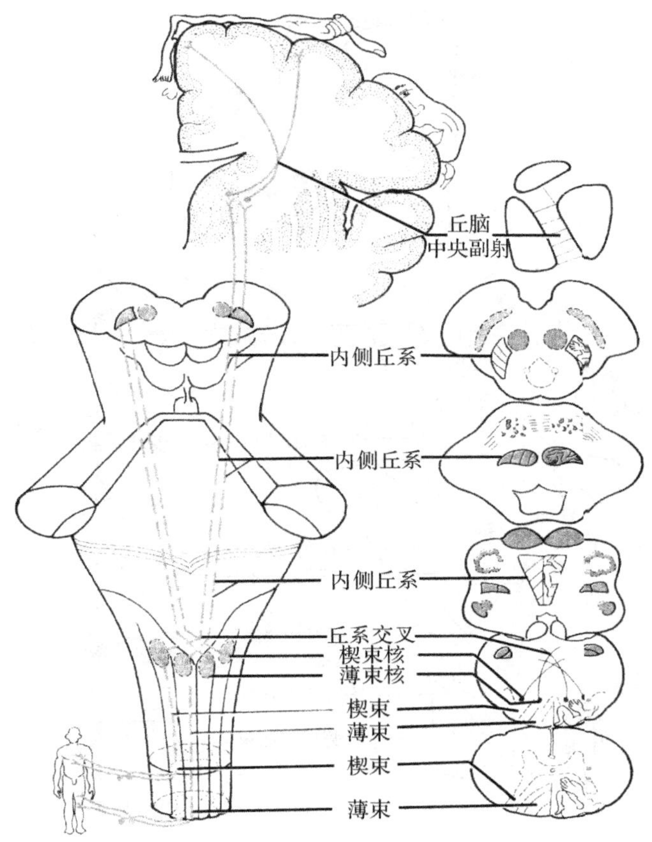

图 1.3.2-28　意识性本体感觉传导通路

索，形成脊髓丘脑前束；两束上升到延髓合为脊髓丘脑束经脑桥、中脑到丘脑腹后外侧核。第三级神经元为丘脑腹后外侧核，它们发出纤维经内囊后肢，投射至大脑半球中央后回的中、上部和中央旁小叶后部(图 1.3.2-29)。

(3)头面部痛温觉和触压觉传导通路：由三级神经元组成。第一级神经元位于三叉神经节内假单极神经元，其周围突分布至头面部皮肤、黏膜的相应感受器，中枢突经三叉神经根进入脑桥，止于三叉神经脑桥核和三叉神经脊束核。第二级神经元是三叉神经脑桥核和脊束核，它们发出纤维大部分交叉至对侧，组成三叉丘系经中脑到丘脑腹后内侧核。第三级神经元是丘脑腹后内侧核，它们发出纤维(参与构成丘脑中央辐射)经内囊后肢投射至中央后回下部。

(4)视觉传导通路：视觉传导通路由三级神经元组成。第一级神经元是视网膜双极神经元，第二级神经元为视网膜节细胞。节细胞的轴突在视神经盘处汇合成视神经经视神经管进入颅腔，形成视交叉；交叉后的纤维延续为视束到外侧膝状体。第三级神经元胞体位于外侧膝状体，由外侧膝状体核发出纤维组成视辐射，经内囊后肢投射至端脑距状沟上下的视区皮质(图 1.3.2-30)。

2. 运动传导通路

运动传导路是指大脑皮质与骨骼肌效应器的神经联系。由上、下两级神经元组成。上运动神经元是大脑皮质的运动神经细胞，下运动神经元是脑干的躯体运动核和特殊内脏运

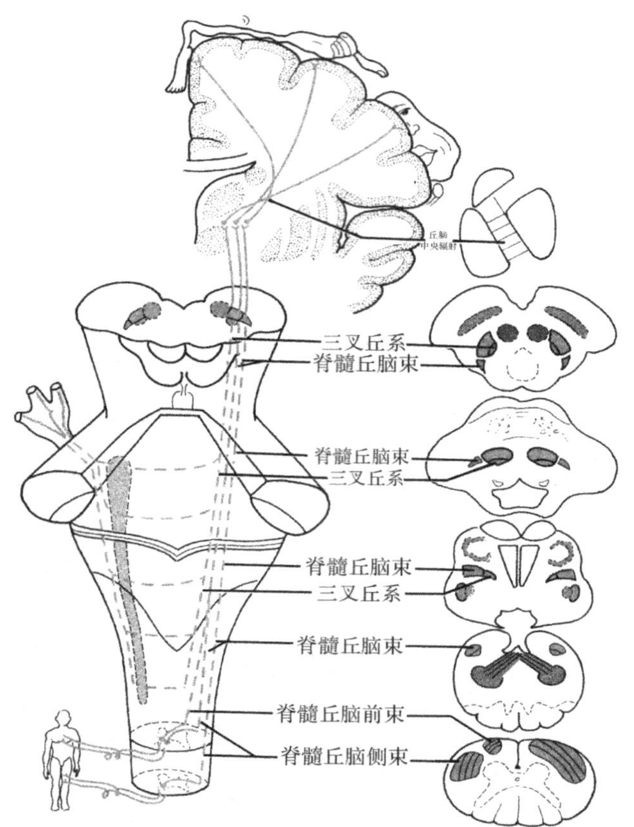

图 1.3.2-29 痛、温度觉和粗触觉传导通路

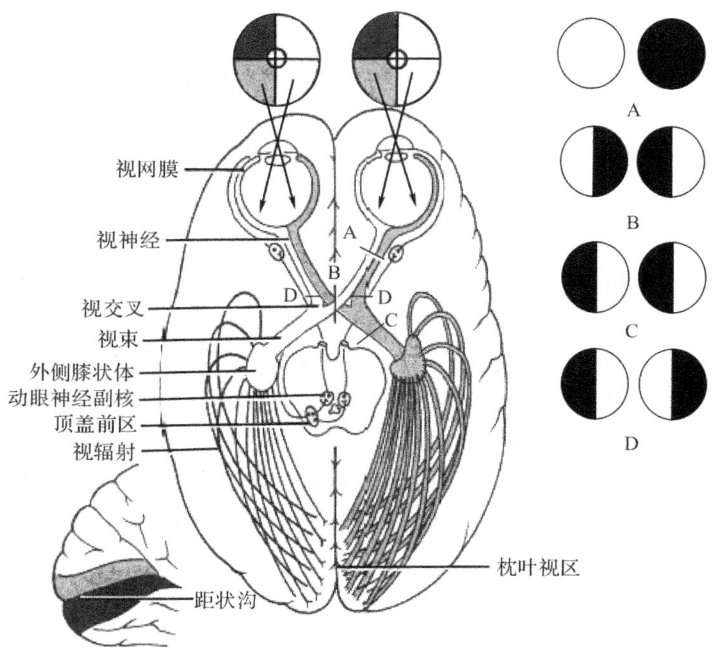

图 1.3.2-30 视觉和瞳孔对光反射传导通路

动核以及脊髓前角的运动神经细胞。包括锥体系和锥体外系两部分。

（1）锥体系：锥体系支配骨骼肌随意运动，主要由上下两级运动神经元组成。分皮质脊髓束和皮质核束（图 1.3.2-31）。

1）皮质脊髓束：由中央前回上、中部和中央旁小叶前部等处的运动细胞发出的下行投射纤维，经内囊后肢到大脑脚底，再经脑桥基底部到锥体下端，在此处，约 75%～90%的纤维交叉到对侧，形成锥体交叉；交叉后的纤维行于对侧脊髓外侧索，称皮质脊髓侧束，逐节终止于脊髓前角细胞，主要支配四肢肌。少部分未交叉的纤维行于同侧脊髓前索，称皮质脊髓前束，支配躯干肌和上肢肌。

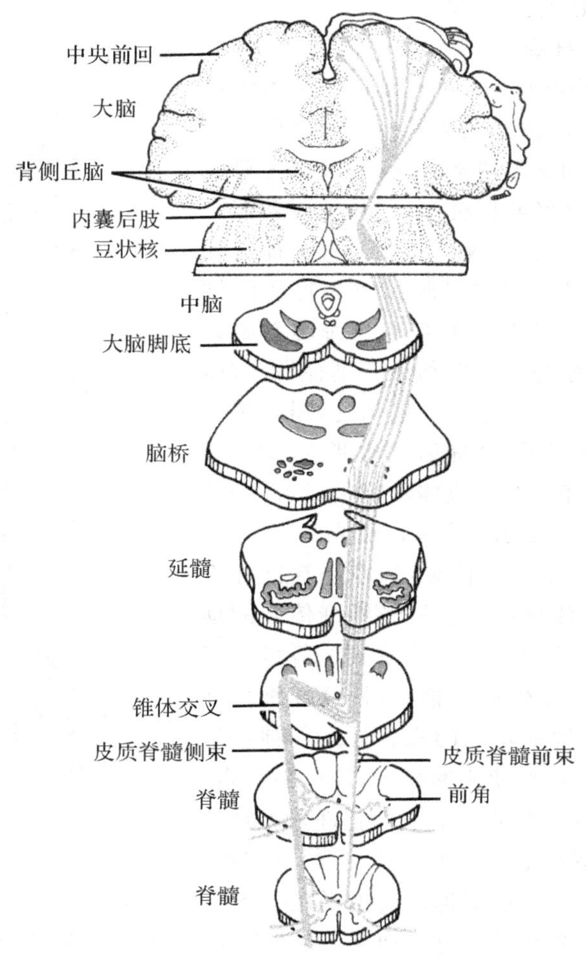

图 1.3.2-31　锥体束

值得注意的是，躯干肌受两侧大脑皮质支配，而四肢肌只接受对侧支配。

2）皮质核束：主要由中央前回下部的锥体细胞轴突集合而成，经内囊膝至大脑脚底，由此向下陆续分出纤维至大部分双侧的躯体运动和特殊内脏运动核。仅支配面下部肌的面神经核细胞群和舌下神经核只接受对侧皮质核束支配。

（2）锥体外系：是指锥体系以外影响和控制骨骼肌运动的神经结构的总称。其结构非常复杂，内容甚多，包括大脑皮质、纹状体、背侧丘脑、底丘脑、红核、黑质、脑桥核、前庭核、小脑和脑干网状结构等以及它们的纤维联系。锥体外系的主要动能是调节肌张力、协调肌肉活动、维持体态姿势和习惯动作等。锥体系和锥体外系在运动功能上是相互依赖不可分割的整体，只有在锥体外系保持肌紧张稳定协调的基础上，锥体系才能完成精确的随意运动，如写字、刺绣等精细活动。锥体外系对锥体系也有一定依赖性，锥体系是运动发起者，但又要通过锥体外系来管理。

二、神经系统生理

(一)神经元活动的基本规律

1. 神经元和神经纤维

(1)神经元和神经纤维：神经细胞是神经系统最基本的结构和功能单位，故称之为神经元。神经元的结构大致可分成胞体和突起两部分，突起又分为树突和轴突两种。典型的神经元树突多而短，主要功能是接受其他神经元传来的信息；轴突较长，一个神经元只有一个，外面包有髓鞘或神经膜即成为神经纤维(图 1.3.2-32)。神经纤维根据神经胶质细胞对轴突的包裹方式分为有髓鞘神经纤维和无髓鞘神经纤维，神经纤维的末端称为神经末梢。一般认为，树突是接受信息的部位；胞体是接受、处理信息的部位；轴突是传出信息的部位。神经系统对机体功能的调节，是通过大量神经元之间复杂的功能联系来实现的。

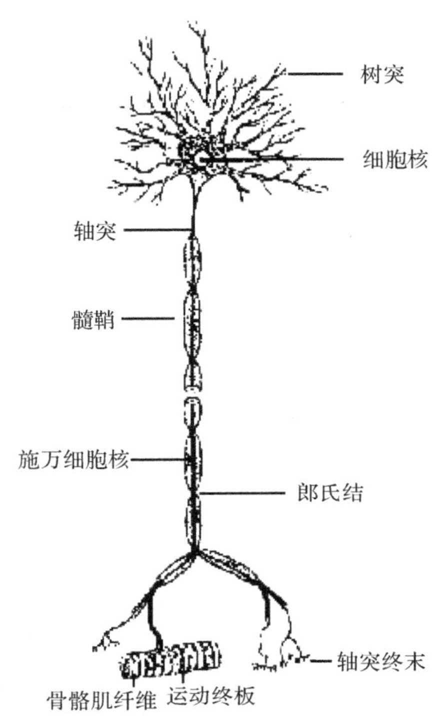

图 1.3.2-32　神经元及神经纤维

(2)兴奋在神经纤维上的传导：兴奋在神经纤维上是以局部电流形式传导的。沿神经纤维传导的动作电位(兴奋)，称为神经冲动。兴奋在神经纤维上传导具有以下几个特点：①生理完整性：神经纤维传导兴奋的必要条件是结构和功能的完整性。若神经纤维受损伤或被切断，或局部使用麻醉药，均可使兴奋、传导受阻。②绝缘性：一根神经干中含有许多神经纤维，但各纤维传导兴奋基本上互不干扰。这是因为神经纤维间没有细胞质的沟通，局部电流主要在一条纤维上构成回路，加上神经纤维胶质细胞的绝缘作用，使兴奋能精确地沿神经通路传导。③双向传导：人为刺激神经纤维上任何一点引起的兴奋可同时向两端传导。因为局部电流可在刺激处的两端发生。但在整体中，由于突触传递只能由突触前膜传向突触后膜，因而神经冲动总是由胞体传向末梢，表现为传导的单向性。④相对不疲劳性：即冲动在神经纤维上的传导本身基本上是一种无需供能的活动，且不涉及递质耗竭的问题，不易产生疲劳。⑤不衰减性：即冲动在神经纤维上的传导实质上传导的是动作电位，而不是电流本身，只要形成动作电位的条件不变，动作电位的大小形状不会改变。

神经纤维的传导速度可因神经纤维的粗细、有无髓鞘、髓鞘厚度和温度有关。一般来说，神经纤维的直径越大，传导速度越快，这是因为直径较大时，内阻较小；粗纤维上 Na^+ 通道密度高，Na^+ 电流大。有髓鞘的神经纤维比无髓鞘纤维传导速度快，那是因为前者的传导方式是跳跃传导。在一定范围内，温度升高可使传导速度加快，温度降低则传导速度减慢，温度过低时，神经传导发生阻滞，这是临床上低温麻醉的基础。当外周神经发生病变或损伤时，传导速度下降，因此神经纤维传导速度的测定可作为诊断神经疾患和评估预后的参考。

(3)神经的营养性作用：神经对所支配的组织，除通过传导神经冲动发挥快速的调节作用以外，还通过末梢释放一些物质，调节所支配组织的内在代谢，持久地影响其结构、生化和生理变化，称为神经的营养性作用。神经的营养性作用在正常情况下不易被觉察，但在神经损伤后，就能明显地表现出来。例如实验中切断运动神经，所支配的肌肉逐渐萎缩；脊髓灰质炎患者，由于脊髓前角运动神经元受损，所支配肌肉也发生萎缩。

2. 神经元之间相互作用的方式

在整个神经系统中，冲动的传递往往要通过两个以上的神经元。两个神经元之间的信息传递过程比冲动在一个神经纤维上的传导复杂得多。就传递方式而言，大体可分为化学性突触、电突触传递和非突触性化学传递等三种，其中以化学性突触方式最普遍、最重要。

(1)经典的突触传递：突触是指神经元之间相接触的部位。经典的突触又称为化学性突触，其传递过程是通过轴突末梢释放特殊的化学物质——神经递质作为传递媒介物而实现的。化学性突触传递的基本过程为前一个神经元释放某种化学物质(神经递质)，作用于下一个神经元，引起后者的兴奋机制。

1)化学性突触的结构：在结构上，一个突触包括三部分：突触前膜、突触间隙和突触后膜。神经元的轴突末梢分枝，每一细枝的末端膨大呈球形，称为突触小体。突触前膜即突触小体膜。突触小体内有大量的突触小泡，小泡中贮存有浓度很高的神经递质。突触小体的另一特点是胞浆内含有较多的线粒体。与突触前膜相对的后一神经元的树突、胞体或轴突膜称为突触后膜，突触后膜在形态上也有加厚，最主要的特点是后膜上有丰富的特异性受体。受体能与突触前膜释放的神经递质相结合产生相应的生理效应。突触前膜与突触后膜之间有一微小间隙——突触间隙，约 20nm(图 1.3.2-33)。

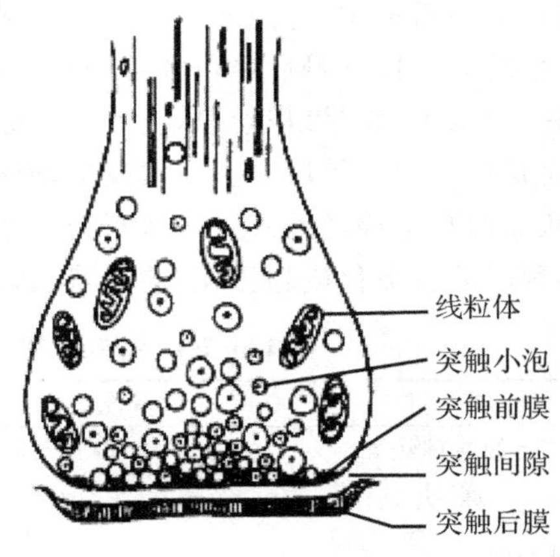

图 1.3.2-33　化学性突触结构模式图

2)突触传递过程：突触传递是指突触前神经元的信息，通过传递，引起突触后神经元活动的过程。当神经冲动抵达末梢时，末梢产生动作电位，引起电压门控的 Ca^{2+} 通道开放，Ca^{2+} 由膜外进入膜内，使一定数量的突触小泡向突触前膜移动并与前膜融合，黏合处开口至突触间隙，以胞吐方式释放神经递质到突触间隙。在这一过程中，Ca^{2+} 的转移很重要，Ca^{2+} 由膜外进入膜内的数量多少，直接关系到递质释放的量。

递质释放进入突触间隙后，经过弥散到达突触后膜，与突触后膜上的特异性受体相结合，引起突触后膜上某些离子通道的通透性改变，从而引起某些带电离子进入突触后膜，使膜电位发生一定程度的去极化或超极化，产生兴奋或抑制。这种突触后膜上的电位变化称为突触后电位。

神经递质与受体结合后，会迅速与之分离并失去作用，这些神经递质的去路主要有三条：①由突触前膜重新摄取进入胞浆再利用；②由相应的酶降解；③在突触间隙中弥散，由血循环运走。神经递质及时失去活性十分重要，它使受体能及时接受随后到来的新的神经递质，假如有神经递质不断到来，则可以使其不断兴奋。而一旦突触前膜不再释放神经递质，突触后膜则停止兴奋，这样可以保持信息传递的灵活性和连续性。

3)兴奋性突触后电位及抑制性突触后电位：突触传递功能有兴奋性和抑制性两种，兴奋性突触的前膜释放兴奋性递质，它对突触后膜的作用是产生兴奋性突触后电位，抑制性突触的前膜释放抑制性递质，对突触后膜的作用是产生抑制性突触后电位(表 1.3.2-4)。

兴奋性突触后电位产生的过程及其机制：突触前膜释放一定的兴奋性神经递质，作用于后膜相应的受体，使后膜对 Na^+、K^+ 等离子的通透性升高，出现 Na^+ 内流，K^+ 外流(因为膜内为负电位，所以 Na^+ 内流远远超过 K^+ 外流)，使膜内电位升高，后膜去极化。兴奋性突触后电位可以总和。许多小的突触后电位同时作用，或在时间上相隔很近，它们具有相加作用——空间总和及时间总和，引起突触后电位上升至阈电位，从而爆发动作电位。

抑制性突触后电位的形成则是突触后膜的膜电位在抑制性递质的作用下，膜对 Cl^- 或 K^+ 或两者的通透性加大，Cl^- 内流或 K^+ 外流均可产生超极化改变，使该突触后神经元对其他刺激的兴奋性下降，不易爆发动作电位。

在中枢神经系统中，一个神经元常与其他多个末梢构成许多突触，这些突触中有的产生兴奋性突触后电位，有的产生抑制性突触后电位。突触后膜上电位变化的总趋势取决于同时产生的兴奋性突触后电位和抑制性突触后电位的代数和。当突触后神经元的膜电位去极化到一定水平，就足以达到阈电位，引发扩布性动作电位。但动作电位并不首先在胞体产生，而是在轴突的始段产生。爆发的动作电位向两个方向扩布：沿轴突至末梢和逆向传至胞体，从而使整个神经元发生一次兴奋。逆向兴奋胞体的意义可能在于消除细胞此次兴奋前不同程度的去极化或超极化，使其状态得到刷新。

表 1.3.2-4 抑制性突触后电位与兴奋性突触后电位的比较

项目		兴奋性突触后电位(EPSP)	抑制性突触后电位(IPSP)
突触前神经元		兴奋性神经元	抑制性神经元
递质		兴奋性递质	抑制性递质
突触后膜离子流	钠内流	+++	
	钾外流	+	+
	氯内流	+	++
突触后膜电位值		减少(去极化)	增大(超极化)
结果		突触后神经元易产生动作电位(兴奋)	突触后神经元难产生动作电位(抑制)

4)化学性突触传递的特征

A.单向传布：因为突触前膜能释放递质，突触后膜有受体，故而兴奋不能逆向传布。

B.突触延搁：突触传递需经递质释放、递质扩散、作用于受体等多个环节才能发挥作用，因此兴奋通过突触部分耗时较长。据测定，兴奋通过一个突触约需 0.3～0.5ms。

C.总和：在突触传递中产生的 EPSP 需总和才可能达到阈电位水平，从而引发动作电位。兴奋的总和包括空间性总和和时间性总和。

D. 兴奋节律的改变：指传入神经的冲动频率与传出神经的冲动频率不同。因为传出神经元的冲动频率受传入神经元冲动频率、自身的功能状态、中枢整合以及中间神经元的功能状态和联系方式等方面的综合影响。

E. 对内环境变化敏感和易疲劳：因为突触间隙与细胞外液相沟通，细胞外液中的物质能直接影响突触部位，如缺氧、CO_2、麻醉剂等均可改变突触部位的传递能力。反射弧中突触是最易出现疲劳的部位，这是因为递质耗竭的缘故。

（2）突触传递的其他方式

1）电突触传递：电突触传递的结构基础是缝隙连接。它的特点是两层膜的距离很近，只有 2nm，并且在两层膜之间有一些桥状结构。兴奋可直接由一个神经元以电传递形式传递给下一个神经元，而不需要神经递质。这种传递是双向的。传递速度快，几乎没有潜伏期。意义在于使很多的神经元产生同步化活动。

2）非突触性化学传递：非突触性化学传递中，虽然也是通过神经末梢释放神经递质作用于下一个神经元，但上一个神经元的末梢与下一个神经元不形成典型的突触，而是在它的附近，有时距离可达数微米。传递花费的时间也长，且不存在一对一的关系，作用较为弥散。

（3）神经递质和受体：神经递质是指由突触前神经元合成并在末梢释放，特异性地作用于突触后神经元或效应器细胞上的受体，使信息从突触前传递到突触后的一些化学物质。递质是化学传递的物质基础。确定一种神经递质一般需符合以下条件：①突触前神经元应具有合成递质的前体和酶系统，能合成递质并贮存在囊泡内；②当兴奋抵达突触前神经末梢时，囊泡内递质能释放入突触间隙；③递质能作用于突触后膜上的特异受体，产生相应的生理效应；④在突触部位存在着能使递质失活的酶或其他使递质移除的机制；⑤有特异的受体激动剂和拮抗剂能分别模拟或阻断该递质的突触传递作用。

长期以来，一直认为一个神经元内只存在一种递质，其全部神经末梢均释放同种递质，这称为戴尔原则。近年来发现有递质共存的现象存在，两种或两种以上的递质共存于同一神经元，所以戴尔原则应理解为同一种神经元的所有末梢都释放相同种类的递质。递质共存的意义在于协调某些生理过程。

神经递质可根据其存在部位不同，分为中枢神经递质和外周神经递质。

1）中枢神经递质：在中枢神经系统内参与突触传递的化学物质，称为中枢神经递质。脑内可作为中枢神经递质的化学物质有几十种，在一个神经细胞的胞体和树突上有成千上万的突触，因此，中枢神经递质的研究比较复杂和困难。以下简略地介绍几种较重要的中枢神经递质。

①乙酰胆碱（ACh）：以乙酰胆碱为神经递质的神经元，称为胆碱能神经元。它们在中枢神经系统中分布极为广泛，主要分布在脊髓前角运动神经元、脑干网状结构上行激动系统、纹状体以及边缘系统等。胆碱能神经元在中枢神经系统的作用以兴奋为主，它在传递特异性感觉，维持机体觉醒状态，调节躯体运动、心血管活动、呼吸、体温、摄食、饮水以及促进学习、记忆等生理活动中均起重要作用。

②胺类：胺类激素包括多巴胺、去甲肾上腺素、肾上腺素、5-羟色胺和组胺，它们分别组成不同的递质系统。a. 多巴胺：多巴胺（dopamine，DA）属于儿茶酚胺类物质。多巴胺递质、受体系统主要包括三个部分：黑质—纹状体部分、中脑边缘系统部分和结节—漏斗部分。黑质—纹状体部分的多巴胺能神经元位于中脑黑质，其神经纤维投射到纹状体。脑内 DA

主要由黑质制造，沿黑质—纹状体投射系统分布，贮存在纹状体，其中以尾核含量最多。破坏黑质或切断黑质—纹状体，纹状体中 DA 含量立即降低。DA 对纹状体的作用主要是抑制。b. 去甲肾上腺素（norepinephrine，NE）：NE 递质系统比较集中，绝大多数 NE 神经元分布在低位脑干。NE 递质系统对睡眠与觉醒、学习与记忆、体温、情绪、摄食行为、躯体运动与心血管活动调节有关。c. 肾上腺素（adrenaline，AD）：肾上腺素递质系统的神经元主要位于延髓和下丘脑，参与血压和呼吸运动的调节。d. 5-羟色胺（5-hydroxytryptamine，5-HT）：5-HT 递质系统也比较集中，神经元胞体主要位于低位脑干近中线区的中缝群。5-HT 递质与睡眠、情绪、精神活动、内分泌、心血管活动及体温调节有关。

③氨基酸类：包括谷氨酸、门冬氨酸、甘氨酸、γ-氨基丁酸，前两种为兴奋性氨基酸。后两种为抑制性氨基酸。a. 兴奋性氨基酸：谷氨酸在脊髓背侧、大脑皮层、小脑与纹状体中含量较多。谷氨酸对所有神经元都表现明显的兴奋作用。实验证明，谷氨酸可能是感觉传入神经和大脑皮层的兴奋性递质，在学习、记忆以及应激反应中均起重要作用。门冬氨酸主要存在于大脑皮层锥体细胞和视皮层，对其研究尚在进行中。b. 抑制性氨基酸：甘氨酸为低位中枢脊髓、脑干的抑制性递质，对感觉和运动反射进行抑制性调控。γ-氨基丁酸（γ-aminobutyric acid，GABA）主要分布于大脑皮质浅层、小脑皮质、黑质、纹状体和脊髓，对中枢神经元有普遍的抑制作用。

④肽类：已肯定的中枢肽类递质主要有 P 物质和脑啡肽、强啡肽等。a. P 物质对心血管活动、躯体运动行为以及神经内分泌活动均有调节作用。b. 脑啡肽是脑内生成的具有阿片样生物活性的物质，广泛分布于许多脑区。脑啡肽在脑内与阿片受体相伴存在，有很强的镇痛活性，在脑和脊髓均发挥镇痛作用。c. 强啡肽具有强烈的阿片样生物活性，在脑内分布与脑啡肽类似，有相当程度重叠。强啡肽在脊髓发挥镇痛作用，而在脑内反而对抗吗啡镇痛。

2）外周神经递质：由外周传出神经末梢（自主神经系统传出神经和躯体运动神经）所释放的递质，称为外周神经递质，主要包括乙酰胆碱、去甲肾上腺素和肽类。

①乙酰胆碱：凡末梢释放乙酰胆碱作为神经递质的神经纤维，称为胆碱能纤维。胆碱能纤维包括交感和副交感的全部节前纤维、副交感的节后纤维、交感神经的小部分节后纤维（支配汗腺、胰腺、骨骼肌血管）以及脊髓前角运动神经元。

②去甲肾上腺素：凡释放去甲肾上腺素作为神经递质的神经纤维，称为肾上腺素能纤维。交感神经节后纤维中，除上述少量的交感胆碱能纤维外，大部分交感神经节后纤维都是肾上腺素能纤维。

③肽类：在自主神经的节后纤维中，除上述的胆碱能与肾上腺素能纤维外，近年来还发现释放多肽的第三类纤维，称为肽能纤维。肽能纤维广泛地分布于外周组织，释放多种肽类递质，包括降钙素基因相关肽、血管活性肠肽、脑啡肽、强啡肽、生长抑素等。

3）神经递质的受体：受体是指细胞膜或细胞内能与某些化学物质（如递质、激素）发生特异性结合并诱发生物效应的特殊物质结构。神经递质的受体一般位于突触后膜上。神经递质与受体的结合是有选择性的，即受体只能与一定的神经递质相结合。ACh 受体只能与 ACh 相结合，而不能与去甲肾上腺素或肾上腺素相结合。这是它的选择性特性。但这种选择性又是相对的，即有些化合物与该递质在化学性质和结构上非常相似，也可以与该受体相结合。例如氯化氨甲酰胆碱的结构与 ACh 很相似，也可以与 ACh 受体相结合。因此，受体与神经递质相结合的选择性不是绝对的。受体与神经递质相结合形成受体和神经递质复合物后，可产生一定的生理效应，而受体与神经递质结合形成的复合物也可以再分离形成受体和神经递质。这一过程是一个可逆反应。

$$A + R \rightleftharpoons AR$$

上式中 A 表示神经递质，R 表示受体，AR 表示受体与神经递质形成的复合物。正是由于递质与受体相结合后形成的复合物又可以再分离，因此当神经末梢停止发放冲动时，游离存在的神经递质被神经末梢重吸收，或被酶降解，浓度降低，上述反应的方向由右向左，有更多结合形式的神经递质解离出来，而使生理作用终止。试想，如果结合形式的神经递质不能再分开，一个冲动后所释放的神经递质的作用则无法终止，这样将无法保证神经调节的灵活性。神经递质与受体相结合的三种十分重要的特性，即为受体与神经递质相结合的选择性、选择的相对性以及反应的可逆性。

由于受体与神经递质相结合的相对选择性，一些与神经递质相类似的物质也可以与受体相结合。但结合后不一定能产生相应的生理效应。如果结合后能产生相应生理效应的物质称为激动剂，而不能产生生理效应的称为拮抗剂。上述氯化氨甲酰胆碱是 ACh 受体的激动剂，因为它可以模拟 ACh 产生的相应生理作用。阿托品也可以与 ACh 受体相结合，但不能产生相应的生理效应，它占领受体而不起作用，从而阻止 ACh 与受体结合，是 Ach 受体的拮抗剂。

受体是根据能与之选择性结合的递质来命名的，人体内传出神经系统的受体主要有胆碱能受体和肾上腺素能受体(表 1.3.2-5)。

表 1.3.2-5　胆碱能受体、肾上腺素能受体的分布及效应

受　体	部位及主要作用	阻断剂
胆碱能受体		
M 受体	副交感节后纤维支配的效应器，产生副交感神经兴奋的效应，汗腺分泌增多，骨骼肌血管舒张	阿托品
N 受体		筒箭毒碱
N_1 受体	自主神经节神经元兴奋	六烃季胺
N_2 受体	骨骼肌终板膜兴奋	十烃季胺
肾上腺素能受体		
α 受体	大多数内脏平滑肌，腺体兴奋	酚妥拉明
α_1 受体	血管收缩	哌唑嗪
α_2 受体	小肠平滑肌舒张	育亨宾
β 受体		普洛萘尔
β_1 受体	心肌兴奋	阿替萘尔
β_2 受体	平滑肌抑制	丁氧胺
β_3 受体	脂肪分解	

(二)神经反射

1. 反射与反射弧

反射是指在中枢神经系统参与下的机体对内外环境刺激的规律性应答。因此内外环境的刺激是启动一个反射的条件。而这种反应的实现必须有中枢神经系统的参与。一些没有中枢神经系统参与的反应不属于神经反射。例如小刀割破皮肤，血液由血管内流出，流出的血液会自动凝固成血块。这些反应不通过中枢神经系统，不能称之为反射。酸刺激小肠黏膜，使其产生一种促胰液素，通过血流作用于胰腺，使其分泌增加，这一反应不通过中枢神经系统，也不是反射。

反射弧为反射的结构基础，包括感受器、传入神经、神经中枢、传出神经和效应器(图1.3.2-34)。简单地说，反射过程是如下进行的：某种的刺激被一定的感受器所感受，感受器发生了兴奋；兴奋以神经冲动的方式经过传入神经传向中枢；通过中枢的分析与综合活动，中枢产生效应；中枢的效应又经一定的传出神经到达效应器，使效应器发生相应的活动。一个反射活动的完成可以通过很多中间神经元；而一个最简单的反射可以不通过中间神经元，只需两个神经元——传入与传出神经元，直接形成突触完成反射，例如膝跳反射。但无论简单与否，反射活动都需经过完整的反射弧来实现，如果反射弧中任何一个环节中断，反射即不能发生。

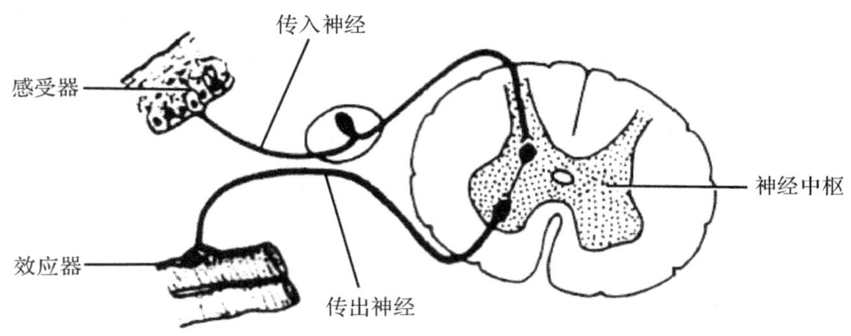

图 1.3.2-34 反射弧

在反射活动过程中，神经中枢的活动是个关键，它决定了反射的性质、形式与强度。神经中枢是指调节某一特定生理功能的神经元群。一般地说，作为某一简单反射的中枢，其范围较窄，例如膝跳反射的中枢在腰脊髓，角膜反射的中枢在脑桥。但作为调节某一复杂生命活动的中枢，其范围却很广，例如调节呼吸运动的中枢分散在延髓、脑桥、下丘脑以及大脑皮层等部位内。神经中枢的活动可以通过神经纤维直接作用于效应器，在某些情况下也可以作用于内分泌腺，通过内分泌腺分泌激素，再间接作用于效应器，这时内分泌调节成为神经调节的延伸部分。反射效应在内分泌腺的参与下，往往就变得比较缓慢、广泛而持久。例如，强烈的痛刺激可以反射性地通过交感神经引致肾上腺髓质分泌增多，从而产生广泛的反应。

在整体情况下，反射活动发生时，感觉冲动传入脊髓或脑干后，除了在同一水平与传出部分发生联系并发出传出冲动外，还有上行冲动传导到更高级中枢，乃至大脑皮层的中枢，进一步通过高级水平的整合，再发出下行冲动来调整反射的传出冲动，使反射活动更具有适应性。因此，在反射发生时，既有初级水平的整合活动，也有较高级和最高级水平的整合活动；通过多级水平的整合，反射活动便具有更大的复杂性和适应性。

2. 条件反射与非条件反射

巴甫洛夫把反射区分为非条件反射和条件反射两类。

(1)非条件反射：是指生来就有、数量有限、比较固定和形式低级的反射活动。按生物学意义的不同，它可分为防御反射、食物反射、性反射等。非条件反射是人和动物在长期的种系发展中形成的。它的建立无需大脑皮层参与，通过皮层下各级中枢就可形成。它使人和动物能够初步适应环境，对个体生存与种系生存有重要的生理意义。

（2）条件反射：是指通过后天学习和训练而形成的反射。它是反射活动的高级形式，是人和动物在个体生活过程中，按照所处的生活条件，在非条件反射的基础上不断建立起来的，其数量无限，可以建立，也能消退。在高等动物，形成条件反射的主要中枢部位在大脑皮层。

1）条件反射的形成：形成条件反射的基本条件是条件刺激与非条件刺激在时间上的结合，又称为“强化”。条件刺激是指这一刺激与引起某一非条件反射无关。如铃声或灯光不能引起狗流唾液，即与狗的唾液分泌的反射无关，又称无关刺激。而酸刺激口腔黏膜可引起唾液分泌，即非条件反射，此时酸是非条件刺激。当铃声或灯光出现后以酸刺激口腔黏膜，经过几次结合（强化）后，单独给以铃声或灯光就可引起唾液分泌，即形成条件反射。

2）条件反射建立的机制：非条件反射是先天的，生来就有的一种反射。而条件反射是后天经过学习而形成的。巴甫洛夫认为这是在大脑皮层中建立了一种暂时的联系。例如声音的刺激可以在大脑皮层产生一兴奋灶，但不能引起唾液分泌。食物的刺激也可以在大脑皮层中形成一兴奋灶，并可引起唾液分泌。当声音刺激与食物结合（强化）后，单独给以声音也可以引起唾液分泌。此时是声音刺激（条件刺激）在皮层中产生的兴奋灶与食物刺激（非条件刺激）在皮层中产生的兴奋灶之间建立起了一种暂时的联系，使声音刺激可以引起唾液分泌。这是巴甫洛夫当时的解释。后来的研究表明，这种联系实际上很复杂。脑内很多低级中枢也参与条件反射的建立。目前有关它的详细机理还不完全了解。

3）条件反射的生物学意义：由于条件反射是后天经过学习而形成的一种反射，环境中各种各样的条件刺激，一旦与非条件刺激相结合，都可以成为引起某种非条件反射的信号，而引起相应的条件反射。这样，在生活中条件反射的数量大大超过非条件反射的数量，从而使机体对环境的适应能力提高。例如动物的食物性条件反射。当饲养人员的出现成为引起食物条件反射的“信号”时，动物实际上在进食前消化系统就已开始活动，为下一步的进食和消化做好了准备。尤其是一些防御性条件反射的建立，使动物在“危险”真正出现之前已做好准备，使动物更好地适应环境的变化。

4）人类的条件反射：人类与一般动物的主要区别之一是人类具有语言和文字。“红灯”这一词汇，代表能产生红色光线的灯。因此，在人类的条件反射形成中，语言和文字也可以作为一种信号建立条件反射。例如在以红灯建立的条件反射中，出现“红灯”一词或“红灯”一词的发音都可以引起条件反射。由于人类具有语言和文字，因此，可以运用它们进行分析推理等思维活动。这是人类区别于一般动物的最主要标志。

在个体一生中，纯粹的非条件反射仅在新生下来的时候容易见到，以后由于条件反射的不断建立，条件反射与非条件反射越来越不可分地融合在一起，而条件反射起着主导作用。至于人类，也具有非条件反射和条件反射；但是人类还有更高级的神经活动，能通过劳动实践来改造环境，与动物相比又有了质的不同，人类的神经系统活动显然是更进一步发展了。

3. 反射活动的反馈调节

当一个刺激触发一个反射后，效应器的活动必然又刺激本身或本系统内的感觉器发出冲动进入中枢；这个继发性的传入冲动对维持与纠正反射活动的进行有重要作用。实际上每一个反射活动都是链锁反射,一个刺激发动一个反射,反射的效应又成为新的刺激,引起继发性反射活动,使反射链锁样地进行下去。实验证明,切除大量传入神经后,就使许多反射活动不可能很好地完成。事实上,除了效应器本身的感受装置发出的传入冲动对反射活动的协调有作用外,其他能感知反射效应的感觉器官也发出传入冲动进入中枢,以纠正反射活动。例如,视觉和内耳平衡感觉等,能不断感知躯体运动反射活动的进行。

(三)神经系统的感觉功能

1. 感觉器(受体)

各种刺激作用于不同的感觉器,转变成动作电位,经传入纤维传至中枢神经系统(CNS),形成不同的感觉。受体可以有不同的分类方法,例如按感觉的性质可将受体分为:①特殊感觉:视觉、听觉、味觉、嗅觉、平衡觉;②浅感觉:触觉、压觉、振动觉、温觉、冷觉、痛觉;③深感觉:位觉、运动觉、深部压觉、深部疼痛觉;④内脏感觉:饥饿觉、胀觉、内脏痛觉。

(1)机械感觉器:机械感受器感受皮肤的触压一类的感觉,有快适应和慢适应之分。快适应机械感受器如毛囊受体、Meissners 囊等对频率较快的刺激有很好的反应。慢适应机械感受受体如 Ruffini 末梢感受皮肤的牵拉刺激。

(2)温度感觉器:皮肤上有冷和温热两种温度感觉器。它们在正常温度下均有自发放电现象,而且在一个很大的温度变化范围内可被激活。在适中的温度下(35℃左右)两种受体均处于激活状态。而皮肤温度更高时,冷受体停止发放冲动,皮肤温度更低时,则温热受体停止发放冲动。如果皮肤温度升高至 45℃以上时,这种温度则是一种伤害性刺激,此时温热受体也停止发放冲动。因此,温热受体不能感受烫伤痛。

(3)伤害性感觉器:伤害感受器对可引起损伤的刺激产生反应。有两类主要的表皮伤害感受器。一类的传入纤维为 Aδ 纤维中的 Aδ 机械性伤害感受器,它能感受强烈的机械性伤害刺激,如针刺等。另一类以 C 纤维为传入纤维的伤害感受器,可以感受多种伤害性刺激,如机械、温度和化学的刺激等。一些因素能使伤害感受器的阈值降低和冲动的发放增强,称为伤害感受器的致敏,即感受器的反应性增强,可引起痛觉过敏甚至自发痛。常见的引起致敏的化学物质有 K^+、5-HT、组织胺、前列腺素等。

(4)肌肉、关节和内脏的感受器:骨骼肌中有牵张感受器如肌梭;也有能感受肌肉压迫和缺血引起的代谢变化感受器。关节中有感受移动、振动和伤害性刺激的受体。有些内脏中有可以产生胀感的机械受体,内脏的伤害感受器可感受内脏痛。当内脏损伤和炎症时可使内脏痛致敏。

2. 脊髓在感觉功能中的作用

脊髓是外周各种感觉(头部特殊感觉除外)信号上传给高级中枢的通路。各种刺激在感受器中转变为动作电位,沿传入纤维从背根传入脊髓,形成不同的感觉传导上行通道。

浅感觉传导路的传入纤维由背根的外侧部进入脊髓,然后在后角换神经元,第二级神经元纤维在中央管前交叉到对侧,形成脊髓丘脑束,上达丘脑,更换为第三级神经元至大脑皮层。而深感受则由背根的内侧部进入脊髓,沿同侧后索上行,至延髓的薄束核和楔束核更换为第二级神经元,发出纤维交叉到对侧,经内侧丘系至丘脑。皮肤触觉中的辨别觉,其传导路径和深感觉传导路径一致。因此浅感觉传导路径是先交叉再上行,而深感觉传导路径是先上行再交叉(图 1.3.2-35)。

当脊髓半离断时,浅感觉的障碍发生在离断的对侧,而深感觉的障碍则发生在离断的同

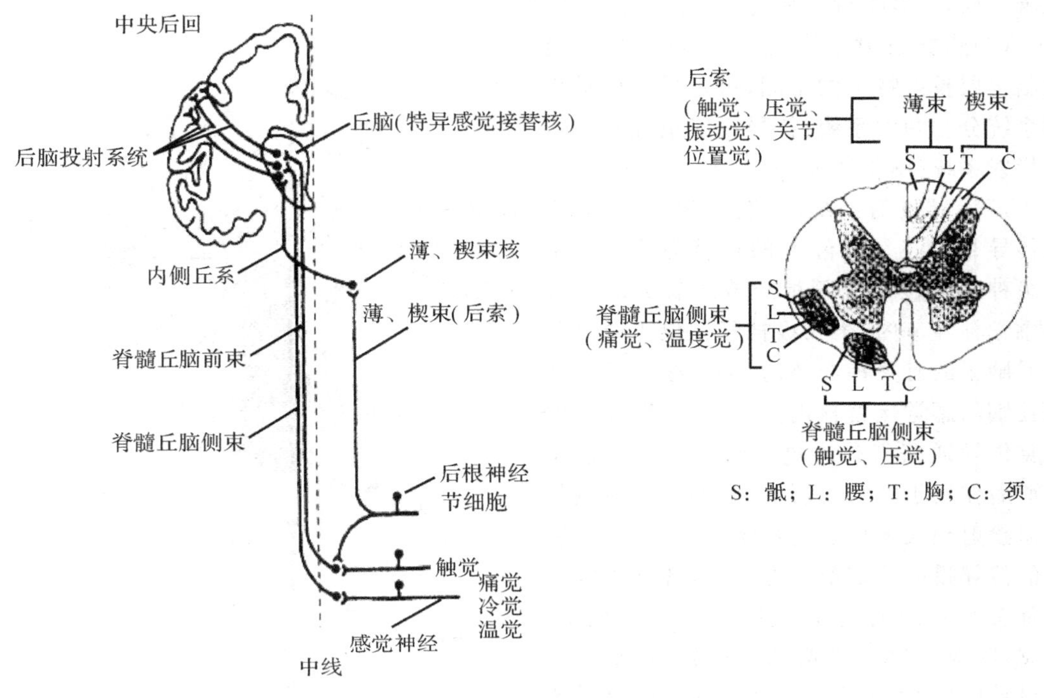

图 1.3.2-35 四肢和躯干的体表感觉传导通路及脊髓横断面

侧。在脊髓空洞症患者,中央管部分有空腔形成,破坏了在中央管前进行交叉的浅感觉传导路径,造成浅感觉障碍。但由于痛、温觉传入纤维进入脊髓后,在进入水平的1～2个节段内更换神经元交叉到对侧,而轻触觉传入纤维进入脊髓后分成上行与下行纤维,分别在多个节段内更换神经元交叉至对侧,因此较局限地破坏中央管前交叉的浅感觉传导路径,仅使相应节段双侧皮肤的痛、温觉发生障碍,而轻触觉基本不受影响(辨别觉完全不受影响),造成脊髓空洞症患者出现痛、温觉和触觉障碍的分离现象。

3. 丘脑与感觉投射系统

丘脑是大脑皮层的传入门户,感觉必先传到丘脑再到大脑皮层(嗅觉除外)。丘脑是感觉的接替站,也是一个重要的皮层下的感觉中枢,大脑不发达的动物丘脑则为最高级中枢。

(1)丘脑的核团:丘脑的各种细胞群大致可以分为以下三大类:

1) 感觉接替核:接受感觉的投射纤维,并经过换元进一步投射到大脑皮层特定区域的细胞群。如后外侧腹核为脊髓丘脑束与内侧丘系的换元站,同躯干、肢体感觉的传导有关;后内侧腹核为三叉丘系的换元站,与头面部感觉的传导有关。内侧膝状体是听觉传导路的换元站,发出纤维向大脑皮层听区投射。外侧膝状体是视觉传导路的换元站,发出纤维向大脑皮层视区投射。

2)联络核:接受丘脑感觉接替核和其他皮层下中枢来的纤维(但不直接接受感觉的投射纤维),经过换元,发出纤维投射到大脑皮层的某一特定区域,在功能上与各种感觉在丘脑和脑皮层水平的联系协调有关。

3)非特异性核:主要是髓板内核群,间接地通过多突触接替换元后,弥散地投射到整个大脑皮层，起着维持大脑皮层兴奋状态的重要作用。

(2)感觉投射系统：根据丘脑各部分向大脑皮层投射特征的不同，可把丘脑感觉投射系统分为两大系统：特异投射系统和非特异投射系统(图 1.3.2-36)。

1)特异投射系统：一般认为，经典的感觉传导是由三个神经元的接替完成的。第一级神经元位于脊髓神经节或有关的脑神经感觉神经节内，第二级神经元位于脊髓后角或脑干的有关神经核内，第三级神经元就在丘脑的感觉接替核内。所以，一般经典的感觉传导通路就是通过丘脑的特异投射系统而后作用于大脑皮层的；它们按点对点的规律投射到大脑皮层的特定区域，每一种感觉的传导投射系统都是专一的，各种感觉上传都有其专门的途径。如本体感觉、视觉、听觉、味觉、痛觉、平衡觉等；嗅觉是唯一不经过丘脑的特异传导系统。特异投射系统的主要功能是引起特定感觉，并激发大脑皮层发出传出神经冲动。

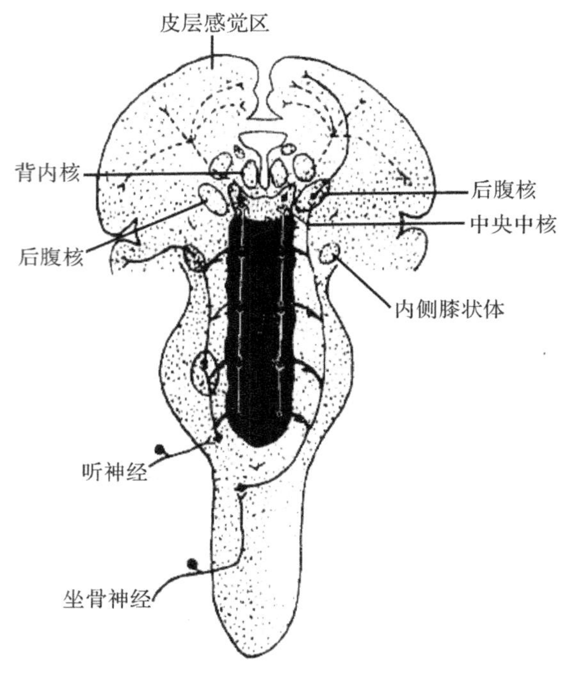

图 1.3.2-36　感觉投射系统示意图
实线代表特异投射系统，虚线代表非特异投射系统

2)非特异投射系统：自从对脑干网状结构的研究开展以来，人们逐步认识到感觉传导向大脑皮层的投射还有另一条途径。当上述经典传导通路的第二级神经元纤维通过脑干时，发出其侧支与脑干网状结构内神经元发生突触联系；然后在网状结构内反复换元上行，抵达丘脑的非特异性核，进一步向大脑皮层作弥散性投射。因此，脑干网状结构是不同感觉的共同上行系统，它不具有点对点的投射特征，失去了专一的特异性传导功能，其主要的功能是维持和改变大脑皮层的兴奋状态，而不产生某种特殊的感觉。因此这一系统的结构和功能与特异性投射系统是不同的，称为非特异投射系统。

脑干网状结构上行激动系统的作用可使动物保持醒觉，维持大脑皮层的兴奋状态，这对机体的很多反射活动的实现是很重要的。例如在睡眠时骨骼肌的反射活动减弱，肌紧张减弱，有些肌肉几乎完全松弛，而在醒觉状态时则加强。

正常情况下，由于有特异和非特异两个感觉投射系统的存在，以及它们之间的作用和配合，才使大脑皮层既能处于觉醒状态，又能产生各种特定的感觉。

4. 大脑皮层的感觉功能

各种传入冲动最后都必须到达大脑皮层，通过大脑皮层的分析和综合才能产生各种意识感觉。因此，大脑皮层是感觉的最高级的部分。皮层的不同区域在感觉功能上具有不同的分工，不同性质、不同部位的感觉投射到大脑皮层的不同区域。

(1)体表感觉区：第一体表感觉区位于中央后回，相当于 Brodmann 分区的 3-1-2 区。其感觉投射有如下特征：①交叉投射，但头面部感觉呈双侧投射。②倒置分布，即下肢代表区在皮层顶部，上肢代表区在中间，头面部代表区在底部，头面部代表区内部的安排是正立的。③代表区面积与感觉分辨精细程度有关，感觉分辨精细的部位代表区面积大，反之则小（图1.3.2-37）。

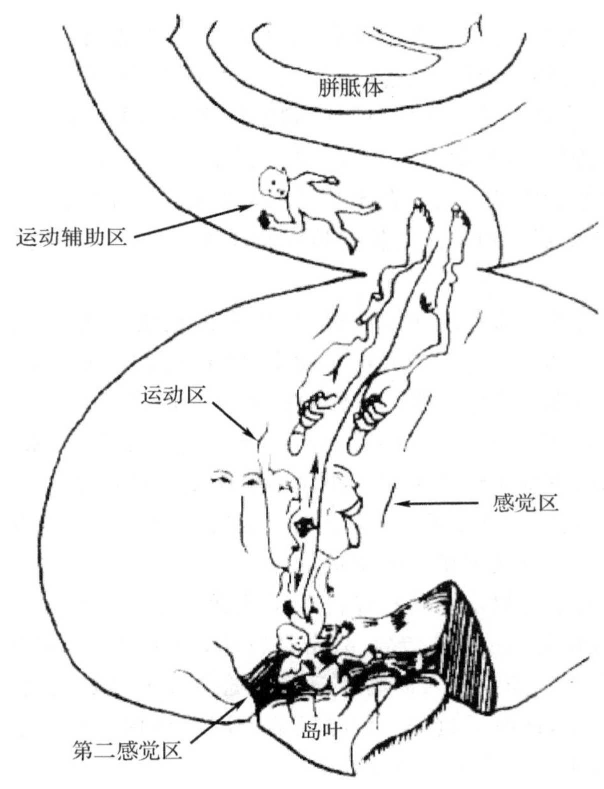

图 1.3.2-37　大脑皮层体表感觉与躯体运动功能代表区

人脑在中央前回和岛叶之间还有第二体表感觉区，它能对感觉作比较粗糙的分析。体表感觉在第二体表感觉区内的投射是双侧性的，其分布是正立的，而且定位不够精确。

（2）内脏感觉区：内脏感觉的投射区位于第二体表感觉区、运动辅助区和边缘系统等皮质部位。

（3）本体感觉区：本体感觉是指肌肉、关节等的运动觉。肌肉和关节本体感觉的投射区主要在中央沟的前壁，与中央前回非常靠近。

（4）视觉区：视觉投射区位于枕叶距状裂的上、下缘。一侧枕叶皮质接受同侧眼的颞侧视网膜和对侧眼的鼻侧视网膜的传入纤维的投射。电刺激人脑距状裂的上、下缘时，可使被试产生主观的光感觉。

（5）听觉区：听觉的皮质代表区位于颞叶的颞横回和颞上回。听觉的投射是双侧性的，即一侧皮质代表区接受双侧耳蜗听觉感受器传来的冲动。

（6）嗅觉和味觉区：嗅觉在大脑皮质的投射区，随着动物的进化而逐渐缩小，在高等动物只有边缘叶的前底部区域与嗅觉功能有关。味觉的皮质投射区在中央后回头面部感觉区的下侧。

5. 痛觉

机体受到伤害性刺激时，往往产生痛觉。痛觉是一种复杂的感觉，常伴有不愉快的情绪活动和防卫反应，这对于保护机体是重要的。疼痛又常是许多疾病的一种症状，因此在临床上引起很大注意。

(1)痛觉刺激及感受器：任何一种能量形式的刺激，只要达到了一定的强度，都能引起疼痛。例如对皮肤、黏膜及深部组织的强烈的机械刺激、电刺激、冷、热等刺激；对耳过强的声音刺激；对眼过强的光线刺激等。这些过强的刺激称之为伤害性刺激，伤害性刺激引起组织细胞的损伤，组织细胞损伤后释放致痛物质(如缓激肽、组胺、前列腺素、K^+和H^+等)作用于痛觉感受器。痛觉感受器是广泛存在于几乎所有组织中的游离神经末梢，对致痛物质敏感，因而是一种化学感受器。痛觉感受器受致痛物质作用后产生痛觉冲动，传入中枢神经系统引起痛觉。

(2)皮肤痛觉：伤害性刺激作用于皮肤时，可先后出现快痛与慢痛两种性质的痛觉。快痛是一种尖锐的刺痛。其特点是刺激时很快发生，撤除刺激后迅速消失，感觉清晰，定位明确。吗啡对快痛无止痛作用或作用很弱。慢痛一般在刺激作用0.5～1.0秒后才产生，特点是定位不太明确，持续时间较长，为一种强烈而难以忍受的烧灼痛，常伴有情绪反应及心血管、呼吸等方面的反应，吗啡止痛效果好。快痛一般属生理性疼痛，慢痛一般属病理性疼痛。外伤时，上述两种疼痛先后相继出现，皮肤发生炎症时以慢痛为主。此外，深部组织(骨膜、韧带和肌肉)和内脏痛觉，也表现慢痛的特征。

皮肤快痛和慢痛的出现提示痛的神经传导系统和痛觉中枢有双重性。现已明确，快痛由较粗的、传导速度较快的Aδ纤维传导，兴奋阈较低；慢痛则由无髓鞘、传导速度较慢的C纤维传导，其兴奋阈较高。痛觉传入冲动经丘脑感觉接替核投射到大脑皮质第一体表感觉区，引起定位明确的痛觉，同时通过侧支传导经脑干网状结构而到达边缘系统，引起定位不明确的慢痛，并伴有自主性反应和情绪反应。

(3)内脏痛与牵涉痛

1)内脏痛：内脏痛是临床上常见的症状，常由于机械牵拉、缺血、平滑肌痉挛和炎症等刺激作用于内脏器官而产生。内脏痛的感受器也是游离神经末梢，其传入神经纤维走行在自主神经中。

内脏痛和皮肤痛相比较，有两个明显特征：①疼痛定位不明确，发生缓慢，持续时间长，对刺激的分辨能力差，有时可非常强烈，常伴有明显的自主神经活动变化(如恶心、呕吐)和不愉快的情绪反应。这是由于内脏痛觉感受器数量少以及内脏痛的传入通路与引起恶心、呕吐及其他自主神经效应的神经传入通路有密切联系。②切割、烧灼等引起皮肤疼痛的刺激一般不引起内脏痛，而机械性牵拉、缺血、痉挛、炎症与化学刺激则易引起内脏痛。

内脏疾患除了引起患病脏器本身的疼痛外，还能引起邻近体腔壁层浆膜(胸膜、腹膜、心包膜)疼痛，称为体腔壁痛。

2)牵涉痛：某些内脏疾病往往引起远隔的体表部位发生疼痛与痛觉过敏，这种现象称为牵涉痛。不同内脏有特定的牵涉痛区，如心肌缺血时，可出现左肩、左上臂、心前区疼痛；胆囊炎、胆结石可出现右肩胛部疼痛；阑尾炎初期常感上腹部或脐区疼痛(表1.3.2-6)。牵涉痛并非内脏痛特有，深部躯体痛、牙痛也可发生牵涉痛。

表 1.3.2-6 常见内脏疾病牵涉痛的部位和压痛区

患病器官	心	胃、胰	肝、胆囊	肾结石
体表疼痛部位	心前区 左臂尺侧	左上腹 肩胛间	右肩胛	腹股沟区 上腹部或脐区

现在通常以会聚学说与易化学说来解释牵涉痛。会聚学说认为，由于牵涉痛往往放射到与疼痛原发内脏具有相同的胚胎来源节段和皮肤的体表，发生牵涉痛的躯体体表与患病内脏的传入纤维由同一后根进入脊髓，聚合于同一后角神经元，并由同一纤维上传至脑，在中枢内具有相同的传导通路。由于躯体痛较内脏痛更为频发，大脑皮层习惯于识别来自皮肤的刺激，因而误将内脏痛当作皮肤痛。易化学说认为内脏和躯体的痛觉传入纤维也从同一脊髓节段进入脊髓，分别作用于同一区域内非常接近的不同神经元，由患病内脏传来的冲动可提高临近的躯体感觉神经元的兴奋性，从而对体表感觉传入有易化作用，使较弱的躯体传入产生痛觉。如果牵涉痛是以会聚学说解释，那么局部麻醉有关的躯体传入神经，牵涉痛应仍然出现；如果牵涉痛以易化学说来解释，那么局部麻醉将会使牵涉痛消失。实际情况是局部麻醉牵涉痛发生的躯体部位的效应是可变的，严重的牵涉痛常不受影响，而轻微的牵涉痛则可被完全取消。据此，上述会聚和易化对牵涉痛的产生都有影响。

(四)神经系统对躯体运动的调节机能

各种躯体运动，都是在神经系统的控制下完成的；复杂的躯体运动，需要中枢神经系统各级中枢，特别是高级中枢的精细调节。

1. 脊髓对躯体运动的调节

(1)α 和 γ 运动神经元：脊髓的前角存在大量的运动神经元，分为 α 和 γ 两类。它们的轴突直接支配肌肉，其中 α 运动神经元的轴突直接支配肌纤维，引起肌肉收缩，产生运动。每一个 α 运动神经元的轴突末梢分成分支，支配数目不等的肌纤维。一个 α 运动神经元连同其支配的全部肌纤维称为一个运动单位。不同部位的运动单位所包含的肌纤维数目不等，如一个眼外肌的 α 运动神经元支配 6～12 根肌肉纤维，而四肢肌肉的一个 α 运动神经元可支配上千根肌肉纤维。

γ-运动神经元支配梭内肌纤维，调节肌梭的敏感性。α 和 γ 运动神经元的纤维末梢均以乙酰胆碱为神经递质(图 1.3.2-38)。

α-运动神经元接受来自运动皮层的指令，引起随意运动；它也接收来自皮肤、肌肉、关节等外周传入的冲动，引起脊髓反射。实际上，α 运动神经元是骨骼肌运动的最后通路。

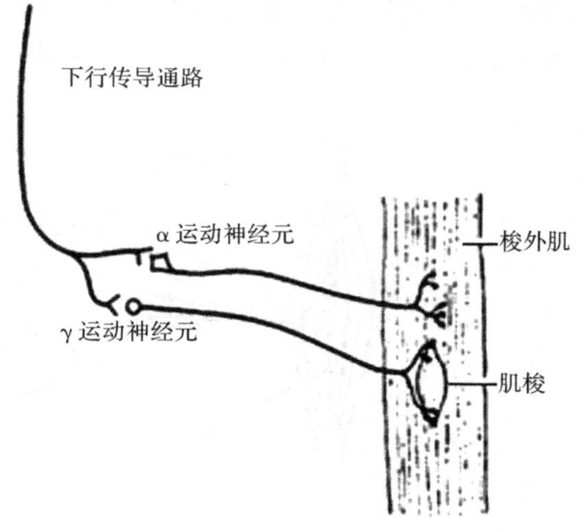

图 1.3.2-38 α-运动神经元和 γ-运动神经元

(2)脊休克：为观察脊髓独立的功能及其与高位中枢的关系，常在动物颈段脊髓第五节以下横断脊髓，此时动物呼吸功能仍可维持，但手术后立即出现断面以下的脊髓暂时丧失一切反射活动的能力，进入一种无反应状态，这一现象称为脊休克。主要表现为以脊髓为基本反射中枢的肌牵张反射、屈反射、对侧伸肌反射均丧失，外周血管扩张，血压下降，发汗、排便和排尿反射均不能发生。

脊休克是一过性现象，一般而言，低等动物恢复较快，动物越高等恢复越慢。如蛙的脊休克只持续数分钟，犬持续几天，人的脊休克期持续数周甚至数月。比较原始、简单的反射，如腱反射、屈反射先恢复，而较复杂的反射，如对侧伸肌反射恢复较晚。在脊髓躯体反射恢复后，部分内脏反射活动也随之恢复，如血压逐渐回升到正常，发汗、排尿、排便反射亦有不同程度的恢复。甚至有些反射反应比正常时加强并广泛扩散，例如屈肌反射、发汗反射等。但脊髓横断后，由于其上行和下行传导束均被中断，因此断面下的各种感觉和随意运动则永远丧失，常称为截瘫。

脊休克的产生并非切断损伤的刺激性影响所致，因为反射恢复后进行第二次脊髓切断损伤并不能使脊休克重现。所以，脊休克的产生原因是由于离断的脊髓突然失去了高位中枢的调节，这里主要指大脑皮层、前庭核和脑干网状结构的下行纤维对脊髓的易化作用。

脊休克的产生与恢复说明脊髓可以完成某些简单的反射活动，但正常时它们是在高位中枢调节下进行活动的。高位中枢对脊髓反射既有易化作用的一面，也有抑制作用的一面。例如，切断脊髓后伸肌反射的减弱，说明高位中枢对脊髓伸肌反射中枢有易化作用；而发汗反射的加强，又说明高位中枢对脊髓发汗反射中枢有抑制作用。

脊髓离断后屈肌反射比正常时加强，而伸肌反射往往减弱，以致屈肌反射常占优势，这不利于瘫痪肢体支持体重。因此，在低位脊髓横贯性损伤的病人，通过站立姿势的积极锻炼以发展伸肌反射是很重要的。这种锻炼使下肢伸肌具有足够的紧张性以保持伸直，以使不依靠拐杖站立或行走。同时，通过锻炼充分发挥末瘫痪肌肉的功能，例如背阔肌等由脊髓离断水平以上的神经所支配，但却附着于骨盆，这样就有可能使病人在借拐杖行走时摆动骨盆。

(3)脊髓反射：外界刺激可引起反射性的肌肉运动，这些运动的中枢在脊髓，故称为脊髓反射。

1)牵张反射：有神经支配的骨骼肌，如受到外力牵拉使其伸长时，能产生反射效应，引起受牵扯的同一肌肉收缩，此称为牵张反射(图 1.3.2-39)。牵张反射有两种类型，一种为腱反射，也称位相性牵张反射；另一种为肌紧张，也称紧张性牵张反射。

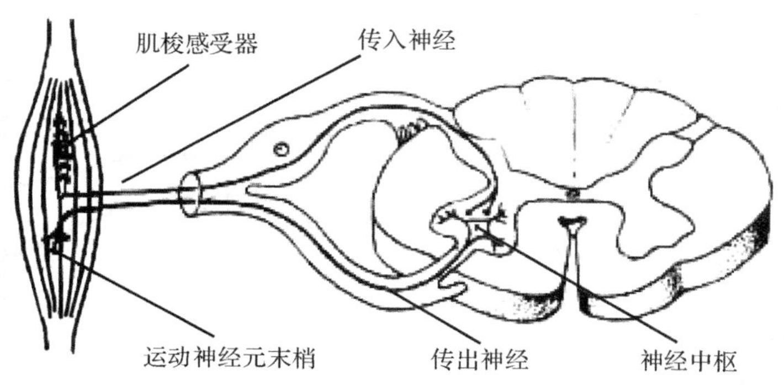

图 1.3.2-39　牵张反射示意图

①肌梭：肌梭是牵张反射的感受器，它位于肌肉纤维之间，与肌肉纤维平行排列。肌梭内的特化肌肉纤维称为梭内肌，而肌梭外普通肌纤维称为梭外肌。梭内肌的中央部不含肌原纤维，不能收缩，但有很好的弹性。传入纤维分布在梭内肌的中央，它的直径较粗，传导速度也较快(图 1.3.2-40)。

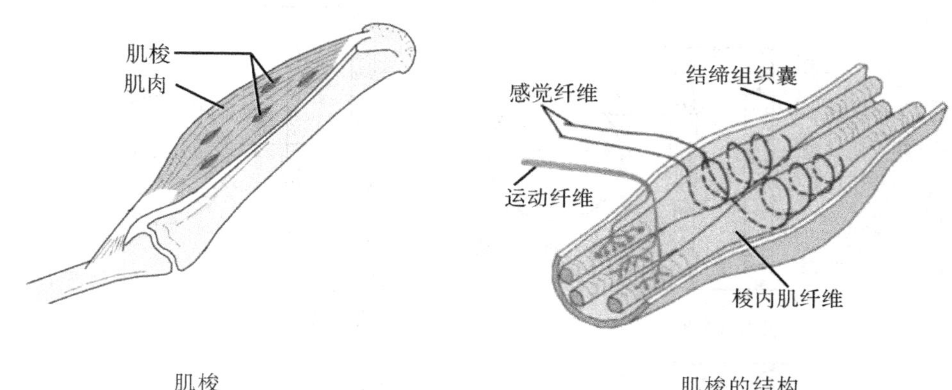

肌梭　　　　肌梭的结构

图 1.3.2-40　肌梭及肌梭的机构示意图

当肌肉被牵拉时，不仅拉长了梭外肌，也拉长了梭内肌，特别是梭内肌的中央部分。牵拉是对肌梭的有效刺激。这一刺激在肌梭内被转变为冲动，通过传入纤维将冲动传到中枢。因此肌梭实际上是一种牵张感受器。肌梭内的梭内肌也受由脊髓 γ-运动神经元发出的传出神经支配。它的作用可引起梭内肌收缩。由于梭内肌的肌原纤维分布在两端，因此两端收缩则拉长了梭内肌的中央部，对感受器是一种刺激或提高肌梭对牵张刺激的感受性，从而增加其向中枢发放的冲动。由肌梭传入的冲动，在脊髓可使支配骨骼肌的 α 神经元兴奋。这就是梭内肌中传出和传入神经的作用。

支配梭外肌的神经纤维来自脊髓中 α 神经元，它使梭外肌收缩。梭外肌的收缩缩短了整块肌肉的长度，由于肌梭与梭外肌呈平行排列，因此梭内肌的长度也缩短，对肌梭的牵张作用减少或消失，向中枢发放的冲动减少，也就不再引起脊髓中 α 神经元兴奋，肌肉停止收缩。由此可见，α 神经元兴奋使梭外肌收缩，肌肉缩短，可降低对肌梭的刺激作用。而 γ 神经元兴奋，使梭内肌收缩，增加对肌梭的刺激。因此，对肌梭的传入神经冲动，α 和 γ 神经元有完全相反的作用(图 1.3.2-41)。

②腱反射：是指快速牵拉肌腱时引起的牵张反射。它表现为受牵拉肌肉快速明显地缩短。例如，叩击膝关节以下的股四头肌肌腱，使该肌受到牵拉，则股四头肌发生一次快速收缩，称为膝腱反射；叩击跟腱使小腿腓肠肌受到牵拉，则该肌发生一次快速收缩，称为跟腱反射。腱反射的特点是反射时很短，约 0.7ms，为单突触反射。临床上常检查腱反射来了解脊髓的功能状态，如果某一腱反射减弱或消失，则提示相应节段的脊髓功能受损；如果腱反射亢进，则提示相应节段的脊髓失去了高位中枢的制约。

③肌紧张：是由于肌肉受到缓慢而持续的牵拉时引起的牵张反射。它表现为受牵拉的整块肌肉处于持续的、微弱的收缩状态，产生一定的肌张力，以阻止肌肉被拉长。在肌紧张的发生过程中，同一肌肉内的不同肌纤维交替收缩，所以不易发生疲劳，产生的力量也不大，不会引起躯体的明显移位。肌紧张的生理意义是维持身体的姿势，是姿势反射的基础。例

如，由于重力影响，支持体重的关节趋向于被重力所弯曲，关节弯曲必使伸肌肌腱受到持续牵拉，从而产生牵张反射引起该肌的收缩，对抗关节的屈曲，维持站立姿势。由于重力经常作用于关节，因此这种牵张反射也就持续着。

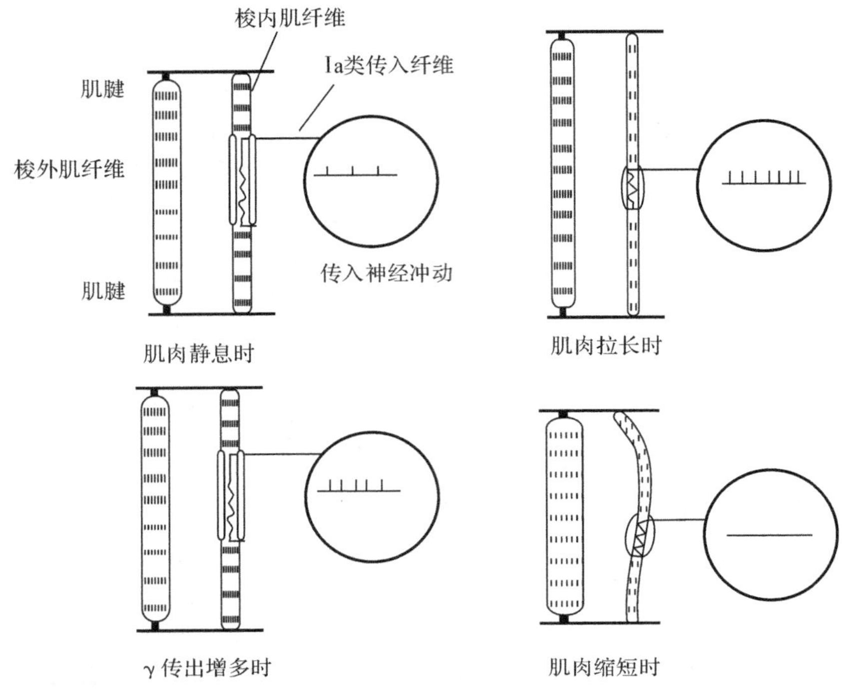

图 1.3.2-41　肌梭在不同状态下传入神经放电改变示意图

静息时（图 1.3.2-41 左上小图），肌梭长度和Ⅰa 类传入纤维放电处于一定水平；当肌肉受牵拉而伸长时（图 1.3.2-41 右上小图），或肌梭长度不变而 γ 传出增多时（图 1.3.2-41 左下小图），Ⅰa 类传入纤维放电频率增加；当梭外肌收缩而肌梭缩短时（图 1.3.2-41 右下小图），Ⅰa 类传入纤维放电频率减少或消失。

2）屈肌反射与对侧伸肌反射：皮肤接受伤害性刺激时，受刺激一侧的肢体出现屈曲的反应，关节的屈肌收缩而伸肌弛缓，称为屈肌反射。屈肌反射具有保护意义。屈肌反射的强度也刺激强度有关，例如足部的较弱刺激只引致踝关节屈曲，刺激强度加大，则膝关节及髋关节也可发生屈曲。如刺激强度更大，则可以同侧肢体发生屈肌反向的基础上出现对侧肢体伸直的反射活动，称为对侧伸肌反射。对侧伸肌反射是姿势反射的之一，具有维持姿势的生理意义，动物一侧肢体屈曲，对侧肢体伸直以支持体重。屈肌反射是一种多突触反射，其反射弧传出部分可通向许多关节的肌肉。

在人类由于锥体束或大脑皮层运动区的功能发生障碍，脊髓失去了运动区的调节，可出现一处特殊的反射。例如，以钝物划足跖外侧时，出现大趾背屈，其他四趾向外展开如扇形的反射，称为巴宾斯基征（Babinski's sign）阳性。从生理学角度来看，这一反射属于屈肌反射，因为当刺激加强时还可伴有踝、膝、髋关节的屈曲。平时脊髓在大脑皮层的调节下，这一原始的屈肌反射被抑制而不表现出来。在婴儿的锥体束未发育完全以前，以及成人深睡或麻醉状态下，也可以出现巴宾斯基征阳性。

2. 低位脑干对肌紧张的调节

用电刺激动物脑干网状结构的不同区域，可观察到在网状结构中具有抑制肌紧张及肌运动的区域，称为抑制区；还有加强肌紧张及肌运动的区域，称为易化区。从活动的强度来看，易化区的活动比较强，抑制区的活动比较弱；因此在肌紧张的平衡调节中，易化区略占优势（图 1.3.2-42）。

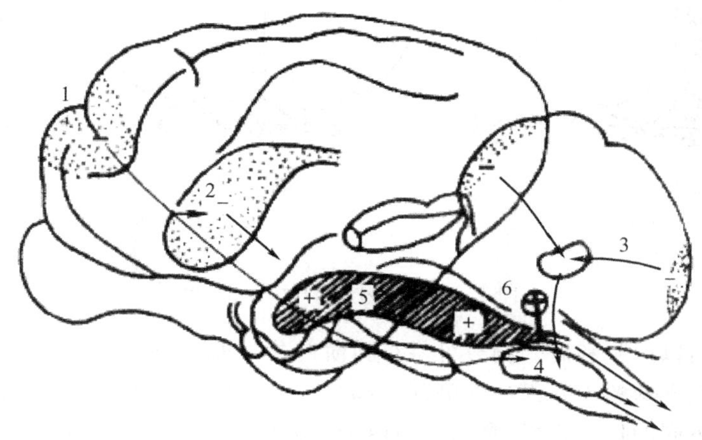

图 1.3.2-42 脑干网状结构下行抑制（一）和易化（＋）系统示意图

抑制作用（一）的路径：4 为网状结构抑制区，发放下行冲动抑制脊髓牵张反射，这一区接受大脑皮层（1）尾状核（2）和小脑（3）传来的冲动。

易化作用（＋）的路径：5 为网状结构易化区，发放下行冲动加强脊髓牵张反射。6 为延髓的前庭核，有加强脊髓牵张反射的作用。

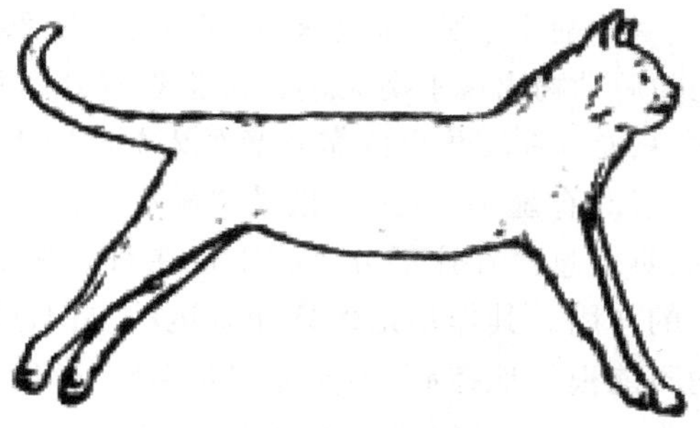

图 1.3.2-43 去大脑僵直

动物在麻醉状态下，在中脑上、下丘之间横断脑干，使脊髓仅与延髓和桥脑相联系。此时动物并不出现脊髓反射的抑制，而是立即出现全身肌紧张明显加强，表现四肢伸直，坚挺如柱，脊柱挺硬，头尾昂起，称为去大脑僵直（图 1.3.2-43）。去大脑僵直是伸肌肌紧张亢进的表现，在中脑水平切断脑干后，由于中断了大脑皮层运动区和纹状体等区域与脑干网状结构的功能联系（对抑制肌紧张的功能区和联系通路损害较大），使抑制区活动减弱而易化区活动相对增强，造成肌张力明显增大。人类的去大脑僵直，有时可在中脑具有疾患时出现，表现头后低仰，上下肢僵硬伸直，上臂内旋，手指屈曲。临床上如见到患者出现去大脑僵直现象，往往表明病变已严重地侵犯了脑干，为预后不良的信号。

3. 小脑对躯体运动的调节

小脑对于维持姿势，调节肌紧张，协调随意运动均有重要作用。根据小脑的神经纤维联系和功能不同，可将小脑分为三个部分：前庭小脑、脊髓小脑和皮层小脑（图 1.3.2-44）。

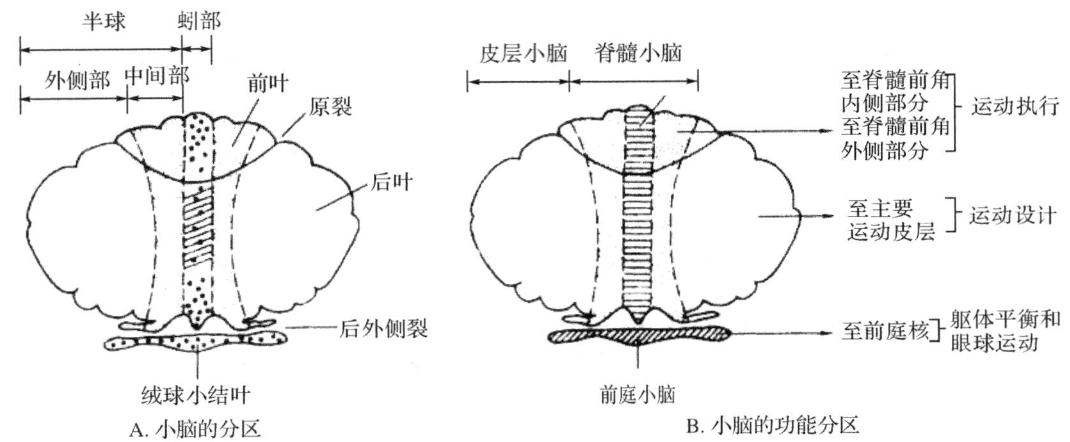

图 1.3.2-44　小脑的分区示意图

小脑的分区：以原裂和后外侧裂可将小脑横向分为前叶、后叶和绒球小结叶三部分；也可纵向分为蚓部、半球的中间部和外侧部三部分。小脑的功能分区（前庭小脑、脊髓小脑和皮层小脑）及其不同的传出投射：脊髓前角内侧部分的运动神经元控制躯干和四肢近端的肌肉，与姿势的维持和精细的运动有关；而脊髓前角外侧部分的运动神经元控制四肢远端的肌肉，与精细的、技巧性的运动有关。

(1)前庭小脑：即绒球小结叶，与前庭系统的感受器有纤维联系，故可调节身体平衡功能，切除后动物出现平衡失调。实验观察到，切除绒球小结叶的猴，由于平衡功能失调而不能站立，只能躲在墙角里依靠墙壁而站立；但其随意运动仍然很协调，能很好地完成吃食动作。

(2)脊髓小脑：主要接受脊髓小脑束传入纤维的投射，也接收感觉纤维传入的深感觉和视、听信息。在这部分小脑中存在对肌紧张的抑制区和易化区，因此对调节肌紧张有十分重要的作用。其作用是保证随意运动协调进行。损伤后，随意运动的力量、方向、速度和范围均不能很好地控制，不能完成精巧动作，行走摇晃呈蹒跚步态，不能进行拮抗肌轮替动作快速恢复动作，同时肌张力减退、四肢乏力。患者肌肉在完成动作时抖动而把握不住动作的方向，而静止时不会发生，称为意向性震颤。小脑损伤后出现的这种动作性协调障碍，称为小脑性共济失调。

(3)皮层小脑：接受大脑皮层感觉区和运动区等广泛区域传来的信息。这一部分与随意运动的编程有关。有时这部分小脑在随意运动过程中，接受反馈的信息，探测运动的误差并上传至运动皮层以便对运动偏差加以修正，使随意运动更精确。

4. 基底神经节对躯体运动的调节功能

基底神经节包括尾核、壳核、苍白球、丘脑下核、黑质等。而尾核、壳核和苍白球又常统称为纹状体。基底神经节各核团之间有复杂的纤维联系，简言之，纹状体接受大脑皮层广泛区域传来的信息，再经过基底神经节之间的神经网络对信息进行整合，经丘脑再送回皮层。因此，基底神经节之间的神经回路是皮层下重要的整合区，对深感觉、肌紧张和随意运动等都有重要的处理和协调作用。

基底神经节中存在多种神经递质，目前已知在纹状体内的神经元之间的神经递质为乙酰胆碱，而由黑质到达纹状体的纤维释放的是多巴胺。从纹状体又有纤维返回到黑质，它们之间存在着一条回路。由纹状体至黑质的纤维是以 GABA 为递质的，可以抑制黑质的活动。可以认为这一通路是一条负反馈通路，即由纹状体抑制黑质的通路（图 1.3.2-45）。因此，在黑质与纹状体之间有着紧密的相互作用。基底神经节功能异常将引起随意运动出现异常。临床上基底神经节损害的主要表现可分为两大类：一类是运动过多而肌紧张不全的综合征（如舞蹈病），另一类是运动过少而肌紧张过强的综合征（如震颤麻痹）。

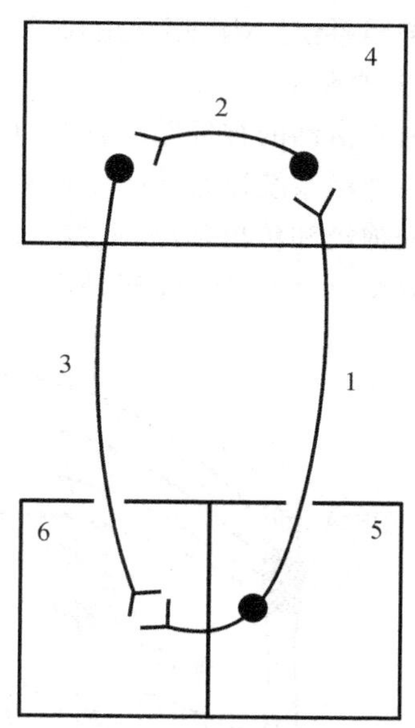

1. 多巴胺能神经元；2. 胆碱能神经元；3. γ 氨基丁酸能神经元；4. 纹状体；5. 黑质致密部；6. 黑质网状部

图 1.3.2-45　黑质—纹状体环路示意图

震颤麻痹（帕金森病）患者的症状为：全身肌紧张增高、肌肉强直、随意运动减少、动作缓慢、面部表情呆板，常伴有静止性震颤。病理研究表明，震颤麻痹患者中脑黑质有病变，黑质多巴胺神经元受损，黑质—纹状体多巴胺递质系统功能低下，脑内多巴胺含量明显下降，对纹状体乙酰胆碱递质系统的抑制功能减退，导致后者的功能亢进。

舞蹈病患者的主要临床表现为上肢和头部不自主的舞蹈样动作，并伴有肌张力降低等。病理研究证明，舞蹈病患者的主要病变部位在纹状体，胆碱能神经元和 γ-氨基丁酸能神经元功能减退。但黑质—纹状体通路完好无损，脑内多巴胺含量也正常，该系统功能相对亢进，而使肌紧张减退。

5. 大脑皮质对躯体运动的调节

（1）皮层运动区：用电刺激皮层诱发运动的方法发现，灵长类动物存在主运动皮层，辅助运动区和前运动皮层等与运动有关的皮层区域。①皮层运动区有精细的功能定位，即特定区域支配特定的肌肉，区域范围与运动功能的精细程度有关。②对躯体运动的调节是交叉支配的，即一侧皮层运动区支配对侧的躯体肌肉；头面部肌肉多为两侧性支配。③躯体各部位在运动皮层的代表区呈倒置分布，但头面部内部则为正立的。

（2）锥体系：由皮层运动区发出的运动指令分别经不同的下行通道直接下达至运动神经元（脊髓前角 α 运动神经元和脑神经运动神经元），是皮层运动神经元（上运动神经元）至下运动神经元的最直接通路。称为锥体系统，包括皮层脊髓束和皮层脑干束。可见，锥体系统的功能是传导发动随意运动的指令。

（3）锥体外系统：锥体外系统一般是泛指锥体系统之外的控制脊髓运动神经元的下行通路。锥体外系统对脊髓的控制是双侧性的，这些下行传导束不引起随意运动，而是调节肌紧张，协调肌群运动，维持平衡，从而保证随意运动协调进行。

(五)神经系统对内脏活动的调节

1. 自主神经系统

调节内脏活动的神经系统称为自主神经系统,因为一般情况下这个系统不受意识的控制。但自主神经系统还是接受中枢神经系统的控制的,并非完全独立自主。自主神经系统应包括传入神经和传出神经,但按一般惯例,自主神经系统仅指支配内脏器官的传出神经,并将其分成交感神经和副交感神经系统两个部分(图 1.3.2-46)。

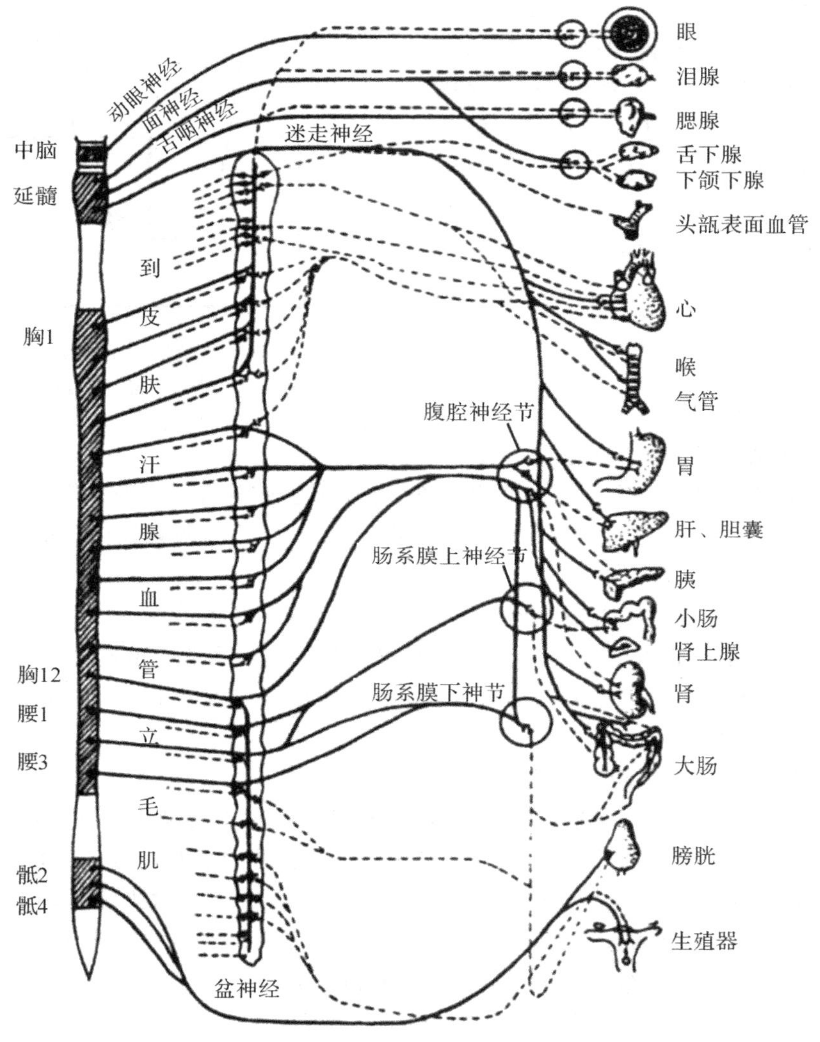

图 1.3.2-46 自主神经系统分布示意图

(1)交感和副交感神经系统的结构特征:交感和副交感神经从中枢发出后,在到达效应器之前,都要在神经节更换一次神经元(支配肾上腺髓质的交感神经例外)。节前神经元的胞体位于中枢,轴突构成节前纤维;节后神经元的轴突组成节后纤维,支配效应器官。

1)交感神经系统:交感神经的节前纤维起源于脊髓胸腰段脊髓(T1～L3)灰质侧角,它们分别在椎旁神经节和椎前神经节内换元,其节后纤维分布广泛,几乎所有的内脏器官、血管、汗腺都受其支配(图 1.3.2-46)。交感神经的节前纤维较短,节后纤维较长,一根节前纤维可以和许多节后纤维发生突触联系,所以交感神经兴奋时影响的范围比较广泛。

2)副交感神经:副交感神经节前纤维一部分起自脑干的副交感神经核,另一部分自起骶段脊髓的灰质侧角。副交感神经分布比较局限,某些器官没有副交感神经的支配,例如皮肤和肌肉的血管、一般汗腺、竖毛肌、肾上腺髓质和肾等。迷走神经中副交感神经纤维含量最多,支配胸腔和腹腔内的内脏器官。发源于脊髓骶段的副交感神经纤维分布于盆腔内器官和血管,副交感神经节前纤维较长而节后纤维较短,节后纤维靠近所支配的器官,一根副交感节前纤维只与几个节后神经元形成突触联系,所以副交感神经兴奋时影响范围较局限。

(2)交感和副交感神经系统的功能特征:自主神经系统的功能在于调节心肌、平滑肌和腺体(消化腺、汗腺、部分内分泌腺)的活动,这种调节是通过神经纤维末梢释放的递质作用于不同的受体而产生的。交感和副交感神经的节前纤维、绝大多数副交感神经节后纤维,少数交感神经的节后纤维都是胆碱能纤维,以 ACh 为神经递质。多数交感神经节后纤维以 NE 为递质,这两种递质作用于相应的两大类受体而产生不同的生理作用,从总体上看,交感和副交感神经系统的活动有以下特征。

1)双重支配:除少数器官外,一般组织器官都接受交感和副交感神经双重支配,在具有双重支配的器官中,交感和副交感的作用往往是拮抗的(表 1.3.2-7)。例如对于心脏,迷走神经具有抑制作用而交感神经具有兴奋作用;又如在小肠平滑肌,迷走神经使运动增加,交感神经则抑制其收缩,这使自主神经系统能从正反两方面调节内脏的活动,从而使这种调节更灵敏,更能适应机体的需要。有时交感和副交感的作用也可以是协同的,例如交感神经兴奋时引起黏稠唾液分泌,副交感神经兴奋时引起稀薄唾液分泌。

表 1.3.2-7　自主神经的主要功能

	交感神经	副交感神经
循环系统	心率加快、心肌收缩力加强 腹腔内脏、皮肤血管显著收缩,外生殖器、唾液腺的血管收缩,对骨骼肌血管则有的收缩(肾上腺素能)有的舒张(胆碱能)	心率减慢、心房收缩减弱 少数血管舒张,如外生殖器血管
呼吸系统	支气管平滑肌舒张	支气管平滑肌收缩 促进呼吸道黏膜腺体分泌
消化系统	抑制胃肠运动,促进括约肌收缩 促进唾液腺分泌黏稠的唾液	促进胃肠道平滑肌收缩及蠕动 促进胆囊运动;促使括约肌舒张;促进唾液分泌稀薄唾液;促使胃液、胰液、胆汁分泌增多
泌尿生殖系统	促进尿道内括约肌收缩,逼尿肌舒张,抑制排尿 对未孕子宫平滑肌引起舒张,对已孕子宫平滑肌则引起收缩	促进膀胱逼尿肌收缩,尿道内括约肌舒张,促进排尿
眼	促进虹膜辐射状肌收缩,瞳孔开大	促使虹膜环状肌收缩,瞳孔缩小;使睫状肌收缩;促进泪腺分泌
皮肤	汗腺分泌,竖毛肌收缩	
内分泌腺和新陈代谢	促进肾上腺髓质分泌激素 促进肝糖原分解	促进胰岛素分泌

2)紧张性作用:自主神经对效应器官的支配,一般具有紧张性作用,即在安静时自主神经不断地向效应器发放低频神经冲动。例如,切断心迷走神经,心率即加快;切断心交感神经,心率则减慢;说明两种神经对心脏都具有紧张性活动,再例如由于交感神经的紧张性活动,安静时使全身血管的口径收缩至最大口径的一半,当交感神经的紧张性增加时,可使血管进一步收缩;反之,当交感神经紧张性下降时,血管就扩张。一般认为,自主神经的紧张性来源于中枢,而中枢的紧张性受很多因素的影响,例如来自颈动脉窦和主动脉弓的压力感受器的传入冲动,对调节自主神经中枢的紧张性活动具有重要作用,而脑内 CO_2 浓度,对维持交感缩血管中枢的紧张性活动也有重要作用。

3)效应器功能状态的影响:自主神经对内脏活动的调节与内脏器官本身的功能状态有关,例如刺激交感神经可使动物无孕子宫收缩减弱,而使有孕子宫收缩增加。又如胃幽门如果原来处于收缩状态,刺激迷走神经使之舒张;如果原来外于舒张状态,则刺激迷走神经使之收缩。

4)自主神经系统对整体生理功能调节的意义:交感神经系统支配比较广泛,在环境急剧变化时,交感神经系统可以动员许多器官的潜在力量,以适应环境的变化。例如,在剧烈运动、失血、窒息、紧张、恐惧、寒冷时,交感神经系统活动明显增强,肾上腺髓质激素分泌也增加,机体出现心率增快,心缩力增加,皮肤与内脏血管收缩,骨骼肌血管扩张,支气管扩张,肝糖原分解增加以及胃肠运动抑制等表现。通过增加心输出量,重新分配血液,增加呼吸气体更新,升高血糖浓度等帮助机体度过紧急情况。

在交感神经系统活动增强时,常伴有肾上腺髓质激素分泌的增加,两者构成一个机能活动系统,称为交感—肾上腺髓质系统。肾上腺髓质直接接受交感神经节前纤维的支配,其末梢释放乙酰胆碱递质。作用于肾上腺髓质细胞的受体,促进其分泌肾上腺素和去甲肾上腺素。这些激素可以增强交感神经兴奋的效应,以应付内外环境的急剧变化。

副交感神经系统活动比较局限,机体在安静时副交感神经系统活动较强,它的活动常伴有胰岛素分泌增加,称之为迷走—胰岛素系统。该系统的活动主要在于促进消化吸收、积蓄能量、加强排泄和生殖功能,有保护机体,促进机体恢复的作用。

2. 脊髓对内脏活动的调节

脊髓内有调节内脏活动的初级中枢。动物实验时,在脊休克过去后,血压可上升恢复到一定水平,说明脊髓内存在着初级交感中枢,它有一定的维持血管紧张性和保持外周阻力的作用。在脊髓高位横断的患者,脊休克过去后也可见到内脏反射的部分恢复,如血管反射、发汗反射、排尿和排便以及勃起反射等,但这种反射功能是初级的,不能很好适应生理功能的需要。如体位改变时对血压的反射调节能力很差;排尿和排便反射虽能进行,但膀胱往往不能完全排空,更不能有意识控制。

3. 脑干对内脏活动的调节

由脑干发出的自主神经支配头部所有腺体、心脏、支气管、喉、食管、胃、胰腺、肝和小肠等。许多生命现象,如循环、呼吸等的反射调节在延髓水平已能初步完成。实验观察到,延髓受损时可迅速致死,因此延髓有生命中枢之称。此外,中脑是瞳孔对光反射的中枢部位。

4. 下丘脑对内脏活动的调节

下丘脑是较高级的调节内脏活动的中枢,它能把内脏活动和其他生理活动联系起来,如调节体温、营养摄取、水平衡、内分泌、情绪反应、生物节律等生理过程。

(1)体温调节：视前区—下丘脑前部存在着温度敏感神经元，它们既能够感受所在部位的温度变化，也能对传入的温度信息进行整合。当体内温度超过或低于调定点水平时，即可通过调节散热和产热活动使体温保持稳定。

(2)摄食行为及水平衡调节：损毁下丘脑腹内侧核可引起动物多食并致肥胖；损毁下丘脑外侧区则引起厌食及不饮；电刺激下丘脑外侧区可使动物摄食增加。根据这些结果有人提出腹内侧核为饱中枢；下丘脑外侧区为渴中枢及摄食中枢。第三脑室的腹内侧部分可能是感受血管紧张素作用而引起渴反应的重要场所。另外，下丘脑还通过分泌血管升压素而管理机体的水平衡。

(3)对腺垂体激素分泌的调节：下丘脑的神经分泌小细胞，能合成调节腺垂体激素的肽类物质，称为下丘脑调节肽，合成后经轴浆运输分泌到正中隆起，由此经垂体门脉系统到达腺垂体，调节腺垂体激素的分泌。

(4)参与情绪反应调节：有研究指出，下丘脑近中线两旁的腹内侧区是防御反应区的一部分。在麻醉情况下，电刺激该区可引起骨骼肌的舒血管反应，同时伴有血压升高，皮肤及小肠血管收缩，心率加速和其他交感神经反应。电刺激清醒动物的防御反应区还可出现防御性行为，电刺激下丘脑背内侧区可出现逃避行为。腹内侧核双侧性损害的患者，既有摄食紊乱所致的肥胖，同时还出现攻击行为。在间脑水平以上切除大脑的猫，常表现出一系列交感神经系统兴奋亢进的现象，并且张牙舞爪如正常猫在搏斗时一样，称为“假怒”现象。平时下丘脑的这些活动受到大脑的抑制而不易表现。这些结果表明，下丘脑可能参与对情绪反应的调节。

(5)调节生物节律：机体内的各种活动按一定的时间顺序发生变化，这种变化的节律称为生物节律。人和动物的生物节律，按其频率的高低，可分为高频(周期低于 1 天，如心动周期、呼吸周期等)、中频(日周期)和低频(周期长于 1 天，如月经周期)三种节律。日周期是最重要的生物节律。人体许多生理功能都有日周期节律，如血细胞数、体温、促肾上腺皮质激素分泌等。研究表明，下丘脑的视交叉上核可能是日周期节律的控制中心。视交叉上核可通过视网膜—视交叉上核束与视觉感受装置发生联系，因此外界的昼夜光照变化可影响视交叉上核的活动，从而使体内日周期节律和外环境的昼夜节律同步起来。

5. 大脑皮层对内脏活动的调节

(1)新皮层：在动物实验中电刺激新皮层，除了能引致躯体运动等反应以外，也可引致内脏活动的变化。刺激皮层中央前回的内侧面，会产生直肠与膀胱运动的变化；刺激中央前回的外侧面，会产生呼吸及血管运动的变化；刺激中央前回外侧面的底部，会产生消化道运动及唾液分泌的变化。这些结果说明，新皮层与内脏活动有关，而且区域分布和躯体运动代表区的分布有一致的地方。电刺激人类大脑皮层也能见到类似的结果。

(2)边缘叶：边缘叶是指大脑半球内侧面皮层与脑干连接部和胼胝体旁的环周结构。由于边缘叶在结构和功能上和大脑皮层的岛叶、颞极、眶回等，以及皮层下的杏仁核、隔区、下丘脑、丘脑前核等密切相关，于是有人把边缘叶连同这些结构统称为边缘系统。边缘系统对内脏活动具有调节作用，但刺激所获结果比较复杂。例如，血压可以升高或降低，呼吸可以加快或抑制，胃肠运动可以加强或减弱，瞳孔可以扩大或缩小等。可以设想，边缘系统能调节许多初级中枢的活动，是高级中枢，其活动反应复杂而多变。

(六)脑的高级功能

1. 学习与记忆

学习和记忆是两个有联系的神经活动过程。学习是指人和动物依赖于经验来改变自身行为以适应环境的神经活动过程。记忆则是指通过学习获得的信息或经验在脑内贮存和“读出”的神经活动过程。条件反射的建立就是最简单的学习和记忆过程。

(1)人类的学习与记忆过程:外界环境中通过感觉而进入大脑的信息量是相当大的。但估计只有1%的信息能较长期地被储存起来,而大部分则被遗忘了。能被长期储存的信息是反复作用于大脑,并且对个体具有重要意义的信息。大脑对信息的储存可分为短时记忆与长时记忆两个阶段。在短时记忆中,信息的储存是不牢固的。例如,刚刚看过一个电话号码,很快就会忘记,只有通过反复运用,所形成的痕迹逐渐加强,才能转入牢固的长时记忆,不易受干扰而发生障碍。

人类的记忆过程可进一步分成四个连续的阶段,即感觉性记忆、第一级记忆、第二级记忆和第三级记忆。前两个阶段相当于短时记忆,后两个阶段相当于长时记忆。感觉性记忆是指信息通过感觉器官进入大脑感觉区内储存的阶段,储存的时间不超过1秒钟,如果没有经过注意和处理就会很快消失。如果信息在此阶段经过加工处理,把那些不连续的、先后进入的信息整合成新的连续的印象,则由感觉性记忆转入第一级记忆。信号在第一级记忆中储存的时间也只有几秒钟。如果进一步反复学习运用,信息便在第一级记忆中循环,从而延长信息在第一级记忆中停留的时间,这样便可转入第二级记忆。第二级记忆是一个大而持久的储存系统,记忆持续时间可达几分钟到几年。有些记忆的痕迹,如自己的名字和每天都在进行操作的手艺等,通过长年累月的运用,是不容易遗忘的,这类记忆储存于第三级记忆中。

(2)记忆障碍:临床上把记忆障碍分为两类,即顺行性遗忘症和逆行性遗忘症。

凡不能保留新近获得的信息的称为顺行性遗忘症。患者对于一个新的感觉性信息虽能作出合适的反应,但只限于该刺激出现时,一旦该刺激物消失,患者在数秒钟就失去作出正确反应的能力。所以患者易忘近事,而远的记忆仍存在。本症多见于慢性酒精中毒者。发生本症的机制,可能是由于信息不能从第一级记忆转入第二级记忆。一般认为,这种障碍与海马的功能损坏有关。

凡在正常脑功能发生障碍之前的一段时间内的记忆均已丧失的,称为逆行性遗忘症,患者不能回忆起紧接着本症发生前一段时间的经历。一些非特异性脑疾患(脑震荡、电击等)和麻醉均可引起本症。例如,车祸造成脑震荡的患者在恢复后,不能记起发生车祸前一段时期内的事情,但自己的名字等仍能记得。所以,发生本症的机制可能是第二级记忆发生了紊乱,而第三级记忆却不受影响。

(3)学习和记忆的机制:从神经生理学的角度看,感觉性记忆和第一级记忆主要是神经元生理活动的功能表现。神经元活动具有一定的后作用,在刺激停止后,活动仍能持续一段时间。这是记忆的最简单的形式,感觉性记忆的机制可能属于这一类。此外,在神经系统中,神经元之间形成许多环路联系,可能是第一级记忆的基础。例如,海马环路的活动就与第一级记忆的保持以及第一级记忆转入第二级记忆有关。

从神经生物化学的角度看,较长时性的记忆可能与脑内蛋白质的合成有关。在金鱼建立条件反射的过程中,如果用嘌呤霉素抑制脑内蛋白质的合成,则动物不能建立条件反射,学习记忆能力发生明显障碍。人类的第二级记忆可能与这一类机制关系较大。

从神经解剖学的角度看，永久性的记忆可能与建立新的突触联系有关。实验中观察到，生活在复杂环境中的大鼠，其大脑皮层较厚，而生活在简单环境中的大鼠，则大脑皮层较薄。这说明学习记忆活动多的大鼠，其大脑皮层发达，突触联系也多。人类第三级记忆的机制可能与此有关。

2. 睡眠

睡眠是一种重要的生理现象和必要的生理过程。通过睡眠能使机体消除疲劳，恢复体力和精力，然后保持良好的觉醒状态以提高工作效率。

(1)睡眠的时相：通过对整个睡眠过程的仔细观察，发现睡眠具有两种不同的时相状态：一是脑电波呈现同步化慢波的时相，称为慢波睡眠；二是脑电波呈现去同步化快波的时相，称为快波睡眠、异相睡眠或快速眼动睡眠。

睡眠时许多生理功能发生了变化，慢波睡眠的一般表现为：①嗅、视、听、触等感觉功能减退；②骨骼肌反射活动和肌紧张减弱；③伴有一系列自主神经系统功能的改变，例如，瞳孔缩小、心率减慢、血压降低、呼吸变慢、尿量减少、代谢率降低、体温下降、发汗增多、胃液分泌增多而唾液分泌减少等。快波睡眠的表现有：各种感觉功能进一步减退，唤醒阈提高，骨骼肌的反射活动和肌紧张性进一步减弱而处于几乎完全松弛的状态；但不时可出现间断的阵发性表现，例如眼球快速运动、部分肢体抽动、心率和血压升高、呼吸加快而不规则。

睡眠过程中两个时相互相交替转换。成年人睡眠开始后，一般首先进入慢波睡眠，持续80～120分钟后转入快波睡眠，维持20～30分钟后又转入慢波睡眠，如此反复进行。在整个睡眠过程中，这种反复转化约4～5次，越接近睡眠后期快波睡眠持续时间越长。在成年人，慢波睡眠和快波睡眠均可直接转为觉醒状态，但入睡时一般只能先进入慢波睡眠再转成快波睡眠。在快波睡眠期间，如果将受试唤醒，他往往会讲述正在做梦；在慢波睡眠期间被唤醒，较少会讲述正在做梦。因此一般认为，做梦是快波睡眠的特征之一。

实验观察到，在慢波睡眠期间生长激素分泌明显增高，转入快波睡眠或觉醒后，生长激素分泌减少。所以认为慢波睡眠有利于体力恢复和促进生长。实验还观察到，在快波睡眠期间，脑内的蛋白质合成加快。因此认为，快波睡眠有利于精力恢复并能促进记忆功能。

(2)睡眠发生的机制：睡眠不是脑活动的简单抑制，而是由于中枢神经系统内部发生了一个主动过程而造成的。有人认为，在脑干尾端存在一个能引起睡眠和脑电波同步化的中枢，称为上行抑制系统。这一中枢向上传导可作用于大脑皮层，并与上行激动系统的作用相拮抗，从而调节睡眠与觉醒的相互转化。目前认为，慢波睡眠可能与脑干内5-羟色胺递质系统活动有关；快波异相睡眠可能与脑干内5-羟色胺和去甲肾上腺素递质系统活动有关。

【思考题】

1. 简述神经系统的区分。
2. 简述脊髓的位置和基本结构。
3. 简述第1躯体运动区、第1躯体感觉区、视觉中枢、听觉中枢的位置。
4. 简述内囊的位置、分部及损伤后表现。
5. 名词解释：神经核、灰质、皮质、内囊。
6. 简述躯干、四肢浅感觉的传导通路。

7. 简述脑和脊髓的被膜及血液供应。
8. 简述反射的定义及反射弧组成。
9. 简述牵张反射的定义及主要类型。
10. 什么是突触？简述化学性突触传递的基本特征。
11. 什么是牵涉痛？为什么？
12. 简述交感和副交感神经系统的功能特征。
13. 简述脊休克的概念，主要表现及发生原因。

（许益笑　孙淑红）

第三节　脉管系统

【学习目标】

1. 掌握心的位置、外形和心腔的结构。
2. 掌握血管的种类、结构和功能。
3. 掌握心传导系的组成及功能。
4. 掌握动作电位、静息电位、心动周期的概念。
5. 掌握心肌的电生理特性。
6. 掌握体循环和肺循环的路径。
7. 掌握血压的概念以及影响动脉血压的因素。
8. 掌握微循环的组成和通路。
9. 掌握血液的基本组成、各血细胞形态及生理功能。
10. 掌握生理性止血的基本过程。

脉管系统是一套封闭、连续的管道系统，包括心血管系统和淋巴系统两部分。

心血管系统由心、动脉、毛细血管和静脉组成，血液在其中循环流动。心血管系统的主要功能是进行物质运输，将肺吸入的氧气和消化系统吸收的营养物质等输送到全身各器官的组织细胞；又将组织细胞的代谢产物如二氧化碳、尿素等运送到肺、肾、皮肤等器官排出体外。此外，心还有内分泌功能，如心肌细胞分泌的心钠素，通过心血管系统运送到靶器官，以实现身体的体液调节。

淋巴系统是循环系统的重要辅助部分，可以认为是静脉系统的补充。淋巴系统由淋巴器官、淋巴管道和淋巴组织构成，淋巴管道内流动的是淋巴液。淋巴沿各级淋巴管道向心流动，经过若干淋巴结的过滤，最后汇入静脉。淋巴器官和淋巴组织能产生淋巴细胞和抗体，参与机体的免疫反应。

一、心脏的结构

心是中空的肌性器官，是血液循环的动力器官，是连接动、静脉的枢纽。中国正常成年人心的重量，男性 284±50g，女性 258±49g，若超过 360g 则属异常。

心借心间隔（包括房间隔和室间隔）将其分为左、右半心。左、右半心又分别分为上方的心房和下方的心室，左半心流动的是动脉血，而右半心流动的是静脉血。心房和心室经房室口相连接。在神经和体液的调节下，心自主地有节律地收缩和舒张，像泵一样不断将血液由静脉吸入，从动脉射出，推动血液在心血管内不停地循环。

(一)心的位置

心位于胸腔的前下方，外裹心包，约 2/3 位于正中线左侧，1/3 位于右侧。上方有出入心的大血管；下方是膈；两侧与胸膜腔和肺为邻；前方对向胸骨体和第 2～6 肋软骨，大部分被肺和胸膜覆盖；后方平对第 5～8 胸椎，邻近支气管、食管、胸主动脉和左迷走神经等结构。在青春期前，未退化的胸腺位于心包的前上方(图 1.3.3-1)。

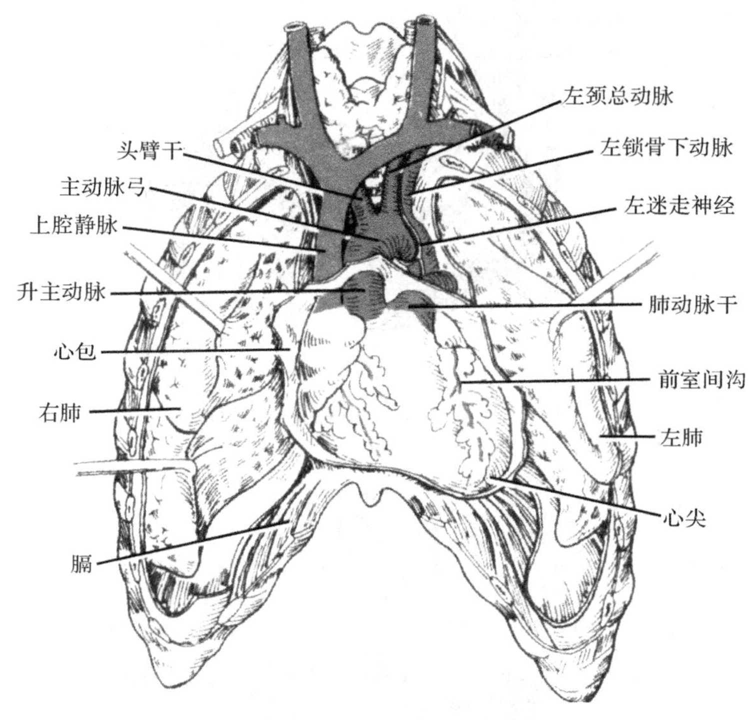

图 1.3.3-1 心的位置

(二)心的外形

心近似于倒置、前后略扁的圆锥体，大小似本人拳头。可分为一尖、一底、两面、三缘，表面有四条沟(图 1.3.3-2，图 1.3.3-3)。

1. 心尖

由左心室构成，圆钝且游离，朝向左前下方，在胸骨左侧第 5 肋间隙锁骨中线内侧 1～2cm 处可触及心尖搏动。

2. 心底

大部分由左心房构成，左、右两对肺静脉分别从左、右两侧注入左心房；小部分由右心房构成，朝向右后上方，上、下腔静脉分别从上、下方共同开口于右心房。

3. 两面

为胸肋面和膈面。胸肋面即前面，朝向前上方；膈面即下面，略朝向后下方。

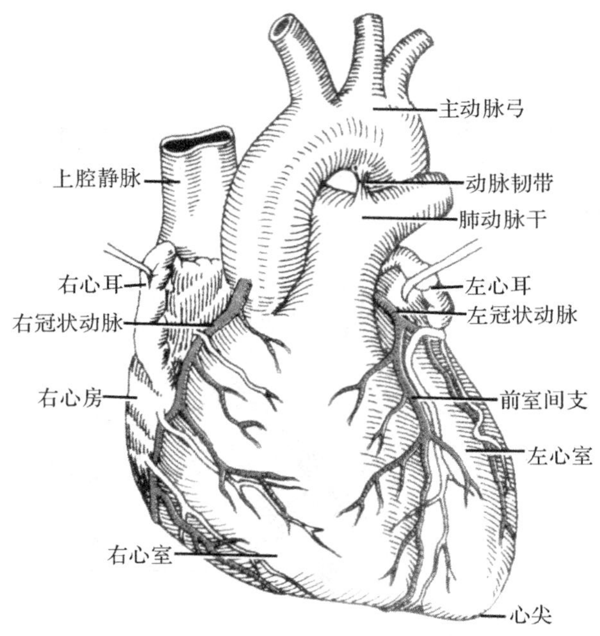

图 1.3.3-2 心的外形和血管前面观

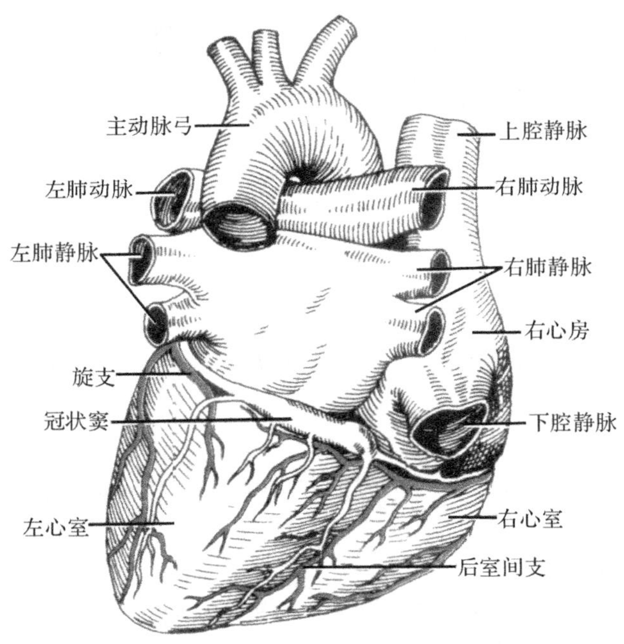

图 1.3.3-3 心的外形和血管后面观

4. 三缘

即心右缘、心左缘和心下缘。

5. 四条沟

可作为心脏在表面的分界，沟内有血管走行。

(1)房间沟是左、右心房的表面分界。

(2)冠状沟是心房和心室在表面的分界标志。

(3)室间沟是左、右心室表面的分界标志。自冠状沟在心室的胸肋面和膈面分别向心尖延伸的浅沟，分别称为前室间沟和后室间沟，两沟在心尖的右侧相遇。

(三)心腔的结构

心被心间隔分为左右两半心，左右半心各分为左右心房和左右心室四个腔，同侧心房和心室借房室口相通。因此心共有四个腔：右心房、右心室、左心房和左心室。

1. 右心房(图 1.3.3-4)

右心房是心的右上部分，根据其表面的界沟和内面的界嵴可分为前方的固有心房和后方的腔静脉窦两部分。固有心房向左前方突出的部分称右心耳。右心房的后内侧壁为房间隔，其下部有一卵圆形的浅窝，称为卵圆窝，是胎儿时期卵圆孔闭锁后的遗迹。右心房有三个入口和一个出口：在心房上方有上腔静脉口，下方有下腔静脉口，在下腔静脉口与右房室口之间有冠状窦口。它们分别把人体上、下半身和心肌的血液引导汇入右心房。出口是右房室口，右心房的血液由此流入右心室。

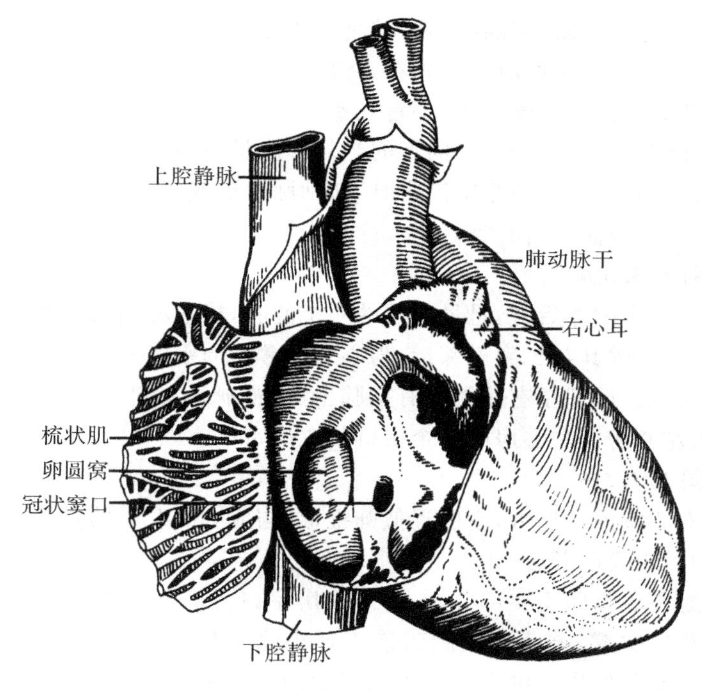

图 1.3.3-4　右心房内面观

2. 右心室(图 1.3.3-5)

右心室位于右心房的前下方，构成胸肋面的大部分，有出入两口，两口之间的右心室壁上有一较宽的横行肌隆起，称室上嵴。室上嵴将室腔分为窦部和漏斗部两部分。

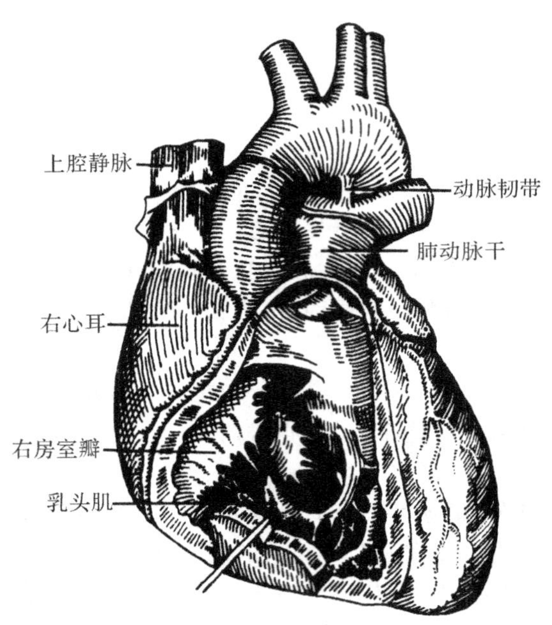

图 1.3.3-5　右心室内部结构

（1）窦部：为流入道，是右心室的主要部分，入口是右房室口。房室口周围的纤维环附有三片三角形的瓣膜，称三尖瓣，瓣的游离缘借腱索连于乳头肌。心室收缩时，三尖瓣受血流冲击而关闭右房室口，可防止血液逆流入右心房。

（2）漏斗部（动脉圆锥）：为流出道，是右心室腔向左上方延伸的部分，出口为肺动脉口。肺动脉口周围的纤维环附有三个袋口向上的半月形瓣膜，称肺动脉瓣。当心室收缩时，血流冲开肺动脉瓣，进入肺动脉干；而心室舒张时，肺动脉瓣形成的口袋充满血液，使肺动脉瓣关闭，防止血液从肺动脉逆流入右心室。

3. 左心房（图 1.3.3-6）

左心房位于右心房的左后方，是最靠后的一个心腔，构成心底的大部分。其前部向右前突出的部分称左心耳，因其与二尖瓣邻近，为心外科常用的手术入路之一。左心房的后部有四个入口和一个出口。后部左右两侧各有左肺上、下静脉和右肺上、下静脉四个入口，将肺循环的血液，汇入左心房。左心房的一个出口是左房室口。

4. 左心室（图 1.3.3-6）

左心室位于右心室的左后方，室腔近似圆锥形，构成心尖及心的左缘。以二尖瓣前瓣为界，分为流入道和流出道两部分。

（1）流入道：是左心室的主要部分，入口是左房室口。房室口周围的纤维环上有两片近似三角形的瓣膜称二尖瓣，瓣膜通过腱索连于乳头肌。左心室的乳头肌较右心室强大，有前、后两组，每个乳头肌发出的腱索也连于相邻的两个尖瓣的边缘上。左房室口的纤维环、左房室瓣、腱索、乳头肌作为一个整体，可防止血液逆流，合称二尖瓣复合体。

（2）流出道：是左心室前内侧的部分，其出口是主动脉口。动脉口周围的纤维环上也有三个袋口向上的半月形瓣膜，称主动脉瓣，其形态和功能与肺动脉瓣相似，可防止主动脉血液逆流入左心室。

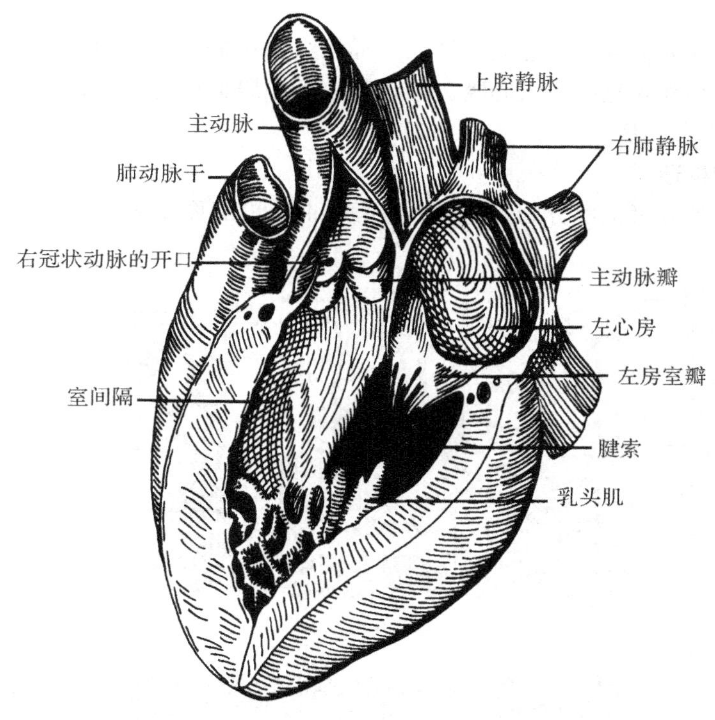

图 1.3.3-6　左心房和左心室内面观

(四)心包

心包为包裹心和出入心的锥形纤维浆膜囊，分为内、外两层，外层为纤维心包，内层为浆膜心包。

1．纤维心包

坚韧的结缔组织囊，上方与出入心的大血管的外膜相续，下方与膈的中心腱愈着。

2．浆膜心包

于纤维心包的内面，薄而光滑，分脏、壁两层。脏层紧贴在心肌的表面，该层又称心外膜；壁层贴在纤维心包的内面。脏、壁两层之间的潜在性腔隙称心包腔，内含少量浆液，起润滑作用，可减少心搏动时的摩擦。

(五)心的血管

心的动脉血供主要来自左、右冠状动脉，心的静脉大部分汇入冠状窦，通过冠状窦口注入右心房。

1．动脉

(1)右冠状动脉：起于主动脉右窦，在右心耳与肺动脉干根部之间进入冠状沟向右后行，至房室交点处分为后室间支和左室后支。右冠状动脉营养右心房、右心室、室间隔后 1/3、部分左心室后壁、窦房结和房室结等。

(2)左冠状动脉：起于主动脉左窦，在肺动脉干和左心耳之间左行，主干粗短，随即分为前室间支和旋支。左冠状动脉主要营养左心室、室间隔前 2/3、右心室前壁、左心室后壁、左心房等。

2. 静脉

心壁的静脉绝大部分通过心大静脉、心中静脉、心小静脉注入冠状窦，再经冠状窦口汇入右心房。有些小静脉直接注入心腔。冠状窦位于心膈面的冠状沟内，左心房和左心室之间，其右端开口于右心房。

(六)心壁的构造

心壁由内向外分可依次分为心内膜、心肌膜和心外膜(图 1.3.3-7)。

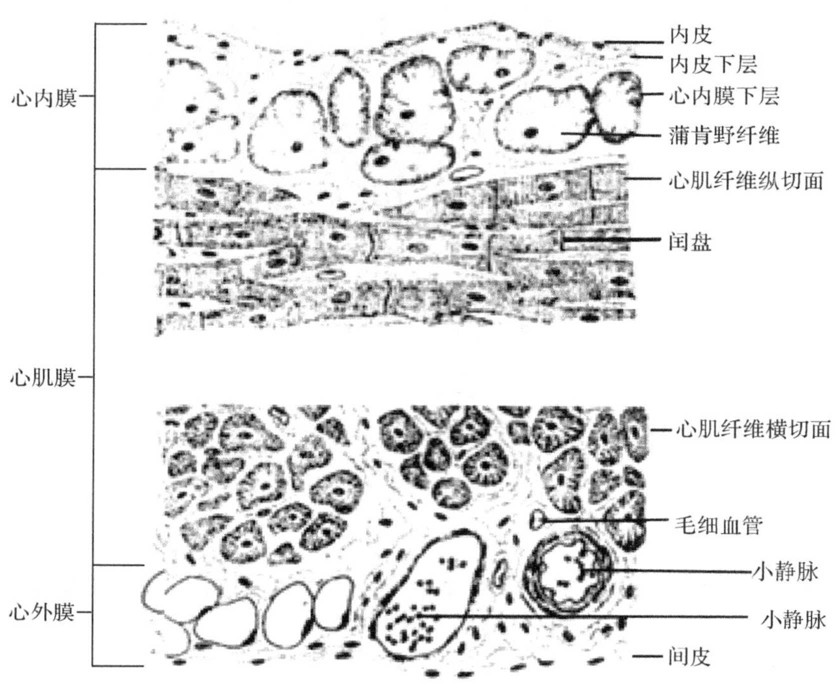

图 1.3.3-7　心壁结构仿真图

1. 心内膜

是衬于心房和心室壁内面的一层光滑薄膜，与血管的内膜相连续。由内向外分为内皮、内皮下层和心内膜下层。内皮是单层扁平上皮；内皮下层为薄层的结缔组织；内膜下层由疏松结缔组织构成，其内含血管、神经及心脏传导系的分支。心瓣膜是心内膜突向心腔形成的薄片状结构，其功能是阻止血液逆流。

2. 心肌膜

是心壁的主体部分，分为薄的心房肌和厚的心室肌，左心室肌最发达。心房肌和心室肌不连续，分别附着于房室口周围的纤维支架上，因此心房肌、心室肌可以不同步收缩。心肌膜主要由心肌构成，心肌纤维呈短圆柱状，由粗、细肌丝组成，还有肌浆网、横小管等结构。心肌纤维呈螺旋状排列，大致可分为内纵、中环、外斜三层。部分心房肌纤维内有膜包分泌颗粒，称心房特殊颗粒，内含心房钠尿肽，该激素具有很强的排钠、利尿、扩张血管和降低血压的作用。

3. 心外膜

浆膜性心包的脏层，被覆于心肌和大血管根部的表面。其外表面是间皮，深面为薄层结缔组织，内含有血管、神经及脂肪组织等。

（七）心的传导系统

心的传导系统包括窦房结，房室结，房室束，左、右束支和蒲肯野纤维网（图 1.3.3-8）。除了窦房结位于右心房的心外膜深部外，其余的部分均位于心内膜下层。该系统由特殊分化的心肌细胞组成，包括起搏细胞、移行细胞、蒲肯野纤维。具有产生兴奋、传导冲动、维持心正常节律性搏动等功能。起搏细胞分布于窦房结和房室结的中心部位，是心肌兴奋的起搏点；移行细胞主要分布于窦房结和房室结周边，起传导冲动的作用；蒲肯野纤维与心室肌相连，广泛分布于心室的心内膜下层，组成房室束及其分支，其末端将冲动快速传导至心室，引起心室肌的同步收缩。

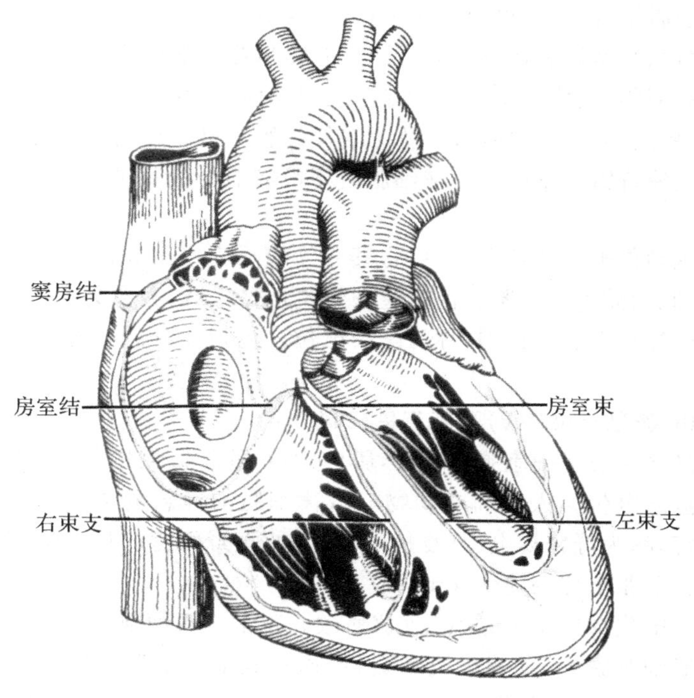

图 1.3.3-8　心传导系统示意图

1. 窦房结

心的正常起搏点，位于上腔静脉与右心房交界处的心外膜深面，呈椭圆形。窦房结产生的冲动传向心房肌使其收缩，同时经节间支传至房室结。

2. 房室结

呈扁椭圆形，位于冠状窦口与右房室口之间、冠状窦口前上方的心内膜深面，房室结的前下方续为房室束。其功能是将窦房结传来的冲动稍加延搁后再传至心室肌，使心房先收缩，心室后收缩。

3. 房室束（His 束）及其分支

起自房室结前端，沿室间隔膜部至室间隔肌部上缘分为左、右束支。左、右束支分别沿室间隔左、右侧心内膜深面下行，反复分支形成蒲肯野纤维网，分布于左、右心室肌。其形成的蒲肯野纤维网，连于心肌细胞。

房室束，左、右束支和蒲肯野纤维网的功能是将房室结传来的兴奋迅速传到整个心室，引起心室收缩。

二、心脏的功能

心脏的主要功能是泵血。心肌细胞的自发性节律兴奋引起心脏的节律性收缩舒张，收缩时心室将血液射出至动脉，舒张时静脉血液回流入心脏。

(一)心脏的生物电活动

心肌兴奋与骨骼肌兴奋不同的是心脏具有特殊传导系统，可自动产生节律性兴奋，其动作电位与骨骼肌动作电位有明显差异。

心脏主要由心肌细胞组成，可分为两类：一是构成心房和心室壁的普通心肌细胞，称工作细胞，具有收缩性、兴奋性和传导性，但无自律性，执行收缩功能，属于非自律细胞；另一种是特殊分化的心肌细胞，构成心脏特殊传导系统，具有兴奋性、传导性和自律性，主要功能是产生和传播兴奋，控制心脏节律性活动，称为自律细胞。自律细胞包括窦房结、房室交界、房室束及其分支以及浦肯野纤维网。自律细胞由于没有肌原纤维或者肌原纤维较少，故收缩性较弱。

根据心肌细胞动作电位的特点，又可将其分为快反应细胞和慢反应细胞。快反应细胞包括心室肌、心房肌和浦肯野细胞。慢反应细胞包括窦房结、房室交界结区细胞。

心肌细胞膜内外存在着电位差，称为跨膜电位。包括在静息状态下的静息电位和兴奋时的动作电位。

1. 心肌细胞的静息电位(RP)及其产生机制

心肌细胞在静息状态下细胞膜外为正，膜内为负，处于极化状态。这种静息状态下膜内外的电位差称为静息电位。人和哺乳动物非自律细胞的静息电位约－90mV，而自律细胞的静息电位不稳定，称为舒张期电位(复极电位)。浦肯野细胞的最大舒张电位为－90mV，窦房结细胞的最大舒张电位约为－70mV。

心肌细胞静息电位形成主要是 K^+ 外流所致。正常心肌细胞膜内 K^+ 浓度比膜外高，并且安静状态下心肌细胞膜对 K^+ 有较高通透性，而对其他离子通透性很低，因此 K^+ 顺浓度梯度向外扩散直至接近平衡电位，构成静息电位的主要成分，但其绝对值小于 K^+ 平衡电位。因为在静息状态下，除了 K^+ 外流以外，还有 Na^+、Ca^{2+} 等离子流的内流，抵消了部分 K^+ 外流的作用。

2. 动作电位(AP)及其产生机制

动作电位是心肌细胞兴奋过程中产生一个可扩布的电位变化。动作电位包括去极化和复极化两个过程。

(1)非自律细胞的动作电位：以心室肌细胞为例，心室肌细胞动作电位的主要特点是复极过程复杂，降支与升支明显不对称，且持续时间长。一般将心室肌细胞动作电位分为0、1、2、3、4五个时期(图1.3.3-9)。

1)去极化过程(0期)：适宜外来刺激可引起心室肌细胞兴奋，膜内电位表现为由静息时的－90mV迅速上升至＋30mV，构成动作电位的升支，维持时间短，只有1～2ms。

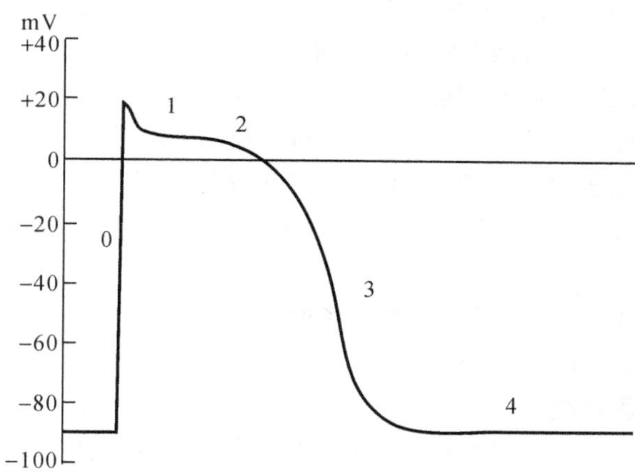

图 1.3.3-9　心室肌细胞动作电位模式图

心室肌细胞动作电位 0 期形成的机制：在外来刺激作用下，开始只有部分电压门控 Na^+ 通道开放、少量 Na^+ 内流，膜轻度去极化，达到阈电位水平（－70mV）后，出现再生性 Na^+ 循环，膜电位迅速升高至接近 Na^+ 平衡电位。

决定 0 期去极化的 Na^+ 通道是一种快通道，激活开放、开放后失活关闭的速度很快，开放时间仅 1ms 左右。快 Na^+ 通道可被河豚毒（TTX）所阻断。

2)复极化过程：0 期去极化结束到恢复静息电位的过程。包括 1、2、3 期，历时 200～300ms。

1 期（快速复极初期）：膜内电位由＋30mV 迅速恢复到 0mV 左右，耗时约 10ms，复极速度均较快。1 期复极是由短暂的一过性 K^+ 外流引起。

2 期（平台期）：平台期表现为 1 期复极结束后，复极过程变得非常缓慢，膜内电位基本停滞于 0mV 左右，持续约 100～150ms，是整个动作电位持续时间长的主要原因，也是心室肌细胞区别于骨骼肌细胞、神经纤维动作电位的主要特征。其形成是由 Ca^{2+} 的内流与 K^+ 外流分别形成的内向去极化电流与外向复极化电流在此期同时存在所致。

3 期（快速复极末期）：复极速度加快，膜电位由平台期的 0mV 左右迅速恢复到 －90mV，历时 100～150ms。2 期与 3 期之间无明显界限。3 期复极是由于慢 Ca^{2+} 通道完全失活，Ca^{2+} 内流停止，而 K^+ 外流进行性增加所致。从 0 期去极化开始至 3 期复极化完毕的时间称为动作电位时程，在心室肌细胞约为 200～300ms。

3)静息期（4 期）：膜电位稳定在－90mV 左右，但 4 期内仍有活跃的离子转运，其静息电位实际上是各种内向和外向电流综合平衡的结果。在 4 期之初，细胞膜上的 Na^+-K^+ 泵和 Na^+-Ca^{2+} 交换体加强运转，排出 Na^+、Ca^{2+} 和摄回 K^+。此外，还有少量的 Ca^{2+} 通过膜上的 Ca^{2+} 泵主动排出细胞。

(2) 自律细胞的动作电位：自律细胞的特点是产生自动节律性兴奋，其基础是 4 期自动去极化，其表现为动作电位 3 期末达最大复极电位之后，4 期膜电位立即开始自动去极化，达到阈电位后，引发一次动作电位。

1) 浦肯野细胞：其动作电位的 0、1、2、3 期的形态和离子机制与心室肌工作细胞的相似。浦肯野细胞 4 期自动去极化的离子基础是外向 K^+ 电流的逐渐衰减和内向 Na^+ 电流的逐渐增强，从而形成4期进行性净内向离子流，引起自动去极化。

2）窦房结P细胞：窦房结是心脏自律性最高的心肌组织，具有起搏功能，其细胞内肌原纤维很少而显苍白，故名P细胞。其最大复极电位为－70mV，阈电位为－40mV，0期去极化幅度低，速度慢，时程长，无明显的复极1期和2期，4期自动去极化速度快。

当膜电位由最大复极电位自动去极化达阈电位时，激活L型Ca^{2+}通道，引起Ca^{2+}内流，导致0期去极化。L型Ca^{2+}通道激活、失活缓慢，故P细胞0期去极化缓慢，持续时间长。

窦房结P细胞4期自动去极化，依赖于多种离子电流的参与，当总内向离子电流超过总外向离子电流时，引起4期自动去极化。

（二）心肌的电生理特性

心肌细胞具有四种基本生理特性，分别是兴奋性、自律性、传导性和收缩性，其中兴奋性、自律性和传导性是以心肌细胞膜的生物电活动为基础，也称电生理特性。收缩性是以收缩蛋白的功能活动为基础，是一种机械特性。心肌的兴奋通过兴奋—收缩耦联引起心肌的收缩，完成泵血功能。

1. 兴奋性

兴奋性是指心肌细胞具有对刺激产生兴奋的能力，其高低可用阈值作为衡量指标。阈值是指使细胞膜从静息电位去极化到阈电位所需的最小刺激强度。阈值大表示兴奋性低；反之，阈值小则兴奋性高。

（1）影响心肌兴奋性的主要因素

1）静息电位与阈电位的差值：静息电位绝对值增大、阈电位上移都可使两者差值增大，引起去极化达到阈电位所需的刺激强度增大，兴奋性下降；反之，兴奋性增高。

2）离子通道的性状：Na^+通道和Ca^{2+}通道有静息、激活和失活三种功能状态。在快反应细胞，膜电位处于正常静息电位水平时，Na^+通道处于关闭的静息状态；当膜电位去极化到阈电位水平，Na^+通道大量被激活开放，开放后迅速失活关闭，且在一定时间内不能被再次激活。只有在膜电位复极到静息电位时，Na^+通道才恢复再开放的能力。离子通道处于哪一种功能状态，取决于当时膜电位的水平以及相应的动作电位时程。

（2）兴奋的周期性变化：以心室肌细胞为例，说明心肌细胞一次兴奋过程中兴奋性的周期性变化（图1.3.3-10）。

1）有效不应期：从动作电位0期去极化开始到3期复极化至－60mV这一段时间，称为有效不应期。有效不应期可分为绝对不应期和局部反应期。绝对不应期是动作电位从0期去极化开始到3期复极达－55mV，无论多强的刺激，心肌细胞均不能产生反应，这是由于Na^+通道处于完全失活状态。局部反应期是绝对不应期后，从－55mV复极化到－60mV这段时间，Na^+通道刚开始复活，给予足够强度的刺激，可产生局部去极化，但并不能产生动作电位。

2）相对不应期：从复极化－60mV到－80mV的这段时间，用阈上刺激才能使动作电位产生，称为相对不应期。此时，Na^+通道逐渐复活，但开放能力尚未恢复正常，心肌兴奋性低于正常水平。

3）超常期：膜内电位由－80mV恢复至－90mV的时间里，Na^+通道基本复活，膜电位小于静息电位，与阈电位距离小，兴奋性高于正常。

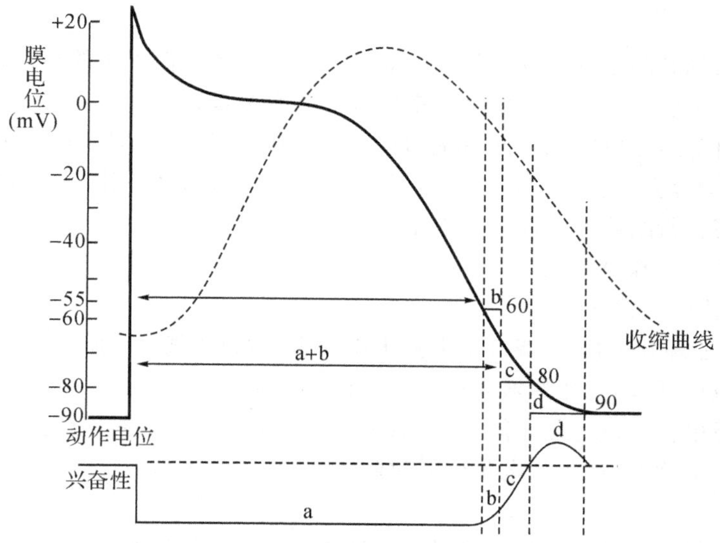

a. 绝对不应期；b. 局部反应；c. 相对不应期；d. 超常期；a+b. 有效不应期

图 1.3.3-10　心室肌细胞动作电位期间兴奋性的变化及其与机械收缩的关系

(3)心肌兴奋后兴奋性变化的特点：心肌不会像骨骼肌那样产生完全强直收缩，而是待舒张开始之后才能产生收缩，这是因为心肌细胞的有效不应期特别长，一直延续到心肌收缩活动的舒张早期开始之后。

1)期前收缩：在心室有效不应期之后，下一次窦性兴奋到达之前，心室受到一次人工刺激或来自异位起搏点的兴奋刺激，可引起一次提前出现的收缩。

2)代偿间歇：当紧接在期前兴奋之后的一次窦性兴奋正好落在期前兴奋的有效不应期内，这次窦性兴奋不能引起心室的新的收缩，出现一次“脱失”，直到下一次窦性兴奋到达时心室才能再次收缩。所以在一次期前收缩之后往往出现一段较长时间的心室舒张期(图 1.3.3-11)。

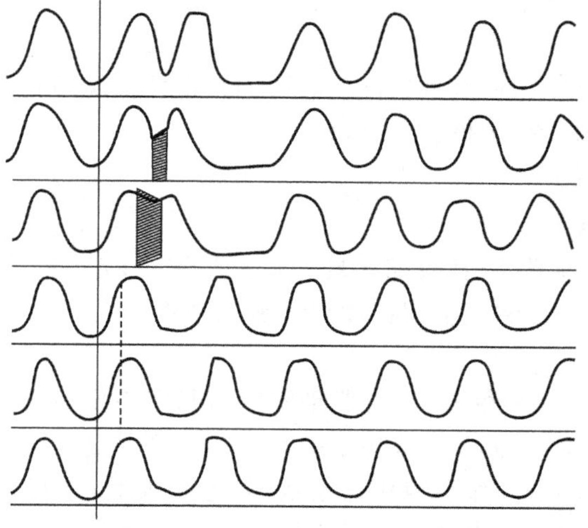

图 1.3.3-11　期前收缩和代偿间隙

2. 自律性

在没有外来刺激的条件下，组织、细胞能够自动发生节律性兴奋的特性称为自律性。自律性的高低可用单位时间内自动发生兴奋次数的频率衡量。

(1)心脏起搏点：心脏特殊传导系统的自律性存在差异，其中以窦房结P细胞自律性最高，在心脏兴奋中起主导作用。其所形成的心脏节律称为窦性节律。窦房结P细胞、房室交界、房室束、浦肯野细胞的最高自动兴奋频率分别约为100、50、40、25次/分。心房心室各按当时驱动它们的最高自律性频率搏动。

(2)影响自律性的因素

1)4期自动去极化速度：4期自动去极化速度快，则到达阈电位所需时间变短，单位时间产生兴奋的次数就增多，自律性增高；反之，则自律性降低。

2)最大复极电位与阈电位之间的差值：最大复极电位下移或阈电位上移，这两者都可引起两者之间的差值增大，达到阈电位所需时间变长，自律性降低；反之，自律性增高。

3. 传导性

心肌细胞传导兴奋的能力称为传导性。细胞间兴奋的传导主要通过闰盘的缝隙连接进行，因为该处电阻低。其高低可用兴奋的传播速度来衡量。

(1)心脏内兴奋的传导速度：心脏各部分心肌细胞间的缝隙连接分布密度和类型不同，使得兴奋在心脏各部分的传导速度不同。窦房结内的传导速度低于0.05m/s；心房肌的传导速度约为0.4m/s；心室肌的传导速度约为1m/s；房室交界区细胞的传导性很低，传导速度仅0.02m/s，兴奋通过房室交界区耗时约0.1s，使兴奋在此延搁一段时间，才向心室传播，这种现象称为房室延搁。它的作用是使心室的收缩发生于心房收缩完成之后，因而不会产生房室收缩的重叠，有利于心室的充盈和射血。

(2)影响传导性的因素

1)心肌纤维的直径：心肌细胞的直径越大，则电阻越小，传导速度较快；反之，传导速度减慢。例如浦肯野细胞直径可达70μm，远远大于房室交界区细胞直径(3～4μm)，所以前者传导更快。

2)0期去极化的速度和幅度：是决定传导速度的主要因素。0期去极化的速度愈快、幅度愈大，兴奋传导愈快。

3)未兴奋部位心肌的兴奋性：邻近部位心肌的兴奋性越高，则膜电位和阈电位间的差距越小，传导速度就越快；反之，传导速度越慢。

(三)心脏的泵血功能

1. 心肌收缩的特点

肌和骨骼肌同属横纹肌，两者收缩原理相似。当胞浆内Ca^{2+}浓度升高时，心肌细胞收缩。但因为心肌细胞的结构和电生理特性和骨骼肌并不完全相同，故心肌收缩还有其自身的特点：

(1)对细胞外Ca^{2+}的依赖性较大：心肌细胞的肌浆网不发达，贮Ca^{2+}量少，所以心肌的兴奋—收缩耦联所需的Ca^{2+}更多地依赖于细胞外Ca^{2+}的内流。

(2)“全或无”式收缩：心肌细胞以闰盘连接，其电阻极低，兴奋易于通过和传导，使心房和心室在各自收缩时宛如一个功能上的合胞体，一旦产生兴奋，所有心房或心室细胞几乎同步收缩，称为“全或无”式收缩。

(3)不发生完全强直收缩:心肌细胞兴奋后的有效不应期特别长,相当于心肌细胞的整个收缩期和舒张早期。所以心肌细胞不可能在收缩期内再接受刺激产生一个新的兴奋和收缩,因此心肌不会发生完全强直收缩,从而保证了心肌的收缩、舒张交替进行,实现心脏泵血功能。

2. 心动周期

心脏一次收缩和舒张,构成一个机械活动周期,称为心动周期。它包括收缩期和舒张期。成年人的平均心率为75次/分,则每个心动周期为0.8s。在一个心动周期内,左右心房首先开始收缩,持续约0.1s,随后舒张持续0.7s。当心房收缩时,心室处于舒张状态,在心房进入舒张期之后不久,心室开始收缩,收缩持续0.3s,随后的舒张期需要0.5s。心室舒张的前0.4s期间,心房也处于舒张期,这一时期称为全心舒张期。

现以左心室射血为例,通常把心动周期分为心房收缩期、心室收缩期和心室舒张期。

(1)心房收缩期:主动脉瓣关闭,静脉血流入心房。因此心房压相对高于心室压,房室瓣处于开启状态,血流从心房流入心室,使心室充盈。当心房收缩的时候,房内压升高,将其中血液射入心室,使心室充盈量进一步增加。

(2)心室收缩期

1) 等容收缩期:心房收缩结束后,心室开始收缩,室内压立刻升高。室内压超过房内压时,房室瓣关闭,但此时心室内压仍低于主动脉压,半月瓣仍处于关闭状态,心室成为一个封闭的腔。此期心室容积没有改变,但室内压急剧升高,持续约0.05s,称为心室等容收缩期。

2)射血期:随着心室的收缩,室内压继续升高并超过主动脉压时,半月瓣开启,血液射入动脉,这一时期为射血期,可大致分为快速射血期和缓慢射血期。快速射血期是在射血期的前期,心室内压上升到峰值,血流量多,约占总射血量的2/3,历时约0.1s。缓慢射血期为随着心室内血液减少以及心室肌收缩减弱,室内压自峰值逐渐下降,射血速度减慢,历时约0.15s。在快速射血后期或稍后,室内压已低于主动脉压,这时由于心室肌收缩,心室内血液仍具有较大的动能,因此能依其惯性作用逆着压力梯度继续流入主动脉。

(3)心室舒张期

1)等容舒张期:心室开始舒张,室内压下降,主动脉内血液返流入心室,推动半月瓣迅速关闭。此时室内压仍高于心房压,房室瓣处于关闭状态,心室再次成为封闭的腔。此期心室容积不改变,但心肌继续舒张引起室内压急剧下降,持续约0.06~0.08s,称为等容舒张期。

2) 心室充盈期:快速充盈期是当心室内压继续下降至低于心房压时,心房中血液冲开房室瓣,快速流入心室,心室容积迅速增大。此期间进入心室的血液量占总充盈量的2/3,历时约0.11s。减慢充盈期是快速充盈期后,随着心室内血液的充盈,房—室间的压力梯度逐渐减小,血液以较慢的速度进入心室,心室充盈量进一步增加,历时约0.22s。

在心室舒张的最后0.1s,下一个心动周期的心房收缩期开始,使心室充盈量进一步增加。

由上可知,推动血液在心、房和心室之间以及心室和主动脉之间流动的主要动力是压力梯度。心室肌的收缩和舒张是形成压力梯度的根本原因。

(四)心脏泵血功能的评价

1. 每搏输出量与射血分数

(1)每搏输出量:一次心搏一侧心室射出的血量,简称搏出量。在静息状态下,左心室搏出量为60～80ml，平均约70ml。

(2)射血分数：搏出量占心室舒张末期容积的百分比。正常情况下，射血分数维持在55%～65%之间。

2. 每分输出量与心指数

(1)心输出量：每分钟一侧心室泵出的血量称为每分输出量，它等于搏出量与心率的乘积。健康成年男性在静息状态下(心率为75次/分)，心输出量约为5～6L/min。

(2)心指数：人体静息状态下的心输出量与体表面积成正比，以单位体表面积(m^2)计算的心输出量为心指数。人体在安静和空腹状态下测得的心指数，称为静息心指数。正常成人心指数约为3.0～3.5L/(min·m^2)。

(3)心脏做功量：心脏做功量是一项较好评价心泵功能的指标。心脏做功所释放的能量转化为血流的动能和压强能两部分。心室每次收缩所做的功，称为每搏功。每搏功可以用搏出的血液所增加的动能和压强能来表示。其中动能占的比例很小，可以忽略不计。左室搏功的公式可简化为：

搏功＝搏出量×(平均动脉压－平均心房压)

每分功＝搏功×心率

(五)心泵的功能调节

1. 搏出量的调节

(1)前负荷：心室肌在收缩前所承受的负荷，称前负荷。心室肌的前负荷取决于心室舒张末期的容积或压力。为了分析前负荷和初长度对心脏泵血功能的影响，将一系列搏功对心室舒张末期压力或容积作图，即为心室功能曲线(图1.3.3-12)，其横坐标表示左室舒张末期压力，纵坐标为左室每搏功。

1)心室功能曲线反映了左室舒张末期容积或充盈压(前负荷)与心室搏功的关系。心功能曲线大致可分为三段：①充盈压<12mmHg时，搏功随初长度的增加而增加；②充盈压在12～15mmHg范围内时，是心室的最适前负荷；③充盈压>15mmHg时，曲线趋于平坦或轻度下倾，搏功基本不变或仅轻度减少。

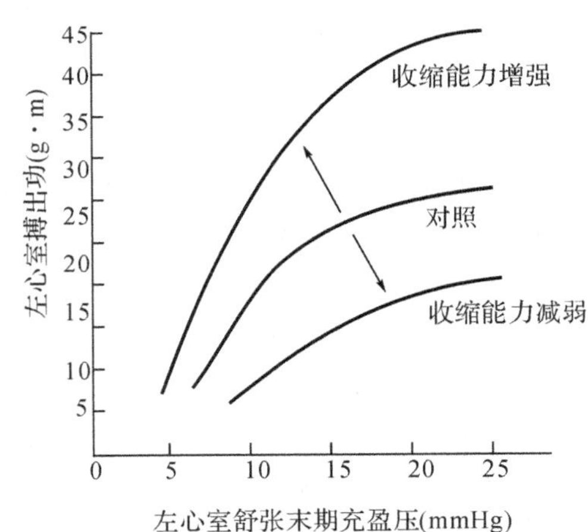

图1.3.3-12　心室功能曲线

2)心肌肌小节的最适初长度为2.0～2.2μm。左室充盈压12～15mmHg为人体心室的最适前负荷。

3)异长自身调节：通过心肌细胞本身初长度的改变引起心肌收缩强度的改变继而引起搏出量改变的调节方式称为异长自身调节。表现为随着前负荷的增大，左室肌纤维初长度增大，收缩力量增强，搏出量增加，主要作用在于对搏出量进行精细调节。

(2)心肌收缩能力：心肌收缩能力是指心肌不依赖于前、后负荷而能改变其力学活动的一种内在特性。等长调节是指不改变心肌初长度，而是通过收缩能力的改变影响搏出量的调节方式。心肌收缩能力受兴奋—收缩耦联过程中各个环节的影响，当心肌收缩能力增强时，其心室功能曲线向左上方移位；当心肌收缩能力下降时，心室功能曲线向右下方移位。

(3)后负荷：后负荷是指肌肉开始收缩后才遇到的负荷。对心室而言，后负荷是指心室射血时所承受的阻抗，即大动脉血压。在其他条件不变的情况下，当动脉血压升高时，后负荷增大，导致等容收缩期延长而射血期缩短；同时射血期心肌纤维缩短速度和程度均减小，搏出量减少，使心室内剩余血量增加，充盈量增加，初长度增加，通过异长调节搏出量又可以恢复到原有正常水平。

2. 心率对心输出量的影响

正常成年人在安静状态时，心率约在 60～100 次/分之间。心率过快或过慢，心输出量都会减少，只有心率最适宜时，心输出量才最大。

(1)心率过快(超过 170～180 次/分)：舒张期缩短，心室缺乏足够的充盈时间，导致充盈量减少，搏出量明显减少，心输出量下降。

(2)心率过慢(低于 40 次/分)：心舒期延长，但心室充盈已接近最大限度，充盈量和搏出量不能再继续增加，故心输出量下降。

三、血管的组织解剖

(一)血管的种类和结构

1. 动脉

是引导血液离开心的管道，各类动脉主要由内皮、弹性纤维、平滑肌和胶原纤维构成。根据管径大小，动脉可以分为大、中、小、微四级。管径在0.3mm以下的小动脉为微动脉。管壁均可分为内膜、中膜和外膜三层(图 1.3.3-13)。管壁的内膜为单层扁平细胞，薄又光滑，可降低血液流动时的阻力；中膜较厚，主要由环形的平滑肌、弹性纤维和胶原纤维等构成，使动脉具有收缩性和弹性；外膜由疏松结缔组织组成，内含营养血管和神经等。

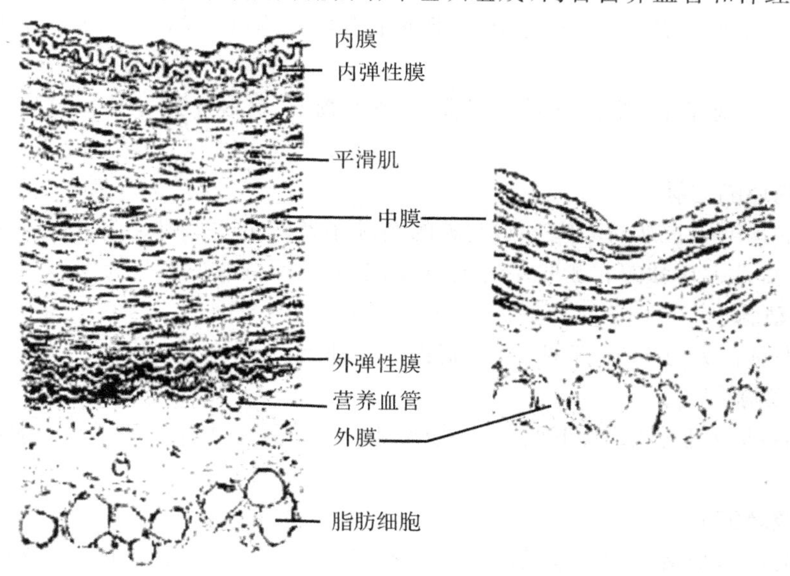

图 1.3.3-13　动脉的组织学结构图

第一篇　解剖生理学基础

大动脉中膜很厚，主要由弹性膜构成，故又称弹性动脉。中动脉中膜较厚，主要由环行平滑肌组成，故又称肌性动脉。小动脉中膜仅有几层平滑肌纤维，也属肌性动脉。

2. 静脉

静脉是引导血液返回心的血管，静脉根据管径大小也分大、中、小、微四级。管径在0.3mm以下的小静脉称微静脉。静脉与相伴行的动脉相比，有以下特点：

(1)静脉数量多，管径大，管壁薄，管腔不规则，弹性小。

(2)静脉管壁平滑肌较少，且无弹性膜，故收缩性和弹性较弱。

(3)管径大于 2mm 的静脉内面有成对的静脉瓣，可防止血液倒流。

3. 毛细血管

毛细血管是连接微动脉与微静脉间的血管，其分支互相吻合成网状。毛细血管是分布最广，管径最细，管壁最薄的血管，仅由一层内皮细胞和一层基膜构成。内皮和基膜之间有散在分布的周细胞，其功能尚不清楚，可能参与血管的生长或再生(图1.3.3-14)。根据电镜下内皮细胞和基膜的特点，毛细血管分为连续毛细血管、有孔毛细血管和窦状毛细血管(简称血窦)三类(图 1.3.3-15)。

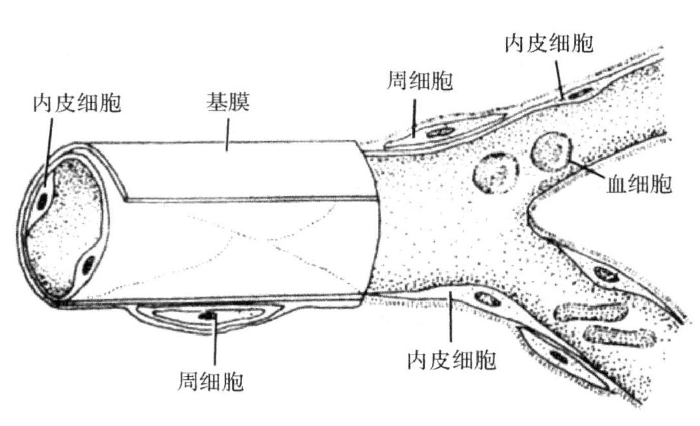

图 1.3.3-14　毛细血管模式图(纵切面)

(1)连续毛细血管：其内皮细胞间有紧密连接，基膜完整，主要参与屏障的构成。

(2)有孔毛细血管：其基膜完整，内皮细胞上有内皮窗孔，有利于血管内外中、小分子物质交换。

(3)窦状毛细血管：血窦的基膜不完整，内皮有窗孔，有利于大分子物质甚至血细胞出入血管。

(二)肺循环的动脉

肺循环的动脉是指从右心室发出到肺的动脉干及其分支。肺动脉干短而粗，起自右心室肺动脉口，在升主动脉的右侧向左后上斜行，至主动脉弓的下方分为左、右肺动脉。

1. 左肺动脉

走行到左肺门处分为上、下两支，分别进入左肺上、下叶。

2. 右肺动脉

走行到右肺门处分为上、下两支，一支到肺上叶，另一支再分两支，分别进入右肺中、下叶。

(三)体循环的动脉

体循环的动脉是指从左心室发出到全身各部的血管。主动脉是体循环动脉的主干，是全身最粗的动脉。起自左心室，先斜向右上方，再弯向左后向下行至第 4 胸椎体，沿脊柱的左前方下降，穿膈的主动脉裂孔入腹腔，继续下降至第 4 腰椎体下缘分为左、右髂总动脉。

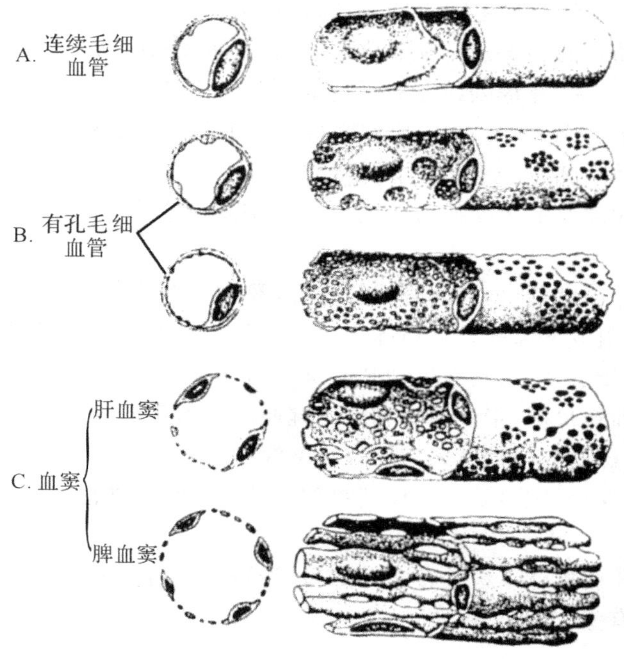

图 1.3.3-15　三类毛细血管结构模式图

1. 升主动脉

发自左心室，位于肺动脉干与上腔静脉之间，在主动脉根部发出左、右冠状动脉。

2. 主动脉弓

续接于升主动脉，在胸骨柄的后方作弓状弯向左后方，移行于降主动脉。前方邻胸骨，后方邻气管和食管。主动脉弓壁内含有压力感受器，具有调节血压的作用。在动脉弓下方有 2～3 个粟粒状小体，称主动脉小球，属化学感受器，有调节呼吸的作用。主动脉弓的凸侧缘自右向左依次发出头臂干（无名动脉）、左颈总动脉和左锁骨下动脉。头臂干向右上斜行，到右侧胸锁关节的后方分为右颈总动脉和右锁骨下动脉。

（1）颈总动脉：是头颈部的动脉主干，左、右各一。右侧起自头臂干，左侧起自主动脉弓。两侧颈总动脉均沿食管、气管和喉的外侧上升，在甲状软骨上缘水平分为颈外动脉和颈内动脉。

在颈总动脉分叉处有两个重要结构：颈动脉窦和颈动脉小球。颈动脉窦是颈总动脉末端和颈内动脉起始处的膨大部分，壁内有压力感受器，当血压升高时，可反射性地引起心跳变慢，血管扩张，使血压下降。颈动脉小球位于颈总动脉分叉处的后方，是一个椭圆形的小体，属于化学感受器，能感受血液中二氧化碳浓度的变化，调节呼吸。当血液中二氧化碳浓度升高时，可反射性地促使呼吸加深加快。

1）颈外动脉：起自颈总动脉，其主要分支有甲状腺上动脉、舌动脉、面动脉、颞浅动脉和上颌动脉。其中颞浅动脉在外耳门前易触到其搏动，为计数脉搏和颞浅动脉的压迫止血点。

2）颈内动脉：由颈总动脉发出，经颈动脉管入颅腔，在颅内的分支分布于视器和脑等，在颅外一般无分支，借此可与颈外动脉相鉴别。

(2)锁骨下动脉：左侧起自主动脉弓，右侧起自头臂干。锁骨下动脉至第1肋外缘延续为腋动脉。锁骨下动脉的主要分支有椎动脉、胸廓内动脉和甲状颈干。

(3)腋动脉：在第1肋外缘处续于锁骨下动脉，经腋窝至大圆肌下缘处移行为肱动脉。腋动脉的分支分布于肩肌、胸肌、背阔肌和乳房等。主要的分支有胸肩峰动脉、胸外侧动脉、肩胛下动脉和旋肱后动脉。

(4)肱动脉：自大圆肌下缘续腋动脉，沿肱二头肌内侧沟与正中神经伴行，下行至肘窝分为桡动脉和尺动脉。

(5)桡动脉：由肱动脉分出，沿前臂桡侧下行，经桡骨茎突远端转至手背，穿第一掌骨间隙至手掌深面，参与组成掌深弓。在腕部于皮下，可摸到搏动，为临床摸脉部位。主要分支有：拇主要动脉和掌浅支，掌浅支与尺动脉的末端吻合成掌浅弓。

(6)尺动脉：在前臂尺侧、指浅屈肌和尺侧腕屈肌之间下行入手掌。主要分支有：骨间总动脉和掌深支，其掌深支与桡动脉末端吻合成掌深弓。

(7)掌浅弓与掌深弓：主要是为了保证手部各种运动时手掌都不会缺血。

3. 胸主动脉

胸主动脉在第4胸椎体下缘处接主动脉弓，沿脊柱左前方下行，穿膈的主动脉裂孔移行为腹主动脉。分支有壁支和脏支(图1.3.3-16)。

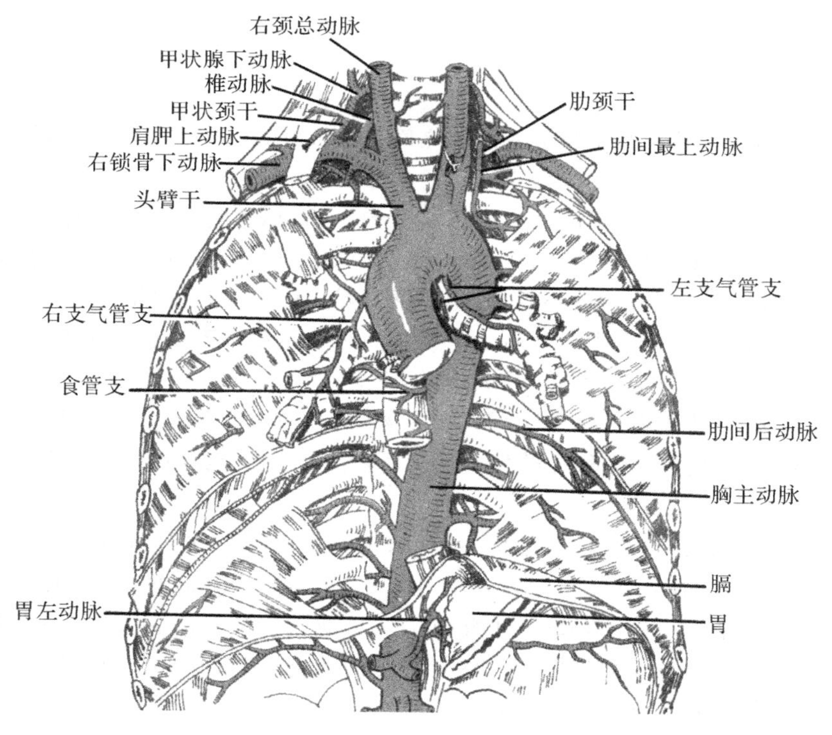

图1.3.3-16　胸主动脉及其分支

(1)壁支：包括九对肋间后动脉和一对肋下动脉，分布于胸壁、腹壁上部和皮肤。此外，还有一对膈上动脉分布于膈上面。

(2)脏支：主要有支气管支、食管支和心包支，分布于气管、支气管、食管和心包。

4. 腹主动脉

腹主动脉作为腹部的动脉主干，在膈的主动脉裂孔处续于胸主动脉，沿腰椎体的前方下降，右侧与下腔静脉相邻，大约在第4腰椎体下缘水平分为左、右髂总动脉。腹主动脉发出壁支和脏支(图1.3.3-17)。

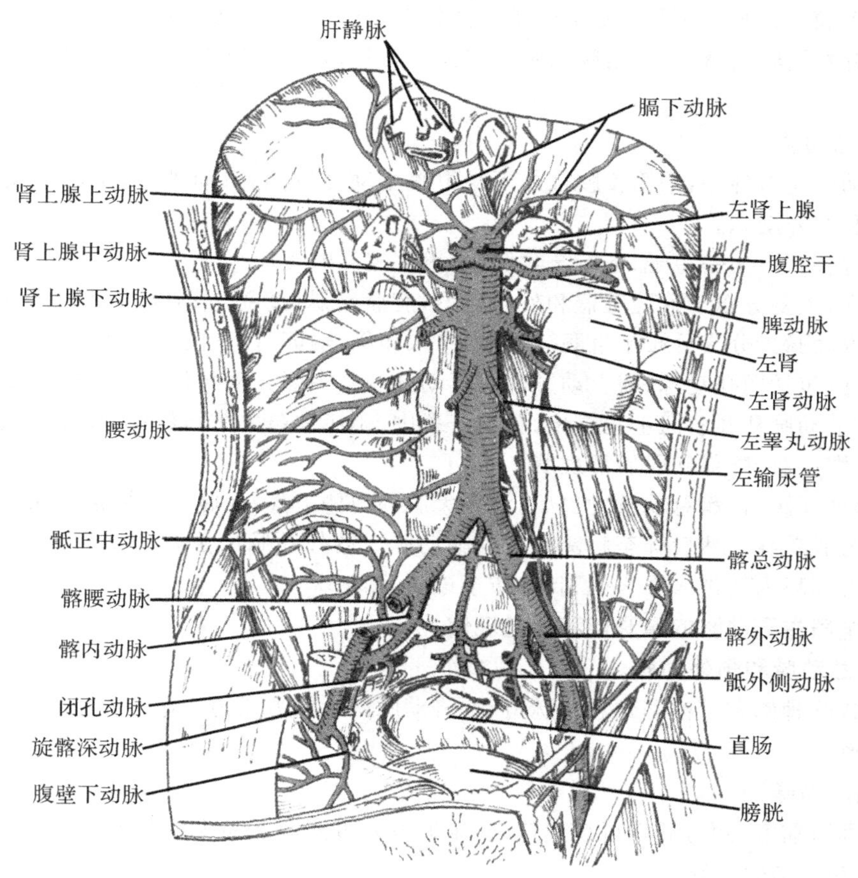

图1.3.3-17　腹主动脉及其分支

(1)壁支：壁支主要有四对腰动脉和一对膈下动脉。

(2)脏支：脏支可分为成对和不成对两种。成对的有肾上腺中动脉、肾动脉、睾丸动脉(男)或卵巢动脉(女)；不成对的有腹腔干、肠系膜上动脉和肠系膜下动脉。

1)肾上腺中动脉：左右各一，起自腹主动脉，向外行，分布到左、右肾上腺。

2)肾动脉：左右各一，自腹主动脉发出，向外行，到肾门分4～5支进入肾内。

3)睾丸动脉(又称精索内动脉)：细而长，在肾动脉起始处的稍下方起自腹主动脉，斜向下外，跨过输尿管前面，经腹股沟管至阴囊，参与精索的组成，下行入阴囊分布到睾丸和附睾。在女性则为卵巢动脉，在卵巢悬韧带内下行，分支到卵巢和输卵管。

4）腹腔干：为一短干，在主动脉裂孔的稍下方发自腹主动脉前壁，并立即分为胃左动脉、肝总动脉和脾动脉三支，主要分布到胃、肝、胆、脾、胰、十二指肠和食管的腹腔段。

5）肠系膜上动脉：起自腹腔干起点稍下方的腹主动脉前壁，于胰头的后方下行，越过十二指肠水平部的前面进入小肠系膜根内。因为十二指肠水平部恰好位于肠系膜上动脉与腹主动脉形成的夹角内，故动脉可能压迫十二指肠，有时会导致慢性十二指肠梗阻，称肠系膜上动脉综合征。肠系膜上动脉的分支有：胰十二指肠下动脉、空肠动脉、回肠动脉、回结肠动脉、右结肠动脉和中结肠动脉。

6）肠系膜下动脉：平第3腰椎高度发自腹主动脉前壁，在腹后壁腹膜后面向左下方行走。分支有左结肠动脉、乙状结肠动脉和直肠上动脉，分布于降结肠、乙状结肠和直肠的上、中部。

5. 髂总动脉

髂总动脉左右各一，平第4腰椎体下缘由腹主动脉发出，行向外下，至骶髂关节前分为髂内动脉和髂外动脉。

（1）髂内动脉：为一短干，下行至盆腔，发出脏支和壁支。

1）脏支：主要分布于盆腔脏器和外生殖器，有脐动脉、膀胱下动脉、直肠下动脉、子宫动脉和阴部内动脉。分支分布于直肠、膀胱、子宫、卵巢、输卵管、肛门、会阴和外生殖器。

2）壁支：包括闭孔动脉、臀上动脉和臀下动脉。其中闭孔动脉伴闭孔神经穿闭膜管至大腿内侧；臀上动脉从梨状肌上孔穿出，分布于臀中、小肌和髋关节；臀下动脉经梨状肌下孔穿出，分布于臀大肌、臀部和股后部皮肤。

（2）髂外动脉：自髂总动脉发出后，沿腰大肌的内侧下降，经腹股沟韧带的深面到大腿的前面移行为股动脉。然后降至腘窝移行为腘动脉。髂外动脉的主要分支为腹壁下动脉，它经腹股沟管深环内侧进入腹直肌鞘，分布于该肌。

（四）全身主要动脉的摸脉点和止血部位

1. 颈总动脉和颈外动脉

于环状软骨侧方可摸到颈总动脉搏动，将动脉向后内方压迫于第6颈椎横突上，可使一侧头部止血。

2. 颞浅动脉

在外耳道前方，颧弓后端可摸到搏动，压迫该处可使颞部和头顶部止血。

3. 腋动脉和肱动脉

在肱二头肌内侧沟可摸到搏动，把肱动脉压向肱骨，可使压迫点以下的上肢止血。

4. 桡动脉

在腕上方桡侧腕屈肌腱外侧，可摸到搏动，为主要摸脉点。

5. 股动脉

在腹股沟中点稍下方可摸到股动脉搏动。把股动脉压向耻骨上支，可使下肢止血。

6. 腘动脉

在腘窝中加垫、屈膝包扎，可压迫腘动脉，使小腿和足止血。

（五）肺循环的静脉

肺静脉分为左、右各两条，即左上、左下肺静脉和右上、右下肺静脉，其静脉血均注入左心房。

(六)体循环的静脉

体循环的静脉包括上腔静脉系、下腔静脉系和心静脉系。体循环的静脉收集全身的静脉血通过上腔静脉、下腔静脉和冠状窦将静脉血注入右心房。

1. 上腔静脉系

上腔静脉系由上腔静脉及其属支组成，收集头颈、上肢、胸壁及部分胸内脏器的静脉血。

(1)头颈部的静脉：分为颈内静脉(深静脉)、颈外静脉(浅静脉)(图 1.3.3-18)。

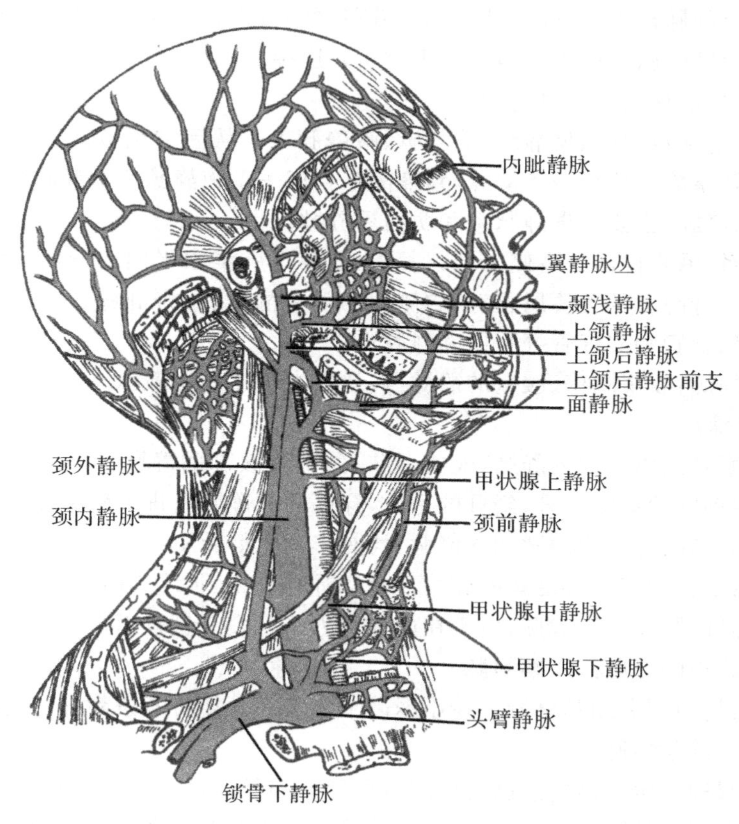

图 1.3.3-18　头颈部静脉模式图

1)颈内静脉：在颈静脉孔处续乙状窦，沿颈内动脉和颈总动脉的外侧下行，在胸锁关节后方与同侧的锁骨下静脉汇合成头臂静脉。颈内静脉收集颅内、外和颈部器官的静脉血。其主要属支分颅外属支和颅内属支。

A. 颅内属支：收集颅内主要器官的静脉血，最后经乙状窦注入颈内静脉。

B. 颅外属支：主要收集头面部和颈部的静脉血。主要属支是面静脉和下颌后静脉。其中面静脉起自内眦静脉，和面动脉伴行，在下颌角下方与下颌后静脉的前支汇合注入颈内静脉。下颌后静脉由颞浅静脉和上颌静脉汇合而成。在腮腺下端分为前、后两支。前支与面静脉汇合，后支参与合成颈外静脉。

2)颈外静脉:由耳后和枕部的静脉与下颌后静脉的后支汇合而成。沿胸锁乳突肌表面下行,注入锁骨下静脉。颈外静脉在活体上隔着皮肤可见,故儿科经此静脉输液、采血和注射药物。右心衰竭的病人,因体循环受阻,常见颈外静脉怒张。面静脉内无静脉瓣,故面部感染后,切忌挤压,以免细菌进入颅内,导致颅内感染。

(2)上肢的静脉:包括浅静脉和深静脉。

1)浅静脉:上肢浅静脉为静脉注射、输血及采血的常用部位,有头静脉、贵要静脉和肘正中静脉等。

头静脉起于手背静脉网桡侧,在皮下沿前臂和臂的外侧上行,穿深筋膜注入腋静脉或锁骨下静脉。贵要静脉起于手背静脉网尺侧,沿前臂和臂的内侧上行,到达的臂中部,穿深筋膜注入肱静脉或腋静脉。肘正中静脉位于肘窝处连接头静脉与贵要静脉,一般为一条,临床上常在此进行输液、抽血或注射药物。

2)深静脉:包括桡静脉、尺静脉、肱静脉、腋静脉等。从手掌至腋窝皆与同名动脉伴行,在臂部以下是两条静脉伴行一条动脉,到腋窝汇合成一条腋静脉。腋静脉续锁骨下静脉。

(3)胸部的静脉:主要有奇静脉系和肋间后静脉。

1)奇静脉系:沿胸椎体的右侧上升,到第4或第5胸椎水平向前弯曲,经右肺根的上方注入上腔静脉。奇静脉的主要属支有:右侧的肋间后静脉、半奇静脉、食管静脉和支气管静脉等,收集胸壁、食管和支气管等脏器的静脉血。

2)肋间后静脉:收集胸壁、腹壁的静脉血,最后大多注入奇静脉。

2. 下腔静脉系

下腔静脉系是人体最大的静脉,收集下肢、盆部和腹部的静脉血。由左、右髂总静脉汇合而成,沿腹主动脉的右侧上升,经肝的后方,穿膈的腔静脉孔进入胸腔注入右心房。

(1)下肢的静脉:包括浅静脉和深静脉,均有丰富的静脉瓣。

1)浅静脉:足背的皮下有足背静脉弓,由弓的两侧向上延续成内侧的大隐静脉和外侧的小隐静脉。大隐静脉注入股静脉,由于在内踝前方位置表浅且较固定,临床上在此作静脉注射或静脉切开。小隐静脉注入腘静脉。

2)深静脉:均与同名动脉伴行。在小腿以下每条动脉伴行两条静脉,到腘窝合成一条腘静脉。腘静脉上续股静脉。

(2)盆部的静脉:包括髂内静脉、髂外静脉、髂总静脉及盆壁和盆腔脏器的静脉。髂内静脉由盆部静脉合成,伴同名动脉上行。髂内静脉的属支有壁支和脏支,均收集同名动脉分布区的静脉血。脏支主要有直肠下静脉、膀胱静脉、子宫静脉、阴部内静脉等。髂外静脉为股静脉的延续,与同名动脉伴行,收集下肢、腹部、髂部的静脉血。髂总静脉在骶髂关节前方由髂内静脉和髂外静脉汇合而成,向上行至第5腰椎体前方,两侧髂总静脉汇合成下腔静脉。

(3)腹部的静脉:其主干为下腔静脉,收集腹壁和腹腔脏器的静脉血。腹部成对脏器的静脉与同名动脉伴行,直接或间接汇入下腔静脉。腹腔不成对脏器的静脉也与同名动脉伴行,汇入肝门静脉。

(4)肝门静脉:为一短而粗的静脉干,长约6～8cm,多由肠系膜上静脉和脾静脉汇合而成,在胆总管和肝固有动脉之间的后方上行至肝门,分为左、右支进入肝左、右叶,在肝内反复分支,终于肝血窦。肝血窦汇合成肝静脉,出肝后注入下腔静脉。门静脉收集腹腔不成对脏器的静脉血(图1.3.3-19)。

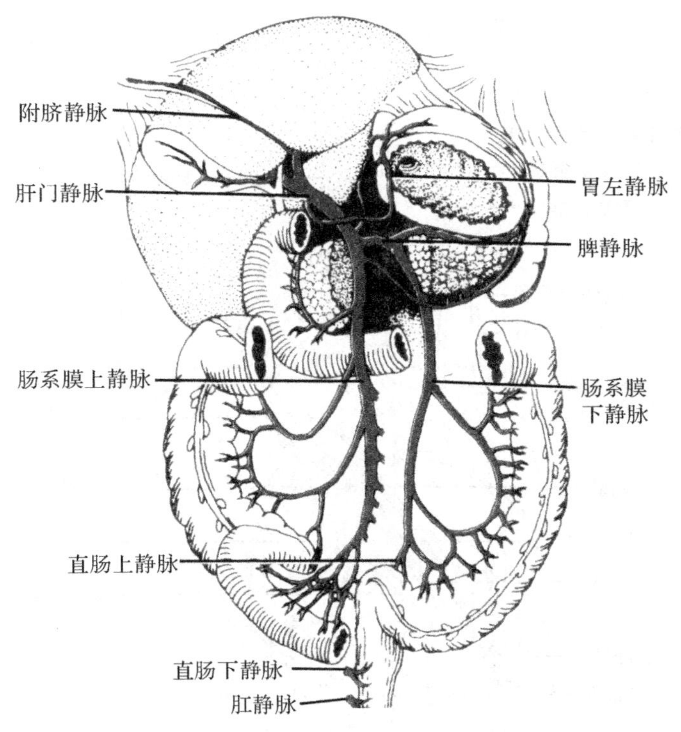

图 1.3.3-19　肝门静脉及其属支

门静脉有两个特点：一是门静脉两端均为毛细血管；二是腔内无静脉瓣，因此当门静脉高压时血液可倒流。门静脉的侧支循环途径主要有三条：①通过食管静脉丛沟通门静脉系与上腔静脉系；②通过直肠静脉丛沟通门静脉系与下腔静脉系；③通过脐周静脉网沟通门静脉系与上、下腔静脉系(图 1.3.3-20)。

肝门静脉与上、下腔静脉系之间存在着丰富的侧支循环。在正常情况下，肝门静脉属支与上、下腔静脉系之间的吻合支细小，血流量很小。但肝门静脉循环发生阻碍，肝门静脉的压力升高时(如肝硬化)，肝门静脉属支与腔静脉间的吻合支才高度扩张，形成侧支循环。肝门静脉的血不经过肝而经上、下腔静脉系回流至右心房，用来缓冲门静脉的压力。

(七)淋巴系统

淋巴管系统源自毛细淋巴管，后者从盲端起始于组织内，吻合成网，汇入淋巴管、淋巴导管，最后汇入静脉。

四、血管的功能

循环系统除心脏外，还包括动脉、毛细血管、静脉。动脉强而柔韧，它运载从心脏来的血液，并承受最高的血液压力(血压)。动脉血管的弹性有助于维持两次心搏之间的血压。较小的动脉和小动脉壁的肌层能调节其管径以增加或减少流向某一区域的血液。毛细血管非常细小，其管壁极薄，它在动脉与静脉之间起桥梁作用。毛细血管管壁可允许血液中的氧气和营养物质进入组织，同时亦允许组织内的代谢产物进入血液。随后，这些血液流经小静脉、静脉，最后回到心脏。由于静脉的管壁薄且通常管径比动脉大，因此，在运送相同体积的

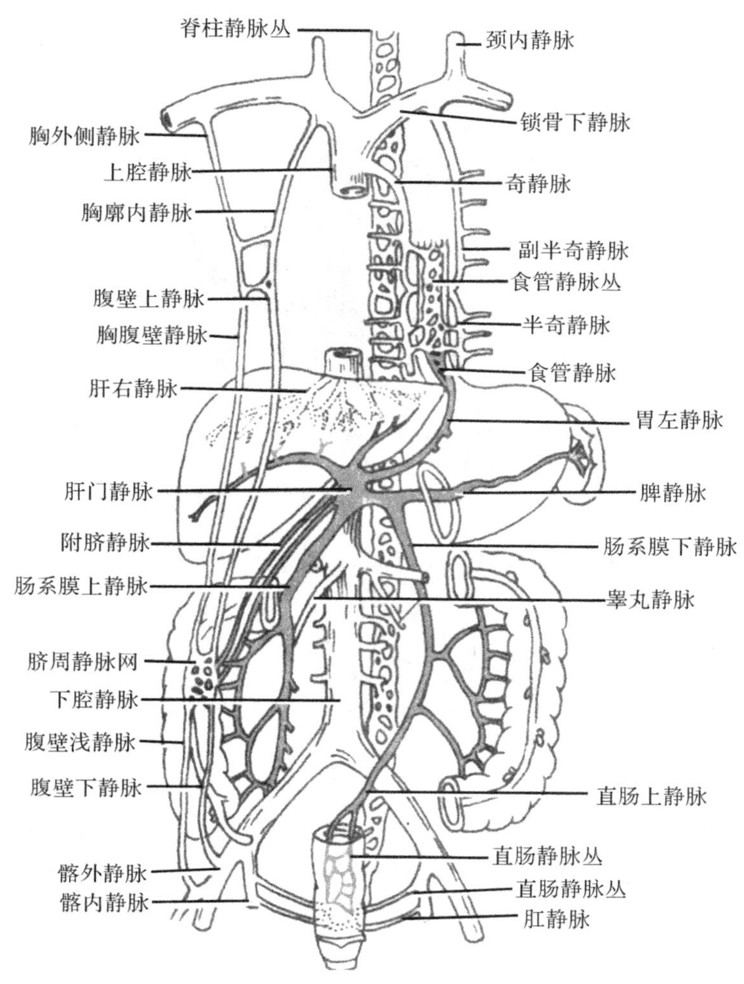

图 1.3.3-20 肝门静脉与上、下腔静脉系的交通

血液时，其流速较慢，压力亦较低。

血管系统与心脏共同构成一个基本密闭的循环通道。

(一)血管的分类和功能

根据血管的构造功能不同，血管可分为以下几类：

1. 弹性贮器血管

指的是主动脉、肺动脉主干及其发出的最大分支。这些血管富含弹性纤维，有明显的可扩张性和弹性。大动脉的"弹性贮器"作用，使间断的心脏射血，在血管中形成连续的血流。

2. 分配血管

指的是中动脉，从弹性贮器血管以后到分支为小动脉前的动脉管道，其功能是将血液输送至各器官组织。

3. 阻力血管

包括小动脉和微动脉，管径小，对血流的阻力较大，是血液在血管中流动所遇到的阻力的主要来源。小动脉、微动脉和毛细血管前括约肌由于能改变毛细血管的血流阻力，所以称为毛细血管前阻力血管。

4. 交换血管

指真毛细血管，通透性很高，是血管内血液和血管外组织液进行物质交换的主要场所。

5. 容量血管

指静脉系统，管壁薄，容量大，可扩张性大。静脉起着贮存血液的作用，循环血量的60%～70%容纳在静脉中。微静脉和小静脉对血流也产生一定的阻力，故称为毛细血管后阻力血管。

6. 短路血管

指小动脉和小静脉之间的吻合支，主要功能是参与体温调节。

(二)血压

血压是指血管内的血液对单位面积血管壁的侧压力，即压强。压强的单位为帕(Pa)，血压数值通常用千帕(kPa)为单位。但通常习惯以毫米汞柱(mmHg)为单位(1mmHg＝0.133kPa)。

(三)动脉血压

1. 动脉血压的形成

动脉血压是指血液对动脉管壁的侧压强，一般是指主动脉压。动脉血压的形成主要受以下几个方面的影响。

(1)足够的血液充盈心血管：循环系统内有足够的血液充盈是形成动脉血压的前提。血液充盈的程度可用循环系统平均充盈压来表示，其数值的高低取决于血量和循环系统容量之间的相对关系。

(2)心室收缩射血：心室肌收缩所释放的能量主要用于维持动脉血压。

(3)外周阻力和主动脉、大动脉的弹性贮器作用：外周阻力主要是指小动脉和微动脉对血流的阻力。由于存在外周阻力，并且主动脉、大动脉的可扩张性较大，心脏收缩时，在射血期射入外周的血量约只有搏出量的1/3，还有约2/3的血液暂时储存在主动脉和大动脉中，形成对动脉管壁的侧压强。主动脉、大动脉的弹性贮器能缓冲动脉血压的波动，使心脏间断的射血变为动脉内持续的血流。

2. 动脉血压的正常值

(1)收缩压：为心室收缩时的血压，此时主动脉压急剧升高，动脉血压值在收缩期的中期达到最高峰。

(2)舒张压：为心室舒张时的血压，此时主动脉压下降，在心舒期末，动脉血压处于最低值。

(3)脉搏压(简称脉压)：收缩压和舒张压的差值称为脉搏压。

(4)平均动脉压：约为舒张压加上1/3脉压。

我国健康青年人在安静状态时的收缩压为100～120mmHg(13.3～16.0kPa)，舒张压为60～80mmHg(8.0～10.6kPa)，脉搏压为30～40mmHg(4.0～5.3kPa)。

3. 影响动脉血压的因素

(1)每搏输出量：在其他因素不变的情况下，心脏每搏输出量增大时，心缩期射入主动脉的血量变多，动脉管壁所受的张力变大，因此收缩压明显升高。但心舒期末大动脉内存留的血量增加并不多，舒张压升高不多，脉压增大；反之，收缩压降低，脉压减小。故收缩压的高低主要反映心脏每搏输出量的多少。

(2)心率：心率加快，心舒期明显缩短，因此心舒期末主动脉内存留的血量增多，导致舒张压升高。但收缩压的升高不如舒张压的升高显著，脉压减小；相反，心率减慢，舒张压降低大于收缩压降低，脉压增大。

(3)外周阻力：外周阻力增加，心舒期末存留在主动脉中的血量增多，所以舒张压明显升高。由于动脉血压升高可使血流速度加快，心缩期内可有较多的血液流向外周，舒张压升高大于收缩压升高，脉压减小，平均动脉压升高。相反，当外周阻力降低时，舒张压的降低大于收缩压的降低，脉压增大，平均动脉压降低。故舒张压的高低主要反映外周阻力的大小。

(4)主动脉和大动脉的弹性贮器作用：可降低动脉血压的波动幅度。当大动脉硬变时，其缓冲作用减弱，收缩压会升高，但舒张压降低，脉压明显增大。

(5)循环血量和血管系统容量的比例：当循环血量和血管系统容量相适应时，血管系统的充盈程度变化不大，产生一定的循环系统平均充盈压。当血管系统容积不变，血量减小时(失血)则体循环平均压下降，动脉血压下降。血量不变而血管系统容积加大时，动脉血压也将下降。

(四)静脉血压和静脉回心血量

静脉是血液返回心脏的通路，通常被称为容量血管，起着贮血库的作用。

1. 静脉血压

(1)外周静脉压：各器官或肢体的静脉血压，称为外周静脉压，其特点包括：①血压低，正常值约 15～20mmHg。②重力和体位对静脉血压的影响大：平卧时，身体各部分血管的位置大致都处在和心脏相同的水平，故静脉压也大致相同。但直立位时，足部血管内的静脉压比卧位时高。③静脉充盈程度受跨壁压的影响大：一定的跨壁压是保持血管充盈膨胀的必要条件。当跨壁压降低时就容易发生塌陷，此时静脉的容积也减小；反之，容积增大。

(2)中心静脉压：腔静脉或右心房内的血压，称为中心静脉压，正常值约 6～20cmH_2O。其值的高低取决于心脏射血能力和静脉回心血量之间的相互关系。若心脏射血能力较强，回流入心脏的血液能及时地射入动脉，中心静脉压较低；反之，中心静脉压就升高。此外，如果回心血流量增多，中心静脉压也随之升高。因此，中心静脉压可作为反映右心功能和指导输液的指标。

2. 影响静脉回心血量的因素

单位时间内的静脉回心血量取决于外周静脉压和中心静脉压的差，以及静脉对血流的阻力，故凡能影响上述因素的因素，都能影响静脉回心血量。

(1)循环系统平均充盈压：是反映血管系统充盈程度的指标。当血量增加或容量血管收缩时，循环系统平均充盈压就会相应升高，静脉回心血量增多；反之，静脉回心血量减少。

(2)心脏收缩力量：若心脏收缩力强时，射血时心室排空较完全，则心室内压较低，对心房和大静脉内血液的抽吸力量较大，静脉回心血量增多；反之，回心血量减少。

(3)体位改变：当人体从卧位转变为立位时，身体低垂部分的静脉扩张充盈，容量增大，所以回心血量减少；反之，从立位变为卧位时，回心血量增多。

(4)骨骼肌的挤压作用：骨骼肌和静脉瓣膜对静脉回流起着“泵”的作用，称为“肌肉泵”。下肢肌肉进行节律性舒缩活动时，肌肉收缩时可挤压肌内和肌间的静脉，使静脉单向回流加快。

(5)呼吸运动:呼吸运动对静脉回流也起着"泵"的作用,称为"呼吸泵"。吸气时,胸膜腔负压进一步增大,中心静脉压降低,有利于外周静脉内的血液回流入右心房。呼气时,胸膜腔负压值减小,由静脉回流入右心房的血量也相应减少。

(五)微循环

1. 微循环的组成(图 1.3.3-21)

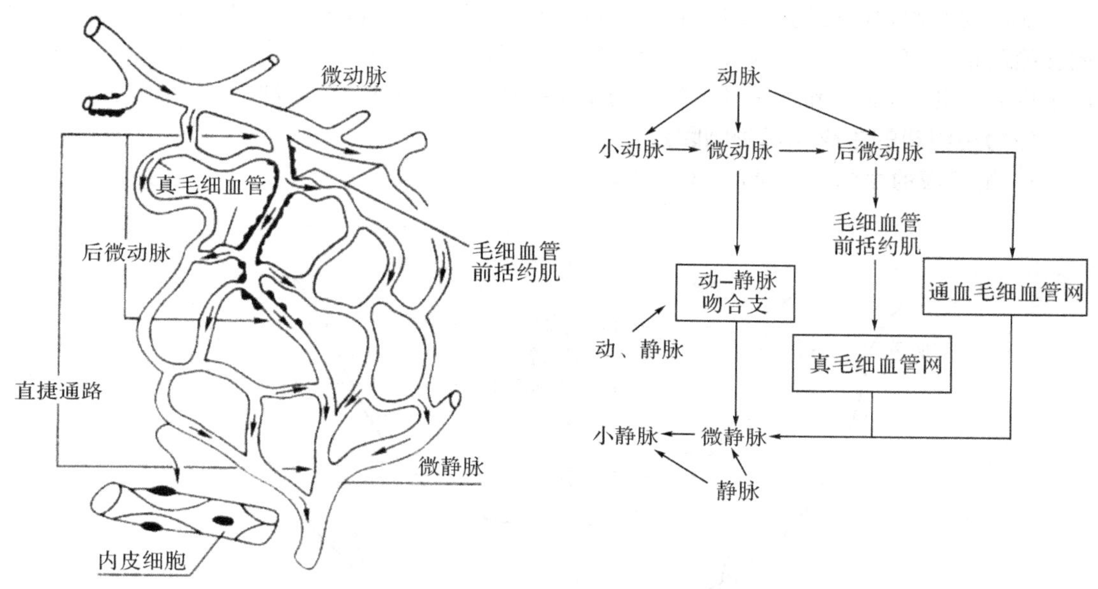

图 1.3.3-21　肠系膜微循环组成模式图

微循环是指微动脉到微静脉之间的血液循环,是血液循环的基本功能单位。典型的微循环由微动脉、后微动脉、毛细血管前括约肌、真毛细血管、通血毛细血管、动—静脉吻合支和微静脉等部分组成,是血液与组织细胞之间进行物质交换的场所。

(1)"总闸门"作用:微动脉管壁有较丰富的平滑肌,受神经—体液的调节,使其起"总闸门"作用,控制进入微循环的血流量。

(2)"分闸门"作用:真毛细血管起始端通常有毛细血管前括约肌,易受局部代谢产物的调控,从而起"分闸门"作用,控制进入真毛细血管的血流量。真毛细血管的管壁由单层内皮细胞构成,通透性较大,是完成物质交换功能的有效部位。

2. 微循环的通路

(1)迂回通路:血液从微动脉流经后微动脉进入真毛细血管网,最后汇入微静脉的通路,是血液与组织间进行物质交换的主要场所,又称营养通路。

(2)直捷通路:血液从微动脉、后微动脉和通血毛细血管进入微静脉的通路,这条通路的作用不是在于物质交换,而是使一部分血液能快速回心,多见于骨骼肌微循环。

(3)动—静脉短路:血液从微动脉直接经过动—静脉吻合支进入微静脉的通路。此通路没有物质交换,主要参与体温调节,多见于皮肤微循环。

3. 微循环的调节

(1)当交感神经兴奋性增高时,微循环的"总闸门"和"分闸门"趋于关闭,微静脉的阻力增大，故微循环的灌流量和流出量均减少，毛细血管血压降低。

（2）这些血管壁的平滑肌还受体液因素的调节，使微循环血管收缩；局部组织的代谢产物大多能使局部血管舒张。

（3）在安静状态下，组织中的真毛细血管大约只有20%开放，同一组织不同部位的毛细血管也是交替开放的。

4. 血液与组织液之间的物质交换

血液与细胞之间的物质交换需要通过组织液来进行。扩散是血液和组织液之间进行物质交换的最主要的方式。某物质通过毛细血管壁进行扩散的动力取决于该物质在管壁两侧的浓度差。此外，血液和组织液之间的物质交换还可通过滤过和重吸收两种方式进行。

（六）组织液的生成及其影响因素

1. 组织液的生成与回流（图 1.3.3-22）

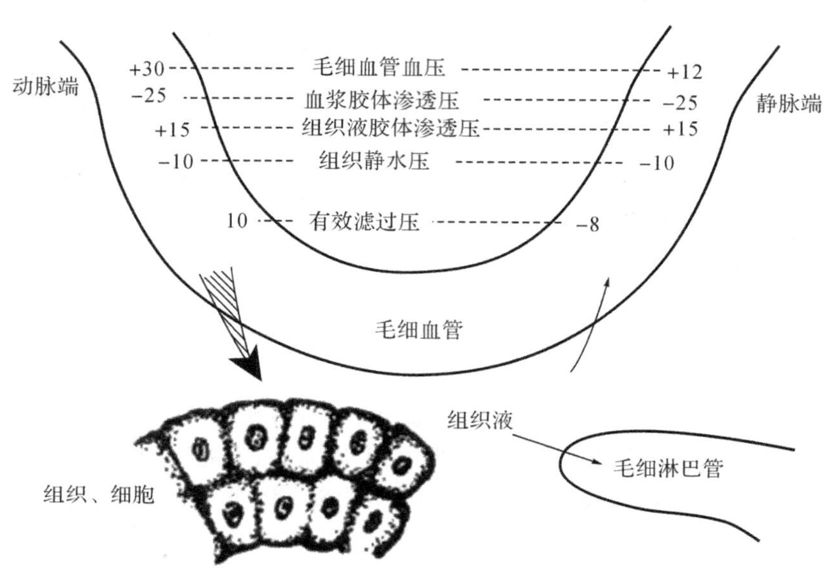

图 1.3.3-22　组织液生成与回流示意图
（图中数值单位为 mmHg）

组织液是血浆中的液体从毛细血管滤过而形成的，又可被毛细血管重吸收。其滤过和重吸收取决于四方面力量：①毛细血管血压；②组织液静水压；③血浆胶体渗透压；④组织液胶体渗透压。其中，促进液体从毛细血管内向外滤过的力量是毛细血管血压和组织液胶体渗透压；而促进液体从毛细血管外重吸收入毛细血管的力量是组织液静水压和血浆胶体渗透压。在毛细血管处，促进液体滤过的力量和促进重吸收的力量的代数差称为有效滤过压(EFP)，可用下式表示：

有效滤过压＝（毛细血管血压＋组织液胶体渗透压）
－（组织液静水压＋血浆胶体渗透压）

人体毛细血管血压，在动脉端平均为30mmHg，静脉端平均为12mmHg，组织液胶体渗透压约为15mmHg，组织液静水压平均为10mmHg，血浆胶体渗透压约为25mmHg。在动脉端：有效滤过压(mmHg)＝(30＋15)－(25＋10)＝10mmHg。

2. 影响组织液生成和回流的因素

(1)毛细血管血压：毛细血管血压取决于毛细血管前、后阻力的差值，差值增大，则毛细血管的血压降低，组织液生成量减少；反之，毛细血管血压升高，组织液生成量增多，严重时会产生水肿，如右心衰竭。

(2)血浆胶体渗透压：血浆胶体渗透压降低时，有效滤过压增大，组织液生成增多。当严重肝硬化、肾病综合征时，由于血浆蛋白合成减少或大量丢失，导致血浆胶体渗透压降低。

(3)毛细血管壁的通透性：在缺氧、炎症时，使毛细血管壁通透性增加，部分血浆蛋白渗出，使组织液渗透压升高。

(4)淋巴回流受阻：如丝虫病时淋巴管被成虫堵塞，组织间隙内组织液积聚，导致组织水肿。

(七)淋巴液的生成和回流

1. 淋巴液的生成和回流

组织液进入淋巴管，即成为淋巴液。组织液和毛细淋巴管内淋巴液的压力差是促进组织液进入毛细淋巴管的动力。

2. 淋巴液的回流的生理意义

①回收蛋白质；②运输脂肪及其他营养物质；③调节体液平衡；④防御和免疫功能。

五、血液组成和功能

血液是流动于心血管系统中的红色流体组织，由血浆和血细胞组成的，在心脏和血管内周而复始地流动。血液具有运输、缓冲、防御、保护和体温调节功能等。

(一)血液的基本组成

1. 血液的组成

(1)当血中加入抗凝剂后离心，血细胞下沉，上层浅黄色的液体为血浆，下层深红色不透明的为红细胞，中间一薄层白色不透明的是白细胞和血小板。

(2)人体内血浆和血细胞量的总和，称为血量。正常成年人的血液总量约为体重的7％～8％。

(3)血浆占全血量的50％～55％，血细胞占45％～50％。红细胞在血液中所占的容积百分比称为红细胞比容。成年男性为40％～50％，成年女性为37％～48％。

2. 血浆的化学成分和理化特性

(1)化学成分：血浆是一种含有多种溶质的水溶液，血浆的溶质主要有血浆蛋白、无机盐、非蛋白有机物和某些微量的其他物质。其中，水占90％以上，溶质约占8％～10％。

(2)理化特性

1)血浆渗透压：水分从溶质少的稀溶液向溶质多的浓溶液渗入的现象称为渗透现象。渗透压的高低取决于溶液中溶质颗粒数目的多少，而与溶质颗粒大小无关，血浆渗透压的正常值约为300mmoL/L。血浆渗透压由血浆晶体渗透压和血浆胶体渗透压两部分组成。

A. 晶体渗透压：血浆的晶体渗透压主要由电解质、葡萄糖、氨基酸等小分子晶体物质形成的渗透压，特别是电解质（Na^+、Cl^-）起到主要作用。晶体物质绝大部分不易透过细胞膜，所以细胞外液晶体渗透压的相对稳定，维持了细胞内外的水平衡，从而保护了细胞的正常形态和功能。

B.胶体渗透压：由大分子血浆蛋白构成的渗透压，主要物质是白蛋白。血浆蛋白相对分子质量大，不能透过毛细血管壁，所以血浆胶体渗透压的主要功能是维持血管内外的水平衡。

2)血浆的pH：正常人血浆的pH为7.35～7.45。血浆的pH主要取决于血浆中的缓冲对，最重要的缓冲对为HCO_3^-/H_2CO_3。若HCO_3^-/H_2CO_3的比值能保持在20∶1，则血浆pH值便可维持在正常范围。

（二）血细胞形态及生理功能

1. 红细胞

（1）红细胞的数量和形态

1)数量：红细胞（RBC）是血液中数量最多的血细胞。正常成年男性为$(4.0\sim5.5)\times10^{12}/L$；女性为$(3.5\sim5.0)\times10^{12}/L$。红细胞内的主要成分是血红蛋白（Hb），其浓度正常值成年男性为120～160g/L，女性为110～150g/L。若成人红细胞数量或血红蛋白浓度低于正常值的下限，称贫血。

2)形态：正常红细胞呈双凹圆盘状，无核，直径约7～8μm，周边最厚，中央最薄。

（2）红细胞的生理特性和功能

红细胞具有通透性、可塑变形性、悬浮稳定性和渗透脆性四大生理特性。

1)通透性：红细胞膜以脂质双分子层为基本骨架。O_2、CO_2、尿素等脂溶性小分子物质可以自由通透，而非脂溶性物质（如Na^+、K^+）则不能通透。胞外Na^+浓度远高于胞内，胞内K^+浓度远高于细胞外，这种浓度差主要依靠细胞膜上的Na^+-K^+泵来维持的。

2)可塑变形性：红细胞双凹圆盘状的特点，使细胞膜易产生变形，在通过口径小于其直径的毛细血管或血窦间隙时，红细胞会发生变形，并在通过后恢复原状。这种变形的能力即为红细胞可塑变形性。衰老的红细胞变形能力降低，易被巨噬细胞吞噬。

3)悬浮稳定性：红细胞的比重远大于血浆，但正常时下沉比较缓慢，所以红细胞能较稳定地悬浮于血浆中。这种较长时间保持悬浮状态，称为细胞的悬浮稳定性。这与红细胞呈凹圆盘状有关，其特点使红细胞表面积与容积之比大大增加，红细胞与血浆之间产生的摩擦也增大，阻碍了红细胞的下沉。月经期、妊娠期妇女的血沉常增快。

4)渗透脆性：在正常状态下，红细胞内渗透压和血浆渗透压大致相同，这使得红细胞保持正常的形态和大小。将红细胞置于低渗溶液中，水分子可渗入红细胞内，红细胞表面积与容积之比逐渐减少，同时红细胞内渗透压也渐下降，可胞膜仍保持完整。随溶液渗透压继续下降，进入胞内水分子进一步增多，红细胞开始膨胀直至破裂而发生溶血。这表明红细胞膜对低渗溶液具有一定的抵抗力，此特征称为红细胞的渗透脆性。

红细胞的功能：一是运输O_2和CO_2，此功能依赖于血红蛋白的质和量；二是红细胞内有多对缓冲对（主要为血红蛋白缓冲对），具有一定缓冲血液中酸碱度变化的能力。

（3）红细胞的生成与破坏

1)红细胞的生成：胚胎时期在卵黄囊、肝、脾和骨髓处生成，出生以后主要在红骨髓造血。随着个体的生长发育，只剩下胸骨、肋骨、髂骨和长骨近端等骨髓组织具有造血功能。红细胞合成血红蛋白的原料主要是铁和蛋白质，在发育成熟过程中，需要维生素B_{12}和叶酸作为辅酶参与。

2)红细胞的破坏：红细胞在血液中的平均寿命约 120 天。衰老或受损红细胞可发生血管外破坏(通过骨髓、脾等处的微小孔隙时，易发生滞留而被巨噬细胞所吞噬)和血管内破坏(受湍急血流的冲击而破损)。

2. 白细胞

(1)形态和数量：白细胞(WBC)是一种无色、球形的有核细胞。血细胞中，白细胞数量最少。正常成人白细胞的数量是$(4\sim10)\times10^9/L$。白细胞的各组分中，粒细胞占 50%～70%，淋巴细胞占 20%～40%，单核细胞占 2%～8%，嗜酸性粒细胞占 1%～5%，嗜碱性粒细胞占 0%～1%。白细胞数量生理变动较大，如婴幼儿、孕妇以及运动、情绪激动等状况下，白细胞数量均可发生变化。

(2)生理功能：主要参与机体的免疫应答。

3. 血小板

(1)形态和数量：血小板是从骨髓成熟的巨核细胞质裂解脱落下来的小块胞质，正常成人血小板的数量约为$(100\sim300)\times10^9/L$。正常人血小板的数量可随昼夜、季节和部位而发生变化，如午后高于清晨、冬季高于春季、静脉高于毛细血管，其变化一般波动在 6%～10%。

(2)生理特性：

1)黏附：血小板与非血小板表面的黏着，称血小板黏附。

2)聚集：血小板间彼此黏附、聚合的现象。能引起血小板聚集的因素统称为致聚剂，如二磷酸腺苷(ADP)、胶原、肾上腺素、5-羟色胺、组胺、凝血酶，其中 ADP 是引起血小板聚集的最重要物质。

3)释放：血小板受刺激后，将贮存在致密颗粒、α-颗粒或溶酶体内的物质排出的现象，称为血小板的释放。释放的物质主要有：ADP、ATP、5-羟色胺、血小板因子 3(PF_3)、纤维蛋白原、Ca^{2+}等。

4)收缩：血小板含有收缩蛋白。当血凝块形成后，血凝块中的血小板伸出伪足，伪足中的收缩蛋白发生收缩，可使血凝块回缩，挤出血清，并使血凝块缩小变硬，加强止血效果。

5)吸附：在血小板膜表面可吸附一些凝血因子，如凝血因子Ⅰ、Ⅴ、Ⅺ、Ⅻ等。

(3)生理功能：维持血管内皮完整性；促进生理性止血；参与血液凝固。

(三)生理性止血

1. 生理性止血的基本过程

主要包括血管收缩、血小板止血栓的形成和纤维蛋白血凝块的形成三个环节。

在正常的血液循环中，血小板不黏附于血管壁。只有当小血管破损，血管壁下的胶原纤维暴露时，血小板通过形成胶原—血浆成分—血小板，黏附于血管壁。聚集的血小板可出现释放反应，释放一些缩血管物质，如 5-羟色胺、儿茶酚胺等，使血管破损口缩小或封闭；同时血管内膜下组织激活血小板，使血小板黏着、聚集于血管破损处，形成松软的血小板止血栓堵塞破损口，实现初步止血；同时，止血栓血小板膜表面吸附的凝血因子和血管破损暴露的组织因子，可启动血浆中的血液凝固系统，使血浆中纤维蛋白原转变为纤维蛋白，网罗血细胞形成血凝块。血凝块中的血小板内收缩蛋白在Ca^{2+}的参与下发生收缩，使血凝块回缩变硬，形成牢固的止血栓，从而达到有效止血目的。血小板数量减少或功能有缺陷时，出血时间常延长。

2. 血液凝固与抗凝

血液由流动的液体状态转变为不能流动的凝胶状血块的过程称为血液凝固，简称血凝。血液凝固的实质是血浆中可溶性纤维蛋白原转变为不可溶性的纤维蛋白(血纤维)，血纤维网罗血细胞形成血凝块的过程。

(1)凝血因子

凝血因子是血浆与组织中直接参与血液凝固的物质。参与血液凝固的因子有十多种，主要包括凝血因子Ⅰ～ⅩⅢ，简称为FⅠ～ⅩⅢ(表1.3.3-1)。

表1.3.3-1 按国际命名法编号的凝血因子

编 号	同 义 名
FⅠ	纤维蛋白原
FⅡ	凝血酶原
FⅢ	组织因子(TF)
FⅣ	Ca^{2+}
FⅤ	前加速素
FⅦ	前转变素
FⅧ	抗血友病因子
FⅨ	血浆凝血激酶
FⅩ	Stuart-Prower 因子
FⅪ	血浆凝血激酶前质
FⅫ	接触因子
FⅩⅢ	纤维蛋白稳定因子

(2)血液凝固的过程：血液凝固过程是由凝血因子参与的一系列酶促反应过程，也是一系列蛋白质有限水解的过程。大致可分为三个阶段：因子Ⅹ的激活和凝血酶原酶复合物形成、凝血酶原激活成凝血酶以及纤维蛋白原转变为纤维蛋白。

1)凝血酶原激活物形成

A. 内源性凝血途径：是指由因子Ⅻ被激活而发动起来的血液凝固过程。参与凝血的凝血因子全部来自血液，通常因血管内皮受损后，血浆中的因子Ⅻ与带负电荷的异物表面如血管内皮下的胶原组织接触后，导致Ⅻ因子的激活而启动。

B. 外源性凝血途径：由来自血液之外的FⅢ(又称组织因子)暴露于血液，与血管内的凝血因子共同作用而启动的凝血过程。

经过内源性或外源性途径激活FⅩ成为FⅩa，最终形成FⅩa-PF_3-FVa-Ca^{2+}复合物即凝血酶原酶复合物，即凝血酶原激活物。

2)凝血酶形成：在凝血酶原酶复合物的作用下，FⅡ(凝血酶原)激活成为FⅡa(凝血酶)。

3)纤维蛋白形成：凝血酶可催化血浆中可溶性纤维蛋白原转变为可溶性纤维蛋白单体。并且，凝血酶可激活因子FⅩⅢ为FⅩⅢa，后者在Ca^{2+}的作用下，使纤维蛋白单体聚合形成不溶性的纤维蛋白多聚体。

血液凝固后1～2个小时，在血小板收缩蛋白的作用下，血凝块回缩且释出淡黄色的液体，称为血清。血清与血浆的区别，在于前者缺乏纤维蛋白原，但增添了在血液凝固时由血管内皮和血小板所释放的化学物质如 ADP、血小板因子 3(PF_3)等。

3. 抗凝系统

血液中的抗凝系统主要包括细胞抗凝系统和体液抗凝系统。以下介绍几种重要的抗凝物质。

1)抗凝血酶Ⅲ:由肝细胞和血管内皮细胞分泌,其结构中的精氨酸残基部位与某些凝血因子活性部位的丝氨酸残基相结合,使这些凝血因子失去活性,产生抗凝作用。

2)肝素:是一种糖蛋白,主要由肥大细胞产生。主要作用是增强抗凝血酶Ⅲ的活性(可增强约 2000 倍)。

3)组织因子途径抑制物(TFPI):主要来自小血管内皮细胞。其抗凝机制可分两个过程:一是与 FⅩa 结合,直接抑制 FⅩa 的活性;二是在 Ca^{2+} 存在的前提下,TFPI-FⅩa 复合物与 TF-Ⅶa 复合物结合,从而灭活 TF-Ⅶa 的活性。

4)蛋白质 C 系统:主要由肝脏产生,包括蛋白质 C、凝血酶调制素、蛋白质 S 和蛋白质 C 的抑制物。主要作用有:使 FⅤa 和 FⅧa 失活;削弱 FⅩa 对凝血酶原的激活;增强纤溶酶的活性。

4. 纤维蛋白溶解与抗纤溶

纤维蛋白溶解(简称纤溶):血液凝固过程中形成的纤维蛋白在一定条件下可以重新溶解液化的过程。纤溶系统包括:纤维蛋白溶解酶原(纤溶酶原)、纤溶酶、纤溶酶原激活物与纤溶抑制物(PAI)四个部分。纤溶酶在血浆中以纤溶酶原的形式存在,当受到纤溶酶原激活物的作用时,转变为有活性的纤溶酶,从而引起纤维蛋白的溶解。

正常情况下,纤溶活动与血凝活动处于动态平衡状态,平衡一旦被破坏则会发生病理变化,如纤溶过强或血凝障碍,机体止血功能减弱;如纤溶过弱,可血栓形成。

(四)血型

通常情况下,血型是红细胞膜上特异性抗原的类型。

1. ABO 血型系统

(1)ABO 血型分型(表 1.3.3-2)

1)根据红细胞膜上是否存在 A 凝集原和 B 凝集原,可以将血液分为四种血型。红细胞膜上只含有 A 凝集原的称为 A 型;只有 B 凝集原的称为 B 型;有 A 和 B 两种凝集原的称为 AB 型;A 和 B 两种凝集原都没有的称为 O 型。

2)不同血型的人的血清中含有不同的凝集素。人类 ABO 血型系统中,不能含有对抗自身红细胞凝集原的凝集素。在 A 型血的血清中只含有抗 B 凝集素;B 型血的血清中只含有抗 A 凝集素;O 型血的血清中含有抗 A 和抗 B 凝集素;而 AB 型血的血清中既不含有抗 A 也不含有抗 B 凝集素。

表 1.3.3-2　ABO 血型系统中的凝集原和凝集素

血型		红细胞上的凝集原	血清中的凝集素
A 型	A_1	A+ A_1	抗 B
	A_2	A	抗 B+抗 A_1
B 型		B	抗 A
AB 型	A_1B	A+A_1+B	无
	A_2B	A+B	抗 A_1
O 型		无 A,无 B	抗 A+抗 B

在ABO血型系统中还存在着亚型，其中与临床较为密切的是A型血的A_1、A_2亚型。同样AB型血也可分为A_1B型和A_2B型。因此在进行血型测定和输血时还需注意A亚型的存在。

(2)ABO血型的检测

测定ABO血型的方法：在两个玻片上分别滴上一滴抗B、一滴抗A和一滴抗A-抗B血清，分别在每一滴血清上再加一滴待测红细胞悬液，轻轻摇动，使红细胞和血清混匀，观察有无凝集现象(表1.3.3-3)。

表1.3.3-3　ABO血型的测定

抗B血清	抗A血清	抗A—抗B血清	血型诊断
+	−	+	B型
−	+	+	A型
+	+	+	AB型
−	−	−	O型

* +表示发生凝集，−表示不发生凝集。

2. Rh血型系统

(1)1940年，有人用恒河猴的红细胞注入家兔体内，使其产生对恒河猴红细胞的抗体，然后再用这种抗体的血清与人的红细胞混合，可以出现大部分人的红细胞被这种血清凝集的现象，此现象说明这些人的红细胞具有与恒河猴红细胞同样的抗原。Rh血型系统是红细胞血型中最为复杂的一个系统，与临床关系密切的是D、E、C、c、e五种，其中抗原性最强的是D抗原。通常将红细胞膜上含有D抗原的，称为Rh阳性；缺乏D抗原的，称为Rh阴性。Rh血型有明显的种族差异，我国汉族人Rh阳性率达99%，少数民族Rh阳性率低于汉族，如苗族为87.7%，塔塔尔族为84.2%。

(2)Rh血型无论Rh阳性还是Rh阴性，其血浆中均不存在天然的抗Rh的抗体。

1)当Rh阴性者接受Rh阳性者红细胞后，产生获得性抗Rh的抗体，当他第二次接受Rh阳性的血液时，输入血液中的红细胞即出现凝集反应，造成严重后果。

2)Rh阴性的母亲，若怀的胎儿是Rh阳性血型，胎儿的红细胞可进入母体循环，使母亲产生Rh抗体。这种Rh抗体可通过胎盘进入胎儿的血液，造成新生儿溶血性贫血，严重时可导致胎儿死亡。

【思考题】

1. 心的表面有哪四条沟，分别是什么部位的分界标志？
2. 简述腔静脉窦的三个入口。
3. 简述窦房结的位置和作用。
4. 简述心室肌细胞快Na^+通道、电压门控式慢Ca^{2+}通道、I_f通道的特点。
5. 试述心室肌细胞2期(平台期)的特点及形成机制。
6. 简述有效不应期的特点和意义。
7. 简述心脏内兴奋的传播途径和影响传导性的因素
8. 心肌收缩的特点有哪些？
9. 简述心动周期各期的特点、瓣膜启动及压力比较。
10. 心室功能曲线有何意义？

11. 试比较大、中、小动脉组织学结构的异同点。
12. 简述毛细血管的种类及特点。
13. 简述颈外动脉的分支。
14. 简述肝门静脉的特点及与上、下腔静脉系之间的交通途径。
15. 阻力血管和容量血管的功能分别是什么？
16. 影响静脉回心血量的因素有哪些？
17. 影响组织液生成和回流的因素有哪些？
18. 简述血浆渗透压的形成及生理意义。
19. 简述红细胞、血小板的生理特性和功能。
20. 简述血液凝固的基本过程。

（章　耀）

第四节　呼吸系统

【学习目标】

1. 掌握呼吸系统的组成。
2. 掌握咽的位置和分部。
3. 掌握肺的位置和结构。
4. 掌握呼吸过程的三个基本环节。
5. 掌握胸膜腔负压的概念及其生理意义。
6. 掌握气体的交换与运输过程。
7. 掌握化学因素对呼吸运动的调节机制。

一、呼吸系统的组成和结构

呼吸系统由呼吸道和肺两大部分组成。呼吸道包括鼻、咽、喉、气管和各级支气管。临床上通常把鼻、咽和喉称上呼吸道，把气管和各级支气管称下呼吸道。肺由肺实质即支气管树和肺泡，以及肺间质及血管、淋巴管、淋巴结、神经和结缔组织组成，表面包有肺胸膜。

呼吸系统的主要功能是从外界吸入氧，呼出二氧化碳，进行气体交换。此外，鼻还有嗅觉的功能，喉兼有发音的功能（图 1.3.4-1）。

（一）呼吸道

1. 鼻　是呼吸道的起始部，也是嗅觉器官，分为外鼻、鼻腔和鼻旁窦三部分组成。

（1）外鼻：位于面部中央，以骨和软骨为支架外覆以皮肤和少量的皮下筋膜。鼻尖两侧呈弧状扩大称鼻翼，呼吸困难时，可见鼻翼扇动。从鼻翼向外下方到口角的浅沟称鼻唇沟，面肌瘫痪时，沟变浅或消失。

（2）鼻腔：以骨和软骨为基础，内面覆以皮肤和黏膜，由鼻中隔分为左右两半。每侧鼻腔又以鼻阈为界分为前下方的鼻前庭和后方的固有鼻腔。鼻腔经鼻前孔与外界相通，经鼻后孔通咽。

鼻中隔：鼻中隔以骨和软骨为基础，内面覆以皮肤和黏膜，并非居正中矢状位，通常偏向一侧，在其前下部血管丰富，位置浅表，受外伤或干燥空气刺激，血管易破裂出血，称易出血

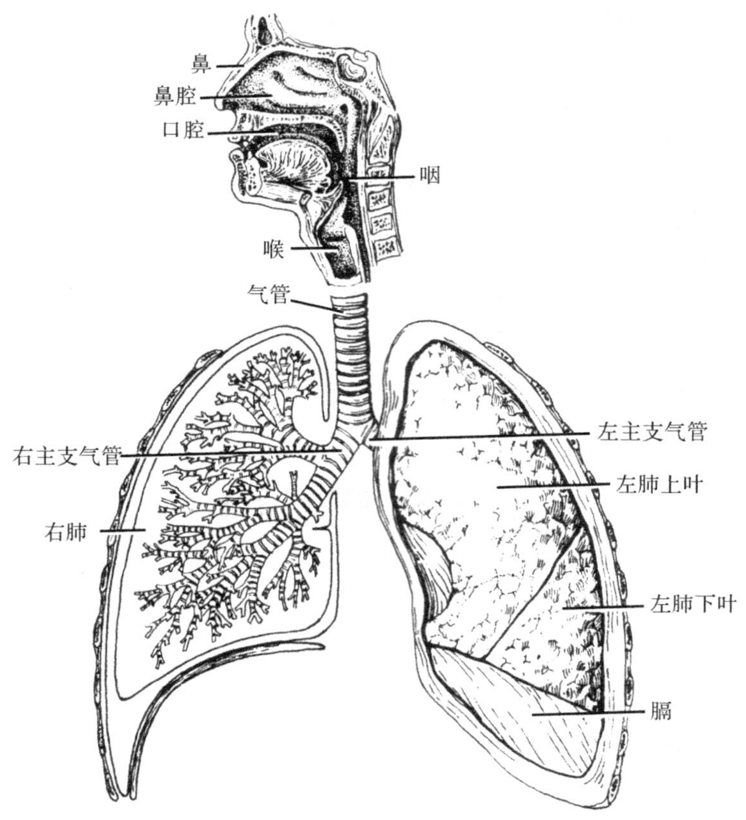

图 1.3.4-1 呼吸系统组成

区(图 1.3.4-2)。固有鼻腔的外侧壁自上而下有上鼻甲、中鼻甲和下鼻甲,三个鼻甲的下方各有一个裂隙,分别称上鼻道、中鼻道和下鼻道(图 1.3.4-2)。上鼻道、中鼻道分别有鼻旁窦的开口,下鼻道的前部有鼻泪管的开口。鼻黏膜按生理功能分为:①嗅区,位于鼻腔顶壁、上鼻甲及与其相对的鼻中隔黏膜,内含嗅细胞;②呼吸区,除嗅区以外的鼻腔黏膜,富含静脉丛及鼻腺。

(3)鼻旁窦:鼻旁窦由骨性鼻旁窦衬以黏膜而成,能调节吸入空气的温湿度,对发音起共鸣作用。

鼻旁窦共有四对,即上颌窦、额窦、筛窦和蝶窦,分别位于同名的颅骨内。上颌窦、额窦和前组筛窦都开口于中鼻道;后筛窦开口于上鼻道;蝶窦开口于蝶筛隐窝。由于鼻旁窦黏膜与鼻腔黏膜相延续,故鼻腔炎症易引起鼻旁窦炎症。上颌窦是鼻旁窦中最大的一对,因窦口位于其内侧壁的最高处,窦口高于窦底,故引流不畅,同时窦腔大,窦底邻近上颌第二磨牙牙根,此处骨质菲薄,因此牙根感染常累及上颌窦,引起牙源性上颌窦炎。临床上鼻旁窦炎中以上颌窦炎为多见。

2. 咽 咽是一上宽下窄、前后略扁的漏斗形肌性管,上端起于颅底,下端平第 6 颈椎下缘。后壁平整,前壁不完整,与鼻腔、口腔和喉腔相通(图 1.3.4-2),其结构见消化系统。

3. 喉 喉以软骨为基础,借关节、韧带和骨骼肌连接而成。喉位于颈前部正中,上连舌骨,下接气管,经喉口与咽相通(如图 1.3.4-2)。

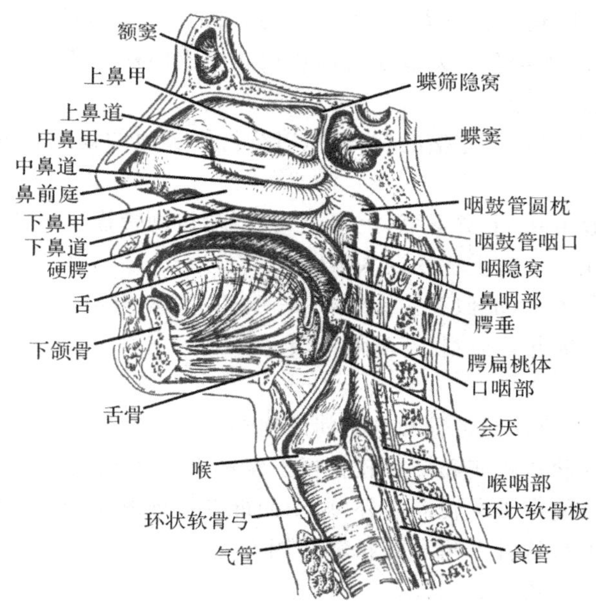

图 1.3.4-2　鼻腔、口腔、咽和喉的正中矢状断面

(1)喉软骨

1)甲状软骨:位于舌骨下方,构成喉的前外侧壁,由两块甲状软骨板的前缘彼此融合而成,融合处形成的角称前角。前角上端向前的突出称喉结,成年男性尤为明显。

甲状软骨板后缘向上、下各有一突起,分别称为上角和下角。上角借韧带与舌骨大角相连,下角的内侧面有关节面,与环状软骨构成环甲关节(图 1.3.4-3)。

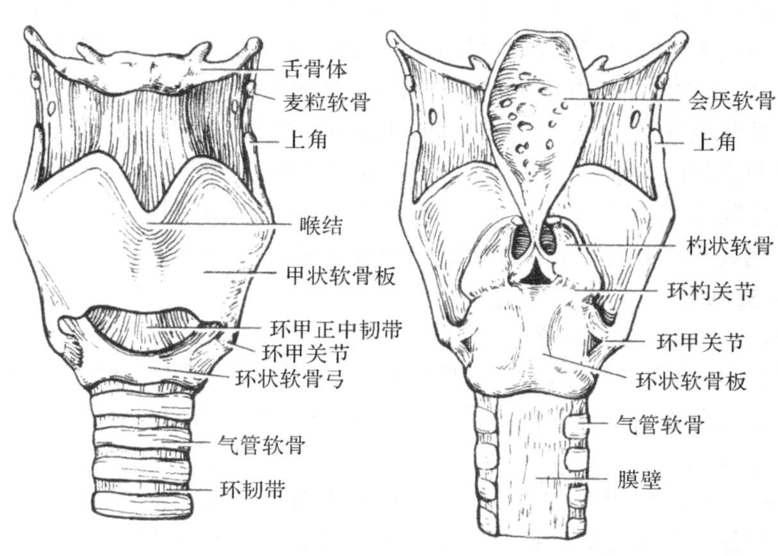

图 1.3.4-3　喉软骨连结

2)环状软骨：位于甲状软骨下方，下接气管；其前部低窄，称环状软骨弓，后部高宽称环状软骨板。板的上缘两侧各有一关节面与杓状软骨构成环杓关节。环状软骨弓平对第6颈椎，是颈部的重要标志之一。

环状软骨是呼吸道中唯一完整的软骨环，对维持呼吸道的畅通有重要作用，损伤后易引起喉狭窄。

3)会厌软骨：形似树叶，上宽下窄，上端游离，下端借韧带连于甲状软骨前角后面。吞咽时，喉上提，会厌封闭喉口，防止食物误入喉腔。

4)杓状软骨：左右各一，形似三棱锥体，有一尖、一底和两突。底向前的突起称声带突，有声带附着；向外侧的突起称肌突，有喉肌附着。

(2)喉的连结

包括喉软骨之间以及喉与舌骨和气管间的连结。

1)环杓关节：由杓状软骨底和环状软骨板上缘的关节面构成。杓状软骨可沿此关节面的垂直轴做旋转运动，使声带突转向内外侧，因而能开大或缩小声门(图1.3.4-3)。

2)环甲关节：由甲状软骨下角和环状软骨侧方关节面构成。甲状软骨可在矢状面上做前倾和复位运动，使声带紧张或松弛。

3)弹性圆锥：为弹性纤维组成的膜状结构，自甲状软骨中份的后面，向后下附着于环状软骨上缘和杓状软骨声带突之间。张于环状软骨上缘和杓状软骨声带突之间的游离上缘称声韧带，是声带的基础。弹性圆锥前部张于甲状软骨下缘和环状软骨上缘之间的部分，称环甲正中韧带。当急性喉阻塞来不及气管切开时，可在此进行穿刺或切开，建立暂时的通气道，以抢救病人的生命。

4)甲状舌骨膜：是连于甲状软骨上缘和舌骨之间的膜。

(3)喉肌：喉肌属横纹肌，按功能可分两群。一群作用于环甲关节，使声带紧张或松弛；另一群作用于环杓关节，使声门裂开大或缩小，因此喉肌可调节发音的强弱和音调的高低。

(4)喉腔：喉腔上经喉口通咽，下通气管。喉口朝向后上方。在喉腔侧壁有两对呈前后方向的黏膜皱襞，上方的一对称前庭襞，下方的一对称声襞。前庭襞活体时呈粉红色。左、右前庭襞之间的间隙称前庭裂；下方是声襞，活体时颜色较白，较前庭襞更突向喉腔。左、右声襞和杓状软骨之间的间隙称声门裂。声门裂前2/3位于两侧声襞之间，称膜间部，后1/3位于杓状软骨之间称软骨间部。声门裂是喉腔中最狭窄的部位(图1.3.4-4)。

喉腔借前庭襞和声襞将喉腔自上而下分为喉前庭、喉中间腔和声门下腔三个部分。

4. 气管与支气管

(1)气管与支气管形态和位置

1)气管：气管位于食管前方，上部接环状软骨，经颈正中下行入胸腔，再至胸骨角平面分为左、右主支气管，分叉处称气管杈，在气管杈内面有一向上凸的半月状嵴，称气管隆嵴，是气管镜检查的定位标志。

气管由16～20个"C"字形的气管软骨环以及连接各环之间的平滑肌和结缔组织构成，气管内面衬以黏膜。气管环的后壁缺口由纤维结缔组织封闭，称膜壁。根据气管的行程和位置，可分为颈部和胸部。环状软骨可作为向下检查气管软骨环的标志，急性喉阻塞时，常在第3～5气管软骨环处进行气管切开。

2)支气管：是指由气管分出的各级分支，由气管分出的一级支气管，即左、右主支气管，

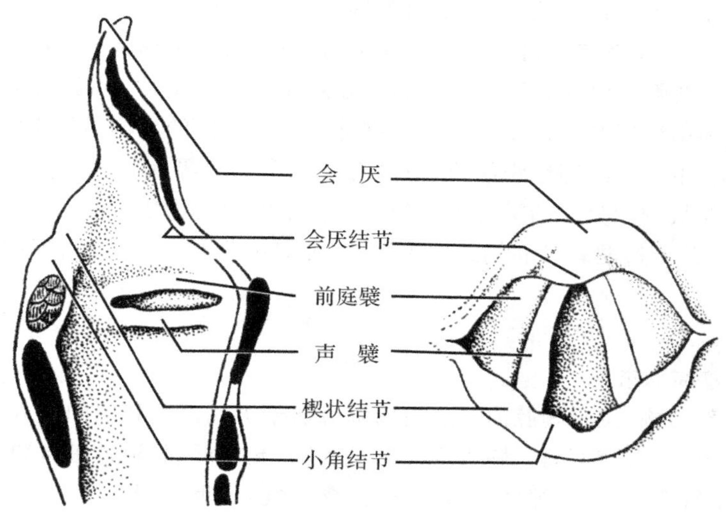

图 1.3.4-4　喉的正中矢状切面(上面)

其中主支气管其特点是左主支气管细而长，平均长 4～5cm，与气管中线的延长线形成 35～36℃夹角，行走较倾斜，经左肺门入肺；右主支气管短而粗，行走较陡直，平均长 2～3cm，与气管中线的延长线形成 22～25℃夹角，经右肺门入肺。临床上气管异物多坠入右主支气管(图 1.3.4-5)。

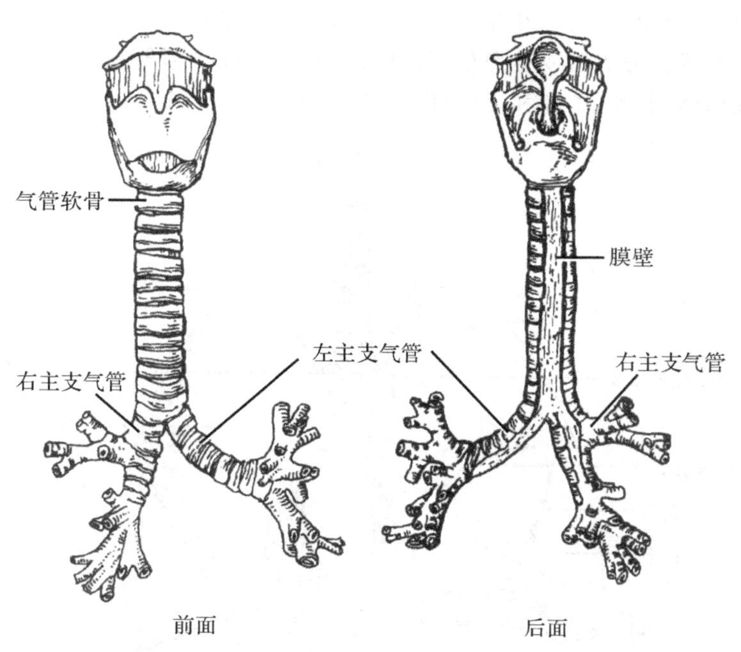

图 1.3.4-5　气管及支气管

(2)气管与支气管的组织结构：气管与支气管的管壁均由黏膜、黏膜下层和外膜组成。

1)黏膜：上皮为假复层纤毛柱状上皮，柱状细胞游离面有密集的纤毛。纤毛有规律地向咽侧摆动，可清除吸入气体中的尘粒、细菌等异物；杯状细胞较多，其分泌物参与形成管壁的黏液屏障。固有层为富含弹性纤维的疏松结缔组织，有较多浆细胞和淋巴细胞等，浆细胞合成的 IgA，与上皮细胞产生的分泌片结合形成分泌型 IgA(SIgA)，释放入上皮表面，可破坏外来抗原，抑制细菌繁殖和病毒复制。缺少这种免疫球蛋白的人群易发生呼吸道感染。

2)黏膜下层：由疏松结缔组织组成，与固有层无明显分界，含血管、淋巴管、神经及较多混合腺，腺体与杯状细胞分泌的黏液黏附吸入气体中的颗粒物质。

3)外膜：由"C"形透明软骨和结缔组织构成，使管壁保持通畅。缺口处有平滑肌和弹性组织。

(二)肺

1. 肺的位置和形态

(1)肺的解剖结构：位于胸腔内，左、右两肺分居于纵隔两侧和膈的上方。由于心脏的位置偏左，故左肺狭长，右肺宽短。肺表面覆有脏胸膜，光滑湿润，透过脏胸膜可见多边形的肺小叶轮廓。肺质软而轻，呈海绵状富有弹性，内含空气，比重小于 1，故能浮于水中。而未经呼吸的肺，肺内不含空气，质实而重，比重大于 1，入水则下沉。法医常用此特点来判断新生儿是否宫内死亡。

肺似圆锥体形，有一尖一底，两面和三缘。肺尖钝圆，经胸廓上口突至颈根部，高出锁骨内侧 1/3 上方 2～3cm。肺底位于膈上面，凹向上，又称膈面。两面是肋面和内侧面，肋面邻接肋和肋间隙；内侧面邻贴纵隔，又称纵隔面，其中部凹陷处为肺门。肺门是主支气管、肺动、肺静脉、淋巴管和神经等进出之处。进出肺门诸结构被结缔组织包裹，称肺根。肺前缘薄锐，左肺前缘下部有心切迹。幼儿肺呈淡红色，随着年龄的增长，吸入空气中的尘埃沉积增多，肺的颜色逐渐变为灰暗或蓝黑色，吸烟者尤甚。左肺借肺斜裂分为上、下两叶；右肺借肺斜裂和水平裂分为上叶、中叶和下叶(图 1.3.4-6)。

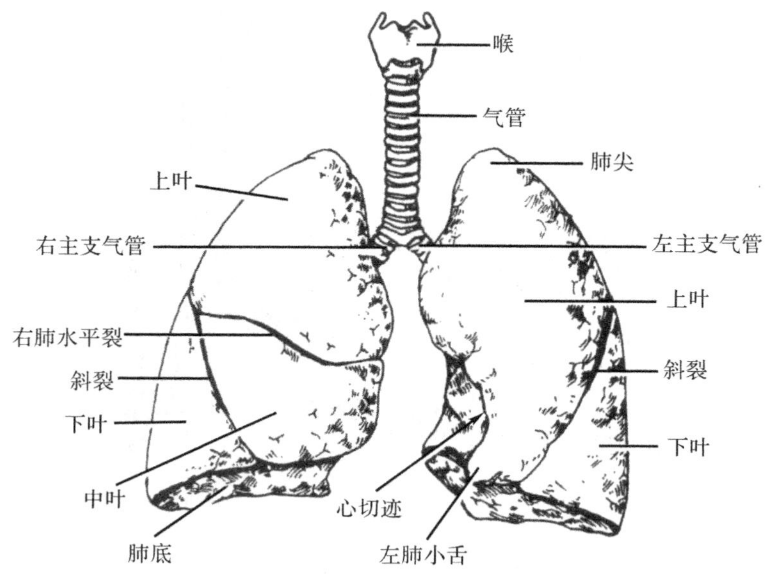

图 1.3.4-6 气管、支气管和肺(前面观)

(2)肺的微细结构：肺分实质与间质两部分。肺实质包括肺内逐渐分支的支气管和大量肺泡，间质由肺内的结缔组织、血管、淋巴管和神经等组成。根据功能的不同，肺实质分导气部和呼吸部，从肺叶支气管至终末细支气管为肺内导气部，终末细支气管以下分支为肺呼吸部，包括呼吸性细支气管、肺泡管、肺泡囊和肺泡。每个细支气管连同它的分支至肺泡组成一个肺小叶，是肺的结构单位，也是肺内疾患病理变化的基础。

1)肺导气部：包括肺叶支气管、段支气管、小支气管(统称小支气管)、细支气管和终末细支气管。随分支而管径渐小，管壁渐薄，其变化规律如下：上皮由假复层纤毛柱状上皮渐变为单层柱状上皮；杯状细胞和腺体逐渐减少，最后消失；软骨为不规则片段，渐减少至消失；而平滑肌则相对增多，形成完整环形平滑肌层，在植物神经支配下收缩或舒张，以调节进出肺泡的气流量，在支气管哮喘等病理情况下，平滑肌发生痉挛性收缩，可导致呼吸困难。

2)肺呼吸部：呼吸性细支气管管壁上有肺泡开口，开始具有气体交换功能。肺泡管有较多的肺泡开口使管壁不完整，仅在相邻肺泡开口之间见单层立方或扁平上皮，上皮下为薄层结缔组织和少量平滑肌呈结节状膨大。肺泡囊是数个肺泡共同围成的囊泡状结构，肺泡是气体交换的场所，为半球形小囊，是肺进行气体交换的地方，肺泡壁很薄，由肺泡上皮及基膜组成，相邻肺泡间有小孔相通，称肺泡孔，当某个终末细支气管或呼吸性细支气管阻塞时，可通过肺泡孔建立侧支气管，但在肺部感染时肺泡孔也是炎症扩散的渠道。

肺泡上皮主要有Ⅰ型肺泡上皮细胞和Ⅱ型肺泡上皮细胞两种组成(图 1.3.4-7)。Ⅰ型肺泡细胞数量多，为单层扁平上皮细胞，覆盖肺泡表明的 95%，主要参与气血屏障的构成。Ⅱ肺泡细胞数量较少，散在Ⅰ型肺泡细胞间，细胞呈立方或圆形，是一种分泌细胞，可合成和分泌表面活性物质，降低肺泡的表面张力，使肺泡回缩力降低，稳定肺泡的形态；Ⅱ肺泡细胞还可增殖、分化为Ⅰ型肺泡细胞，修复Ⅰ型细胞的损伤。

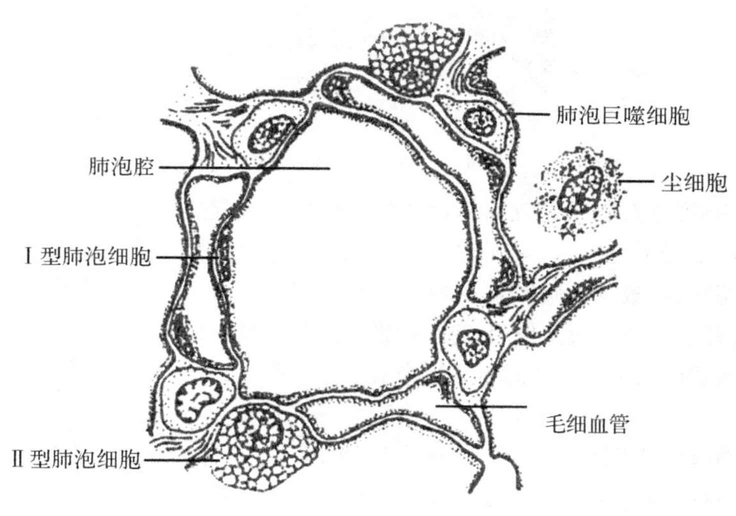

图 1.3.4-7　肺泡和肺泡隔结构模式图

气血屏障：在肺泡与血液间，气体分子进行气体交换时所通过的结构。其结构组成包括肺泡表面液体层、Ⅰ型肺泡细胞及基膜、薄层结缔组织、连续毛细血管基膜和内皮。

2. 肺的血液循环

有两条循环途径，支气管循环是肺的营养性血液循环；肺循环是功能性血液循环。

(三)胸膜和纵隔

1. 胸膜分布和胸膜隐窝

胸膜是一层浆膜，可分为脏胸膜和壁胸膜两部分。

脏胸膜紧贴肺的表面，与肺紧密结合而不能分开，并伸入肺叶间裂内。

壁胸膜因贴附部位不同可分为四部分：①膈胸膜贴附于膈肌的上面，与膈紧密相连，不易剥离。②肋胸膜贴附于肋骨和肋间肌内面，由于肋胸膜与肋骨和肋间肌之间有胸内筋膜存在，故较易剥离。③纵隔胸膜贴附于纵隔两侧面，纵隔胸膜的中部包绕肺根，移行于脏胸膜，并在肺根下方前后两层重叠，连于纵隔外侧面与肺内侧面之间，称肺韧带。对肺有固定作用，也是肺手术的标志。④胸膜顶突出于胸膜上口，覆盖于肺尖的上方，高出锁骨内侧1/3段上方 2～3cm。

壁胸膜相互转折处的胸膜腔，即使在深呼吸时肺缘也不能伸入此空间，胸膜腔的这些部分称胸膜隐窝。其中最大最重要的胸膜隐窝是在肋胸膜和膈胸膜的转折处称肋膈隐窝。肋膈隐窝是胸膜腔最低部位，胸膜腔积液首先就积聚于此(图 1.3.4-8)。

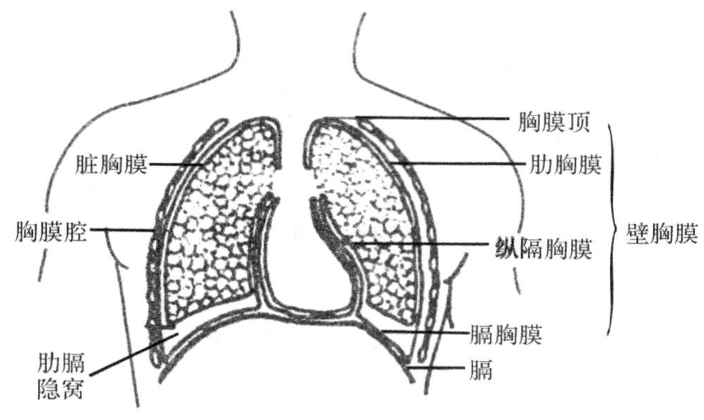

图 1.3.4-8　胸膜腔模式图

脏胸膜与壁胸膜在肺根处相互移行，在左、右肺周围形成的完全封闭的间隙，称胸膜腔。左、右胸膜腔互不相通，腔内呈负压，仅含有少量浆液，可减少呼吸时脏壁胸膜之间的摩擦。由于浆液具有黏着作用和负压的吸附作用，使脏胸膜和壁胸膜紧密黏贴在一起，因此胸膜腔的大部分实际上是一个潜在的间隙。

2. 纵隔

是两侧纵隔胸膜之间所有器官、结构和结缔组织的总称。纵隔呈矢状位，将胸腔分为左右两部分；其前界为胸骨，后界为脊柱胸段，两侧为纵隔胸膜，上界为胸廓上口，下界是膈。纵隔内的器官主要有心包、心及出入心的大血管、气管、食管、胸导管、神经、胸腺和淋巴结等，它们借疏松结缔组织相互连结，利于各器官的活动(图 1.3.4-9)。

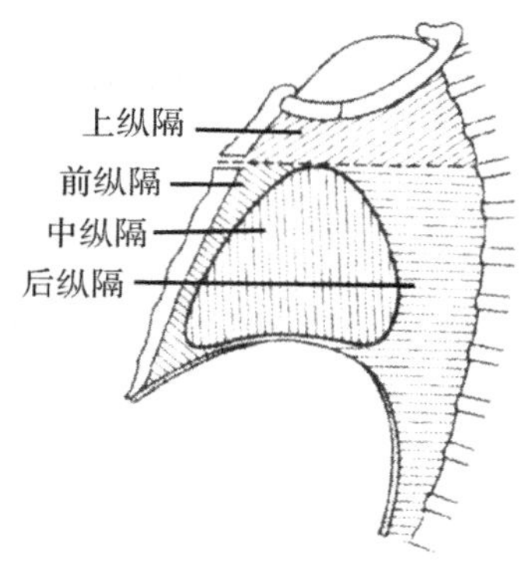

图 1.3.4-9　纵隔

二、呼吸生理

呼吸是指机体与外界环境之间进行 O_2 和 CO_2 交换过程。

人的呼吸过程包括三个环节:①外呼吸(含肺通气、肺换气两个过程);②气体在血液中的运输;③内呼吸,即组织换气,是指血液与组织细胞间的气体交换。呼吸是维持机体生命活动所必需的基本生理过程之一,呼吸一旦停止,生命便将终结(图 1.2.4-10)。

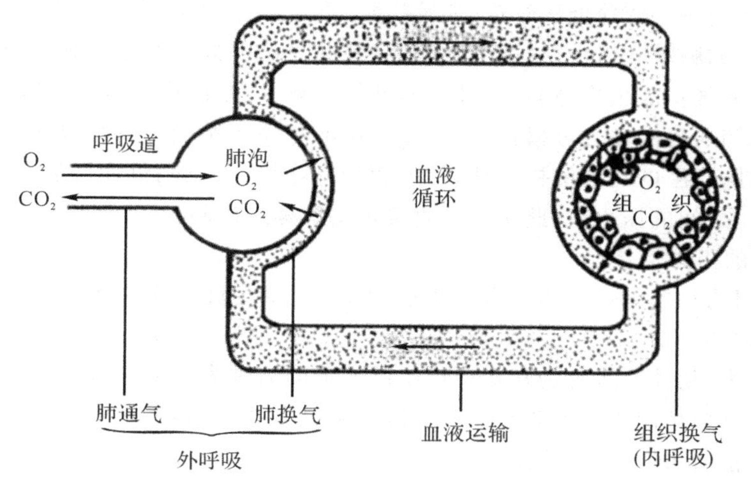

图 1.3.4-10 呼吸全过程示意图

(一)呼吸运动与肺通气

肺通气是指肺与外界环境之间的气体交换过程。参与实现肺通气的基本结构包括呼吸道、肺泡和胸廓等。肺通气取决于推动气体流动的动力和阻碍气体流动的阻力两方面因素。只有动力克服阻力,建立肺泡与外界环境之间的压力差,才能实现肺通气。

1. 肺通气的动力

肺泡与大气间的压力差是肺通气的直接动力,这种压力差源于呼吸运动引起的肺扩大与缩小。由于肺本身不具有主动张缩的能力,它的张缩是由胸廓的扩大和缩小所引起,而胸廓的扩大和缩小又是通过呼吸肌的收缩和舒张实现的。

(1)呼吸运动:呼吸肌的收缩和舒张引起胸廓节律性扩大和缩小称为呼吸运动,包括吸气运动和呼气运动。胸廓扩大称为吸气运动,而胸廓缩小则称为呼气运动。

平静呼吸时,吸气运动主要是由膈肌和肋间外肌收缩引起的;呼气运动是因膈肌和肋间外肌舒张所致,肺依靠本身的回缩力量而回位。平静呼吸的特点是:吸气运动是主动过程,而呼气运动是被动过程。但用力呼吸时,吸气和呼气过程都是主动的。

(2)肺内压:肺泡内气体的压力称为肺内压。肺内压和大气压之间的压力差,是推动气体进出肺的直接动力。一旦呼吸停止,可据此原理,用人为方式造成肺内压与外界大气压之间的压力差来维持肺通气,即人工呼吸。人工呼吸有多种方式,如用人工呼吸机进行正压通气;简易的口对口人工呼吸;节律性地举臂压背或挤压胸廓等。但施行人工呼吸时,务必保护呼吸道通畅,否则对肺通气而言,操作无效。

(3)胸膜腔内压:胸膜腔内的压力称为胸膜腔内压,简称胸内压,通常比大气压低,为负压。胸膜腔负压是肺内压和肺回缩力相互作用的结果。胸膜腔内压是这两种方向相反力的代数和,即:胸膜腔内压=肺内压-肺回缩力。在吸气末或呼气末,肺内压等于大气压。若视大气压为0,则:胸膜腔内压=肺回缩力。由此可见,胸膜腔负压是由肺回缩力造成的。吸气时,肺扩张程度增大,肺回缩力增大,胸膜腔负压增大;呼气时,肺扩张程度减小,肺回缩力减小,胸膜腔负压减小。

胸膜腔负压的生理意义在于:①使肺维持扩张状态,并使肺能随胸廓的扩大而扩张;②加大了胸膜腔内一些壁薄低压管道(如腔静脉、胸导管等)的内外压力差,有利于静脉血和淋巴液的回流。如胸膜破损,空气进去胸膜腔,称为气胸。此时胸膜腔压力升高,甚至负压变正压,导致肺通气功能出现障碍,血液和淋巴回流减少,导致呼吸和循环功能障碍。

综上所述,肺通气的动力可概括如下:呼吸机的舒缩为肺通气的原动力,可导致胸廓张缩;而由于肺和胸膜腔的功能结构特征,肺可随胸廓张缩而舒缩;继而肺容积的变化又导致肺内压和大气压之间的压力差,此压力差直接推动气体进出肺。

2. 肺通气的阻力

包括弹性阻力和非弹性阻力两种。平静呼吸时,弹性阻力约占肺通气总阻力的70%,非弹性阻力约占30%。

(1)弹性阻力:物体对抗外力作用所产生的变形的力称为弹性阻力。肺通气的弹性阻力来自胸廓和肺,一般情况下主要来自于肺。肺的弹性阻力来自肺组织本身的弹性回缩力和肺泡表面张力,前者占1/3,后者占2/3。

肺组织的弹性回缩力主要是由弹性纤维产生的。在一定范围内,肺被扩张得越大,弹性回缩力越大,肺弹性阻力也越大。反之,就越小。

肺泡内壁覆盖一薄层液体,它与肺泡内气体间形成了液—气界面,这一界面使液体表面产生趋于收缩的表面张力。肺泡内还有一种可降低肺泡表面张力的物质,即肺泡表面活性物质,其作用使大小不同的肺泡表面张力不同程度地降低。肺泡表面活性物质由肺泡Ⅱ型细胞合成并释放,其作用是降低肺泡液—气界面的表面张力。其生理意义:①降低肺泡表面张力,减小肺泡的回缩力;②减少肺组织液的生成,防止肺水肿;③稳定肺泡回缩压,增加肺泡的稳定性。

胸廓的弹性阻力来自于胸廓的弹性组织。胸廓是一个双向弹性体,其弹性回位力的方向因胸廓所处的位置而改变。

(2)非弹性阻力:主要指气道阻力。气道阻力是指气体通过呼吸道时所产生的摩擦力。其大小与呼吸道口径、气流速度和气流形式有关。但气道阻力与气道半径的4次方成反比,故气道管径的大小是影响气道阻力的主要因素。

(二)肺通气功能的评价

1. 肺容积与肺容量

肺容积是指肺容纳气体的量。由潮气量、补吸气量、补呼气量及残气量组成。正常成年男性的肺总量约为5000ml,女性约为3500ml(图1.2.4-11)。

(1)潮气量:平静呼吸时,每次吸入或呼出的气体量称为潮气量(TV)。正常成人为400~600ml。

(2)补吸气量与深吸气量:平静吸气末,再用力吸气时所能吸入的最大气体量,称为补吸

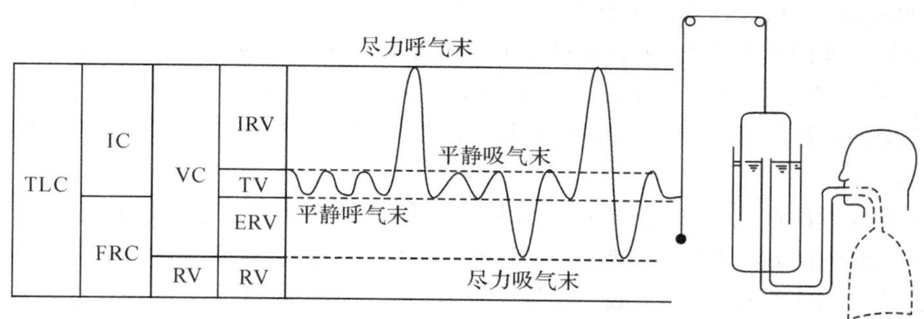

IRV:补吸气量;TV:潮气量;ERV:不呼气量;RV:余气量

IC:深吸气量;FRC:功能余气量;VC:肺活量;TLC:肺总量

图 1.3.4-11　肺容积和肺容量

气量(IRV)。正常成人约为 1500～2000ml。补吸气量与潮气量之和,称为深吸气量(IC)。

(3)补呼气量:平静呼气末,再用力呼气时所能呼出的最大气量,称为补呼气量(ERV)。正常成人约为 900～1200ml。

(4)残气量与功能残气量:最大呼气末仍残留在肺内不能呼出的气体量,称为残气量(RV),也称余气量。正常成人男性约为 1500ml,女性约为 1000ml。残气量过大,表示肺通气功能不良。平静呼气末存留于肺内的气体量,称为功能残气量(FRC),它等于 ERV 与 RV 之和。

肺容积中两项或两项以上的联合气体量称为肺容量。

2. 肺活量、时间肺活量和肺总量

(1)肺活量:尽力吸气后,再用力呼气,所能呼出的最大气量称为肺活量(VC),它是潮气量、补吸气量和补呼气量三者之和。正常成人男性平均约为 3500ml,女性约为 2500ml。肺活量的大小反映一次呼吸肺所能达到的最大通气能力,可作为肺通气功能的指标之一。

(2)时间肺活量:时间肺活量(TVC)是指在测定 FVC 的基础上,再分别测定呼气的最初 1s、2s、3s 时间内呼出的气体量称为时间肺活量(TVC),分别称为 FEV_1、FEV_2、FEV_3,常以它们各占 FVC 的百分数来表示。正常成人的 FEV_1、FEV_2、FEV_3 约为 83%、96%、99%。FEV_1 是评定慢性阻塞性肺病严重程度的一个指标,如 FEV_1 低于 65%,提示有一定的气道阻塞。

(3)肺总量:肺所能容纳的最大气体量称为肺总量(TLC)。肺总量等于肺活量与余气量之和,其大小因性别、年龄、身材、运动锻炼情况和体位改变而异,成年男性平均约 5000ml,女性约 3500ml。在限制性通气不足时肺总量降低。

3. 肺通气量和肺泡通气量

(1)每分通气量:是指每分钟内吸入或呼出肺的气体量称为每分通气量,又称肺通气量,其数值等于潮气量与呼吸频率的乘积。平静呼吸时,正常成人的呼吸频率约为 12～18 次/分,潮气量约为 500ml,故每分通气量约为 600～900ml。

单位时间内(1min)以最快速度和最大用力呼吸时所能达到的通气量称为最大随意通气量。最大随意通气量反映在连续通气状态下肺的最大通气能力和贮备能力,从而可反映受试者能从事或胜任的活动强度。

(2)肺泡通气量:每次吸入的新鲜空气不能都到达肺泡进入气体交换,总有一部分留在无气体交换功能的呼吸道内,主要包括从上呼吸道至呼吸性细支气管,称为解剖无效腔(约150ml)。进入肺泡的气体,也可因血流在肺内的不均分布而未能全部参与气体交换。未能发生气体交换的肺泡容量极为肺泡无效腔。健康人平卧时生理无效腔等于或接近解剖无效腔。

由于无效腔的存在,实际上真正有效的肺通气量是肺泡通气量。肺泡通气量(VA)是每分钟吸入肺泡的新鲜空气量,等于(潮气量－无效腔气量)×呼吸频率,即为每分肺通气量的有效部分。当浅快呼吸时,无效腔量增大,肺泡通气量减少;而适当的深慢呼吸,肺泡通气量加大,有利于气体交换,故从气体交换而言,浅快的呼吸是不利的。

(三)呼吸气体的交换

呼吸气体的交换包括肺换气和组织换气。肺换气指肺泡与肺毛细血管内血液之间 O_2 和 CO_2 的交换,组织换气指组织细胞和血液之间 O_2 和 CO_2 的交换。

1. 气体交换的原理

肺换气和组织换气的基本原理相同,都是通过气体单纯扩散的方式进行的。气体扩散的方向取决于换气组织两侧该气体的分压差,即从分压高处向分压低处扩散。人在安静时肺泡气、血液和组织液以及空气中的 O_2 和 CO_2 的分压见表 1.3.4-1 所示。

表 1.3.4-1　海平面上空气、肺泡气、血液和组织液中各气体的分压(mmHg)

	空气	肺泡气	动脉血	静脉血	组织
PO_2	159	104	100	40	30
PCO_2	0.3	40	40	46	50

2. 肺换气

当来自肺动脉的静脉血流经肺毛细血管时,由于肺泡气的 PO_2 大于静脉血的 PO_2,在分压差的推动下,O_2 由肺泡扩散入血液;而肺泡气的 PCO_2 则小于静脉血的 PCO_2,相应的 CO_2 则由静脉血扩散入肺泡,完成肺换气过程,结果使静脉血变成含较多 O_2、较少 CO_2 的动脉血。影响肺换气的因素包括呼吸膜的厚度、面积以及肺泡通气—血流比值。

(1)呼吸膜的厚度:呼吸膜(肺泡—毛细血管膜)是指肺换气时,O_2 和 CO_2 所经过的肺泡与肺毛细血管血液之间的结构,共六层结构组成:①含有肺泡表面活性物质的液体层;②肺泡上皮细胞;③肺泡上皮基底膜;④肺泡上皮与毛细血管基膜之间的间质;⑤毛细血管基膜;⑥毛细血管内皮细胞层(图 1.3.4-12)。虽然呼吸膜有六层结构,但总厚度不到 $1\mu m$,有的部位只有 $0.2\mu m$,故气体易于扩散通过。

(2)呼吸膜的面积:正常成人肺拥有 3 亿左右的肺泡,总扩散面积约 $70m^2$。安静状态下,仅 $40m^2$ 的呼吸膜参与气体交换,故肺具有相当大的贮备面积。

(3)肺通气—血流比值:每分肺通气量(V_A)和每分肺血流量(Q)之间的比值称为通气—血流比值(V_A/Q)。健康成人安静时,V_A/Q 值等于 0.84。不难理解,只有适当的 V_A/Q 才能实现充分高效的气体交换。如果肺通气量减少或肺血流量增加,V_A/Q 值减小,则混合静脉血得不到充分动脉化,导致动脉血 PO_2 降低,类似于静脉血向动脉分流;反之,如果肺通气量增加或肺血流量减少,V_A/Q 值增大,则过多的肺泡通气量成为无效通气,致使肺

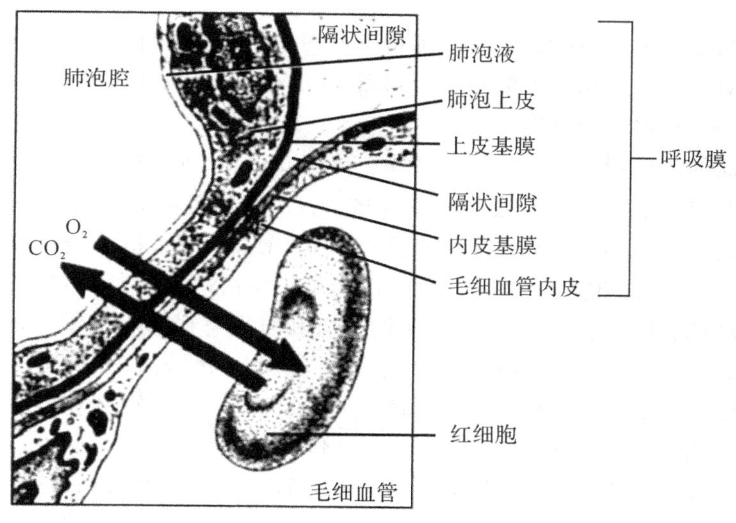

图 1.3.4-12　呼吸膜结构示意图

泡无效腔增大。故从气体交换角度，两种 V_A/Q 值的异常，都会导致换气效率降低。这是造成肺换气功能异常最常见的一种机制。

3. 组织换气

气体在组织的交换机制、影响因素与肺泡处相似，由于细胞有氧代谢，不断消耗 O_2，产生 CO_2，使组织内 PO_2 较动脉血的 PO_2 低，而 PCO_2 较动脉血的 PCO_2 高，故当动脉血流经组织毛细血管时，O_2 便顺分压差由血液向细胞扩散，CO_2 则从组织细胞向血液扩散，完成组织换气。结果使动脉血变成含较少 O_2、较多 CO_2 的静脉血。

(四)气体在血液中的运输

肺换气进入血液中的 O_2 经过血液循环输送至各组织器官，从组织扩散入血液中 CO_2 也经血液循环运送到肺泡。

1. 氧的运输

O_2 以物理溶解的和化学结合两种形式存在于血液。以物理溶解的 O_2 量约占血液总 O_2 含量的 1.5%。绝大部分(98.5%)O_2 以化学结合状态进入红细胞，通过与血红蛋白结合，以氧合血红蛋白的形式运输。

(1)氧与血红蛋白的结合：每个血红蛋白(Hb)由 1 个珠蛋白和 4 个血红素组成，每个珠蛋白有 4 条多肽链，每条多肽链与 1 个血红素构成一个 Hb 的亚单位，能结合 1 分子的 O_2，故每个 Hb 能结合 4 分子的 O_2。O_2 和 Hb 结合的特征是：①快速性和可逆性，反应的方向取决于 PO_2 的高低；②是氧合而非氧化，反应中 Hb 的 Fe^{2+} 与 O_2 结合后仍是二价；③1 分子 Hb 可结合 4 分子 O_2；④Hb 与 O_2 的结合或解离曲线呈 S 形。

HbO_2 呈鲜红色，脱氧 Hb 呈紫蓝色，当皮肤浅表毛细血管床血液中脱氧 Hb 含量达 50g/L 以上时，皮肤、黏膜、指甲床等可呈青紫色，称为发绀。

(2)氧解离曲线：表示氧饱和度和氧分压(PO_2)关系的曲线称为氧解离曲线。以氧饱和度为纵坐标，以氧分压为横坐标绘制氧解离曲线，曲线近似“S”形，可分为上、中、下三段

(图 1.3.4-13)。

1)氧解离曲线的上段:相当于 PO_2 在 60～100mmHg 水平,曲线较平坦,表明 PO_2 在此范围内变化时对 Hb 氧饱和度影响不大。只要 PO_2 不低于 60mmHg,血液仍有较高的载氧能力,不致发生明显的低氧血症。

2)氧解离曲线的中段:相当于 PO_2 在 40～60mmHg 水平,该段曲线较陡,表示 PO_2 稍有下降,氧饱和度也就较大下降,进而释放大量 O_2,以满足机体对 O_2 的需要。

3)氧解离曲线的下段:相当于 PO_2 在 15～40mmHg 水平,是曲线坡度最陡的一段,即 PO_2 稍有下降,Hb 氧饱和度就会大大降低,以满足组织活动增强时对 O_2 的需要。

(3)影响氧解离曲线的因素:Hb 与 O_2 的结合和解离可受多种因素影响,使氧离曲线的位置发生偏移,即 Hb 对 O_2 的亲和力发生变化。通常用 P_{50} 表示 Hb 对 O_2 的亲和力。P_{50} 是 Hb 氧饱和度达 50%时的 PO_2。影响 Hb 与 O_2 亲和力或 P_{50} 的因素有血液的 pH、PCO_2、温度和有机磷化物(如:2,3-DPG)等(图 1.3.4-14)。

当 pH 降低,PCO_2 升高,温度升高,2,3-DPG 增高,氧离曲线右移;反之,曲线左移。

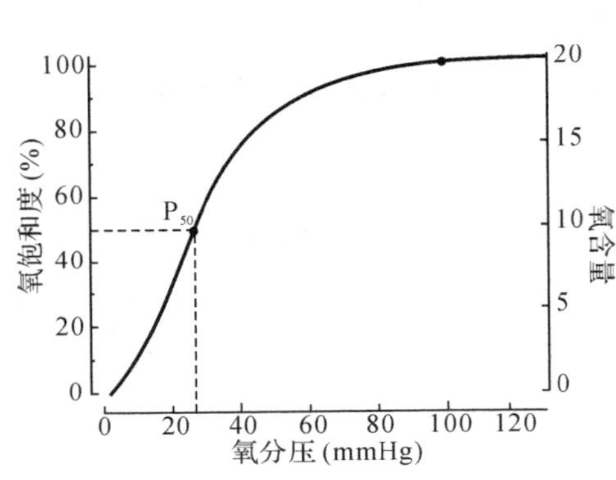

图 1.3.4-13 氧解离曲线

注:P_{50} 为血氧饱和度 50%时的氧分压值;氧含量单位为 ml/dl

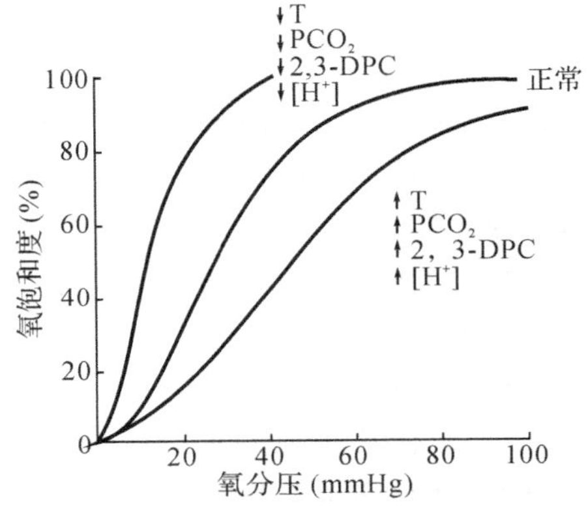

图 1.3.4-14 影响氧解离曲线的因素

2. 二氧化碳的运输

血液中以物理溶解形式存在的 CO_2 量,约占总量的 6%,故 CO_2 也主要以化学结合的形式存在于血液。化学结合主要有两种形式:碳酸氢盐(主要是血浆中的 $NaHCO_3$)和氨基甲酰血红蛋白(主要在红细胞内),尤以前者为主。

二氧化碳解离曲线是反映血液中 CO_2 含量与 PCO_2 关系的曲线(图 1.3.4-15)。与氧解离曲线不同,血液中的 CO_2 含量随 PCO_2 的升高而增加,几乎呈线性关系,且没有饱和点。

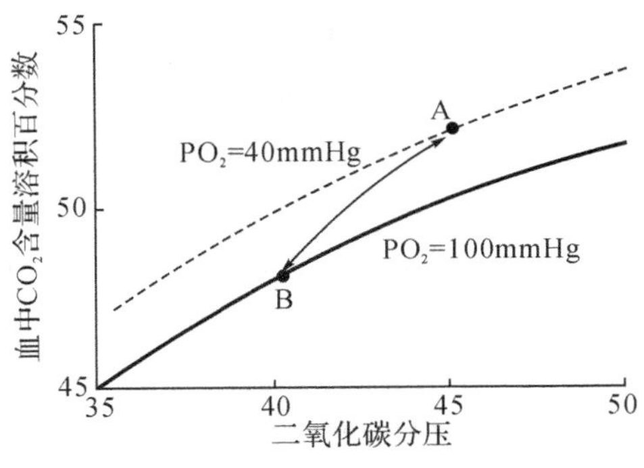

图 1.3.4-15 二氧化碳解离曲线

(五)呼吸运动的调节

呼吸运动是一种节律性的活动，其深度和频率随体内、外环境条件的改变而改变。

1. 节律性呼吸运动的起源

节律性呼吸中枢运动起源于中枢神经系统。中枢神经系统内产生和调节呼吸运动的神经细胞群，称为呼吸中枢。研究证明，延髓是呼吸的基本中枢，脑桥有呼吸调整中枢，两者共同形成了基本的呼吸节律。正常呼吸运动是在各级呼吸中枢(大脑皮层、间脑、脑桥、延髓和脊髓等部位)的相互配合下进行的。

2. 呼吸的反射性调节

呼吸节律虽然产生于脑，但它的活动可受呼吸器官本身、骨骼肌和其他器官系统感觉器传入信息的反射性调节，使呼吸运动的频率、深度和形式等发生相应的改变。

(1)化学感受性反射：化学因素(如：PO_2、PCO_2、H^+等)对呼吸运动的调节是一种反射性活动，称为化学感受性反射。参与呼吸调节的化学感受器因其所在部位不同，分为两类：

1)中枢化学感受器：中枢化学感受器位于延髓腹外侧浅表部位，左右对称。其生理刺激物是脑脊液和局部细胞外液中的[H^+]。但血液中的H^+不易通过血液屏障，故对中枢化学感受器的直接作用不大。如果动脉血PCO_2升高，CO_2能迅速通过血脑屏障，使化学感受器周围液体中的[H^+]升高，从而刺激中枢化学感受器，兴奋呼吸中枢。

2)外周化学感受器：外周化学感受器位于颈动脉体和主动脉体内，当动脉血中PO_2降低、PCO_2升高或pH降低时，冲动经窦神经和迷走神经传入延髓，反射性地引起呼吸加深、加快和血液循环的变化。

(2)CO_2、[H^+]和O_2对呼吸的调节

1)CO_2对呼吸的调节：CO_2是调节呼吸最重要的生理性化学因素，是维持呼吸中枢兴奋性所必需的。吸入气中CO_2浓度适当增加，使动脉血中PCO_2增加，呼吸加深加快，引起肺通气量增加(图1.3.4-16)。但若吸入气CO_2浓度过高，反而抑制呼吸中枢活动。CO_2对呼吸的刺激作用是通过两条途径实现的：一是刺激中枢化学感受器再兴奋呼吸中枢，二是刺激外周化学感受器，反射性地使呼吸加深加快，肺通气量增加。以前一途径为主，约占总效率的80%。

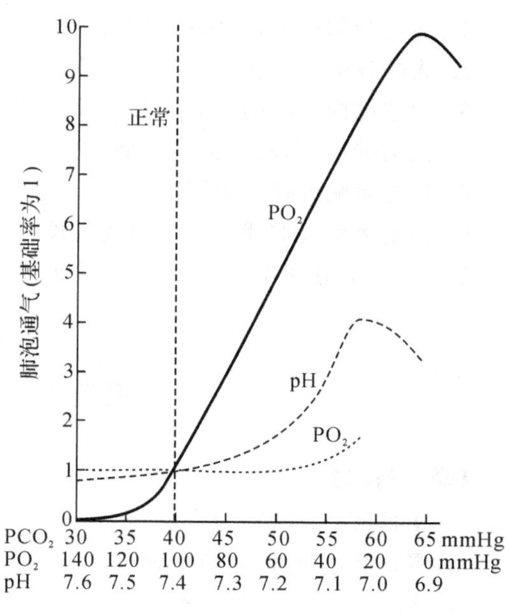

图1.3.4-16　改变动脉血液PCO_2、PO_2、pH三者之一而维持另外两个因素正常时肺泡通气反应

2)[H^+]对呼吸的调节：动脉血[H^+]增高，呼吸加深加快，肺通气量增加；[H^+]降低时，呼吸受到抑制，肺通气量降低。H^+对呼吸的调节亦通过外周化学感受器和中枢化学感受器两条途径实现。中枢化学感受器对H^+的敏感性更高，约为外周的25倍。但H^+很难通过血脑屏障，限制了它对中枢

化学感受器的作用。脑脊液中的 H^+ 才是中枢化学感受器的最有效刺激。

3) O_2 对呼吸的调节：吸入气 PO_2 降低时，肺泡气、动脉血 PO_2 都随之降低，通过外周化学感受器反射性引起呼吸加深加快，增加肺通气量。低 O_2 对呼吸中枢的直接作用是抑制。严重缺氧时，来自外周化学感受器的传入冲动，抵抗不了低氧对中枢的直接抑制作用，可使呼吸减弱，甚至停止。低 O_2 对呼吸的刺激作用远不如 PCO_2 和 $[H^+]$ 升高的刺激作用。

CO_2、H^+ 和低 O_2 在呼吸调节中是相互作用的，通常不会只有一种因素单独在变化，因此要全面分析，综合考虑。

(3)肺牵张反射：肺扩张或肺萎陷而引起的吸气抑制或吸气兴奋的反射，称肺牵张反射，也称黑—伯反射。肺牵张反射包括肺扩张反射和肺萎陷反射两种成分。其意义在于防止过度呼气和肺不张。

(4)呼吸肌本体感受性反射：呼吸肌是骨骼肌，肌梭是骨骼肌的本体感受器，它们所引起的反射为本体感受性反射。当肌肉受牵张时，肌梭受刺激而兴奋，反射性地引起受牵张的肌肉收缩，呼吸运动增强。该反射的意义在于随着呼吸肌负荷的增加而相应地加强呼吸运动，有助于克服气道阻力，维持正常肺通气功能。

【思考题】

1. 简述呼吸系统包括哪些部分？各有什么作用？
2. 简述喉位于何处？由何组成？在喉腔内能见到哪些结构？
3. 简述鼻旁窦有几对，各位于何处，开口部位，经常感冒的人，为什么容易引起鼻旁窦炎？当上颌窦发炎时，为什么容易积脓？
4. 简述肺的位置，两肺在形态、结构和分叶上有何不同。
5. 人的呼吸过程包括哪几个环节？
6. 简述胸内负压的形成及其生理意义。
7. 何谓肺活量，其正常范围是多少？
8. 简述影响肺换气的因素。
9. 何谓氧解离曲线？简述曲线各段的特点及其影响因素。
10. 试述动脉血中氧分压、二氧化碳分压和氢离子浓度分别对呼吸的影响。

（郑绿珍　孙淑红）

第五节　消化系统

【学习目标】

1. 掌握消化系统的组成。
2. 掌握胃的位置、形态和分部。
4. 掌握肝的位置、肝外胆道组成。
5. 掌握肝的微细结构，肝板及门管区概念。
7. 掌握消化、吸收的概念。
8. 掌握胃液的性质、主要成分和作用，以及胃的运动形式。
9. 掌握黏液—碳酸氢盐屏障作用机理。

10. 掌握胰液、胆汁、小肠液的性质成分和作用。
11. 掌握各类食物在小肠中吸收的部位、方式和特点。

人的消化器官由长约 8～10m 的消化道及与其相连的许多大、小消化腺组成。消化系统的主要功能是摄取食物，并对食物进行物理性和化学性消化，吸收营养物质，排出食物残渣。口腔、咽还参与呼吸、发音等活动。

消化系统各器官在腹腔内位置是相对固定的。为了便于描述腹腔内各器官的相对位置，通常在腹部体表取两条横线和两条垂线将腹部分为九区。上横线是两肋弓最低点的连线；下横线是左右髂前上棘间的连线；两条垂线是通过左右腹股沟韧带中点。上述四条线相交将腹部分为九区：左、右季肋区，腹上区，左、右外侧区，脐区，左、右髂区，腹下区（图 1.3.5-1）。

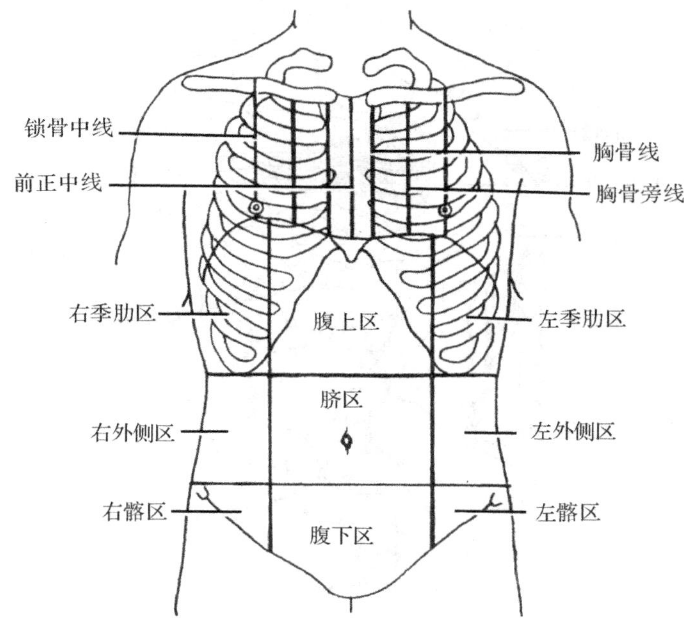

图 1.3.5-1　胸腹部的标志线和分区

一、消化系统的组成和结构

消化系统由消化管和消化腺两大部分组成。消化管是肌性管道，可分为口腔、咽、食管、胃、小肠（包括十二指肠、空肠和回肠）和大肠（盲肠、阑尾、结肠、直肠和肛门）（图 1.3.5-2）。临床上，通常把从口腔到十二指肠的一段称为上消化道，把从空肠到肛门的一段称为下消化道。消化腺有两种：大的消化腺包括三对唾液腺（腮腺、下颌下腺和舌下腺）、肝、胰；小的消化腺是散在于消化管壁内的许多小腺体，如唇腺、肠腺。

（一）消化管壁的一般结构

除口腔外，消化管各段管壁由内至外分为黏膜、黏膜下层、肌层和外膜四层（图 1.3.5-3）。

1. 黏膜

食管的黏膜表面为未角化的复层扁平上皮，下端与胃贲门部的单层柱状上皮骤然相接。固有层为细密的结缔组织，并形成乳头突向上皮。主要为表面黏液细胞。此细胞分泌的中

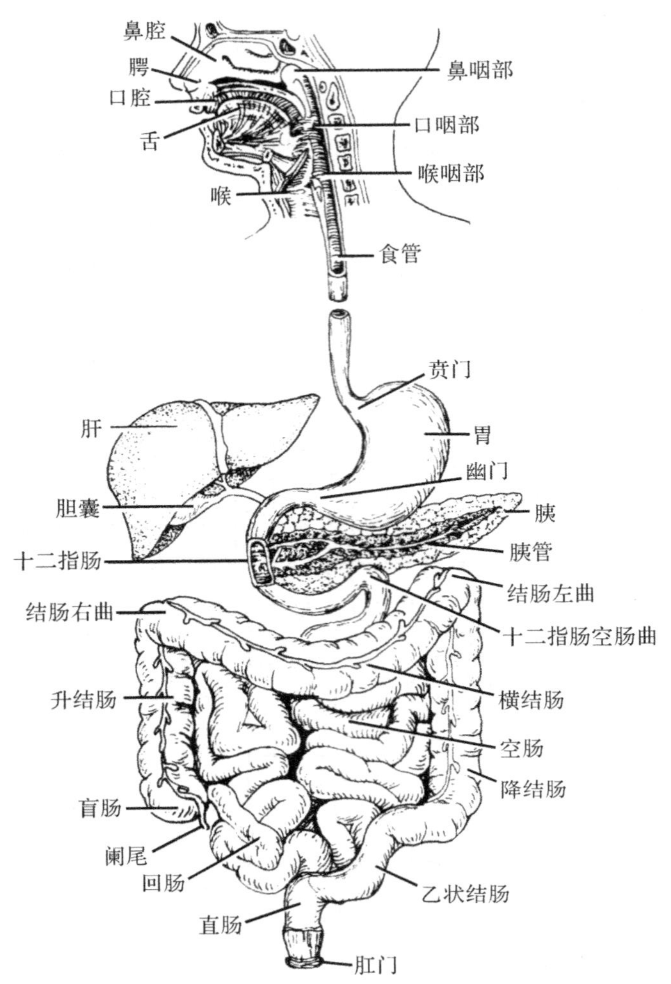

图 1.3.5-2 消化系统模式图

性不溶性黏液覆盖上皮，有重要保护作用。

胃表面黏液细胞不断脱落，由胃小凹底部的细胞增殖补充，约 3 天更新一次。贲门腺和幽门腺均为一般的黏液腺，胃底腺是胃特有腺体，胃底腺分布于胃底和胃体部，是胃内数量最多、功能最重要的腺体。胃底腺、贲门腺和幽门腺腺体呈分支管状，胃底腺由主细胞、壁细胞、颈黏液细胞、内分泌细胞及未分化细胞组成。固有层内有紧密排列的大量胃腺。此外，还有丰富的毛细血管以及由黏膜肌伸入而散在的平滑肌纤维。主细胞数量最多，主要分布于腺的颈、底部。细胞呈柱状，核圆形，位于基部；胞质基部呈强嗜碱性，顶部充满酶原颗粒，但在普通固定染色的标本上，此颗粒多溶解而呈小空泡状。功能是分泌胃蛋白酶原。壁细胞细胞较大，多呈圆锥形。核圆而深染，居中，可有双核；胞质嗜酸性强，功能是合成分泌盐酸，激活胃蛋白酶原，使之成为胃蛋白酶，对蛋白质进行初步分解；盐酸还有杀菌作用。

2. 黏膜下层

为疏松结缔组织。含有黏液性食管腺，其导管穿过黏膜开口于食管腔。食管腺周围常

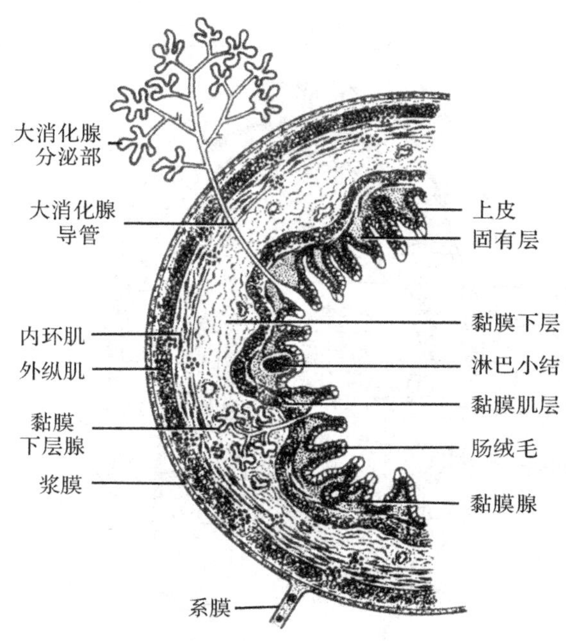

图 1.3.5-3　消化管组织结构

有较密集的淋巴细胞、偶见淋巴小结。胃为疏松结缔组织，内含较粗的血管、淋巴管和神经，尚可见成群的脂肪细胞。

3. 肌层

分内环行肌与外纵行。食管上 1/4 段为骨骼肌，下 1/2 段为平滑肌，中 1/4 段则兼具两者。食管两端的内环行肌稍增厚，分别形成上、下括约肌。胃的肌层较厚，一般由内斜行肌、中环行肌及外纵行肌三层平滑肌构成。环行肌在贲门和幽门部增厚，分别形成贲门括约肌和幽门括约肌。

4. 外膜

食管的外膜为纤维膜；胃为浆膜。

(二)消化管

1. 口腔

口腔是以骨性口腔为基础形成的，前方经口裂通外界；后方经咽峡与咽交通；口腔被上、下牙弓分隔为前外侧部的口腔前庭和后内侧部的固有口腔。上、下牙列咬合时，两部可通过两侧第三磨牙后方的间隙相通。口腔其前壁为上、下唇，两端的结合部为口角。口腔的侧壁为颊。口角外方与鼻翼外侧之间的浅沟称鼻唇沟，是上唇与颊的分界(图 1. 3. 5-4)。上唇外面正中的纵行浅沟称人中，急救时常在此处针刺。口底以舌肌和舌组成。口腔的上壁为腭，腭前 2/3 为硬腭，后 1/3 为软腭。软腭后部斜向后下方，称为腭帆。腭帆后缘游离，中央有一乳头状突起，称腭垂。腭垂两侧各有两条弓状皱襞：①前方延伸到舌根的侧缘，称腭舌弓；②后方向下延伸至咽的侧壁，称腭咽弓；两弓之间的凹陷为扁桃体窝，容纳腭扁桃体。腭垂、腭帆游离缘、两侧腭舌弓和舌根共同围成的空间称咽峡，是口腔通向咽的门户。口腔内有牙齿和舌，并有三对唾液腺的开口。

(1)牙：牙是人体最坚固的器官，嵌于上、下颌骨的牙槽内，呈弓状排列成上牙弓和下牙弓。

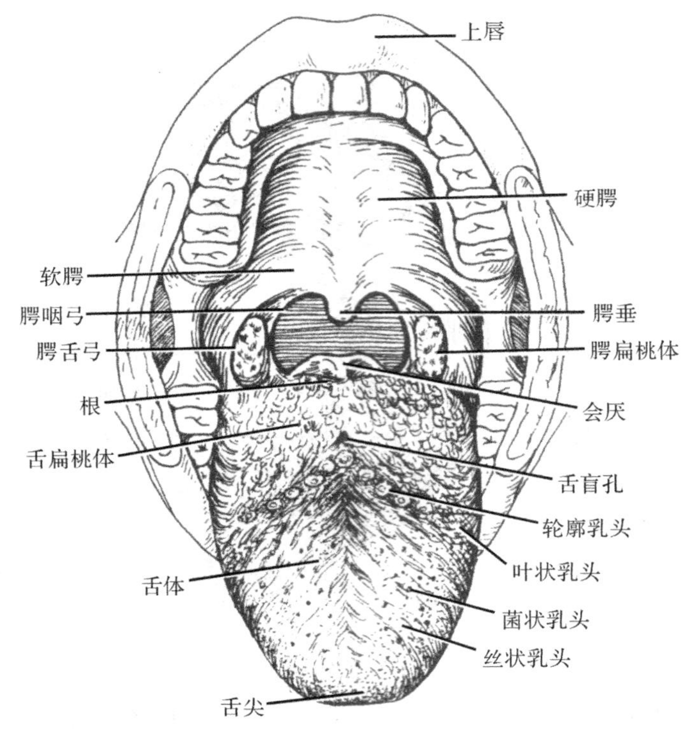

图 1.3.5-4　口腔及咽峡

牙的形态和结构：牙分三部分，露出于口腔内的称牙冠，嵌于牙槽内的称牙根，介于两者之间狭细的部分为牙颈(图 1.3.5-5)。牙由牙质、釉质、牙骨质和牙髓组成。牙质构成牙的主体。在牙冠，牙质外面覆有釉质，釉质为全身最硬的组织；在牙根部，牙质外面包有牙骨

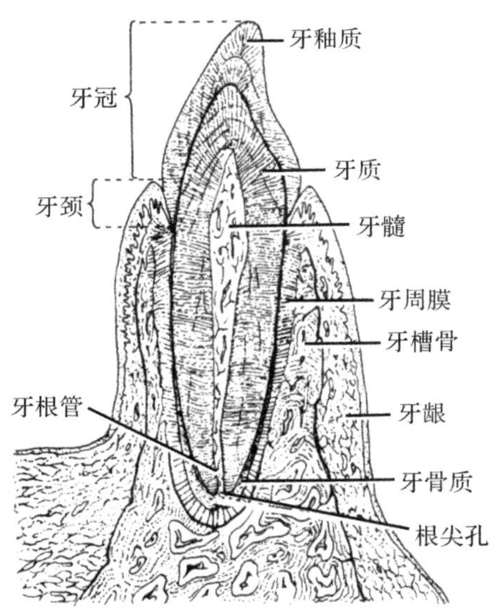

图 1.3.5-5　牙的形态和牙周组织

质。牙冠与牙颈内的腔隙宽阔，称牙冠腔。牙根内的细管为牙根管，其开口于根尖孔。牙的神经、血管等经由根尖孔、牙根管进入牙冠腔。牙根管和牙冠腔合称髓腔，腔内容纳牙髓。牙髓由神经、血管和结缔组织共同构成。牙髓炎时常引起剧烈疼痛。

牙的种类和排列：人的一生中先后有两组牙发生，第 1 组为乳牙，共 20 颗，一般自生后 6 个月开始萌出，3 岁左右出齐，6 岁左右开始脱落；第 2 组为恒牙，共 32 颗，6～7 岁起开始长出第 1 磨牙，14 岁左右出齐，并替换乳牙，只有第 3 磨牙一般在 17～25 岁或更晚些长出，称智牙，也有终生不萌出者见表 1.3.5-1。

表 1.3.5-1　乳牙和恒牙的萌出时间

名　称	萌出时间	
	乳　牙	恒　牙
中切牙	6～8 个月	6～8 岁
侧切牙	6～10 个月	7～9 岁
尖牙	16～20 个月	9～12
第 1(前)磨牙	12～16 个月	10～12 岁
第 2(前)磨牙	20～30 个月	10～12 岁
第 1 磨牙		6～7 岁
第 2 磨牙		11～13 岁
第 3 磨牙		17～25 岁或更迟

乳牙上、下颌左、右各 5 个，共 20 个(图 1.3.5-6)；恒牙共 32 个，上、下颌左、右各 8 个(图 1.3.5-7)。临床上为了便于记录病牙的位置，常以“＋”符号划分四区来表示上下颌、左右侧的牙位，并以罗马数字Ⅰ～Ⅴ(乳牙)和阿拉伯数字 1～8(恒牙)分别表示从中切牙至磨牙的序号。

牙周组织包括牙周膜、牙槽骨和牙龈三部分。对牙齿有保护和支持的作用。

(2)舌：以骨骼肌为基础，表面覆以黏膜。舌分为前 2/3 的舌体和后 1/3 的舌根，舌体的前端为舌尖(图 1.3.5-8)。舌上面是舌背，舌体背面黏膜上可见许多舌乳头。舌下面较舌背短，其黏膜与口腔底之间的黏膜皱襞称舌系带。舌系带两侧各有一黏膜隆起称舌下阜，下颌下腺和舌下腺大管开口于此。舌下阜向两侧延伸的皱襞为舌下襞，表面有舌下腺小管开

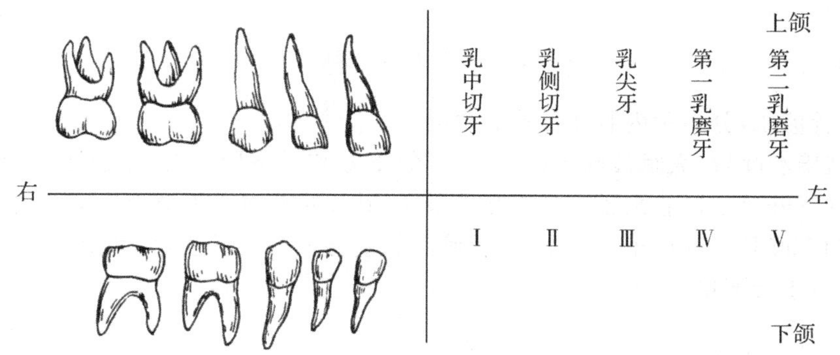

图 1.3.5-6　乳牙的名称及符号

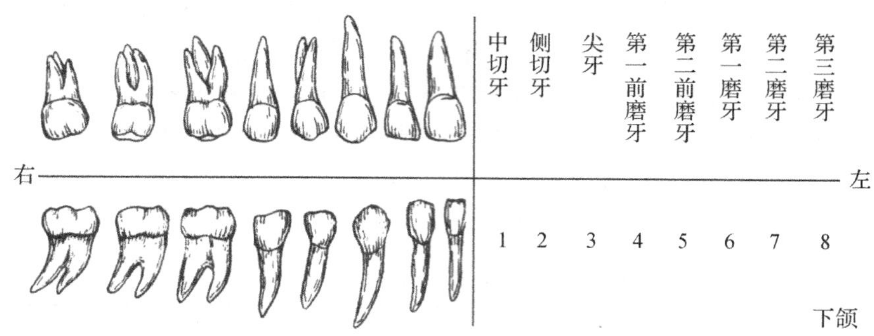

图 1.3.5-7 恒牙的名称及符号

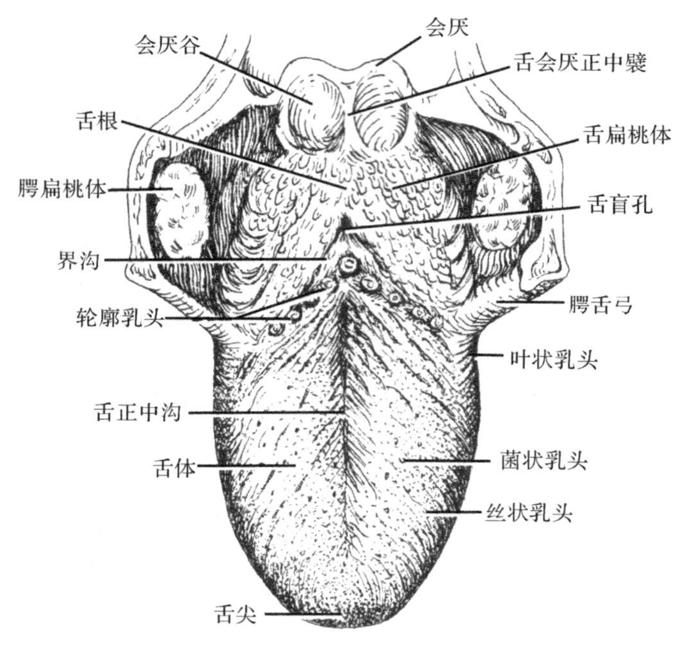

图 1.3.5-8 舌背面

口。舌肌为骨骼肌，分为舌内肌和舌外肌两类。

(3)唾液腺和唾液：大唾液腺包括腮腺、下颌下腺和舌下腺三对，是位于口腔周围、独立的器官，其导管开口于口腔黏膜。其中腮腺最大，其导管开口于平对上颌第 2 磨牙牙冠处的颊黏膜；下颌下腺导管开口于舌下阜；舌下腺小管直接开口于舌下襞；大管与下颌下腺管汇合或单独开口于舌下阜。

2. 咽

咽是一上宽下窄、前后略扁的漏斗形肌性管，上端起于颅底，下端平第六颈椎下缘。后壁平整，前壁不完整，与鼻腔、口腔和喉腔相通(1.3.5-9)。

(1)鼻咽:位于软腭游离缘与颅底之间,向前经鼻后孔通鼻腔,侧壁上有咽鼓管咽口,咽腔借此咽鼓管与中耳鼓室相通,后方有咽鼓管圆枕、咽隐窝等结构,黏膜内有咽鼓管扁桃体和咽扁桃体。

(2)口咽:介于软腭游离缘与会厌上缘之间。向前经咽峡通口腔,内有腭扁桃体、舌会厌正中襞和会厌谷等结构。

(3)喉咽:介于会厌上缘与第 6 颈椎下缘之间、喉的后方,前壁上部有喉口通入喉腔,喉口两侧有梨状隐窝,为异物常滞留之处(见图 1.3.4-2)。

3. 食管位置和形态

食管是一个前后扁平的肌性管,位于脊柱前方,上端在第 6 颈椎下缘平面与咽相续,下端约平 11 胸椎高度与胃贲门连接。依食管行程分为颈部、胸部和腹部三段。

食管全长有三处狭窄:①第一狭窄位于食管和咽的连接处,距中切牙约 15cm;②第二狭窄位于食管与左主支气管交叉处,距中切牙约 25cm;③第三狭窄为穿膈食管裂孔处,距中切牙约 40cm。三处狭窄为异物容易滞留和肿瘤好发部位(图 1.3.5-9)。

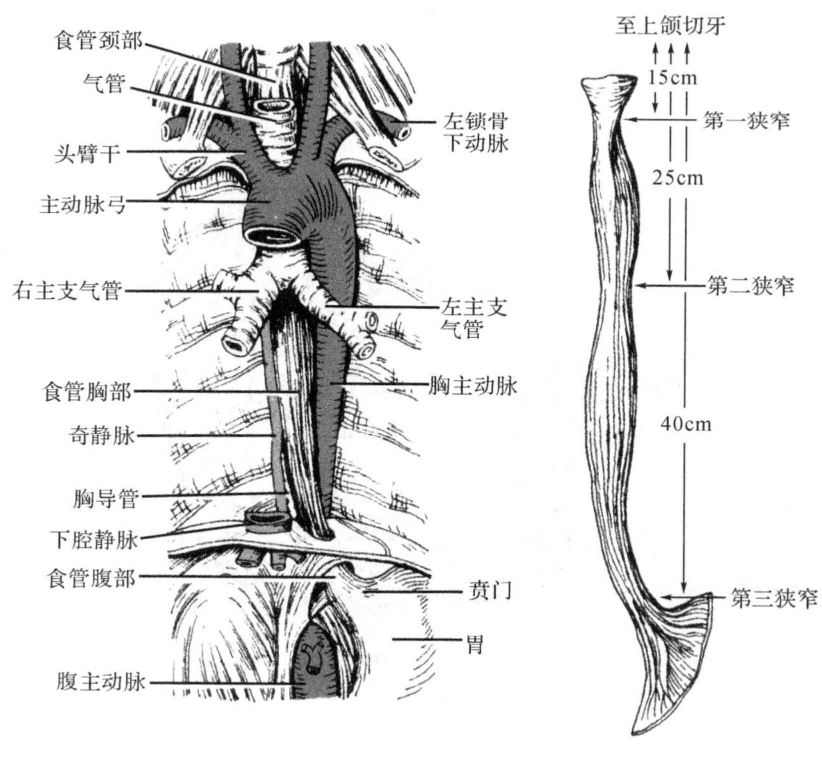

图 1.3.5-9　食管

4. 胃

(1)胃的形态和分部:胃分为上下两口,上下两缘和前后两壁。上口称贲门,上续食管,下口称幽门,连接十二指肠。两缘称胃小弯和胃大弯,胃小弯的最低处,称角切迹,是胃体与幽门部在胃小弯的分界;胃大弯起始处与食管左缘成一锐角,称贲门切迹。前壁朝向前上方,后壁朝向后下方。胃分四个部分:①贲门部,指贲门周围的部分;②胃底,贲门切迹平面以上的部分，亦称胃穹；③胃体，角切迹与贲门部之间的部分；④幽门部，角切迹与幽门之间的部分。在幽门部、胃大弯侧，有一不太明显的浅沟，称中间沟，此沟将幽门部分为左侧的幽门窦和右侧的幽门管(1.3.5-10、11)。

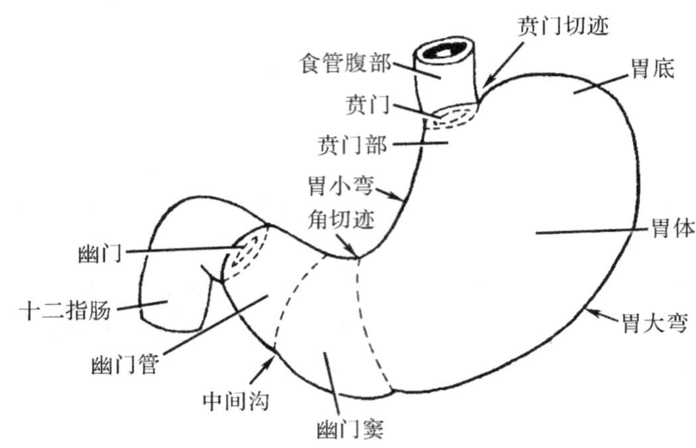

图 1.3.5-10 胃的形态和分部

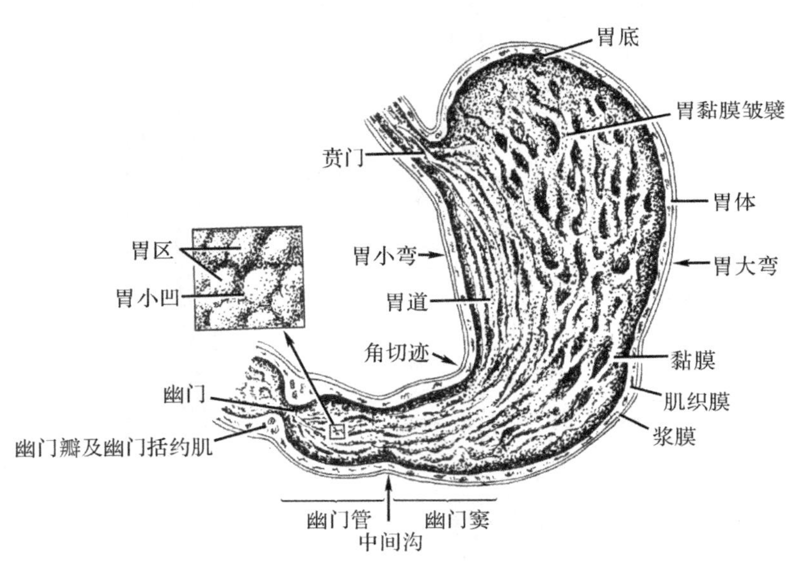

图 1.3.5-11 胃的黏膜

(2)胃壁的组织学结构：胃可储存食物，初步消化蛋白质，吸收部分水、无机盐和醇类。

1)胃黏膜：胃黏膜上皮为单层柱状上皮组织，主要由表面的黏液细胞组成，顶部细胞质内充满黏原颗粒。此细胞分泌黏液覆盖上皮表面，与上皮细胞侧面的紧密连接构成胃黏膜屏障，有重要保护作用，上皮向深部凹陷形成许多不规则胃小凹，其基底部为胃腺开口。

2)胃腺：胃腺是上皮向固有层凹陷形成的管状腺。分布在胃底与胃体部固有层的胃底腺数量最多，它是胃液的主要分泌腺，由主细胞、壁细胞、颈黏液细胞、内分泌细胞和未分化的细胞组成(图 1.3.5-12)。主细胞(胃酶细胞)以腺底部较多,呈柱状,核圆,细胞基底部嗜碱性强,顶部含酶原颗粒。主细胞分泌胃蛋白酶原,经盐酸激活成为胃蛋白酶,可初步消化蛋白质。壁细胞在腺颈部和体部较多,是主要的泌酸细胞,其体积较大,呈锥体形,核小而圆,胞质嗜酸性。能分泌盐酸和内因子,盐酸能激活胃蛋白酶原,同时还有杀菌和促使胃肠内分泌和胰腺细胞分泌的作用。内因子能与食物中的维生素 B_{12} 结合形成复合物,使维生素 B_{12} 不易被破坏,可与回肠上皮细胞膜中的受体结合,促进维生素 B_{12} 的吸收。维生素 B_{12} 是红细胞成熟所必需的物质,所以胃溃疡等胃部黏膜破坏的疾病,可因为内因子生成受阻,导致维生素 B_{12} 吸收障碍而引起恶性贫血。

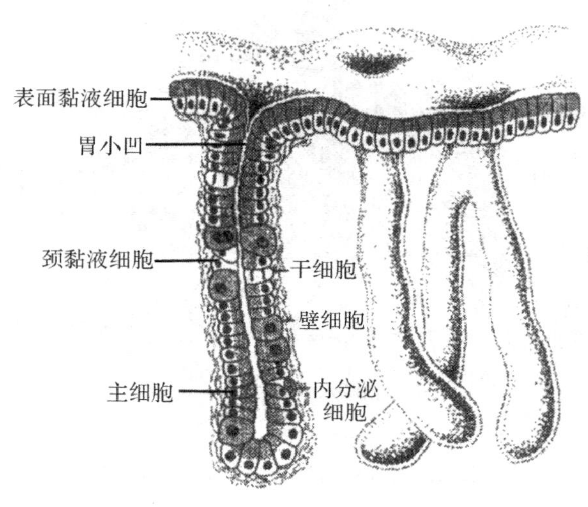

图 1.3.5-12　胃底腺形态结构模式图

3)肌层:胃的肌层较厚,分三层,内层斜行,中层环行、外层纵行。平滑肌的收缩与舒张与消化过程中食糜的混合及促使其进入小肠等功能有关。

(3)胃的位置:胃在中等充盈时,大部位于左季肋区,小部位于腹上区。贲门位于第 11 胸椎体左侧,幽门位于第一腰椎体右侧。胃前壁的中间部分位于剑突下方,直接与腹前壁相贴,是临床上胃的触诊部位。

5. 小肠　小肠是消化管中最长的部分,也是消化吸收的主要场所。小肠可分为十二指肠、空肠和回肠三部分。

(1)十二指肠:呈“C”形分为上部、降部、水平部和升部四部分,上部起自幽门,管壁较薄、黏膜光滑无环状襞,为溃疡好发部位(图 1.3.5-13)。降部黏膜环形皱襞发达,在后内侧壁上有一纵行皱襞,其下端有十二指肠大乳头,胆总管与胰管汇合共同开口于此。水平部横过第 3 腰椎前面,肠系膜上动、静脉经其前方。升部最短,自水平部末端起始,斜向左上,至第 2 腰椎左侧转向左下,移行为空肠,移行处的弯曲称十二指肠空肠曲。十二指肠空肠曲借十二指肠悬肌固定于腹后壁。十二指肠悬肌及其表面的腹膜皱襞共同构成十二指肠悬韧带,该韧带是确认空肠起始部的标志。

(2)空肠和回肠:两者没有明显界线,空肠位于左上腹部,占小肠全长 2/5,管径大而厚,血供丰富,颜色鲜艳;回肠位于右下腹部,占小肠全长 3/5,管径小且薄,血供较少,颜色

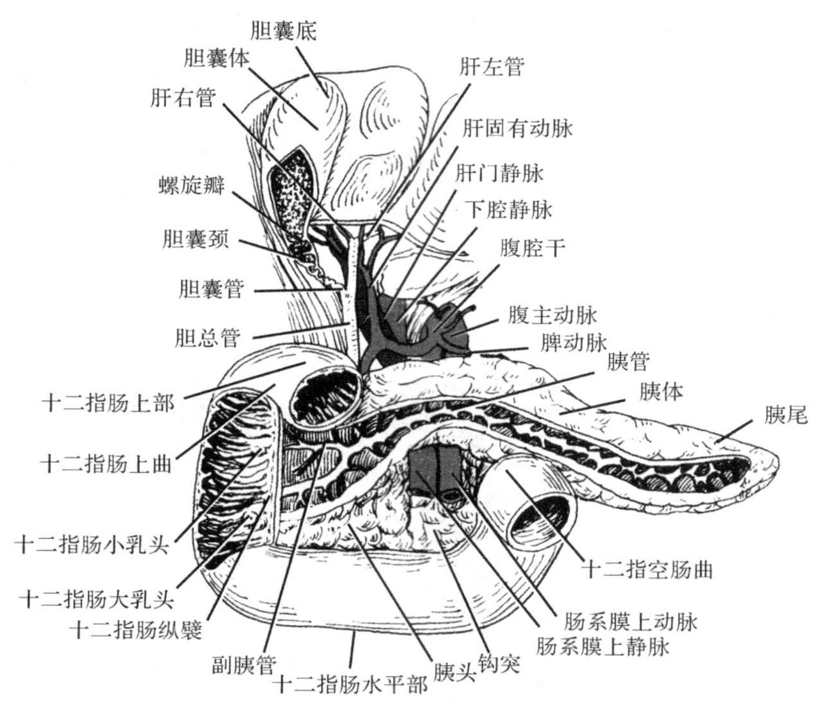

图 1.3.5-13　胆道、十二指肠和胰腺

较淡。

(3)小肠黏膜微细结构:小肠黏膜结构特点主要有环行皱襞、绒毛、微绒毛及小肠腺(图1.3.5-14)。

1)环行皱襞:由黏膜和黏膜下层共同向肠腔折突而形成。在十二指肠末段和空肠头段最发达,至回肠中段以下基本消失。其表面为黏膜层;中轴为黏膜下层。

2)小肠绒毛:小肠绒毛由上皮和固有层向肠腔突起而成的细小指状突起,长0.5～1.0mm,形状不一,称绒毛,以十二指肠和空肠头段最发达。绒毛表面为单层柱状上皮;中轴固有层内可见1～2条纵行毛细淋巴管,称中央乳糜管,它的顶部为盲端,向下进入黏膜下层形成淋巴管丛。中央乳糜管管腔较大,内皮细胞间隙宽,无基膜,通透性大,乳糜微粒可进入中央乳糜管而输出;其内有丰富有孔毛细血管网,肠上皮吸收的氨基酸、单糖等物质主要经此入血循环;少量散在的平滑肌纤维,可使绒毛收缩,利于物质吸收和淋巴与血液的运行。

小肠上皮的单层柱状上皮(吸收)细胞游离面,在光镜下可见的纹状缘,即电镜下密集而排列整齐的微绒毛。微绒毛即上皮细胞游离面伸出的指状突起。表面为细胞膜和糖衣,内有纵行微丝束,它们下延汇入细胞顶部的终末网,可使微绒毛上下运动,有利于吸收。以上三种结构(皱襞、绒毛、微绒毛)使小肠黏膜的消化吸收面积扩大了600倍。

3)小肠腺:由小肠黏膜上皮向固有层内凹陷而成的管状腺,故肠腺与绒毛的上皮是连续的。可分为十二指肠腺和小肠腺。腺上皮主要含有柱状细胞、杯状细胞,具有分泌功能。

6. 大肠　大肠是消化管最后的一段，起自右髂窝，终于肛门，可分为盲肠、阑尾、结肠、直肠和肛管。

(1)盲肠：为大肠的起始部，位于右髂窝内，上通升结肠，左接回肠。回肠末端突入盲肠，形成上、下两片半月形黏膜皱襞，称回盲瓣(图 1.3.5-15)。

(2)阑尾：是盲肠下端后内壁伸出的一细长的管状器官，其末端游离。阑尾的位置变化较大，但三条结肠带在阑尾根部汇集，因此，可作为寻找阑尾的向导。

阑尾根部的体表投影：通常在脐与右髂前上棘连线的中、外 1/3 交界处，称 McBurney 点，急性阑尾炎时，此点附近有明显压痛(图 1.3.5-15)。

(3)结肠：围绕在空、回肠的周围，可分为升结肠、横结肠、降结肠和乙状结肠四个部分。升结肠是盲肠向上延续的部分，至肝右叶下方弯向左形成横结肠；横结肠左端到脾的下部，折向下至左髂嵴的一段称降结肠。自左髂嵴平面至第 3 骶椎平面，肠管弯曲称乙状结肠。乙状结肠向下续于直肠。

结肠和盲肠有三种特征性的结构：①结肠带；②肠脂垂；③结肠袋(图 1.3.5-16)。

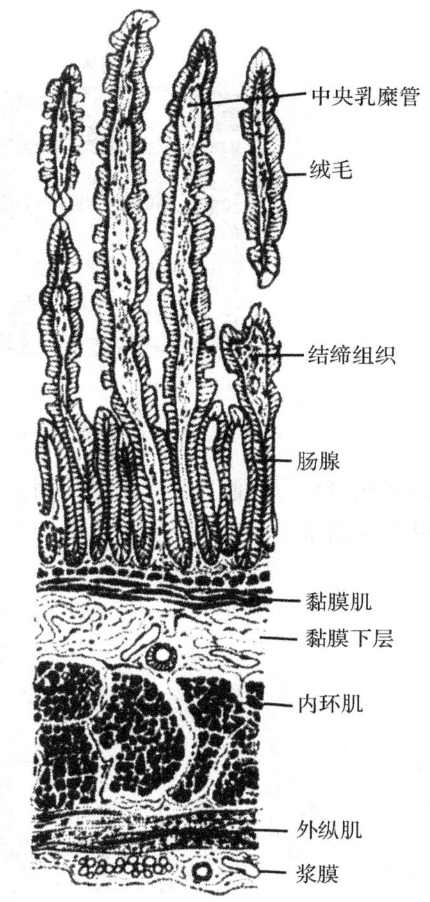

图 1.3.5-14　小肠黏膜光镜结构模式图

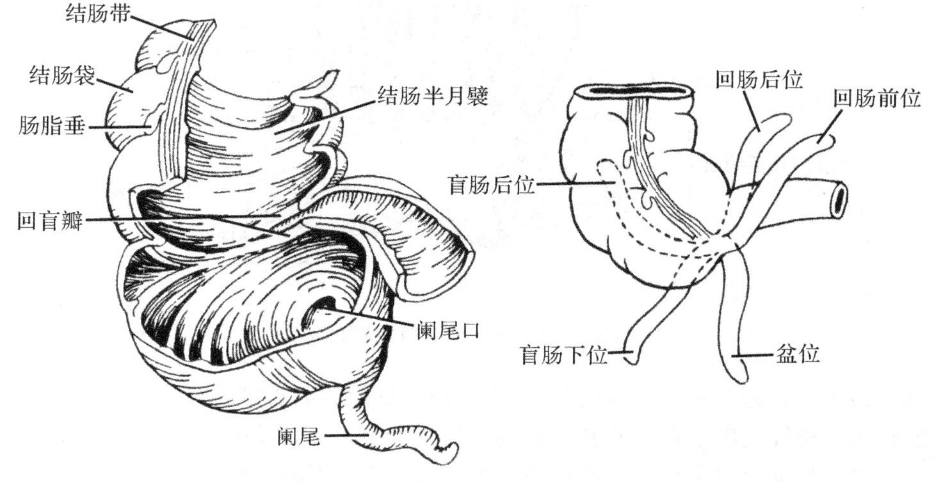

图 1.3.5-15　盲肠和阑尾

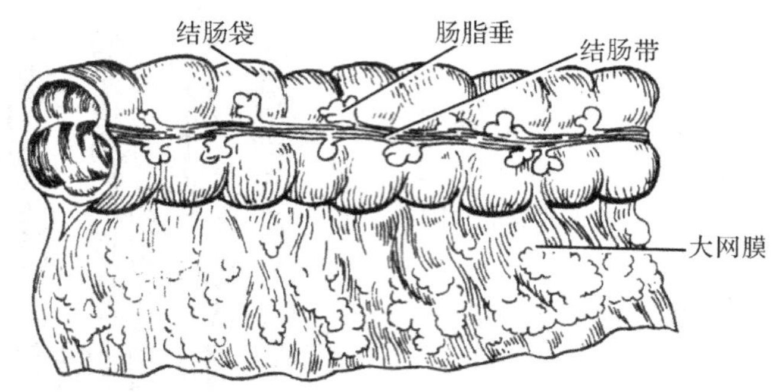

图 1.3.5-16 结肠的特征

(4)直肠:第 3 骶椎平面至盆膈平面。其内面有三个直肠横襞,最上方的横襞距肛门约 11cm,中间的距肛门约 7cm(图1.3.5-17)。

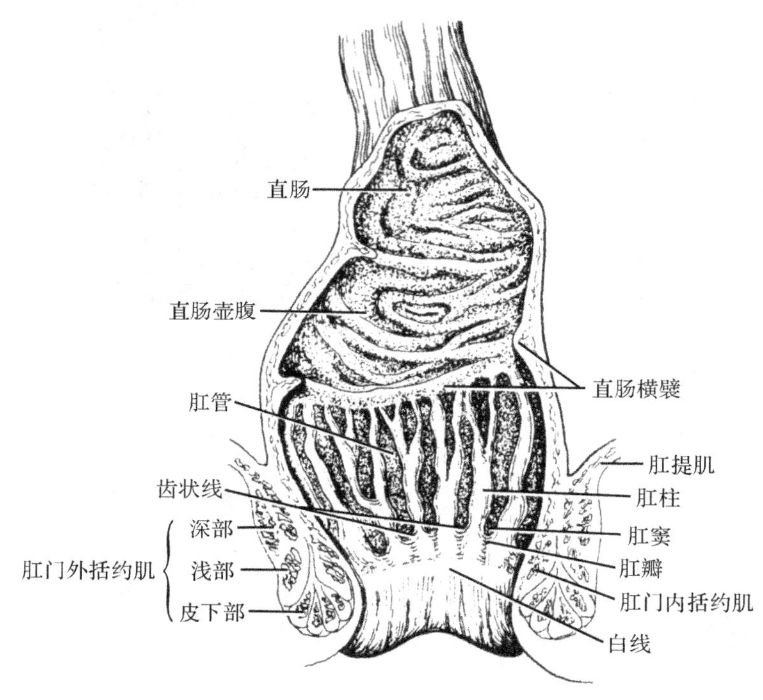

图 1.3.5-17 直肠和肛管内面的形态

(5)肛管:上端在盆膈平面与直肠相接,下端终于肛门。肛管黏膜有 6～10 条纵行皱襞,称肛柱。各肛柱下端彼此借半月形的肛瓣相连。肛瓣与肛柱下端共同连成锯齿状的环行线,称齿状线。齿状线是黏膜与皮肤相互移行的界线。齿状线以下的环行区称肛梳(图1.3.5-18)。

在肛梳的皮下和肛柱的黏膜下有丰富的静脉丛,若静脉曲张而突起时即形成痔:①齿状线以上称内痔;②齿状线以下称外痔。

(三)消化腺

1. 肝

(1)肝的形态:肝呈楔形,分为两面和四缘。膈面膨隆,对向膈,前部被镰状韧带分为左、右两叶(图 1.3.5-18);脏面朝向下后方,与腹腔器官相邻接,凹凸不平。脏面有一近似“H”形的沟,横沟称肝门,是肝固有动脉左右支、肝门静脉左右支、肝左右管和神经等的出入门户。进出肝门诸结构被结缔组织包绕,共同构成肝蒂(图 1.3.5-19)。

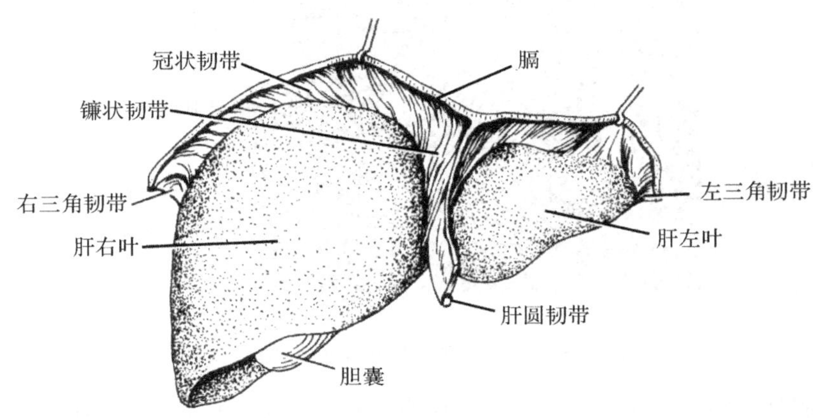

图 1.3.5-18　肝(膈面)

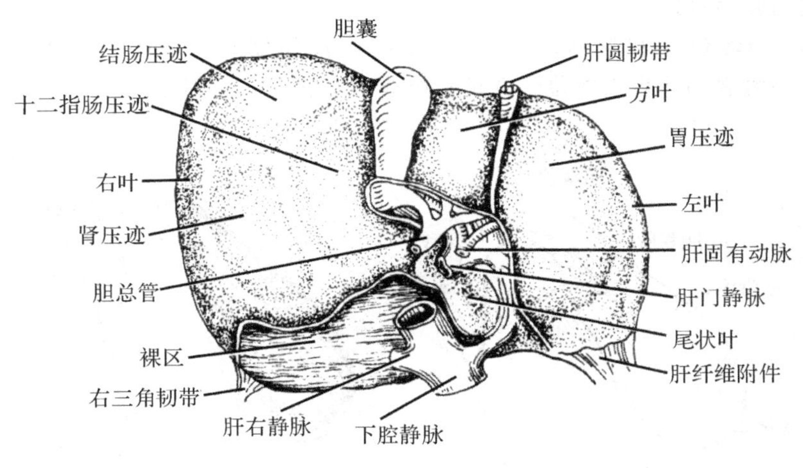

图 1.3.5-19　肝(脏面)

(2)肝的位置:肝大部分位于右季肋区及腹上区,小部分位于左季肋区。

(3)肝的微细结构:肝小叶是肝的基本结构单位(图 1.3.5-20),呈多面的棱柱体,其中央有一条纵形的中央静脉,在中央静脉的周围,肝细胞排列成放射状的板状,称肝板。肝板在横切面上呈索条状,又称肝索。相邻的肝板互相吻合,彼此之间形成腔隙,称为肝血窦,其内容纳血液。肝血窦腔大不规则,细胞之间有间隙,有利于肝细胞与血液间的物质交换。相邻肝细胞之间局部质膜内陷形成的细微管道称胆小管,胆小管在肝小叶内相互连接成网,肝

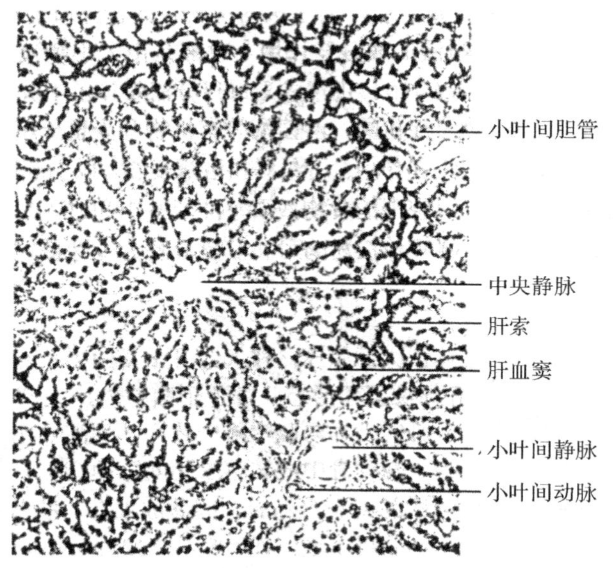

图 1.3.5-20　肝小叶横切面仿真图(人肝)

细胞分泌的胆汁直接流入胆小管。当肝出现病变和胆道阻塞时,可以破坏肝细胞直接的连接,胆汁流入肝血窦,从而引起黄疸。每个肝小叶周围,均有结缔组织围绕。在相邻的几个肝小叶之间的结缔组织内含有小叶间胆管、小叶间动脉和小叶间静脉,此区称门管区。

2. 胆囊与输胆管道

(1)胆囊:胆囊位于胆囊窝,是贮存和浓缩胆汁的器官。分底、体、颈、管四部分(图1.3.5-21)。胆囊底的体表投影位于右锁骨中线与右肋弓交点附近。

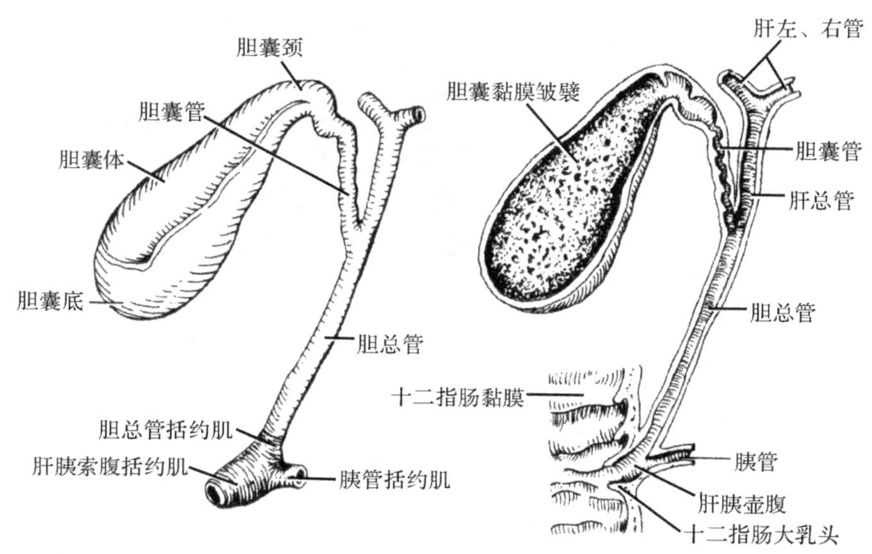

图 1.3.5-21　胆囊与输胆管道

(2)胆囊的微细结构：胆囊的特点是有高而分支多的皱襞，形成黏膜窦。黏膜由单层柱状上皮构成，固有层薄，肌层呈纵行和螺旋行排列，外膜较厚，大部分浆膜，少部分纤维膜。

(3)输胆管道：输胆管道是将胆汁输送至十二指肠的管道。肝左、右管由肝内的毛细胆管逐渐汇合形成，出肝门后，汇合成肝总管。肝总管下端与胆囊管汇合成胆总管。胆总管在肝十二指肠韧带内下降，经十二指肠上部的后方，至胰头与十二指肠降部之间下行，斜穿十二指肠降部后内侧壁，在此处与胰管汇合形成肝胰壶腹，开口于十二指肠大乳头。肝胰壶腹周围有增厚的环形平滑肌，称肝胰壶腹括约肌(Oddi 括约肌)。肝胰壶腹括约肌控制胆汁的分泌。

(4)胆汁产生及排出途径如图 1.3.5-22 所示：

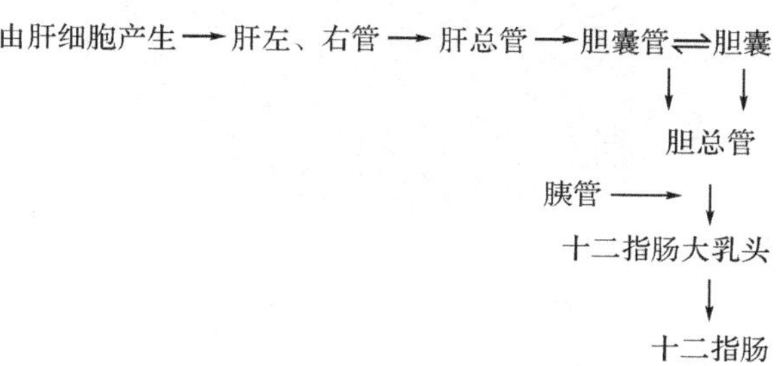

图 1.3.5-22　胆汁排出途径

3. 胰

(1)胰的位置、分部及毗邻：胰属腹膜外位器官，横跨于第 1、2 腰椎的前面。胰质地柔软，呈灰红色，分为头、体、尾三部(图 1.3.5-23)。

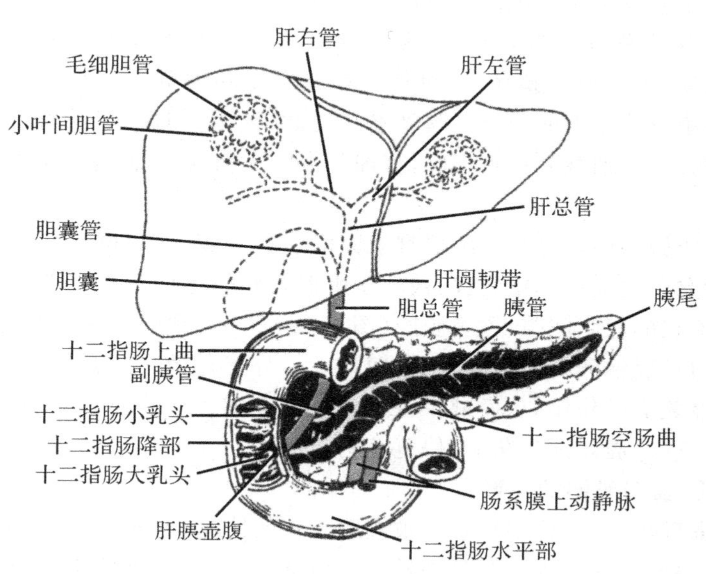

图 1.3.5-23　胆道、十二指肠和胰腺前面观

胰头后面毗邻胆总管和肝门静脉，胰头肿瘤患者可因肿块压迫胆总管而出现阻塞性黄疸；因肿块压迫肝门静脉，影响其血液回流，可出现腹水、脾肿大等症状。

(2)胰的组织结构:胰表面有薄层结缔组织被膜,胰的实质由外分泌部和内分泌部组成(图 1.3.5-24)。

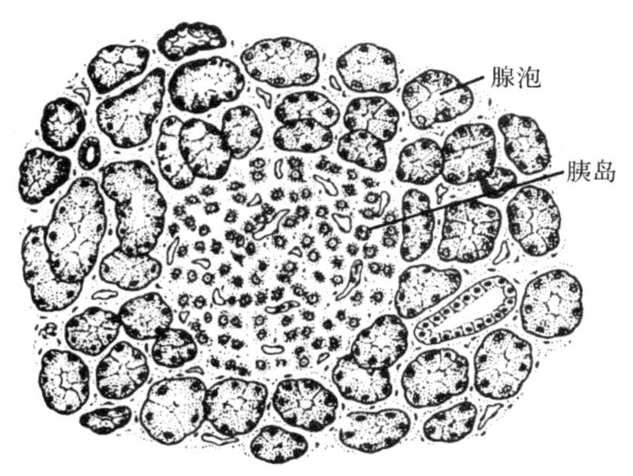

图 1.3.5-24　胰腺微细结构

1)外分泌部:外分泌部由浆液性腺泡和导管组成。腺泡由一层锥体形的腺细胞围成。腺泡腔内常见扁平而染色浅的泡心细胞,是伸入腺泡腔内的导管上皮细胞。导管上皮是由单层扁平上皮移行为单层柱状上皮,从胰头至胰尾经胰腺全长,与胆总管汇合后通入十二指肠,外分泌部分泌的胰液,其含有大量的碱性液体和消化酶,对消化食物起重要作用。

2)内分泌部:内分泌部又称胰岛,是散在于外分泌部内的内分泌细胞团。多见胰尾部,在 HE 染色切片中胰岛细胞着色浅,难以分类,用特殊染色法可以分成四类细胞 A、B、D 和 PP。A 细胞约占细胞总量 20%,分泌胰高血糖素,可促进肝细胞内糖原分解,使血糖升高。B 细胞占细胞总量 70%,分泌胰岛素,可促进糖原合成和葡萄糖的利用,使血糖含量降低。两者的协调作用维持了血糖的稳定。胰岛素缺乏时,糖的正常代谢受阻,血糖升高,并从尿中排出,称糖尿病。PP 细胞分泌胰多肽,有抑制胃肠运动,减弱胆囊收缩等功能。

(四)腹膜

腹膜是覆盖于腹、盆壁和腹、盆腔器官表面的一层浆膜,由单层扁平上皮和结缔组织构成。衬于腹壁和盆壁内面的称壁腹膜,被覆于脏器表面的称脏腹膜。脏、壁腹膜相互移行围成一不规则的、潜在的浆膜间隙,称腹膜腔(图 1.3.5-25)。男性腹膜腔是完全封闭的;女性可借输卵管腹腔口,经输卵管、子宫经阴道间接地与外界相通。正常情况下,腹膜分泌少量浆液,有润滑脏器表面的作用,从而减少脏器之间的摩擦。腹膜还具有吸收功能,能吸收腹腔内的液体和空气等,腹膜还有防御、修复及固定作用。

1. 腹膜与腹、盆腔脏器的关系

位于腹腔、盆腔内的器官,根据它们被腹膜覆盖的情况,可分为以下三类:

(1)腹膜内位器官:脏器表面几乎都被腹膜包裹,如胃,空、回肠,阑尾等。

(2)腹膜间位器官:脏器大部分被腹膜包裹,如肝,胆囊和膀胱等。

(3)腹膜外位器官:脏器仅一面被腹膜包裹,如肾和输尿管等。

2. 腹膜形成的结构

是腹膜从腹壁、盆壁移行于脏器或从一个脏器移行到另一个脏器时,所形成的结构。

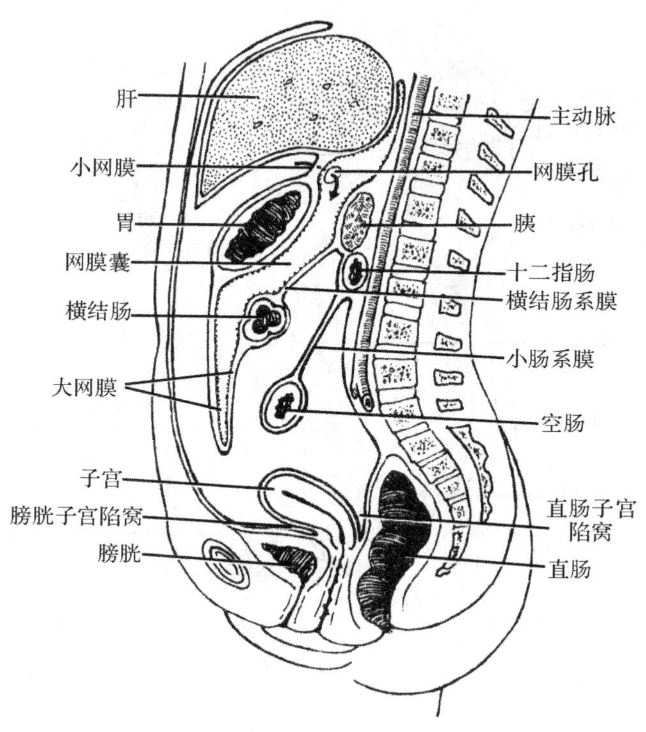

图 1.3.5-25 腹膜腔矢状切面模式图(女性)

(1)小网膜：肝门与胃小弯、十二指肠上部之间的双层腹膜结构，分两部分。连于肝与胃小弯之间称肝胃韧带和连于肝与十二指肠上部之间的肝十二指肠韧带，肝十二指肠韧带内有胆总管、肝固有动脉和肝门静脉(图 1.3.5-25、26)。

(2)大网膜：由胃前、后壁的两层腹膜自胃大弯和十二指肠起始部向下垂伸，形成大网膜的前两层；约在脐平面稍下方返折向上形成后两层，上行附于横结肠。成人的大网膜包括前、后共 4 层结构，但常黏合在一起，不易分辨(图 1.3.5-25、26)。

大网膜内含有大量脂肪组织、吞噬细胞和淋巴结，并且有一定的移动性，当某个腹腔脏器发生炎症时，它能向病变处移位，并将病灶包围起来，限制病变的扩散。小儿大网膜较短，当阑尾炎穿孔或下腹部炎症时，病灶不易被大网膜包裹，常造成弥漫性腹膜炎。胃大弯与横结肠之间的腹膜结构称胃结肠韧带，为大网膜的一部分。

(3)网膜囊和网膜孔

1)网膜囊：位于小网膜和胃的后方的一个扁窄间隙，属于腹膜腔的一部分，借右侧的网膜孔与腹膜腔的其余部分相通。网膜囊位置较深，胃后壁穿孔时，胃内容物常积聚在囊内，给早期诊断增加难度。

2)网膜孔：位于肝十二指肠韧带右缘后方，一般可容 1～2 个手指通过。网膜孔的上界为肝尾状叶，下界为十二指肠上部，前界是肝十二指肠韧带，后界为覆盖于下腔静脉前面的腹膜。手术时，常经网膜孔指诊探查胆道。

(4)系膜：将腹膜内位器官连于腹后壁或其他结构上的双层腹膜结构，如小肠系膜、阑尾

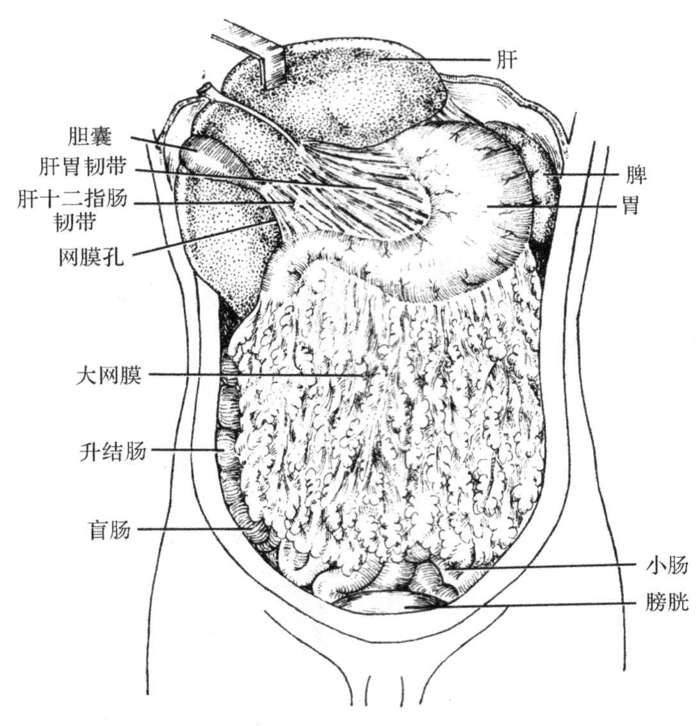

图 1.3.5-26　网膜

系膜、横结肠系膜和乙状结肠系膜等(图 1.3.5-25、27)。

(5)韧带:是腹、盆壁与脏器之间以及脏器与脏器之间的腹膜结构,有固定脏器的作用。主要有肝圆韧带、肝镰状韧带、胃脾韧带等(图 1.3.5-25、27)。

(6)腹膜皱襞、腹膜隐窝和陷凹:肝肾隐窝是位于肝右叶与右肾之间,仰卧时为腹膜腔的最低部位,腹膜腔内的液体易积存于此。直肠子宫陷凹是位于女性子宫与直肠之间,站立或坐位时,为腹膜腔的最低部位,临床上可经直肠前壁或阴道后穹触诊、穿刺或切开。直肠膀胱陷凹位于男性直肠与膀胱之间,站立或坐位时,是腹膜腔的最低部位。

二、消化生理

消化是指摄入的食物在消化道内被分解为小分子物质的过程。消化的方式分两种。一是机械性消化,即通过消化道肌肉的舒缩运动,把食物研碎,使之与消化液充分混合,并将食糜向消化道的远端推送。二是化学性消化,即通过消化腺分泌的消化液将食物中的营养物质分解成可吸收的小分子物质的过程。在生理情况下,该两种方式是同时进行、互相配合的。

吸收是指食物经消化后形成的小分子物质以及水、无机盐等物质,透过消化道的黏膜,进入血液和淋巴液循环的过程。

(一)口腔内消化

消化过程是从口腔开始的。食物在口腔内停留约 15～20s,在口腔内咀嚼,食物被磨碎,经过唾液的作用,食物被唾液湿润后吞咽。

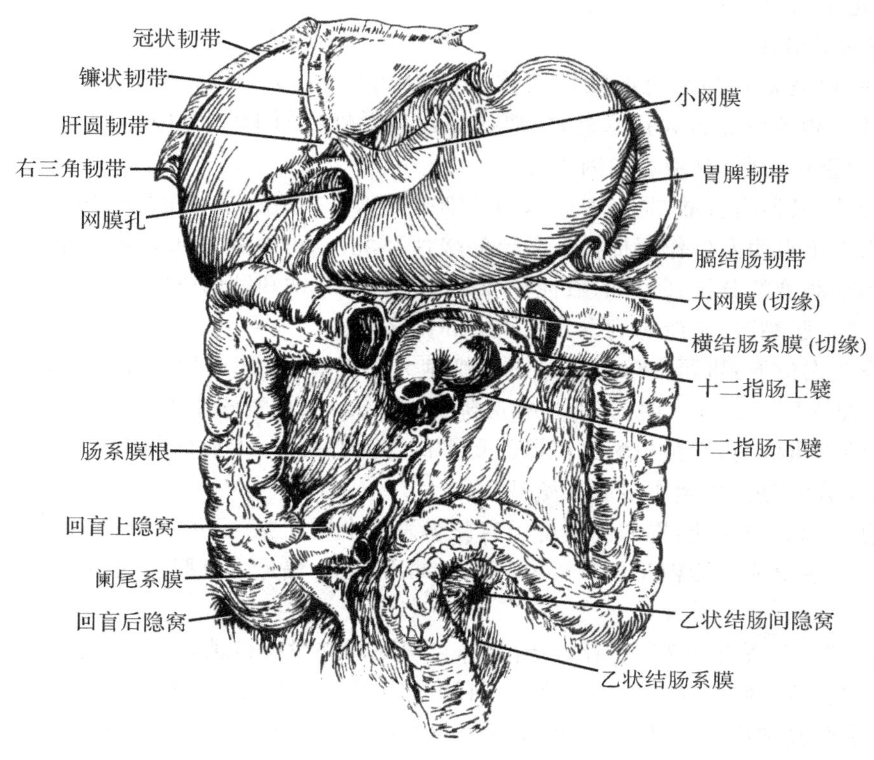

图 1.3.5-27　腹膜形成的结构

1. 唾液分泌

人的口腔内有三对唾液腺(腮腺、颌下腺和舌下腺)和无数散在的小唾液腺。唾液就是由这些大小唾液腺分泌的混合液。

(1)唾液的性质和成分：唾液为无色、无味、近于中性(pH6.0～7.0)的低渗液体。正常成年人每日分泌量 0.8～1.5L。唾液中，水分约占 99%；有机物主要为黏蛋白，还有免疫球蛋白、唾液淀粉酶和溶菌酶等。无机物有 K^+、HCO_3^-、Na^+、Cl^- 等，以前两者为主。

(2)唾液的作用：①唾液中的唾液淀粉酶可以使淀粉分解为麦芽糖；②清洁和保护口腔；③溶解食物引起味觉；④湿润口腔，利于吞咽和说话。

2. 咀嚼

通过咀嚼肌以一定的顺序收缩所形成的节律性动作。咀嚼的作用是：①将食物切碎；②使食物与唾液混合形成食团，利于吞咽；③使食物与唾液淀粉酶充分接触；④反射性地引起胃、胰、肝、胆囊等活动加强，为进一步的消化做准备。

3. 吞咽

将口腔里的食物经过咽和食管进入胃的过程。

(二)胃内消化

胃是消化管道中最膨大的部分,具有短暂的食物贮存和消化食物的功能。胃的机械性、化学性消化作用使进入胃内的半固体食物变成食糜,然后逐渐进入十二指肠。

1. 胃液的分泌

纯净的胃液是一种无色的酸性液体,pH 为 0.9～1.5。正常成人每日胃液分泌量约 1.0～2.5L。胃液中除含大量水外,主要成分包括无机物如 HCl、HCO_3^-、Na^+、K^+ 等,以及有机物如胃蛋白酶原、黏液和内因子等。

(1)盐酸:又称为胃酸,是由胃底腺的壁细胞分泌。盐酸的主要生理作用:①激活胃蛋白酶原,并为胃蛋白酶发挥作用提供了必要的酸性环境;②可杀死进入胃内的细菌;③促进胰液、胆汁和小肠液的分泌;④胃的酸性环境有利于小肠对铁和钙的吸收。但过高的胃酸易侵蚀胃与十二指肠黏膜,是溃疡病发作的重要原因之一。

(2)胃蛋白酶原:胃蛋白酶原主要由主细胞分泌的,并以酶原形式储存。其最适 pH 为 2.0～3.5,如 pH 超过 5.0 时,其活性相应降低、消失。在盐酸的作用下,胃蛋白酶原被激活成有活性的胃蛋白酶,胃蛋白酶又可激活更多的胃蛋白酶原,形成局部正反馈。胃蛋白酶的主要作用是分解蛋白质生成多肽和氨基酸。

(3)黏液和碳酸氢盐:胃的黏液是由胃黏膜表面上皮细胞、颈黏液细胞、贲门腺和幽门腺共同分泌的,主要成分为糖蛋白。胃黏膜具有润滑作用,保护胃黏膜免受粗糙食物的机械性损伤。

胃内虽然 H^+ 浓度较高,还有胃蛋白酶,可胃黏膜并没有被消化。这是由于胃具有自我保护作用的黏液—碳酸氢盐屏障存在,此屏障是由胃黏膜上皮表面覆盖的富含 HCO_3^- 的不可溶性黏液凝胶构成。HCO_3^- 中和 H^+ 的作用发生在胃黏膜表面的黏液层。当胃液中的 H^+ 通过黏液层向深层扩散时,与胃黏膜上皮细胞分泌的 HCO_3^- 中和,此时在黏液层内出现一个 pH 梯度,靠近胃腔一侧呈酸性,pH 约为 2.0,近上皮细胞侧呈中性,pH 约为 7.0。这样的 pH 梯度有效地避免了 H^+ 对胃黏膜的侵蚀作用,也防止了胃蛋白酶对胃黏膜的消化作用(图 1.3.5-28)。

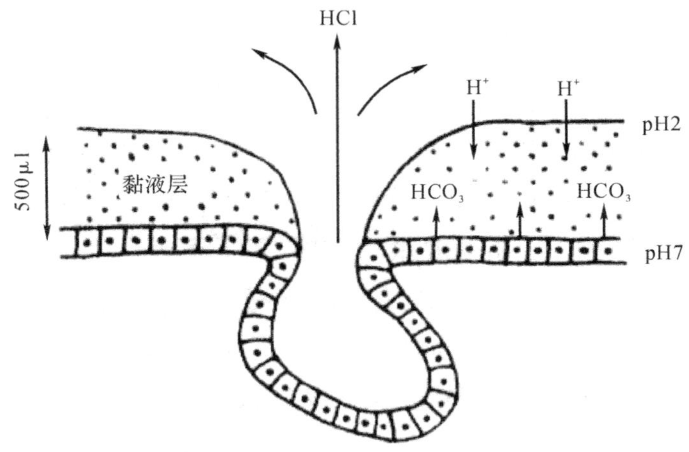

图 1.3.5-28　胃黏液—碳酸氢盐屏障示意图

(4)内因子：内因子是壁细胞分泌的一种糖蛋白，能促进维生素 B_{12} 在回肠的吸收。内因子缺乏时可出现恶性贫血。

2. 胃的运动

胃既有储存食物的功能，又具有泵的功能。胃底和胃体的前部主要是储存食物；胃体的远端和胃窦则有较明显的运动，使食物与胃液充分混合，研磨食物形成食糜，再逐步地将食糜排进十二指肠。

(1)胃运动的主要形式

1)容受性舒张：进食动作引起咽、食管等处感受器的刺激，通过迷走神经反射性地引起近端胃平滑肌舒张，使胃腔容量由空腹时的 50ml，增加到进食后的 1.5L。胃壁肌肉的这种舒张形式称为容受性舒张。它实现胃暂时储存食物的功能，而胃内压力变化不大。

2)蠕动：蠕动从胃的中部向幽门方向有节律地进行，胃的蠕动波约每分钟 3 次，约需 1 分钟到达幽门。蠕动的生理意义：①使食物与胃液充分混合，以利于胃液发挥化学性消化作用；②搅拌和粉碎食物，推进胃内容物通过幽门进入十二指肠(图 1.3.5-29)。

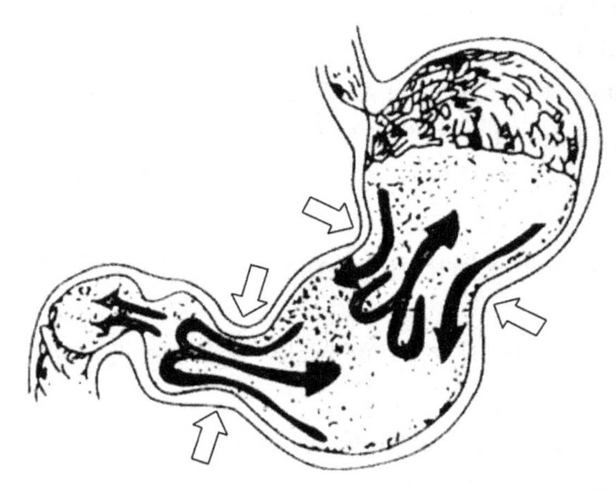

图 1.3.5-29　胃的蠕动

(2)胃的排空：食糜由胃进入十二指肠的过程称为胃排空。食糜的理化性状和化学组成不同，胃排空的速度也不同。一般来说，稀的、冷的、流体的、颗粒小的食物比稠的、热的、固体的、大块的排空快；等渗溶液比非等渗溶液快。三种主要营养物质的排空速度：糖类最快，蛋白质次之，脂肪类最慢。餐后混合食物完全排空通常需 4～6 小时。胃排空的动力主要来源于胃的蠕动，凡能引起胃运动增加的因素都能促进胃的排空。

(3)呕吐：是指将胃和小肠内容物经过口腔排出体外的过程。呕吐是一种保护性的反射活动，临床上食物中毒的病人可借呕吐排出消化道内的有毒物质。但频繁剧烈的呕吐会引起大量消化液的丢失，造成酸碱平衡失调和水盐代谢紊乱。

(三)小肠内消化

小肠是消化道最长的器官，长约 5～7m，小肠是食物消化和吸收最重要的部位，因此，食物通过小肠，消化的过程就基本完成。未被消化的食物残渣，从小肠进入大肠。

1. 胰液的分泌

胰液是无色的碱性液体，pH 为 7.8～8.4，渗透压与血浆相等。成人每日分泌量为 1～2L。胰液的成分有水、无机物和有机物，其中水占 97.6%，无机物中主要的负离子是 HCO_3^- 和 Cl^-，有机物主要是各种消化酶，如胰淀粉酶、胰脂肪酶、蛋白水解酶等。

(1) HCO_3^-：主要由胰腺小导管上皮细胞分泌，HCO_3^- 的主要作用：①为小肠内多种消化酶的活动提供适宜的 pH 环境；②中和进入十二指肠的胃酸，保护肠黏膜免受强酸的侵蚀。

(2)胰淀粉酶：胰淀粉酶最适 pH 为 6.7～7.0，能水解淀粉、糖原和大部分其他碳水化合物，消化产物为糊精、麦芽糖。它对生淀粉或熟淀粉的水解效率都很高。

(3)胰脂肪酶：胰脂肪酶是消化脂肪的主要酶，可分解甘油三酯为脂肪酸、甘油一酯和甘油。它的最适 pH 为 7.5～8.5。

(4)蛋白水解酶：胰液中蛋白水解酶均以酶原形式存在，主要有胰蛋白酶、糜蛋白酶和羧基肽酶等构成。肠液中的肠致活酶可以激活胰蛋白酶原，使其成为具有活性的胰蛋白酶。此外，酸、胰蛋白酶本身也能使胰蛋白酶原活化，胰蛋白酶又能激活糜蛋白酶原、羧基肽酶原等。胰蛋白酶和糜蛋白酶的作用相似，都能分解蛋白质为多肽，当两者共同作用时，则可消化蛋白质为小分子的氨基酸，羧基肽酶可分解多肽为氨基酸。

2. 胆汁的分泌与排出

(1)胆汁的性质和成分：胆汁为味苦、有色的液体，成人每日胆汁分泌量约 600～1200ml。胆汁的成分很复杂，除含大量水分和 Na^+、K^+、Ca^{2+}、Cl^-、HCO_3^- 和少量重金属离子等无机成分外，有机成分有胆盐、胆色素、脂肪酸、胆固醇、卵磷脂和卵磷脂等。但胆汁中没有消化酶。

(2)胆汁的作用：胆汁中不含消化脂肪的消化酶，其对脂肪的消化和吸收作用主要有赖于胆盐。

1)乳化脂肪：胆汁中的胆盐、胆固醇和卵磷脂等都可乳化脂肪，增加胰脂肪酶的作用面积，从而加快脂肪的分解和消化。

2)促进脂肪吸收：当胆盐达到一定浓度后，可与脂肪的分解产物(如脂肪酸、甘油一酯等)形成水溶性微胶粒复合物，有利于脂肪消化产物的吸收。

3)促进脂溶性维生素(A、D、E、K)的吸收。

4)其他：胆盐在小肠内吸收后能促进胆汁分泌；胆汁在十二指肠内可以中和胃酸；胆盐(或胆汁酸)、胆固醇和卵磷脂的适当比例是维持胆固醇成溶解状态的必要条件，防止胆固醇沉积等。

3. 小肠液的分泌

小肠内有两种腺体：十二指肠和肠腺。前者分泌黏稠度很高的碱性液体，内含黏蛋白。后者分布于全部小肠的黏膜层内，其分泌液构成了小肠液的主要部分。

(1)小肠液的性质和成分：肠液呈弱碱性，pH 约为 7.6，渗透压与血浆相近。成年人每日分泌量约 1～3L，小肠液中除含水和电解质 Na^+、K^+、Ca^{2+}、Cl^- 等外，还含有黏蛋白、肠致活酶和小肠淀粉酶。

(2)小肠液的作用

1)保护作用：十二指肠分泌碱性液，可起润滑作用，保护十二指肠上皮避免胃酸侵蚀。

2)消化作用：肠致活酶激活胰蛋白酶原转变成胰蛋白酶，促进蛋白质的消化、分解。此外肠上皮细胞内还含有多种消化酶，如：分解多肽的肽酶，分解双糖的蔗糖酶和麦芽糖酶等。

4. 小肠的运动

小肠的运动是靠肠壁的两层平滑肌舒缩完成的。肠壁的外层是纵行肌，内层是环行肌。小肠的主要运动形式分为：

(1)紧张性收缩：紧张性收缩是指小肠平滑肌保持持续、微弱的收缩状态，有利于小肠保持其正常形态和位置，是其他形式运动有效进行的基础。

(2)分节运动：分节运动是一种由食糜诱发的、以环行肌为主的、节律性收缩和舒张相交替的运动。它的生理意义在于：①使食糜与消化液充分混合，便于进行化学性消化；②使食糜与肠壁接触的位置不断变化，促进食物的吸收；③挤压肠壁，促进血液和淋巴的回流。

(3)蠕动：蠕动是由小肠的环行肌和纵行肌共同参与的推进性收缩运动。蠕动的意义：使经过分节运动的食糜向前推进，到达新的肠段，再继续开始分节运动。食糜从幽门部到回盲瓣，大约需要历时3～5小时。

(四)大肠的运动

大肠的运动少而慢，对刺激的反应也较迟缓，这些特点有利于大肠作为粪便暂时贮存的场所。大肠的运动主要有以下几种形式：

1. 袋状往返运动

在安静和空腹时常见，这种运动由环形肌的不规则收缩引起，使肠袋中的内容物向两个方向作短距离的移动，但并不向前推进，有利于促进水和无机盐的吸收。

2. 分节或多袋推进运动

在餐后或副交感神经兴奋时的运动形式，这种运动由环形肌的规则收缩引起，将结肠袋内容物被推移到下一段的运动。如果在一段肠壁上同时发生多个结肠袋收缩则称多袋推进运动。

3. 蠕动

同消化道的其他部位相同，大肠的蠕动也有利于肠内容物向远端推进。

(五)排便反射

正常情况下，直肠内通常无粪便。当肠蠕动将粪便推入直肠后，刺激了直肠壁内的感受器，冲动经盆神经和腹下神经传至脊髓腰骶段的初级排便中枢，并同时上传到大脑皮层引起便意。如条件允许，则可发生排便反射，传出冲动经盆神经传出，使降结肠、乙状结肠和直肠收缩，肛门内括约肌舒张；同时，减少阴部神经传出冲动，肛门外括约肌舒张，粪便排出。如果条件不允许，大脑皮层发出冲动，抑制脊髓排便中枢，抑制排便(图1.3.5-30)。

(六)吸收

吸收是指食物经消化后形成的小分子物质以及水、无机盐等物质，透过消化道的黏膜，进入血液和淋巴液循环的过程。吸收为机体提供各种营养物质、水和电解质等，具有重要的生理意义(图1.3.5-31)。

1. 水的吸收

消化道内大部分的水在小肠上段被吸收，在回肠吸收的水量很少。成人每日摄入1～2L，由消化腺分泌的液体可达6～8L。因此，由胃肠每日吸收的液体总量约8L，而随粪便排出的水仅为0.1～0.2L。水的吸收都是被动的，NaCl的主动吸收所产生的渗透压梯度是水吸收

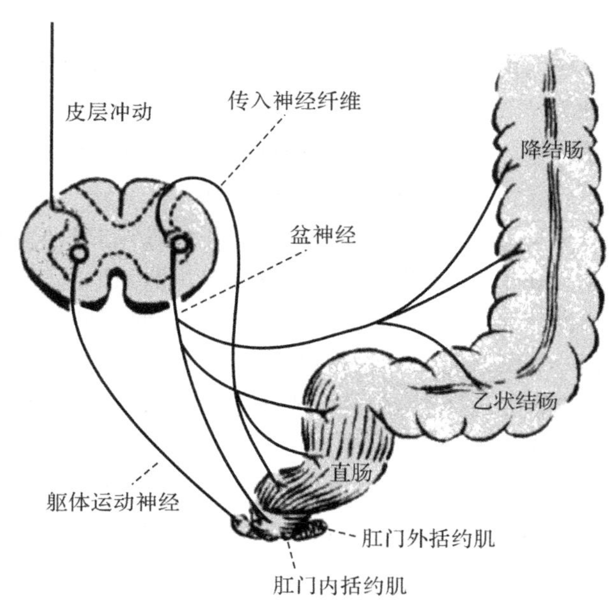

图 1.3.5-30 排便反射

的主要动力。

2. 无机盐的吸收

(1)钠的吸收:小肠对钠的吸收是主动的,基底侧膜存在钠泵,通过膜上钠泵的活动逆电化学进行的主动过程。钠泵是一种 Na^+-K^+ 依赖性 ATP 酶,通过分解 ATP 产生能量,可以将细胞内的 Na^+ 主动转运入血液,以维持钠和钾逆浓度的转运。肠腔内的 Na^+ 借助于刷状缘上的载体通过易化扩散的方式进入细胞内。

肠腔中的钠在进入肠上皮细胞时,以 Na^+、葡萄糖、氨基酸同向转运体为载体,故钠的吸收可为葡萄糖、氨基酸、水等的吸收提供动力。

(2)铁的吸收:铁的吸收是一个主动的过程,吸收铁的主要部位是小肠上部。人每日吸收的铁约为 1mg,仅为每日膳食中含铁量的 5%～10%。铁的吸收与机体对铁的需要有关,当机体缺铁时,机体吸收铁的能力增强。维生素 C、胃液中的盐酸都能将高价铁还原为亚铁而促进铁的吸收。肠上皮细胞释放的转铁蛋白在铁的吸收过程中起重要的作用。

(3)钙的吸收:吸收钙的部位主要是十二指肠。钙的吸收主要是通过主动转动完成的。肠黏膜上皮细胞基底侧膜上的钙泵将胞内的钙主动转运入血液,肠腔内的钙通过微绒毛的钙结合蛋白,顺浓度梯度进入细胞。

影响钙吸收的主要因素有:①肠腔内的酸度:钙易溶于酸性液体,钙呈离子化状态,吸收最好;②维生素 D:可促进小肠对钙的吸收;③胆汁酸:脂肪分解释放的脂肪酸,可与钙结合形成钙皂,后者可和胆汁酸结合,形成水溶性复合物促进钙的吸收;④食物中的草酸、磷酸盐:可与钙形成不溶性的化合物,阻碍钙的吸收。

(4)Cl^- 和 HCO_3^- 的吸收:肠腔内 Na^+ 被吸收可促进负离子向细胞内移动而被吸收。有研究表示,Cl^- 和 HCO_3^- 可独立转运。

3. 糖的吸收

糖类一般只有分解为单糖时才能被小肠上皮细胞所吸收。在被吸收的单糖中，主要是葡萄糖，约占总量的80%。

单糖的吸收是通过逆浓度梯度进行的继发主动转运，其能量来自钠泵的活动。肠上皮细胞基底侧膜上的钠泵将胞内的 Na^+ 主动转运出细胞，使肠腔中的 Na^+ 可通过腔膜面上的转运体顺浓度梯度进入细胞。在细胞的基底侧壁上有另一种葡萄糖转运体，进入胞内的葡萄糖以易化扩散的方式转运到细胞间隙而入血。

4. 蛋白质的吸收

食物中的蛋白质经消化分解为氨基酸后，几乎全部被小肠吸收。氨基酸吸收为钠依赖的继发主动转运。

小肠刷状缘上存在二肽和三肽转运系统，也是钠依赖的继发主动转运系统。进入细胞内的二肽和三肽可被胞内的二肽酶和三肽酶进一步分解为氨基酸，再进入血液循环。

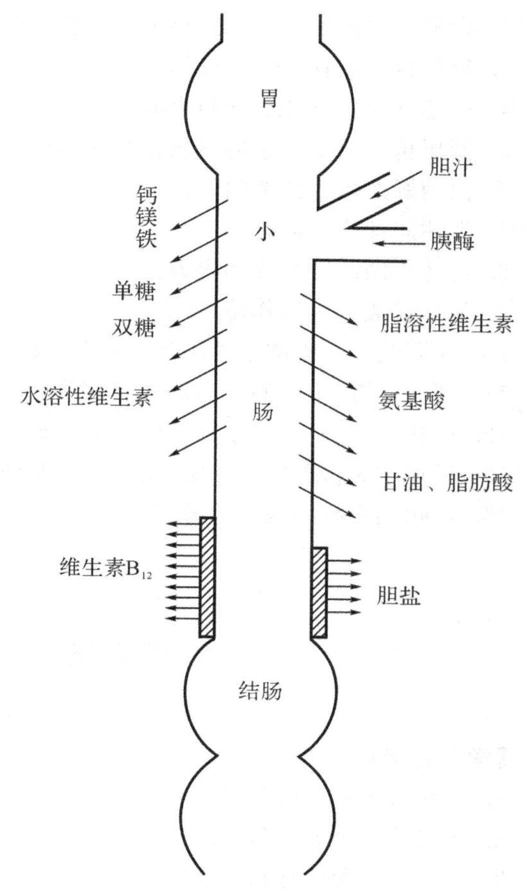

图 1.3.5-31　各种主要营养物质在小肠的吸收部位

5. 脂肪的吸收

在小肠腔内，脂肪酸、胆固醇、甘油一酯与胆盐结合形成水溶性的混合微胶粒，通过小肠绒毛表面的静水层到达微绒毛。在这里，甘油一酯、脂肪酸等又逐渐地从混合微胶粒中释放出来，透过微绒毛的脂蛋白膜而进入黏膜细胞；胆盐则留在肠腔内被再利用。12碳原子以上的长链脂肪酸和甘油一酯，在滑面内质网中重新合成为甘油三酯，并与细胞中生成的载脂蛋白结合，形成乳糜微粒，以出胞的形式进入细胞间隙，再扩散入淋巴。中、短链脂肪酸和甘油一酯是水溶性的，可以通过扩散直接进入血液而不进入淋巴管。

6. 胆固醇的吸收

肠腔中的胆固醇主要分游离胆固醇和酯化胆固醇，游离胆固醇来源于胆汁，酯化胆固醇则主要来自食物。只有游离的胆固醇才能被吸收，酯化的胆固醇必须在肠腔中水解为游离胆固醇后才能被吸收。

游离胆固醇也通过形成混合微胶粒，在小肠上部被吸收。进入黏膜上皮细胞的胆固醇重新酯化成胆固醇酯，最后与载脂蛋白一起形成乳糜微粒，由淋巴途径吸收进入血液循环。

【思考题】

1. 简述消化系统包括哪些器官？顺序说出消化管各部的名称。

2. 食管的位置及分部？其狭窄部位在何处？各距中切牙多少距离？
3. 简述胃的位置、分部及形态结构。
4. 简述肝的位置和肝外胆道的组成。
5. 阑尾位于何处？它的体表投影在何处？手术时根据什么解剖特点寻找阑尾？
6. 何谓肝血窦？何谓门管区？
7. 简述胆汁排出途径。
8. 简述小网膜的组成和内容。
9. 简述胃酸的生理作用。
10. 何谓黏液—碳酸氢盐屏障，有何意义？
11. 消化期胃、小肠的运动形式有哪些？各有什么生理意义？
12. 简述胰液、胆汁和小肠液的主要成分及作用。
13. 试述三大营养物质糖类、蛋白质和脂肪是怎么被吸收的。
14. 影响钙吸收的因素有哪些？

（孙淑红）

第六节　泌尿系统

【学习目标】

1. 掌握泌尿系统的组成。
2. 掌握肾的位置和结构。
3. 熟悉输尿管的行程和狭窄。
4. 掌握膀胱三角的结构及特点。
5. 掌握肾单位的结构和特点。
6. 掌握尿液生成的基本过程。
7. 掌握影响肾小球滤过的因素。
8. 掌握尿生成的调节。
9. 掌握肾小球滤过膜的结构及特点。

一、泌尿系统的组成和结构

泌尿系统由肾、输尿管、膀胱和尿道四部分组成（图 1.3.6-1）。其主要功能是把机体在进行新陈代谢过程中产生的废物如尿素、尿酸、无机盐和多余的水分等，先在肾内形成尿液，再经排尿管道，将尿液输送到膀胱暂时贮存。当膀胱内尿液达到一定量时，在神经系统的调节下，充满于膀胱内的尿液经尿道排出体外。

泌尿系统是人体代谢产物最主要的排泄途径。其中肾不仅是排泄器官，也是调节体液，维持电解质平衡的重要器官，在保持人体内环境的相对恒定方面起着重要的作用。因此，泌尿器官的疾病，尤其是肾功能的障碍，使代谢产物蓄积于体液中，并改变其理化性质，从而破坏机体内环境的相对恒定，影响机体新陈代谢的正常进行。在临床上通过各种肾功能的测定，以及对尿液的检验来协助疾病的诊断和观察分析病情的发展变化。

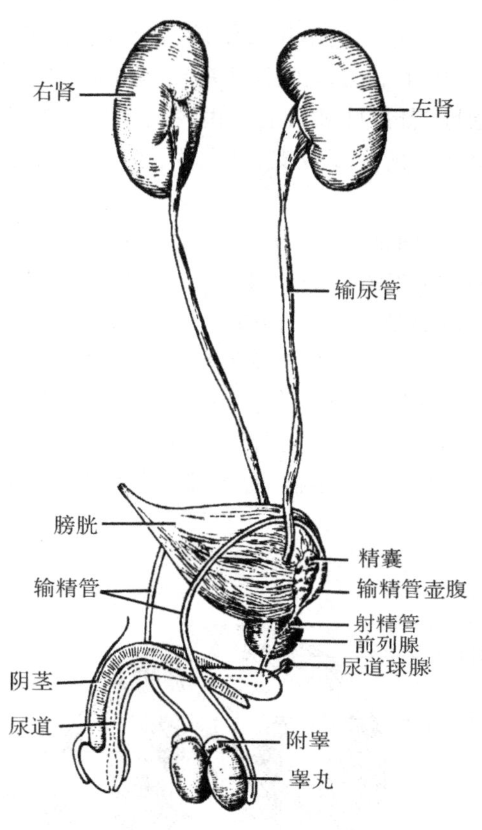

图 1.3.6-1　男性泌尿生殖器模式图

(一)肾

1. 肾的位置和形态

(1)肾的位置:肾为成对的实质性器官,左右各一,呈蚕豆状。新鲜肾呈红褐色,质地柔软,表面光滑。肾位于腹膜后间隙内,脊柱的两侧。两肾长轴上端斜向脊柱,下端稍远离,略呈"八"字形。右肾受肝的影响,较左肾略低:①左肾,上端平第 11 胸椎体下缘,下端在 2～3 腰椎间盘之间(或平第 2 腰椎体下缘);②右肾,上端平第 12 胸椎体上缘,下端平第 3 腰椎体上缘。左侧的第 12 肋斜过左肾后面的中部,右侧的第 12 肋斜过右肾后面的上部。肾门约在第 1 腰椎体平面,其体表投影点位于竖脊肌外侧缘与第 12 肋之间的夹角处,称肾区。但肾的位置可因体型、性别和年龄而异。

肾的毗邻关系,左右不同,右肾前面外侧与肝右叶和结肠右曲相邻;内侧缘紧靠十二指肠降部。左肾由上而下分别与胃、胰和空肠相邻,外侧缘靠近脾和结肠左曲,两肾上端匀有肾上腺。肾后面贴附于膈肌的腰部,与肋膈隐窝相邻。因此,由于肾与邻近器官的复杂毗邻关系,它们之间的病变可互相波及,彼此影响,在临床诊断、处理上十分重要。

(2)肾的形态:肾是成对的实质性器官,外形如蚕豆状。新鲜肾呈红褐色,质地柔软。前后略扁,重约 120～200g。一般左肾狭长,右肾宽短。但肾的大小因人而异,一般男性略大于女性。肾表面光滑,可分为上、下两端,内、外侧缘,前、后两面。肾的前面朝向腹外侧,略凸;后面较扁平紧贴腹后壁。外侧缘凸隆,内侧缘中部凹陷,是肾血管、淋巴管、神经和肾盂出入的部位,称肾门。这些出入肾门的结构被结缔组织包裹称肾蒂。因下腔静脉靠近右肾,故右肾蒂较左肾蒂短。肾蒂内主要结构的排列关系:①由前向后依次为肾静脉、肾动脉和肾盂;②自上而下依次为肾动脉、肾静脉和肾盂。由肾门向内延续于一个较大的腔隙称肾窦,由肾实质围成,其内含有肾血管的主要分支、肾大盏、肾小盏、肾盂和脂肪组织。

2. 肾的解剖结构

肾实质可分为皮质和髓质两部分。肾皮质位于肾实质浅层,富含血管,新鲜标本呈红褐色。肉眼观察可见密布的细小颗粒,由肾小体与肾小管组成。肾皮质伸入肾髓质的部分称肾柱。肾髓质位于肾实质深层,色较浅,主要由15~20个肾锥体构成。肾锥体呈圆锥形,底朝向皮质,尖钝圆,朝向肾窦。2~3个肾锥体尖端合并成肾乳头,肾乳头被漏斗形的肾小盏包绕,每侧肾约有7~8个肾小盏。2~3个肾小盏合成一个肾大盏,约2~3个肾大盏再集合形成一个前后略扁的肾盂(图1.3.6-2)。肾盂出肾门后,逐渐变细,移行为输尿管。

肾产生的尿液经肾乳头孔流入肾小盏、肾大盏,再经肾大盏流入肾盂,经输尿管进入膀胱,经尿道排出体外。

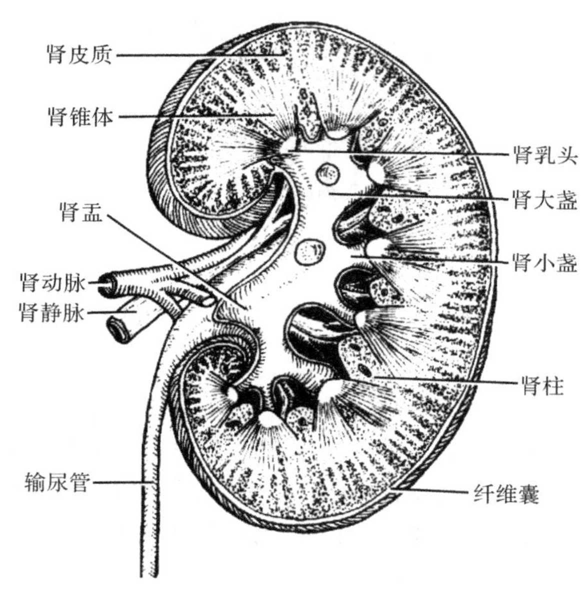

图1.3.6-2　右肾冠状切面(后面观)

3. 肾的功能结构

(1)肾单位:肾单位是构成肾脏结构和功能的基本单位,与集合管共同完成泌尿功能。正常人的两肾约含有170万~240万个肾单位,每个肾单位都有单独形成尿液的功能。肾单位不可再生,所以肾脏损伤、疾病甚至正常的衰老都会使肾单位的数量逐渐减少,如40岁以后,功能性肾单位的数量每10年约减少10%。这种丢失并不对生命构成太大的威胁,因为剩余的肾单位可发生适应性变化,以尽量维持体内水、电解质的平衡和代谢废物的排出。

肾单位由肾小体和肾小管两部分组成(图 1.3.6-3)。

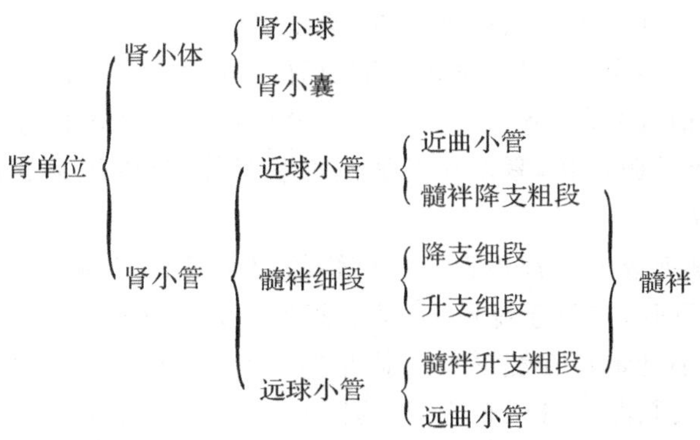

图 1.3.6-3　肾单位的组成

1)肾小体:呈球形,直径约 200μm,由肾小球和肾小囊组成。有血管进出的一端为血管极;与近端小管相连的一端称尿极。

①肾小球:肾小球是入球小动脉和出球小动脉之间蟠曲的毛细血管团,位于肾小囊内(图 1.3.6-4)。入球小动脉从血管极进入肾小囊内,分支形成网状毛细血管襻,毛细血管襻再汇合成一条出球小动脉,从血管极离开肾小囊。电镜下,血管球的毛细血管内皮细胞为有孔型,孔上无隔膜,内皮外有基膜。入球小动脉粗短,出球小动脉细长,血管球内压力高,利于尿液形成。

血管球毛细血管之间有血管系膜,又称球内系膜,由基膜和球内系膜细胞组成。球内系膜细胞呈星形,具有合成基质、参与基膜的更新和修复、吞噬和清除基膜上的大分子物质等功能。

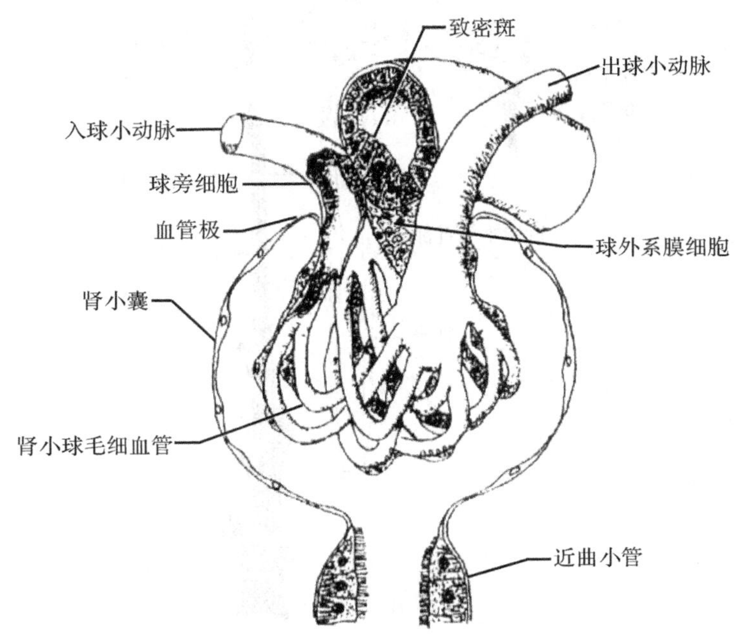

图 1.3.6-4　肾小球、肾小囊和球旁器示意图

②肾小囊：为肾小管起始部膨大凹陷而成的双层囊(图 1.3.6-4)，有壁层和脏层之分，两层之间为肾小囊腔。壁层为单层扁平上皮，于尿极处与肾小管上皮连续，在血管极处反折为脏层。脏层细胞有许多突起，包在每条毛细血管的外面，称足细胞。足细胞体积较大，从胞体伸出几个较大的初级突起，从初级突起上再分成许多指状的次级突起。相邻足细胞的次级突起相互镶嵌，形成栅栏状，紧贴在毛细血管基膜外，足细胞突起间有裂隙，称裂孔，孔上覆以薄膜，称裂孔膜。

2)肾小管：肾小囊延续即为肾小管。肾小管的起始段高度屈曲，称为近曲小管，位于肾皮质。随后小管伸直下降，走行于髓质内，然后折返上升返回皮质，再度弯曲称为远曲小管，最后通入集合管。肾小管走行在髓质的一段呈"U"形，称为髓袢，髓袢由降支和升支组成。与近曲小管连接的降支其路段管径较粗，称为降支粗段；以后管壁变薄，管腔缩窄，称为降支细段；降支细段在髓袢顶端折返称为升支细段；以后升支细段上行管径又增粗成为升支粗段，升支粗段与远曲小管相连(图 1.3.6-5)。近曲小管是原尿重吸收的重要场所，可重吸收原尿中全部的营养物质、85%的水及大部分离子等，并能分泌和排泄某些代谢产物。远曲小管在醛固酮的作用下，重吸收 Na^+，排出 K^+，并在抗利尿激素的作用下，促进对水分的重吸收，使尿量减少。

肾单位按其所在部位不同，可分为皮质肾单位和近髓肾单位。皮质肾单位数量多，发生早，其肾小体位于皮质浅部，体积小；髓襻和细段短，主要与尿的生成、肾素的分泌等功能有关；而近髓肾单位数量少，发生晚，其肾小体位于皮质深部近髓质处，体积大，髓袢和细段长，

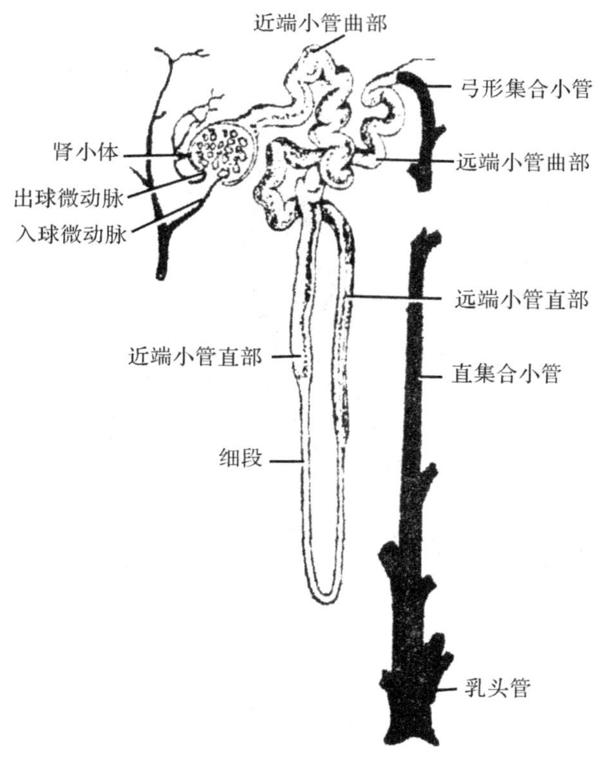

图 1.3.6-5 肾单位示意图

对尿液浓缩具有重要的生理意义。

(2)集合管并不包括在肾单位中，但其功能与肾单位密切相关。肾单位的远端小管通过连接小管与皮质的集合小管相连。8～10个皮质集合小管结合成一个较大的集合小管，向下走行进入髓质，成为髓质集合小管。许多髓质集合小管汇合成为较大集合管。较大集合管再次合并形成大集合管，最后经过肾乳头顶部进入肾盂。每个肾脏大约有250个大集合管，每个大集合管收集大约4000个肾单位的尿液。

(3)近球小体：近球小体又称球旁器，由近球细胞、致密斑和系膜细胞组成(图1.3.6-3)。近球细胞是位于入球小动脉中膜内的特殊分化的平滑肌细胞，能合成、贮存和分泌肾素。致密斑由位于远球小管的起始部分与同一肾单位的入球小动脉和出球小动脉相接触的一些特殊分化的上皮细胞，其形态呈高柱状，能感受小管液中 NaCl 含量的变化，并将其信息传至近球细胞，调节肾素的释放。系膜细胞分布在入球小动脉和出球小动脉之间，具有吞噬功能。

由于近球小体的特殊结构以及各种组成细胞在部位上非常接近，近球小体能够将远端小管起始段内小管液成分变化的信息传递到该肾单位的起始部分，即肾小球，从而调节该肾单位的近球细胞肾素的释放和肾小球滤过率，这一过程称为管球反馈。

4. 肾的血液供应

肾脏的血供非常丰富，两个肾脏的血流量大约为心输出量的22%，或每分钟1100ml。其中约94%的血液分布在肾皮质层，5%～6%分布在外髓，其余不到1%供应内髓。肾动脉经肾门进入肾脏，然后依次分支形成叶间动脉、弓形动脉、小叶间动脉和入球小动脉。入球小动脉在肾小体内分支形成肾小球毛细血管网，此处大量的液体和溶质被滤过，开始尿的形成。由肾小球毛细血管网再汇集成出球小动脉离开肾小体。出球小动脉再次分支形成第二套毛细血管网，缠绕于肾小管和集合管周围，即管周毛细血管。管周毛细血管汇合至小静脉，经小叶间静脉、弓形静脉、叶间静脉、肾静脉，最后经下腔静脉返回心脏。

肾的血液循环与尿液的形成和浓缩有密切关系，它有如下特点：①肾动脉直接起自腹主动脉，短而粗，流量大，流速快；②肾小体血管球毛细血管两端均为小动脉，入球小动脉较出球小动脉粗，使血管球内的血流量大，压力高，利于滤过；③两次形成毛细血管网，即入球小动脉分支形成血管球；出球小动脉分布在肾小管周围，形成球后毛细血管网，有利于肾小管上皮细胞重吸收物质入血；④髓质内直小血管襻与肾单位襻伴行，有利于肾小管和集合管的重吸收和尿液浓缩；⑤皮质血流量大，流速快，髓质血流量小、流速慢。

5. 肾血流量的调节

(1)自身调节：指不依赖于外来神经和体液因素的条件下，动脉血压在80～180mmHg范围内变化时，肾血流量维持不变，维持肾小球滤过率相对恒定。自身调节只涉及肾皮质的血流量。

(2)神经和体液调节：交感神经兴奋、肾上腺素、去甲肾上腺素、血管升压素、血管紧张素均可使肾血管收缩，肾血流减少。在紧急情况下，可使肾血流量与全身血流分配的需要相适应。休克时肾血流的减少，有助于保证心脑的供血。一般认为肾脏没有迷走神经末梢分布。

6. 肾的被膜

肾由内向外包被有三层被膜，即纤维囊、脂肪囊和肾筋膜。

(1)纤维囊：紧贴于肾实质表面，薄而坚韧，由致密结缔组织和少量弹性纤维构成。纤维囊与实质结合较疏松，易于剥离。

(2)脂肪囊：为包被于纤维囊外面的一层较厚的脂肪层，同时包被肾上腺。此层经肾门而填入肾窦内，对肾起缓冲外力的弹性垫作用。

(3)肾筋膜：是被膜的最外层，较致密，它又分前、后两层，包绕肾和肾上腺及其周围的脂肪囊，其间有输尿管通过。自肾筋膜发出结缔组织小束，穿过脂肪囊与肾纤维囊相连，对肾起固定作用(图 1.3.6-6)。

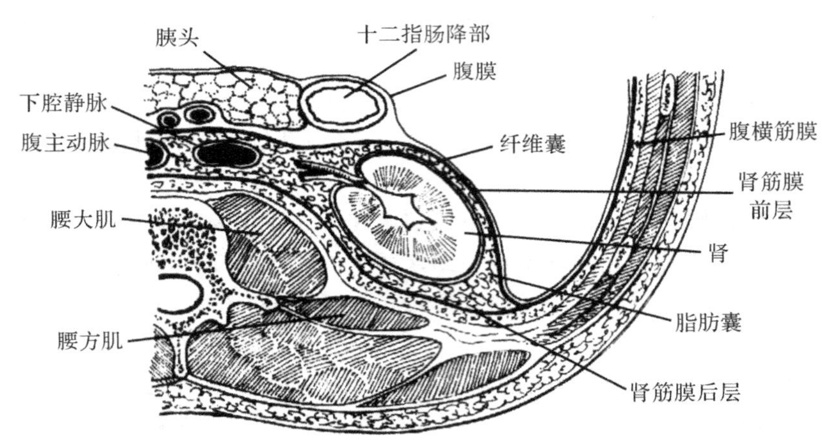

图 1.3.6-6　肾的被膜(平第 1 腰椎横切面)

正常情况下，肾的位置较恒定，立位与卧位的移动不超过 3cm。被膜在维持固定的位置方面起主要作用，但腹内压及肾邻近的器官和肾血管、腹膜等对肾的固定也有一定作用。当肾固定装置不健全时，肾可向下移位，形成肾下垂或游走肾。

(二)输尿管

输尿管为一对细长的肌性管道，前后略扁，左右各一，全长约 20～30cm。起自肾盂，行经腹腔与盆腔，终于膀胱。全程行于腹膜后方，沿腰大肌前面下降，至小骨盆上口，一般右侧与髂外动脉交叉，左侧与髂总动脉交叉，均越过动脉前方，进入骨盆。入盆腔后，先沿小骨盆侧壁弯向后下，后转向前内侧而达膀胱底。它与周围器官的关系，男女不同。男性输尿管盆部与输精管末端交叉；女性输尿管盆部，于子宫阔韧带下方，在子宫颈外侧约 1.5～2.0cm 处从子宫动脉后方绕过，经子宫颈的外侧达膀胱底，输尿管在膀胱底外上角处，向内斜穿膀胱壁，开口于膀胱内面的输尿管口。膀胱充盈时，膀胱内压升高，壁内部管腔闭合，可阻止尿液反流。

输尿管全长有三个狭窄：①上狭窄，肾盂与输尿管移行处；②中狭窄，位于小骨盆上口；③下狭窄，在壁内部。狭窄处的口径仅 0.2～0.3cm，为结石易于滞留部位(图 1.3.6-7)。

(三)膀胱

膀胱是暂时贮存尿液的肌性囊性器官，伸缩性较大。其形态、大小、位置均随尿液充盈程度、年龄和性别而异。一般正常成人，平均容量约为 300～500ml，最大容量可达 800ml。

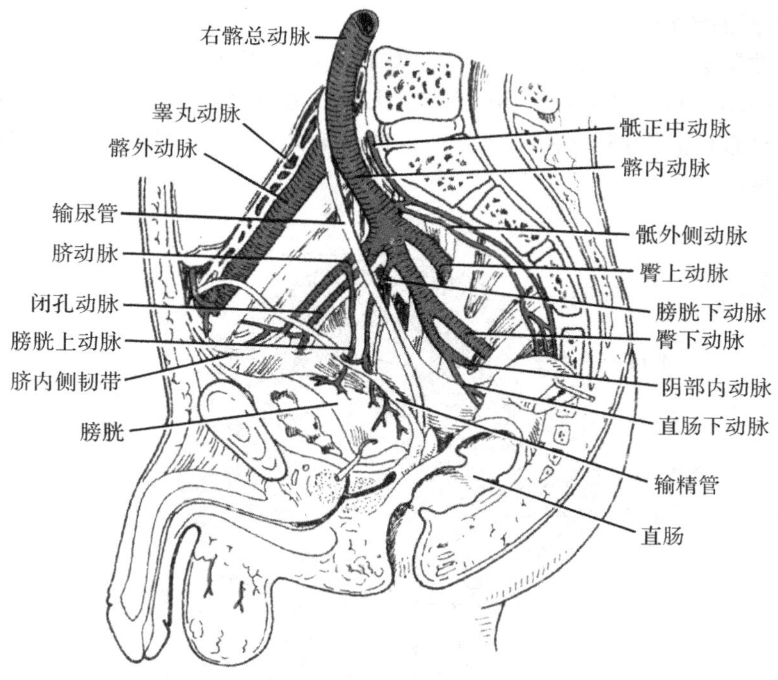

图 1.3.6-7　男性输尿管盆部

1. 膀胱的形态和位置

膀胱空虚时，呈三棱锥体形，分尖、体、底和颈。膀胱尖朝向前上方，底朝向后下方，尖与底之间的部分称膀胱体；膀胱的最下部称膀胱颈。颈下端的开口为尿道内口，向下通尿道。膀胱位于骨盆腔前部、耻骨联合后方。男性膀胱后方与直肠、前列腺、输精管壶腹和精囊腺相邻；女性膀胱后方与子宫、阴道相邻。膀胱空虚时，全部位于小骨盆腔；充盈时，膀胱腹膜反折线可上移至耻骨联合上缘以上，此时可沿耻骨联合上缘行膀胱穿刺术，无需经腹膜腔，也可避免伤及腹膜(图 1.3.6-8)。

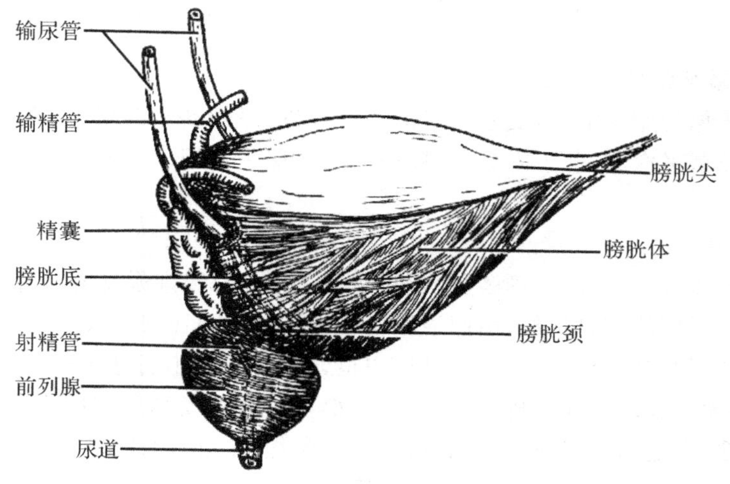

图 1.3.6-8　膀胱(右面观)

2. 膀胱内面的结构

膀胱内面被覆黏膜，膀胱收缩时(空虚)，黏膜形成许多皱襞。在膀胱底内面、两输尿管口与尿道内口间的三角形区域，无论在膀胱扩张或收缩，始终保持平滑，称膀胱三角。膀胱三角是肿瘤和结核的好发部位(图 1.3.6-9)。两输尿管口之间的横行皱襞，称输尿管间襞，是临床寻找输尿管口的标志。

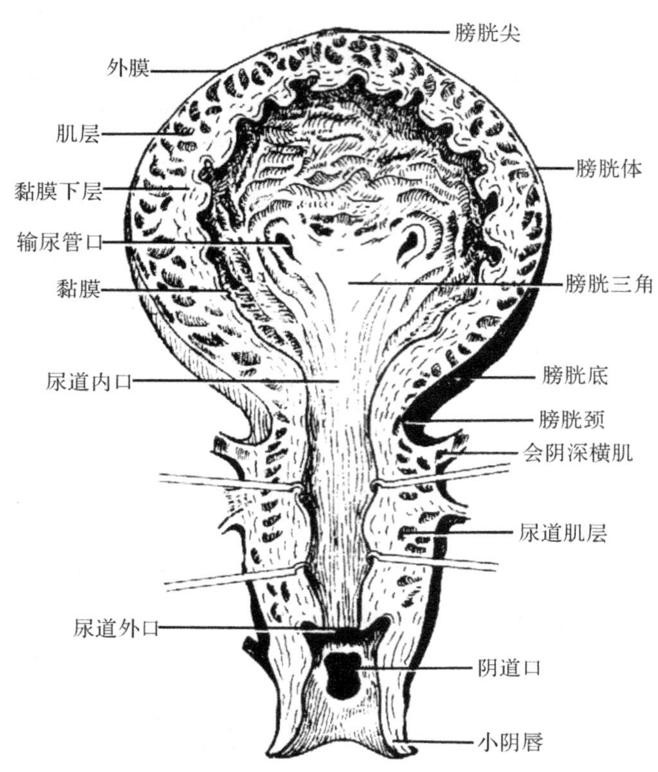

图 1.3.6-9　女性膀胱与尿道冠状切面(前面观)

3. 膀胱的微细结构

膀胱黏膜表面为变移上皮，变移上皮由 2～3 层增厚为 8～10 层；固有层为细密的结缔组织。肌层为三层平滑肌，分为内纵、中环和外纵三层平滑肌。外膜为结缔组织，仅膀胱顶部为浆膜。

4. 排尿反射

膀胱尿量充盈到一定程度，刺激膀胱壁牵张感受器，引起排尿反射。反射的初级中枢在骶髓，传入、传出纤维均在盆神经，引起逼尿肌收缩，内括约肌舒张，尿液进入后尿道，刺激尿道感受器，冲动沿阴部神经再传到脊髓排尿中枢，同时，冲动上行达大脑皮层的高级排尿反射中枢，产生尿意。如环境允许排尿，由高级中枢发出的冲动加强初级中枢的兴奋，经盆神经传出冲动增多，引起逼尿肌收缩，膀胱内压力增大，而尿道括约肌松弛，尿液因而被强大的膀胱内压驱出。尿液对尿道的刺激可进一步反射性地加强排尿中枢活动，这是一种正反馈，可以促进排尿反射，直至尿液排完为止。若当时环境不适宜排尿，高级排尿反射中枢发出抑制性冲动，使初级排尿反射中枢活动减弱，腹下神经和阴部神经传出冲动增多，以抑制排尿。故在一定范围内，排尿可受意识控制。

小儿大脑发育尚未完善，对初级排尿中枢的控制能力较弱，所以小儿排尿次数多，且易发生夜间遗尿现象。

(四)女性尿道

女性尿道短、宽、直，全长约 3～5cm，仅具排尿功能。起自膀胱的尿道内口，经阴道前方向前下，开口于阴道前庭。尿道在穿过尿生殖膈时，周围有由骨骼肌形成的尿道阴道括约肌，可控制排尿(图 1.3.6-9)。

二、尿生成的过程

肾脏主要以生成尿液的形式完成其排泄功能。尿的生成过程主要在肾单位和集合管中进行，其过程主要包括以下三个环节：①肾小球的滤过作用；②肾小管和集合管的重吸收；③肾小管和集合管的分泌作用，最后形成终尿。

(一)肾小球的滤过功能

血液流经肾小球毛细血管时，血浆中的水和小分子物质滤入肾小囊腔形成原尿。这是肾脏生成尿液的第一个步骤。对原尿进行微量化学分析发现，原尿中除蛋白质含量极微外，其他成分以及晶体渗透压、pH 值都与血浆的基本相同，故原尿是血浆的超滤液。

单位时间内(每分钟)两肾全部肾小球滤过的液量称为肾小球滤过率(Glomerular Filtration Rate, GFR)。据测定，体表面积为 1.73m^2 的个体，其肾小球滤过率约为 125mL/min。

1. 滤过膜及其通透性

肾小体犹如滤过器，当血液流经血管球毛细血管时，血浆内部分物质经滤过膜滤入肾小囊腔。滤过膜即滤过屏障，由三层膜构成：内层为毛细血管内皮细胞，细胞间有许多直径为 50～100nm 的圆形微孔，称为窗孔，可阻止血细胞通过，对血浆中的物质几乎无限制作用；中间层是非细胞性的基膜，由水和凝胶形成的纤维网结构，网孔直径 4～8nm，仅可允许水和部分小分子溶质通过，是阻碍血浆蛋白滤过的一个重要屏障；外层是肾小囊脏层足细胞的足突，附于基膜外面，相互交错，其间的裂隙称为裂孔，裂孔上覆盖一层薄膜，膜上有 6～11nm 的微孔，可限制蛋白质通过(图 1.3.6-10)。

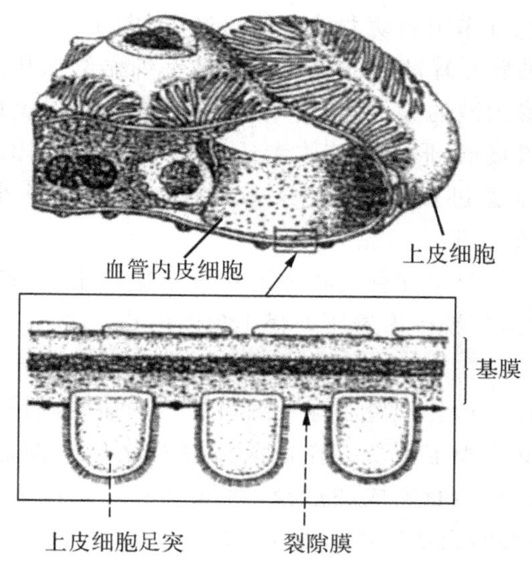

图 1.3.6-10　肾小球滤过膜示意图

以上三层结构组成滤过膜的机械屏障。除机械屏障外，在滤过膜的各层，均覆盖着一层带负电荷的涎蛋白，可阻止带负电的物质通过，起着电学屏障的作用。

物质能够通过肾小球滤过膜，机械屏障发挥主要作用，只有分子半径接近孔隙时，电学屏障才对物质的滤过有重要作用。分子较小的带正电荷或呈电中性物质，如水、Na^+、尿素、葡萄糖等，均可自由地通过滤过膜上的微孔；物质分子很小时，即使带负电荷也能顺利通过，如 Cl^-、HCO_3^-、HPO_4^{2-} 和 SO_4^{2-} 等；物质分子大于滤过膜孔隙时，即使带正电荷也不能通过，如大分子蛋白质等；血浆白蛋白的半径接近滤过膜孔径，但由于带负电荷，不能通过电学屏障，故原尿中几乎无蛋白质(表 1.3.6-1)。

表 1.3.6-1　原尿和终尿主要成分比较(g/L)

成　分	血浆	原尿	终尿	浓缩倍数
水	900	980	960	1.1
蛋白质	80	微量	0	—
葡萄糖	1	1	0	—
Na^+	3.3	3.3	3.5	1.1
Cl^-	3.7	3.7	6.0	1.6
K^+	0.2	0.2	1.5	7.5
尿酸	0.02	0.02	0.5	25.0
尿素	0.3	0.3	20.0	67.0
肌酐	0.01	0.01	1.5	150.0
氨	0.001	0.001	0.4	400.0

2. 有效滤过压

血浆在肾小球毛细血管处的滤过原理与身体其他部位毛细血管处组织液的生成类似，肾小球滤过作用的动力是有效滤过压(图 1.3.6-11)。促使肾小球滤过的力为肾小球毛细血管血压和肾小囊内液的胶体渗透压，因肾小囊内液中蛋白质含量极低，形成的胶体渗透压可忽略不计；阻止肾小球滤过的力是血浆胶体渗透压和肾小囊内压。即：

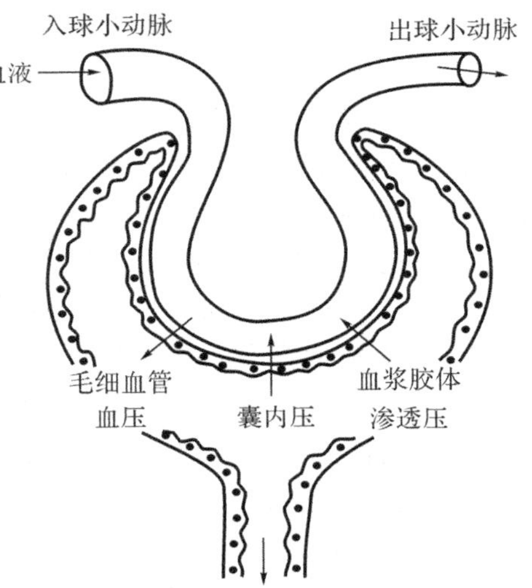

图 1.3.6-11　有效滤过压示意图

肾小球有效滤过压＝肾小球毛细血管血压－(血浆胶体渗透压＋肾小囊内压)

在入球端，有效滤过压＝6.0－(3.3＋1.3)＝1.4kPa。但肾小球毛细血管内的血浆胶体渗透压并非固定不变。在血液流经肾小球毛细血管时，由于不断生成滤过液，血液中血浆蛋白浓度逐渐增加，血浆胶体渗透压随之升高。因此，有效滤过压逐渐下降。当有效滤过压下降到零时，就达到滤过平衡，滤过停止。由此可见，不是肾小球毛细血管全段都有滤过作用，只有从入球小动脉端到滤过平衡这一段才有滤过作用。滤过平衡越接近入球小动脉端，有效滤过的毛细血管长度就越短，有效滤过压和面积就越小，肾小球滤过率就越低。相反，滤过平衡越靠近出球小动脉端，有效滤过的毛细血管长度越长，有效滤过压和滤过面积就越大，肾小球滤过率就越高。如果达不到滤过平衡，全段毛细血管都有滤过作用。

3. 影响肾小球滤过的因素

凡能影响肾小球有效滤过压的因素以及滤过膜的改变，都能影响肾小球的滤过功能。

(1)滤过膜面积和通透性：急性肾小球肾炎时，肾小球毛细血管腔变窄或完全阻塞，使有效滤过面积减小，肾小球滤过率降低，导致少尿。若滤过膜上糖蛋白减少使滤过膜负电荷减少，通透性增大，带负电荷的血浆蛋白滤过，而出现蛋白尿。

(2)有效滤过压：凡影响肾小球毛细血管血压、囊内压和血浆胶体渗透压的因素都可影响有效滤过压。

1)肾小球毛细血管血压：动脉血压降至肾血流自身调节的下限(80mmHg)以下时，肾小球毛细血管血压降低，肾小球滤过率减少；反之亦然。如高血压病晚期，入球小动脉硬化，口径缩小，肾小球毛细血管血压明显降低，有效滤过压降低而少尿。

2)囊内压：输尿管受压或阻塞时，囊内压升高，有效滤过压降低。

3)血浆胶体渗透压：机体因疾病或营养不良导致血浆蛋白减少时，由于血浆胶体渗透压降低而有效滤过压增大。

(二)肾小管、集合管的重吸收和分泌功能

当肾小球滤液进入肾小管后，在其形成终尿之前要流经肾小管各段和集合管，沿着这些节段滤液的量和质发生很大的变化。某些物质被选择性地从小管液中转运至血液，即重吸收；而另一些物质由肾小管上皮细胞产生或从血液中转运到肾小管腔内，即分泌。肾小球滤液进入肾小管后称为小管液。小管液通过肾小管和集合管的重吸收和分泌，最后形成终尿。

1. 肾小管重吸收和分泌的特征

(1)吸收量大：肾小球滤液经过肾小管被大量地重吸收。约99%的水分在流经肾小管和集合管时被重吸收。而就溶质来说，肾小球滤液中除血浆蛋白外，其他物质的浓度基本上和血浆中的浓度一致。但是在终尿中，许多物质的浓度显著下降甚至消失(表1.3.6-1)。由此可见，肾小管重吸收的量是非常巨大的。

(2)重吸收的选择性：与肾小球滤过作用非选择性不同，肾小管重吸收是有高度选择性的。某些物质，如葡萄糖和氨基酸，几乎被肾小管完全重吸收，尿中排泄率几乎为零。滤液中的水和电解质，如钠、氯和碳酸氢根离子，也高度被重吸收，但肾小管重吸收量是可变的，这取决于身体的需要。有些代谢产物如尿素只有小部分被重吸收，而肌酐则完全不被重吸收。可见，肾小管的重吸收是有选择性的，这是精细控制体液成分的基本行为。

2. 各段肾小管和集合管的转运功能

(1)近曲小管

近曲小管为肾脏重吸收的主要场所，这是由这段小管细胞的性质决定的。近曲小管上皮细胞具有很高的代谢率，并且有大量的线粒体，以支持强有力的主动转运。此外近曲小管细胞的腔膜面具有刷状缘，扩大了膜表面积，并装配有离子通道和载体，所有这些都表明近球小管具有重要的重吸收作用。肾小球滤过液流经近曲小管后，滤过液中约67% Na^+、Cl^-、K^+和水被重吸收，85%的HCO_3^-也被重吸收，葡萄糖、氨基酸全部被重吸收；H^+则分泌到肾小管中。近曲小管重吸收的关键动力是基侧膜上的Na^+泵；许多溶质，包括水的重吸收都与Na^+泵的活动有关。

1)Na^+、Cl^-和水的重吸收：在近曲小管前半段，大部分Na^+与葡萄糖、氨基酸同向转运，与H^+逆向转运而主动重吸收；而在近曲小管后半段，Na^+和Cl^-主要通过细胞旁路而被动重吸收。水随小管液中 NaCl 等溶质吸收后所形成的管内外渗透压差而被动重吸收，其吸收量不受神经、激素调节，与体内是否缺水无关。

2) HCO_3^- 的重吸收及 H^+ 的分泌：HCO_3^- 是机体的重要碱储备，是 H^+ 的结合者，有抗酸作用。HCO_3^- 的重吸收机制与其他溶质有显著差别。HCO_3^- 是以 CO_2 的形式重吸收。血浆中的 HCO_3^- 以 $NaHCO_3$ 形式滤过到肾小管中，$NaHCO_3$ 在小管液中解离为 Na^+ 和 HCO_3^-。通过 Na^+-H^+ 反向转运，Na^+ 进入细胞内，细胞内的 H^+ 则被分泌到肾小管液中。而 HCO_3^- 很难透过管腔膜，与小管液内的 H^+ 结合生成 H_2CO_3。H_2CO_3 分解成 CO_2 和 H_2O。CO_2 扩散入细胞，在细胞内碳酸酐酶的催化下，CO_2 与 H_2O 结合生成 H_2CO_3，并解离成 H^+ 和 HCO_3^-。HCO_3^- 随 Na^+ 被动转运回血液；H^+ 通过 H^+-Na^+ 交换分泌入管腔（图 1.3.6-12）。

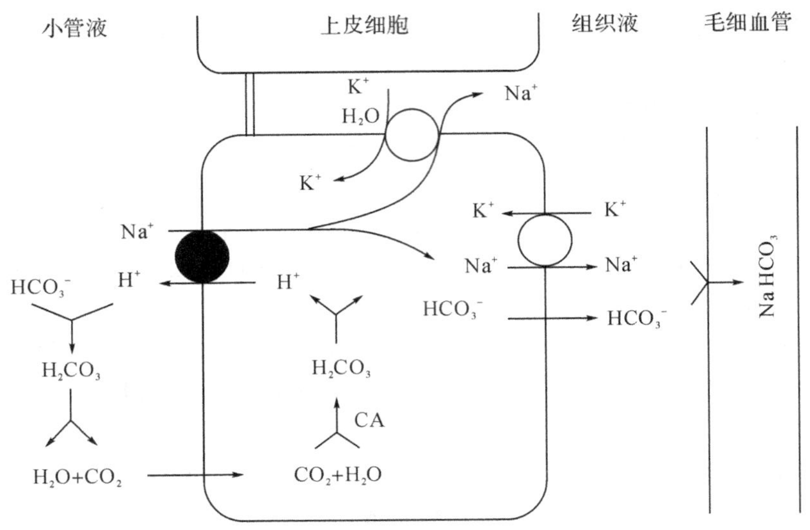

图 1.3.6-12　HCO_3^- 重吸收示意图

3) K^+ 的重吸收：K^+ 的重吸收微穿刺实验表明，肾小球滤过的 K^+ 大部分在近球小管重吸收回血，而尿中的 K^+ 主要是由远曲小管和集合管分泌的。有人认为，近球小管对 K^+ 的重吸收是一个主动转运过程。小管液中钾浓度为 4mmol/L，大大低于细胞内 K^+ 浓度（150mmol/L），因此在管腔膜处 K^+ 重吸收是逆浓度梯度进行的。管腔膜 K^+ 主动重吸收的机制尚不清楚。

4) 葡萄糖重吸收：肾小球滤过液中的葡萄糖浓度与血糖浓度相同，但尿中几乎不含葡萄糖，这说明葡萄糖全部被重吸收回血。葡萄糖是不带电荷的物质，它是由 Na^+ 继发性主动同向转运而逆浓度梯度重吸收的。即在管腔膜上它和钠一起进行协同转运。当 Na^+ 顺着电化学梯度进行迁移时，利用钠的梯度作为能量来源，葡萄糖相伴转运进入细胞（图 1.3.6-13）。

微穿刺实验表明，重吸收葡萄糖的部位仅限于近曲小管，尤其是前半段，其他各段肾小管都没有重吸收葡萄糖的能力。因此，如果在近曲小管以后的小管液中仍含有葡萄糖，则尿中将出现葡萄糖。而且近球小管对葡萄糖的重吸收有一定限度。当血液中葡萄糖浓度超过

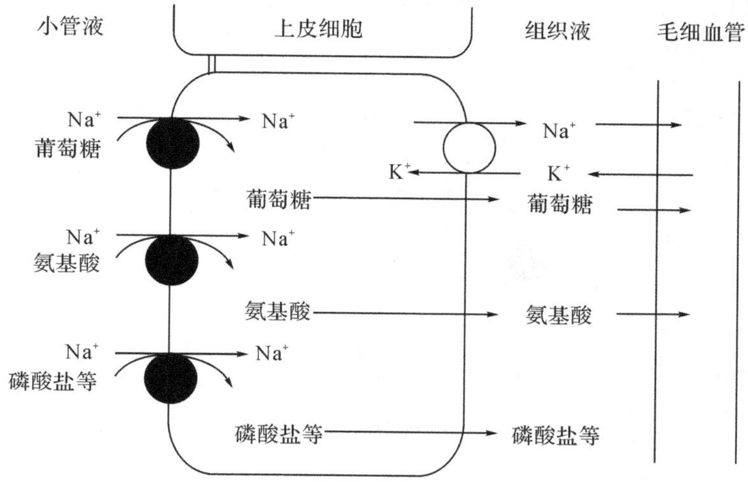

实心圆表示转运体，空心圆表示钠泵

图 1.3.6-13　近曲小管对葡萄糖、氨基酸、磷酸盐等重吸收的示意图

160～180mg/100ml 时，有一部分肾小管对葡萄糖的吸收已达到极限，尿中开始出现葡萄糖，此时的血浆葡萄糖浓度称为肾糖阈。血糖浓度再继续升高，尿中葡萄糖含量也将随之不断增加；当血糖浓度超过 300mg/100ml 后，全部肾小管对葡萄糖的吸收均已达到极限，此值即为葡萄糖吸收极限量。此时，尿葡萄糖排出率则随血糖浓度升高而平行增加。人肾的葡萄糖吸收极限量，在体表面积为 $1.73m^2$ 的个体，男性为 375mg/min，女性为 300mg/min。肾之所以有葡萄糖吸收极限量，可能是由于同向转运体的数目有限的缘故，当所有同向转运体的结合位点都被结合而达饱和时，葡萄糖转运量就无从再增加了。

5）其他物质的重吸收和分泌：氨基酸的重吸收与葡萄糖的重吸收机制相同，亦为与 Na^+ 的同向转运，但两者的转运体可能有所不同。此外，HPO_4^{2-}、SO_4^{2-} 的重吸收也由与 Na^+ 同向转运而进行（图 1.3.6-13）。正常时进入滤液中的微量蛋白质则通过肾小管上皮细胞吞饮作用而被重吸收。

体内代谢产物和进入体内的某些物质如青霉素、酚红、大部分的利尿药等，由于与血浆中蛋白结合而不能通过肾小球滤过，它们均在近球小管被主动分泌到小管液中而排出体外。

（2）髓袢

近球小管液流经髓袢过程中，约 20％的 Na^+、Cl^- 和 K^+ 等物质被进一步重吸收。髓袢升支粗段的 NaCl 重吸收在尿液稀释和浓缩机制中具有重要意义。

（3）远曲小管和集合管的重吸收和分泌

1）远曲小管和集合管的重吸收：在远曲小管和集合管，重吸收大约 12％滤过的 Na^+ 和 Cl^- 分泌不同量的 K^+ 和 H^+，重吸收不同量的水。水、NaCl 的重吸收以及 K^+ 和 H^+ 的分泌可根据机体实际的水、盐平衡状况来进行调节。如机体缺水或缺盐时，远曲小管和集合管可增加水、盐的重吸收；当机体水、盐过剩时，则水、盐重吸收明显减少，水和盐从尿排出增加。因此，远曲小管和集合管对水和盐的转运是可被调节的。水的重吸收主要受抗利尿激素调节，而 Na^+ 和 K^+ 的转运主要受醛固酮调节。

2）肾小管和集合管的分泌与排泄：见图 1.3.6-14 所示。

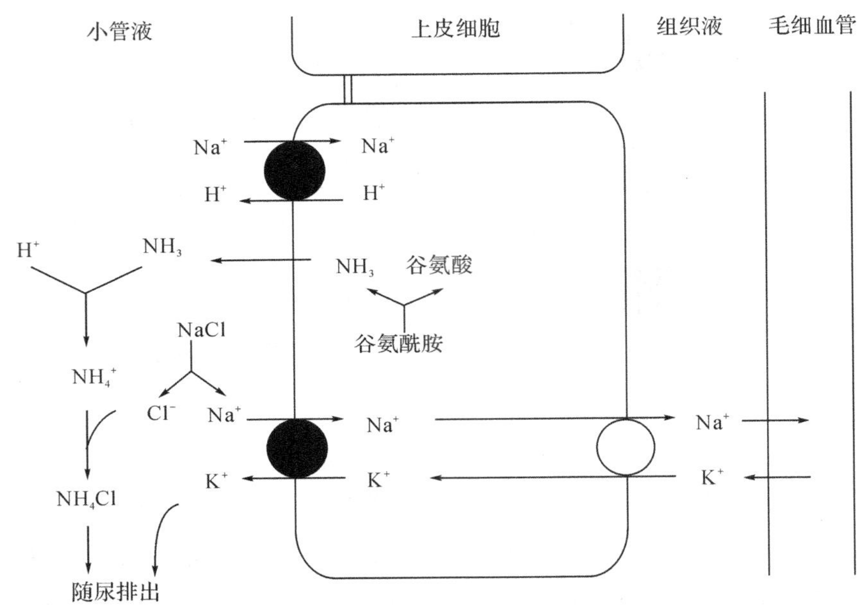

实心圆表示转运体，空心圆表示钠泵

图 1.3.6-14　H^+、NH_3 和 K^+ 分泌关系示意图

①泌 H^+：以 H^+-Na^+ 交换方式进行。

②泌 K^+：以 K^+-Na^+ 交换方式进行。尿中的 K^+ 排泄量随 K^+ 的摄入量而异，从而维持机体血钾浓度相对稳定。K^+-Na^+ 交换和 H^+-Na^+ 交换之间有竞争性抑制。酸中毒时由于 H^+-Na^+ 交换增强，K^+-Na^+ 交换减弱，K^+ 的分泌排出减少而出现高血钾。高血钾时由于 K^+-Na^+ 交换增强，H^+-Na^+ 交换减弱而 H^+ 分泌排出减少，出现酸中毒。

③泌 NH_3：NH_3 在小管液中与 H^+ 结合生成 NH_4^+，使小管液中的 H^+ 浓度降低，有利于肾小管进一步泌 H^+。NH_4^+ 与 Cl^- 形成 NH_4Cl 随尿排出。NH_3 的分泌还能促进 Na^+ 和 HCO_3^- 的重吸收。酸中毒时 NH_3 分泌增加。

（三）尿液的浓缩与稀释

尿液的浓缩和稀释是指尿液的渗透压和血浆渗透压相比而言的。尿液的渗透压比血浆渗透压高表示尿液被浓缩，为高渗尿。尿液渗透压比血浆渗透压低则表示尿液被稀释，为低渗尿。如尿液渗透压和血浆渗透压相等则为等渗尿。尿液的浓缩和稀释与水和溶质的重吸收有密切关系。当体内水过多时，尿液被稀释；当体内缺水时，尿液被浓缩。因此正常人尿液的渗透浓度可在约 50～1200mmol/kgH_2O 之间波动，以便使血浆渗透压维持在 300mmol/L 稳定的水平。当肾脏功能严重受损时，肾脏可完全丧失尿液浓缩和稀释的能力，此时不论体内缺水还是水过多，尿液的渗透压将和血浆渗透压相近，而机体可能出现严重的缺水或水中毒。由此可见，肾脏浓缩和稀释尿液的功能对调节机体水的平衡具有极其重要的作用。

1. 尿液的稀释

肾脏的浓缩和稀释功能是由于肾小管对小管液中的水和溶质可以分别进行处理。尿液的稀释则是由于小管液中的溶质被重吸收而水不被重吸收造成的，这种情况主要发生在髓襻升支粗段。髓襻升支粗段能主动重吸收 NaCl 而对水不通透，水不被重吸收，因而小管液流经髓襻升支粗段后变为低渗液。

远曲小管和集合管在抗利尿激素缺乏时，对水几乎不通透，故当低渗的小管液流经远曲小管和集合管时，其中的 NaCl 被继续重吸收，而水几乎不被重吸收，小管液渗透压进一步下降，形成低渗尿。饮大量清水后，血浆渗透压降低，使抗利尿激素释放减少，远曲小管和集合管对水的重吸收减少，造成低渗尿，尿量增加，称为水利尿。

2. 尿液的浓缩

尿液的浓缩是由于小管液中的水被重吸收而溶质仍留在小管液中造成的。肾髓质由外层到内层存在渗透压梯度，由外层向乳头部不断升高，在肾乳头处组织液的渗透压可高达 1200mmol（图 1.3.6-15）。肾髓质的渗透压梯度的形成与多种因素有关，主要与肾小管各段及集合管对水和溶质的通透性不同（表 1.3.6-2）以及逆流倍增现象有关。

在抗利尿激素存在时，远曲小管和集合管对水的通透性增加，当小管液由皮质集合管向内髓部流动时，由于渗透作用，管内的水不断进入高渗的组织间液，使小管液不断被浓缩而变成高渗液，从而形成浓缩尿。

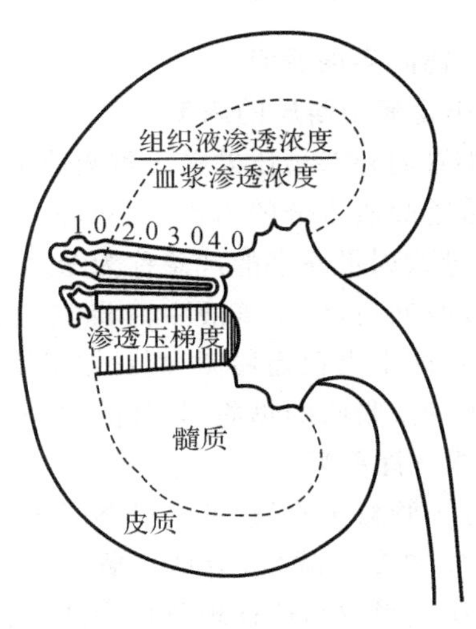

图 1.3.6-15　肾髓质渗透梯度示意图

表 1.3.6-2　各段肾小管和集合管对不同物质的通透性及作用

肾小管部分和集合管	水	Na	尿　素	作　　用
髓袢升支粗段	不易通透	Na^+ 原发性主动重吸收，Cl^- 继发性主动重吸收	不易通透	NaCl 进入外髓部组织液，使之渗透压升高
髓袢升支细段	不易通透	易通透	中等通透	NaCl 由小管液进入内髓部组织液，使之渗透压升高；部分尿素由内髓组织液进入小管液加入尿素再循环
髓袢降支细段	易通透	不易通透	不易通透	水进入内髓部组织液，使小管液中 NaCl 浓度和渗透压逐渐升高

续表

肾小管部分和集合管	水	Na	尿素	作用
远曲小管和集合管	在有抗利尿激素时，集合管对水易通透	主动重吸收	在皮质和外髓部不易通透，内髓部易通透	水重吸收使小管液中的尿素浓度升高，NaCl和尿素进入内髓组织液，使之渗透压升高，部分尿素进入髓袢组织液，使之渗透压升高，部分尿素进入髓袢升支细段，形成尿素再循环

三、尿生成的调节

（一）肾内自身调节

1. 小管液中溶质的浓度

肾小管内外渗透压差是水重吸收的动力，因而小管液溶质的浓度所形成的渗透压是对抗肾小管重吸收水分的力量。小管液渗透压高，则小管内外的渗透压梯度减小，妨碍了水的重吸收，导致尿量增多的现象称为渗透性利尿。如糖尿病患者，由于葡萄糖不能被近球小管完全重吸收回血，使小管液中葡萄糖含量增多，小管液渗透压增高，妨碍了水和NaCl的重吸收，不仅尿中出现葡萄糖，而且尿量增加。临床上给某些水肿病人使用可被肾小球滤过但不被肾小管重吸收的物质，如甘露醇等，以产生渗透性利尿的效应。

2. 球—管平衡

近球小管对小管液（特别是Na^+和水）的重吸收量随肾小球滤过率的变化而发生变化。无论GFR增多或减少，近球小管对Na^+和水的重吸收率始终占肾小球滤过量的65%～70%（定比重吸收），这种现象称为球—管平衡。产生这一现象的主要原因与肾小管周围毛细血管的血浆胶体渗透压的变化有关。假定肾血流量不变而GFR增加，则由出球小动脉进入管周毛细血管的血液，其血浆胶体渗透压升高，有利于近球小管对Na^+和水的重吸收。球—管平衡的生理意义在于使尿量不致因肾小球滤过率的增减而发生大幅度的变化。

（二）神经调节

肾脏受交感神经支配。肾交感神经兴奋时末梢释放去甲肾上腺素，对肾脏功能的调节作用包括：①通过激活α受体，使入球小动脉和出球小动脉收缩，且前者收缩比后者更明显，肾小球毛细血管血浆流量减少，肾小球毛细血管血压下降，肾小球滤过率降低；②通过激活β-受体，使近球细胞释放肾素，导致循环血中的血管紧张素Ⅱ和醛固酮含量增加，增加肾小管对NaCl和水的重吸收；③通过激活α受体，使肾小管（主要是近端小管）重吸收Na^+、Cl^-和水增加。

（三）体液调节

1. 抗利尿激素

抗利尿激素（antidiuretic hormone，ADH）由下丘脑视上核和室旁核的神经内分泌细胞合成。ADH主要的生理作用为增加远曲小管和集合管上皮细胞对水的通透性，促进水的重吸收，从而使尿量减少，发挥抗利尿作用（图1.3.6-16）。

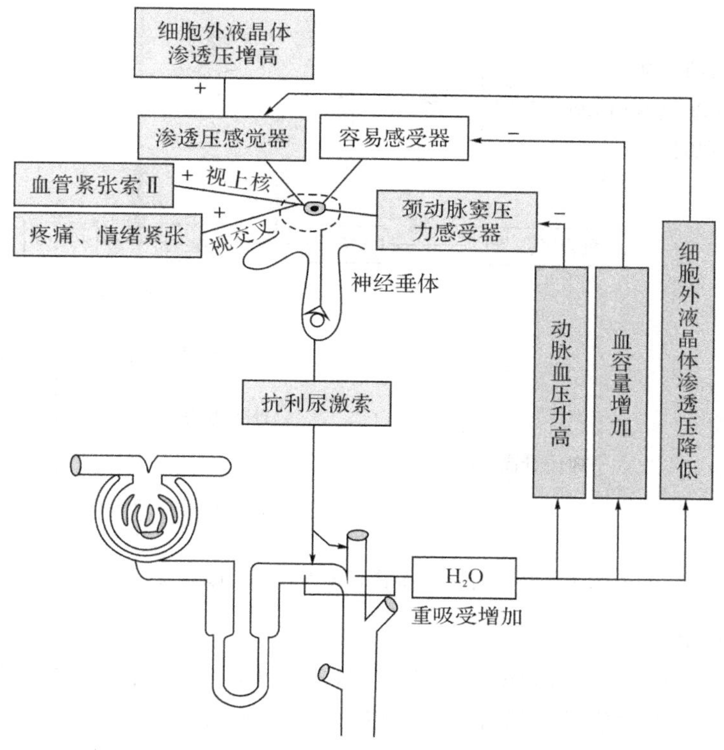

图 1.3.6-16 抗利尿激素的调节及其作用示意图

体内对 ADH 释放的调节，主要通过以下两个机制：

(1)血浆晶体渗透压：血浆晶体渗透压变化是生理情况下调节 ADH 释放的重要因素。当血浆晶体渗透压升高，兴奋下丘脑渗透压感受器，引起 ADH 释放增加；还可引起口渴和饮水行为。ADH 增加远曲小管和集合管对水的重吸收，尿量减少，细胞外液量增加。相反，血浆晶体渗透压降低时，ADH 分泌释放停止。

(2)循环血量减少：循环血量减少时，ADH 释放增加。血容量改变在调节 ADH 释放时，其敏感性比渗透压要低。血浆晶体渗透压仅变化 1%即可引起 ADH 的血浆浓度明显改变，而血容量需降低 5%～10%时，才能刺激 ADH 的释放。

2. 肾素—血管紧张素—醛固酮系统

肾素由肾脏的近球细胞合成并释放，可将血浆中的血管紧张素原转化为血管紧张素Ⅰ(ANG Ⅰ)，ANG Ⅰ在血管紧张素转换酶(ACE)的作用下，形成 ANG Ⅱ，进而转化为 ANGⅢ。ANG Ⅱ是有高度活性的物质，能收缩血管，促进近球小管重吸收 Na^+ 以及促进醛固酮的合成和分泌。醛固酮对肾的作用是促进远曲小管和集合管的主细胞重吸收 Na^+，同时促进 K^+ 的排出，所以醛固酮有保 Na^+ 排 K^+ 作用(图 1.3.6-17)。

总之，肾素—血管紧张素—醛固酮系统的生理作用在于当体内细胞外液量不足时，可通过增加外周血管阻力和控制肾脏的排钠、排水，促使细胞外液量恢复，并维持动脉血压和各器官毛细血管的一定的灌注压。

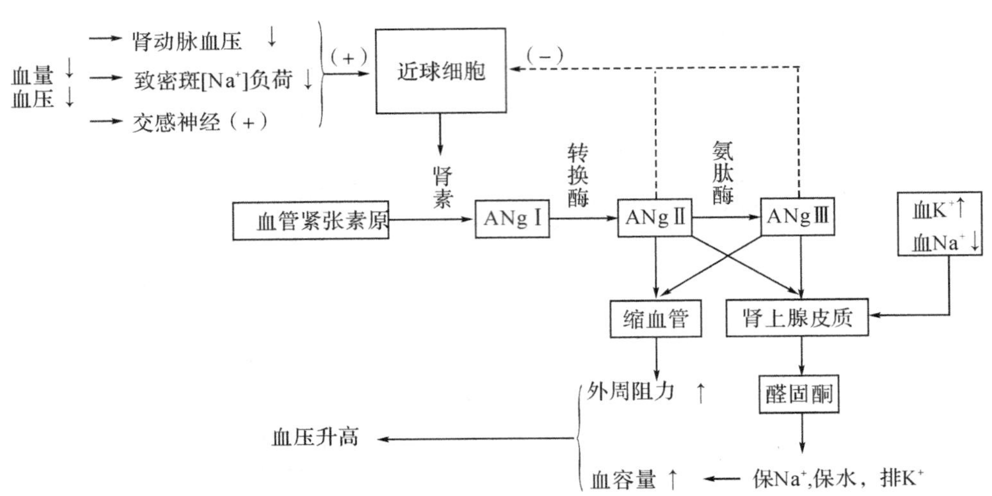

图 1.3.6-17 肾素—血管紧张素—醛固酮系统示意图

3．心房钠尿肽

心房钠尿肽(atrial natriuretic peptide，ANP)是由心房肌细胞合成和释放的一种肽类激素。ANP 具有舒张血管平滑肌和促进肾脏排 Na^+、水的作用。

【思考题】

1．什么是膀胱三角？有何意义。
2．简述泌尿系统组成和功能。
3．简述肾的位置和结构。
4．简述肾单位的组成。
5．简述膀胱的形态和位置。
6．简述输尿管的行程和狭窄的部位。
7．简述尿液的形成过程。
8．简述影响肾小球滤过的因素。
9．简述肾单位的结构。
10．大量出汗而饮水过少时，尿液有何变化？其机制如何？
11．血浆渗透压的变化对肾脏泌尿的生理功能有何影响？

（王德选）

第七节 生殖系统

【学习目标】

1. 掌握男性和女性生殖系统的组成。
2. 掌握精子产生和排出途径。
3. 掌握输卵管的分部及作用。
4. 掌握子宫的位置和构造。
5. 熟悉固定子宫的主要韧带。
6. 熟悉卵巢的功能。
8. 熟悉月经周期的概念和分期。

生殖是生物繁殖后代和延续种族的各种生理过程的总称。人类的生殖是通过两性生殖器官活动实现的。

生殖系统分为男性生殖系统和女性生殖系统，其主要功能是产生生殖细胞，繁殖新个体；分泌性激素，维持两性的性功能和第二性征。两性生殖系统按位置均可分为内生殖器和外生殖器两部分。

一、男性生殖系统的解剖生理

(一)男性内生殖器

男性内生殖器由生殖腺(睾丸)、输精管道(附睾、输精管、射精管、男性尿道)和附属腺(精囊、前列腺、尿道球腺)组成，外生殖器为阴囊和阴茎(见第六节图1.3.6-1)。

1. 睾丸

(1)睾丸的位置和形态：睾丸是男性的生殖腺，能产生男性生殖细胞(精子)和分泌男性性激素的器官。睾丸位于阴囊内，左右各一(图1.3.7-1)，分前、后缘，内、外侧面和上、下两端。睾丸的血管、神经和淋巴管经后缘出入。睾丸表面包被一层致密结缔组织膜，称白膜。在睾丸后缘，白膜增厚并伸入睾丸实质，形成睾丸纵隔。睾丸纵隔发出许多放射状的小隔，将睾丸分隔成约100～200个睾丸小叶。睾丸小叶呈锥体形，每个小叶含2～4条盘曲的精曲小管，精曲小管的上皮能产生精子。精曲小管之间的结缔组织内有分泌男性激素的间质细胞。精曲小管汇合成精直小管，进入睾丸纵隔后交织成睾丸网。从睾丸网发出12～15条睾丸输出小管，出睾丸后缘的上部进入附睾。

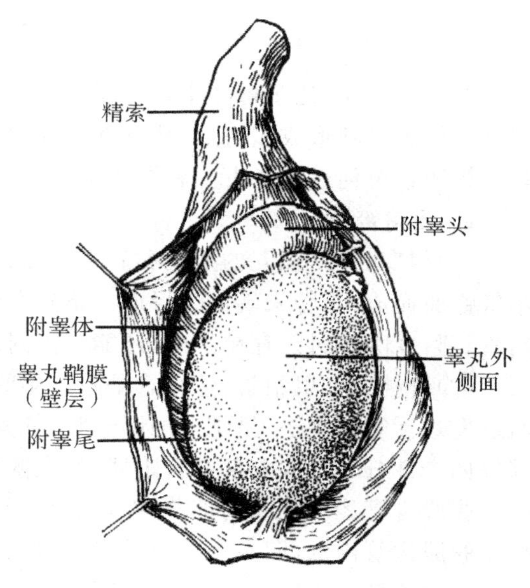

图1.3.7-1 睾丸及附睾(右侧)

(2)睾丸的微细结构

1)精曲小管:成人的精曲小管管壁较厚,由生精上皮构成。生精上皮由支持细胞和生精细胞组成。生精细胞自精曲小管基底部至腔面,依次有精原细胞、初级精母细胞、次级精母细胞、精子细胞和精子(图 1.3.7-2)。

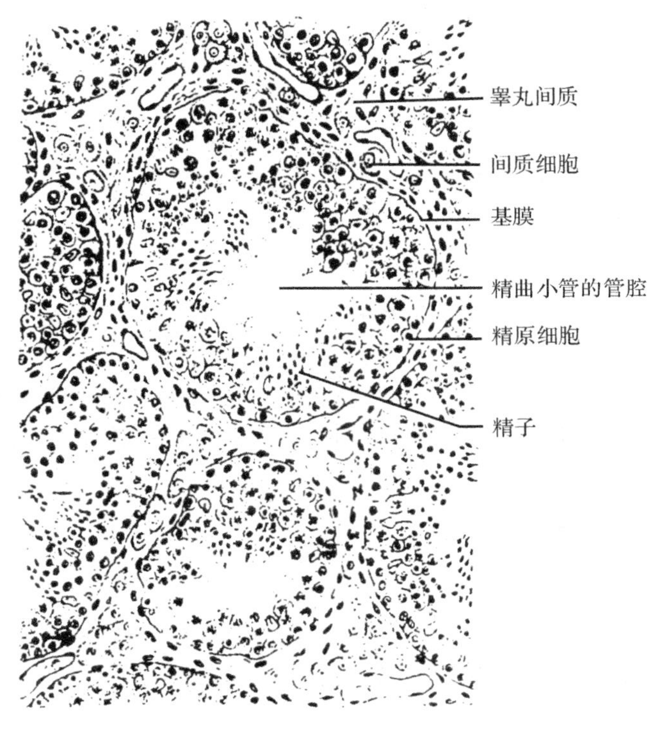

图 1.3.7-2 睾丸的微细结构

2)睾丸间质:位于精曲小管之间,为富含血管和淋巴管的疏松结缔组织,含有睾丸间质细胞。细胞呈圆形或多边形,从青春期开始,睾丸间质细胞在黄体生成素刺激下,分泌雄激素。雄激素可促进精子发生和男性生殖器官发育,以及维持第二性征和性功能。

2. 输精管道

(1)附睾:紧贴睾丸的上端和后缘,呈新月形,分为头、体、尾三部分。头部是由睾丸输出小管蟠曲而成,小管末端汇合形成一条附睾管(图 1.3.7-3);附睾管末端急转向上延续为输精管。附睾除暂时贮存精子外,还能分泌附睾液,以利于精子的进一步成熟。

(2)输精管和射精管:输精管是附睾尾的直接延续,长约 50cm,管壁直径约 3mm,较厚,肌层发达而管腔细小,呈结实的圆索状,依其行程全长分为睾丸部、精索部、腹股沟管部及盆部等四个部分。①睾丸部起自附睾尾,在附睾头水平移行为精索部;②精索部是介于睾丸上端与腹股沟管浅环之间的部分,在体表易于触摸,输精管结扎常在此部进行;③腹股沟管部,位于腹股沟管内的部分;④盆部是自腹股沟管深环处起,沿骨盆侧壁行向膀胱底后面,末端膨大形成输精管壶腹。输精管壶腹与精囊的排泄管汇合成射精管,开口于尿道的前列腺部。

精索是位于睾丸上端至腹股沟管深环之间的柔软的、圆索状结构,由输精管、睾丸动脉、蔓状静脉丛、神经和淋巴管等及外包三层被膜构成。

3. 附属腺

包括前列腺、精囊腺和尿道球腺。

(1)前列腺：呈栗子形，位于膀胱底和尿生殖膈之间，内有尿道前列腺部穿过。前列腺上端宽大称为底，与膀胱颈相接；下端为尖，与尿生殖膈相邻；底与尖之间的为体(图 1.3.7-3、4)。

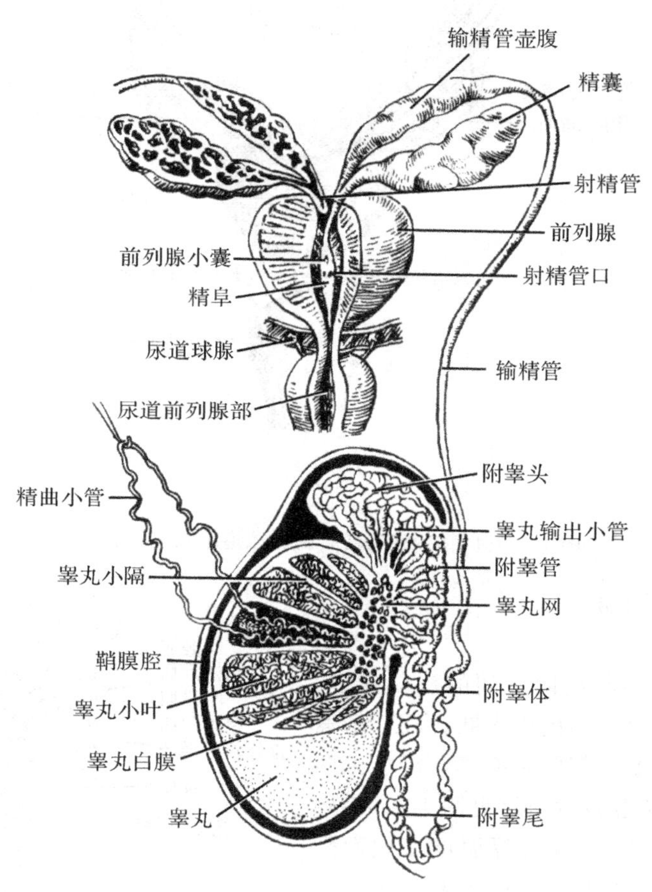

图 1.3.7-3　睾丸、附睾的结构及排精途径

前列腺体后面平坦，中间有一纵行的前列腺沟，活体直肠指诊时可触及；前列腺肥大时，此沟消失。近前列腺体的后缘处有射精管，射精管经前列腺开口于尿道前列腺部。前列腺分泌物是精液的主要组成部分。

精液由输精管道各部及附属腺，特别是前列腺和精囊的分泌物组成，内含精子。精液呈乳白色，呈弱碱性，适合精子的生存和活动。正常成年男性一次射精约 2～5ml，其中含精子多达 3 亿～5 亿个。

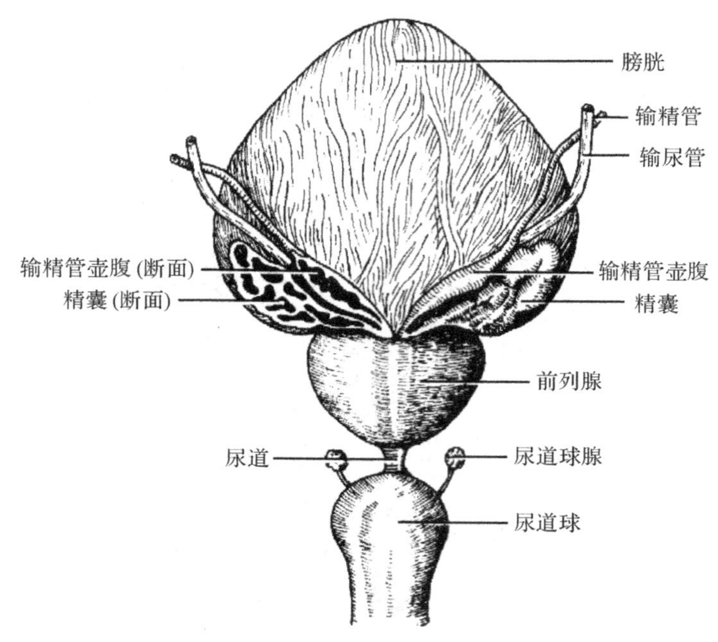

图 1.3.7-4 前列腺、精囊腺和尿道球腺(后面观)

(二)男性外生殖器

1. 阴囊

阴囊是位于阴茎与会阴之间的皮肤囊袋，内藏睾丸。阴囊壁自外向内由皮肤、肉膜、精索外筋膜、提睾肌、精索内筋膜及鞘膜(分壁、脏两层，两层之间为鞘膜腔)所组成(见图 1.3.7-5)。肉膜内含平滑肌纤维，可随外界温度变化而舒缩，具有调节阴囊内温度的作用，有利于精子的发育与生存。阴囊皮肤表面沿中线有纵行的阴囊缝，其对应的肉膜向深部发出阴囊中隔将阴囊分成左、右两个腔，分别容纳左、右睾丸。

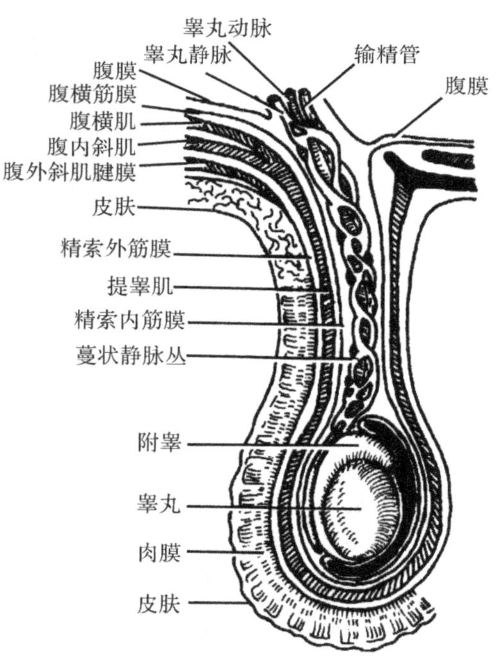

图 1.3.7-5 阴囊的构造及内容物模式图

2. 阴茎

阴茎分阴茎根、阴茎体和阴茎头三个部分。头、体移行处，称阴茎颈。

阴茎由两个阴茎海绵体和一个尿道海绵体构成(图 1.3.7-6)。每个海绵体均包有白膜；三个海绵体的周围又共同包有深筋膜、浅筋膜和皮肤。阴茎海绵体左右各一，位于阴茎背侧；尿道海绵体位于阴茎海绵体的腹侧，尿道贯穿其全长。尿道海绵体中部呈圆柱形，前端膨大为阴茎头，后端膨大称为尿道球，位于两侧的阴茎脚之间。每个海绵体外面包绕一层厚而致密的纤维膜，分别称为阴茎海绵体白膜和尿道海绵体白膜。海绵体内部由许多海绵体小梁和腔隙构成，腔隙与血管相通。当腔隙充血时，阴茎变粗而勃起。阴茎的皮肤薄而柔软，富有伸展性。它在阴茎颈的前方形成双层游离的环形皱襞，包绕阴茎头，称阴茎包皮。包皮前端围成皮口。阴茎包皮与阴茎头的腹侧中线处连有一条皮肤皱襞，称包皮系带（图 1.3.7-7）。

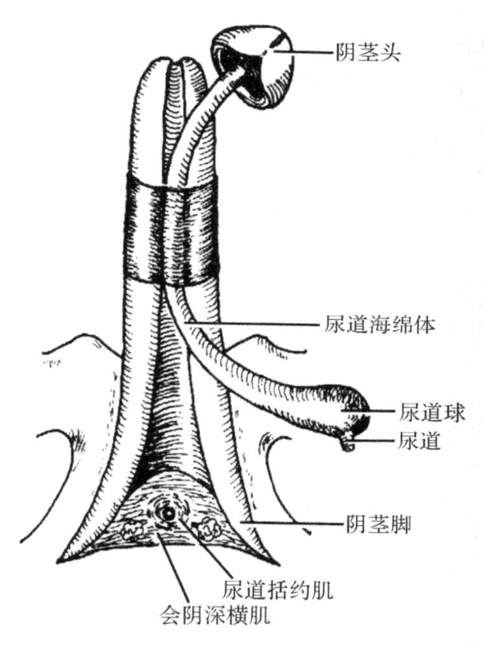

图 1.3.7-6　阴茎的构造

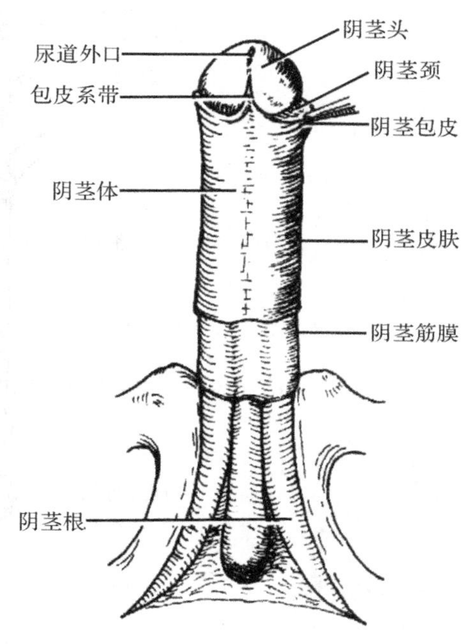

图 1.3.7-7　阴茎的腹侧面

3. 男性尿道

起于尿道内口，终于尿道外口，全长分为三部分：①前列腺部，穿过前列腺的部分；②膜部，穿过尿生殖膈的部分；③海绵体部，穿过尿道海绵体的部分。临床上将前列腺部和膜部合称为后尿道，海绵体部称为前尿道。

男性尿道全长有三处狭窄和两个弯曲。

（1）三处狭窄：第一狭窄为尿道内口；第二狭窄为膜部；第三狭窄为尿道外口。上述狭窄为尿道结石易滞留部位。

（2）两个弯曲：①耻骨下弯，位于耻骨联合下方，相当于尿道前列腺部和膜部以及海绵体部的起始段，凹向上；②耻骨前弯，位于耻骨联合前下方，相当于阴茎根与体之间，凹向下。后一个弯曲当阴茎向上提起时消失，故临床上做导尿或尿道扩张时，首先上提阴茎，使此弯曲消失以利插管（图 1.3.7-8）。

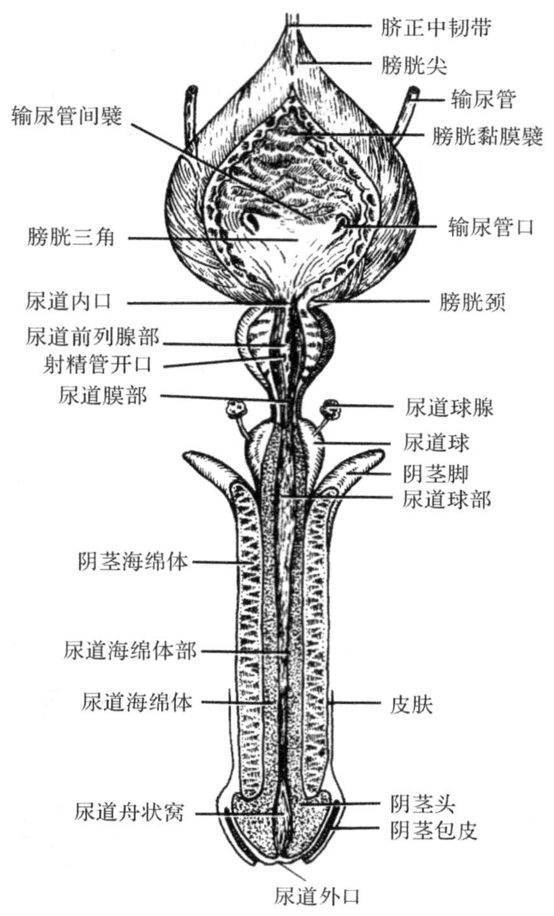

图 1.3.7-8 膀胱和男性尿道(前面观)

(三)精子产生和排出途径

1. 精子产生

精原细胞形成精子的过程称精子发生,经历了精原细胞的增殖、精母细胞的减数分裂和精子形成三个阶段。

(1)第一阶段:精原细胞紧贴基膜,呈圆形或卵圆形。精原细胞是生精细胞中的干细胞,不断地分裂增殖,一部分子细胞继续作为干细胞,另一部分经过数次分裂后,分化为初级精母细胞。

(2)第二阶段:初级精母细胞位于精原细胞近腔侧,圆形,体积较大,核大而圆,内含或粗或细的染色质丝,核型为46,XY。初级精母细胞经过DNA复制后,进行第一次减数分裂,形成两个次级精母细胞。

(3)第三阶段:次级精母细胞位置靠近腔面,核圆形,染色较深,核型为23,X或23,Y。次级精母细胞不进行DNA复制,迅速进入第二次减数分裂,产生两个精子细胞,核型为23,X或23,Y。减数分裂又称成熟分裂,仅见于生殖细胞的发育过程。经过两次减数分裂,染色体数目减少一半。精子细胞位于近腔面,核圆,染色质细密。精子细胞不再分裂,经过复杂的变态，由圆形逐渐转变为蝌蚪状的精子。

(4)精子：人的精子形似蝌蚪，可分头、尾两部(图1.3.7-9)，头内有一个高度浓缩的细胞核，核的前部有顶体覆盖。顶体是特殊的溶酶体，内含多种水解酶如顶体素、透明质酸酶、磷酸酯酶等，在受精过程中发挥重要作用。尾部分为颈段、中段、主段和末段四部分，是精子运动的主要部位。

每个精曲小管的横断面上有很多支持细胞，支持细胞呈不规则长锥形，细胞从精曲小管基底一直伸达腔面。成人的支持细胞不再分裂，数量恒定。支持细胞对生精细胞起支持和营养作用。

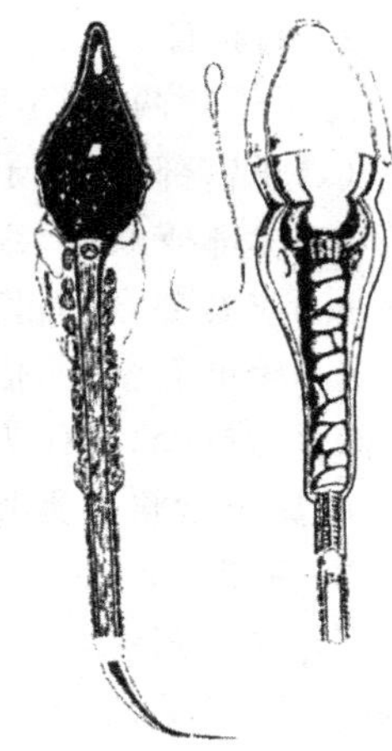
图 1.3.7-9　精子

2. 精子排出途径

睾丸的精曲小管产生的精子→精直小管→睾丸网→睾丸输出管→附睾→输精管→射精管→尿道排出。

二、女性生殖系统的解剖生理

(一)女性内生殖器

1. 卵巢

卵巢为成对的实质性器官，可产生卵子和分泌女性激素；卵巢呈扁卵圆形，有内、外侧面，前、后缘和上、下两端。上端与输卵管相接，并有卵巢悬韧带(骨盆漏斗韧带)固定于盆腔侧壁，该韧带是寻找卵巢血管的标志；下端借卵巢固有韧带连于子宫；前缘连有卵巢系膜(图1.3.7-10、11)。

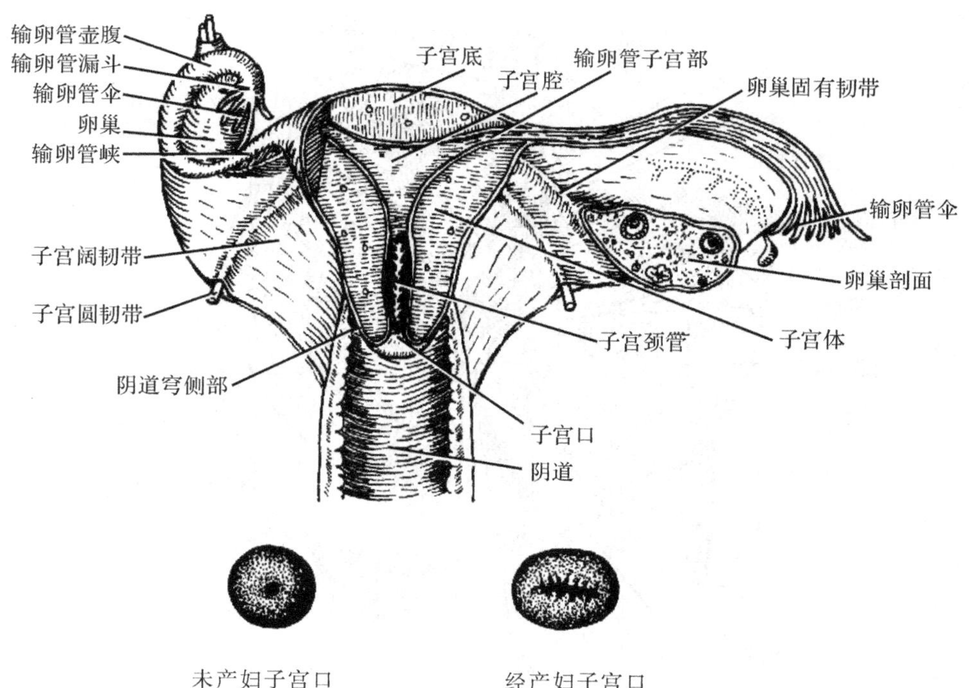

图 1.3.7-10　女性内生殖器(前面)

2. 输卵管

连于子宫两侧，是输送卵子和受精的管道(图 1.3.7-10)。输卵管从内侧向外侧分为：

(1)子宫部：位于子宫壁内的一段。

(2)输卵管峡：窄细，是输卵管结扎术的常选部位。

(3)壶腹部：粗而长，约占输卵管全长的 2/3，是卵细胞正常的受精部位。

(4)输卵管漏斗：借输卵管腹腔口与腹膜腔相通。在输卵管腹腔口周缘有许多指状突起，称输卵管伞，可作为识别输卵管的标志。

临床上常将卵巢和输卵管统称为子宫附件。

3. 子宫

(1)子宫形态与位置：子宫是孕育胚胎和形成月经的肌性器官。成人子宫前后略扁，呈倒置梨形，分为。

1)子宫底：为两侧输卵管子宫口以上的钝圆部分。

2)子宫颈：下端狭窄的部分，其下 1/3 深入阴道，称子宫颈阴道部，是病变的好发部位，阴道以上的部分称子宫颈阴道上部。

3)子宫体：子宫底与子宫颈之间的部分(图 1.3.7-10)。

子宫内腔分上、下两部，上部由子宫底、体围成，称子宫腔或子宫体腔；下部位于子宫颈内，称子宫颈管。胚胎的植入和生长、发育在子宫腔内完成。

子宫位于小骨盆腔中央，前后分别毗邻膀胱和直肠。正常未孕成年女子的子宫呈轻度的前倾前屈位，前倾是指子宫长轴与阴道长轴形成的向前开放的钝角，约呈 90°角；前屈是指子宫体与子宫颈之间凹向前的弯曲，约呈 170°角(图 1.3.7-11)。

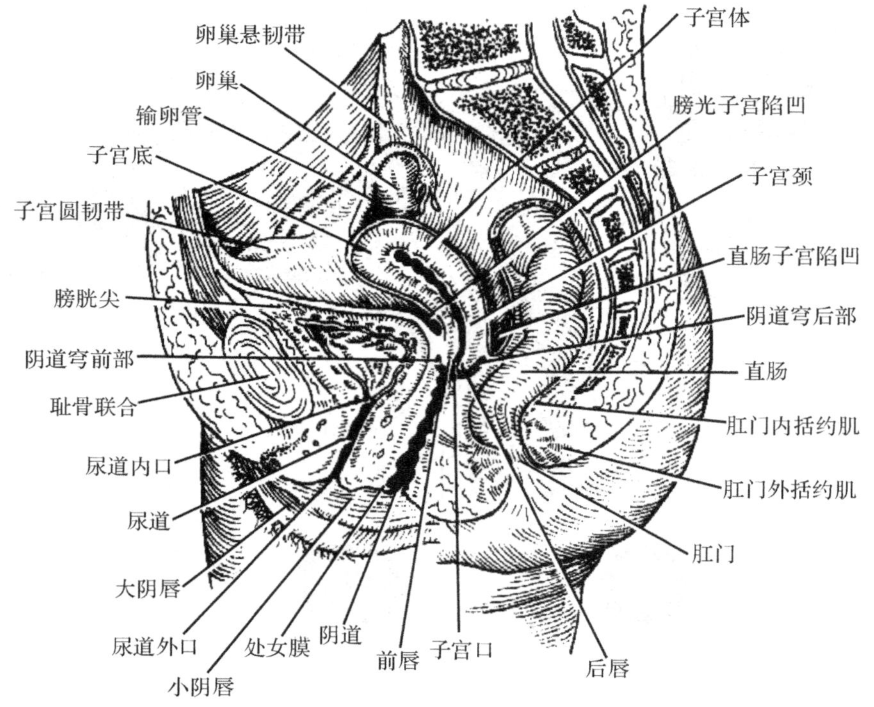

图 1.3.7-11　女性骨盆正中矢状切面

(2)子宫的微细结构：子宫壁很厚，由内膜、肌层和外膜组成(图1.3.7-12)。子宫内膜由单层柱状上皮和固有层构成，含丰富血管和子宫腺。子宫内膜可分为两层，靠近子宫腔的一层较厚称功能层，此层受卵巢激素的影响，有周期性的改变与剥脱；靠近肌层的一层较薄称为基底层，当功能层脱落后由此层修补。肌层为很厚的平滑肌，此层具有很大的伸展性，妊娠时，子宫平滑肌细胞体积增大和增长，以适应妊娠需要。分娩时，子宫平滑肌有节律收缩，成为胎儿娩出的动力。还可以压迫血管，防止产后出血。子宫外膜在子宫体和子宫底为浆膜，其余为纤维膜。

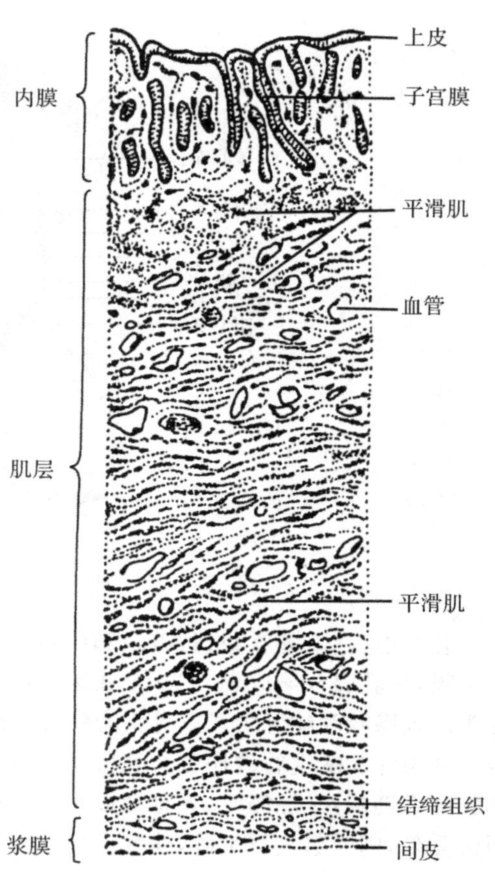

图 1.3.7-12　子宫壁的组织学结构

(3)固定子宫的韧带：主要有子宫阔韧带、子宫圆韧带、子宫主韧带和子宫骶韧带等，其主要作用是维持子宫前倾前屈位的姿势。

4. 阴道

阴道穹是阴道上端包绕子宫颈阴道部形成的环形腔隙，可分为前穹、后穹和左右侧穹。阴道后穹最深，此穹与直肠子宫陷凹之间仅隔以阴道后壁和腹膜，临床上常经阴道后穹进行腹膜腔穿刺抽液，协助诊断或经此处引流。

(二)女性外生殖器

女性外生殖器又称女阴，包括阴阜、大阴唇、小阴唇、阴蒂、阴道前庭等(图 1.3.7-13)。

1. 阴阜

为耻骨联合前面的皮肤隆起，富有脂肪。性成熟期后，生有阴毛。

2. 大阴唇

为一对纵长隆起，富有脂肪。性成熟期后，生有阴毛。

3. 小阴唇

位于大阴唇的内侧，为一对较薄的皮肤皱襞。

4. 阴蒂

位于阴道前庭上方，两侧大阴唇之间，由两个海绵体组成，感觉敏锐。

5. 阴道前庭

为两侧小阴唇之间的裂隙，前部有尿道外口，后部有阴道口。阴道口可有处女膜。阴道口两侧有前庭大腺导管的开口，分泌的液体具有润滑阴道的作用。

(三)女性乳房

乳房位于胸大肌表面的浅筋膜内，第 3～6 肋之间，乳头平对第 4 肋间隙或第 5 肋。

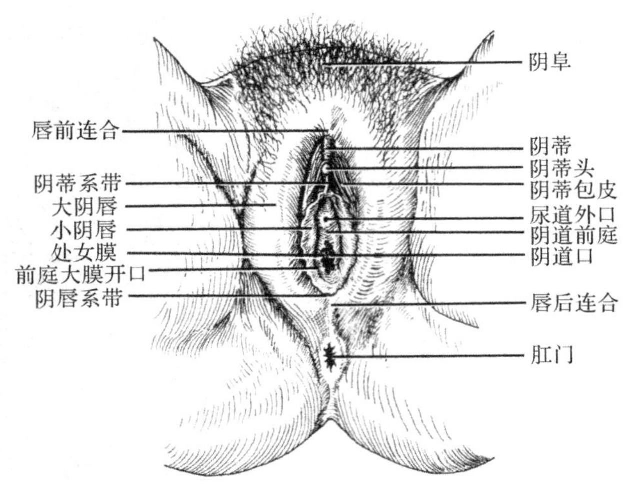

图 1.3.7-13　女性外生殖器

乳房由皮肤、乳腺、脂肪组织和纤维组织构成(图 1.3.7-14)。纤维组织向深面发出许多小隔,将乳腺分隔成 15～20 个乳腺叶,每个乳腺叶有一个排泄管,称输乳管,末端开口于乳头。乳腺叶和输乳管均以乳头为中心呈放射状排列,乳腺手术时宜采用放射状切口,以减少对乳腺叶和输乳管的伤害。乳房皮肤与乳腺、乳腺与深筋膜之间均有许多结缔组织小束,称乳房悬韧带,乳腺癌时,该悬韧带相对缩短,乳房表面出现许多点状小凹;若癌肿导致淋巴回流受阻,则引起皮下水肿,使乳房局部皮肤呈现"橘皮"样改变。

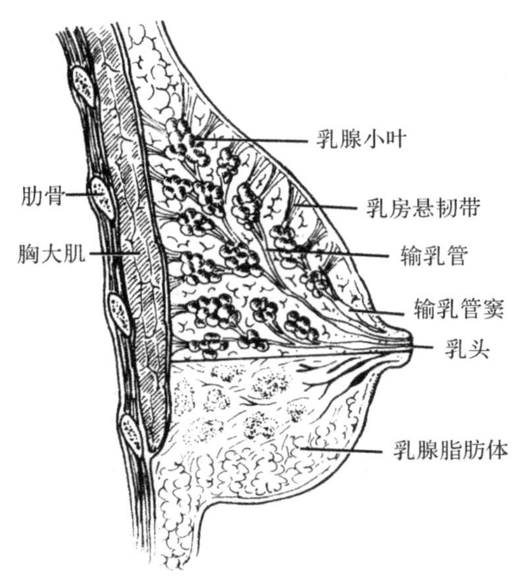

图 1.3.7-14　女性乳房矢状切面模式图

(四)会阴

1. 广义的会阴

系指封闭骨盆下口的所有软组织。此区的境界呈菱形，前为耻骨联合下缘，后为尾骨尖，两侧为耻骨下支、坐骨支、坐骨结节和骶结节韧带。以两侧坐骨结节之间的连线为界，将会阴分为前、后两个三角形区域，前方的称尿生殖三角，后方的称肛门三角。

2. 狭义的会阴

肛门与外生殖器之间的软组织。妇女分娩时要保护此区，以免造成会阴部撕裂（图1.3.7-15）。

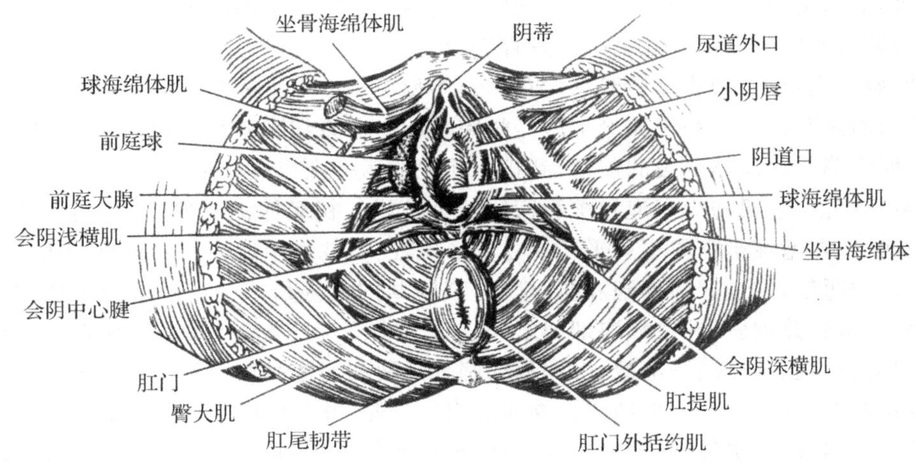

图 1.3.7-15　女性会阴肌

(五)卵巢的功能

卵巢的表面覆盖一层扁平或立方上皮，上皮下方有薄层结缔组织，称白膜。卵巢实质分为皮质和髓质两部分。皮质在周围，主要有不同发育阶段的卵泡（图 1.3.7-16）；髓质位于中央，由疏松结缔组织构成。血管、神经进出卵巢的部位为卵巢门部，有门细胞，可分泌雄激素。

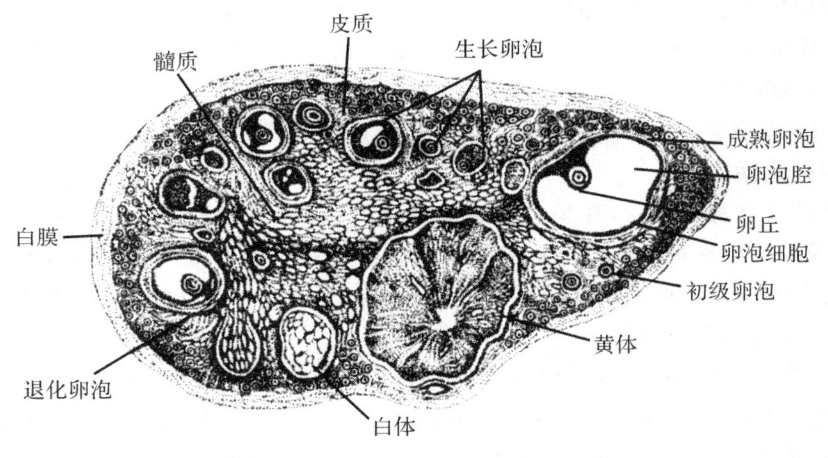

图 1.3.7-16　卵巢

卵巢的功能是产生卵子和分泌性激素(雌激素和孕激素),雌激素主要促进卵泡的发育和卵子的生成,维持女性副性征,使子宫内膜的增生;孕激素是维持妊娠,使子宫维持安静状态和子宫内膜呈分泌期表现。孕激素的作用需要雌激素的协同。

1. 卵泡的发育和成熟

人类出生时,两侧卵巢约含100万~400万个原始卵泡。到青春期约4万,从青春期到绝经期30~40年的生育时期内,卵巢在促性腺激素作用下,每月约有15~20个卵泡生长发育,但一般只有一个卵泡发育成熟。卵泡在成熟过程中逐渐靠近卵巢表面,大约14天左右成熟而排卵。女性一生共排卵约400~500个,其余的卵泡在发育不同阶段,先后退化为闭锁卵泡。卵泡是由中央一个较大的卵母细胞和周围一些卵泡细胞组成。在卵巢内历经原始卵泡、生长卵泡和成熟卵泡等几个生长发育阶段。

(1)原始卵泡:位于卵巢皮质浅部,数量多,体积小。由中央一个初级卵母细胞和周围单层扁平的卵泡细胞组成。初级卵母细胞是胚胎时期由卵原细胞分裂分化而来,出生后,初级卵母细胞处于第一次成熟分裂的前期,到排卵前完成第一次成熟分裂。

(2)生长卵泡:包括初级卵泡和次级卵泡两个阶段。初级卵泡主要变化包括:初级卵母细胞体积增大,卵泡细胞由单层扁平变为立方形或柱状,并增殖成多层。卵母细胞和卵泡细胞之间出现透明带,它是卵泡细胞和初级卵母细胞共同分泌形成的。次级卵泡体积进一步增大,卵泡细胞层数增多,并在卵泡细胞之间出现大小不等的腔隙,并逐渐融合成一个大的腔隙,称卵泡腔。腔内充满卵泡液,由卵泡细胞分泌液和卵泡膜血管渗出液组成。随着卵泡液的增多及卵泡腔的扩大,卵母细胞被推向卵泡的一侧,并与周围的卵泡细胞一起突向卵泡腔,形成卵丘。紧贴透明带的一层柱状卵泡细胞呈放射状排列,称放射冠。分布在卵泡腔周围的卵泡细胞构成卵泡壁,称颗粒层。卵泡周围的结缔组织形成卵泡膜,内层毛细血管丰富,细胞较多,参与合成雌激素,外层胶原纤维较多。

(3)成熟卵泡:卵泡发育的最后时期。卵泡体积很大,并向卵巢表面突出。排卵前36~48小时初级卵母细胞完成第一次成熟分裂,产生1个次级卵母细胞和1个很小的第一极体。

2. 排卵和黄体形成

成熟卵泡破裂,卵母细胞及周围的透明带和放射冠同卵泡液一起自卵巢排出的过程,称排卵。排卵时间约在月经周期的第14天。排卵后残存的卵泡发育为一个体积较大并含丰富血管的内分泌细胞团,新鲜时呈黄色,称黄体。黄体细胞可分泌孕激素和雌激素。若排出的卵未受精,黄体维持12~14天后退化、变性、纤维化而转变成白体。若排出的卵受精,黄体继续长大,发育成妊娠黄体,一直维持到妊娠5~6个月,以后也退化为白体(1.3.7-17)。

(六)月经周期

是指女性进入青春期后,在整个生育年龄期间,在卵巢分泌的雌激素和孕激素的作用下,子宫内膜周期性出现剥脱、出血、修复和增生的过程称为月经周期。月经周期中子宫出血的现象称月经。月经周期的长短因人而异,平均28天左右。月经周期中依照子宫内膜的变化,可将月经周期分为三期:

(1)增生期:此期的时间由月经停止日开始到卵巢排卵日为止,相当于月经周期的第5~14天。此期中卵泡逐渐发育、成熟,并分泌雌激素。雌激素使月经后的子宫内膜修复增生,内膜的血管和腺体增多增长,呈增值型变化,但此时的腺体无分泌功能。在此期末卵泡成熟发生排卵,此期也称卵泡期。

(2)分泌期:此期由排卵日起到月经来之前止,相当于月经周期的第15～28天。在此期内排卵后卵泡发育成黄体。黄体分泌的雌激素和孕激素使子宫内膜显著增生,血管.腺体进一步增长,腺体分泌含糖原的黏液,子宫内膜腺体的分泌活动是本期的特点。这个特点为受精卵的植入准备了良好的条件,此期也称黄体期。

(3)月经期:此期由月经来潮到月经停止,相当于月经周期的第1～4天。如卵子未受精,黄体逐渐萎缩变成白体,雌激素、孕激素分泌减少,子宫内膜失去雌激素和孕激素的支持而脱落,血管破裂出血,经血量约50～200ml。随后又进入下一个月经的增殖期,周而复始。

在月经周期中,只有一个优势卵泡排卵,卵子排出后残余组织变成黄体,后者能分泌雌激素和孕激素以维持妊娠,如卵子未受孕,黄体自行退化,新的月经周期开始。月经周期是女性生殖功能特征表现,是下丘脑—腺垂体—卵巢轴周期活动的结果。

【思考题】

1. 简述睾丸、附睾的位置及形态。
2. 简述输精管起于何处,分为几部,何部位置最浅表。
3. 简述男性尿道可分为哪几部分,在全长上什么部位狭窄,它的行程上有哪些弯曲。
4. 简述精子由何处产生,通过哪些管道排出体外,结扎输精管后为何能达到绝育目的而不影响性征的改变。
5. 简述子宫的形态、分部;其正常姿势如何。
6. 输卵管分哪几部?受精和结扎常在何处进行?
7. 何谓月经周期?月经周期分几期。
8. 简述卵子的排出途径。

(孙淑红)

第八节　内分泌系统

【学习目标】

1. 掌握激素的概念及激素的相互作用和允许作用。
2. 掌握生长素的生理作用。
3. 掌握甲状腺素的生理作用及甲状腺功能调节。
4. 掌握胰岛素的生理作用。
5. 掌握肾上腺皮质激素的生理作用及糖皮质激素的分泌调节。

内分泌系统是除神经系统外机体内又一大调节系统,它以分泌各种激素的体液性调节方式发布调节信息,全面调控与个体生存密切相关的基础功能,如维持组织细胞的新陈代谢,调节生长、发育、生殖等过程。内分泌系统与神经系统功能活动相辅相成,共同调节和维持机体的内环境稳态。

一、内分泌系统的组成和功能

(一)内分泌系统的组成

内分泌是指内分泌细胞将所产生的激素直接分泌到体液中,并以体液为媒介对靶细胞产生效应的一种分泌形式。内分泌细胞集中的腺体统称内分泌腺(图 1.3.8-1)。

内分泌系统由经典的内分泌腺与分布在功能器官组织中的内分泌细胞共同组成,是发布信息调控机体功能的系统。来源于垂体、甲状腺、甲状旁腺、胰岛、肾上腺、性腺等经典内分泌腺的激素种类很有限,而来源于具有特定功能器官组织的激素却达百余种。如消化道黏膜以及胎盘等部位都含有“专职”的内分泌细胞;脑、心、肝、肾等器官的一些细胞除自身的特定功能外,还兼有内分泌功能,如心肌主要通过收缩实现心脏泵血功能,但还能生成调节血容量的肽类激素等。

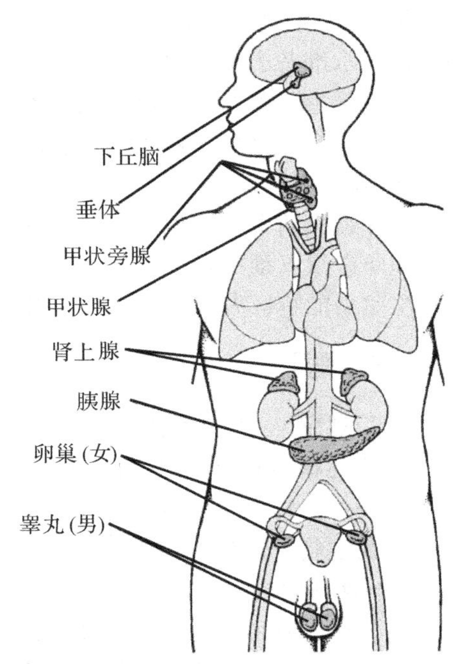

图 1.3.8-1　主要的内分泌腺

(二)内分泌系统的主要功能

内分泌系统通过激素发挥调节作用。激素对机体整体功能的调节作用可大致归纳为以下几方面:①整合机体稳态。激素参与水电解质平衡、酸碱平衡、体温、血压等调节过程,还直接参与应激反应等,与神经系统、免疫系统协调、互补,全面整合机体功能,适应环境变化。②调节新陈代谢。多数激素都参与调节组织细胞的物质代谢和能量代谢,维持机体的营养和能量平衡,为机体的各种生命活动奠定基础。③维持生长发育。促进全身组织细胞的生长、增殖、分化和成熟,参与细胞凋亡过程等,确保并影响各系统器官的正常生长发育和功能活动。④维持生殖过程。维持生殖器官的正常发育成熟和生殖的全过程,维持生殖细胞的生成直到妊娠和哺乳过程,以保证个体生命的绵延和种系的繁衍。

二、激　素

激素是内分泌腺或器官组织的内分泌细胞所分泌,以体液为媒介,在细胞之间递送调节信息的高效能生物活性物质。

(一)激素的分类

激素的种类繁多,来源复杂,按其化学性质大体可分为如下三类:

1. 胺类激素

胺类激素主要为酪氨酸衍生物,如去甲肾上腺素、肾上腺素、甲状腺激素等。

2. 多肽/蛋白质类激素

多肽/蛋白质类激素是一类形式多样、相对分子质量差异大、生成和分布范围广的激素,都是由氨基酸残基构成的肽链。如下丘脑调节性多肽、神经垂体激素、降钙素和胃肠激素等。

3. 脂类激素

脂类激素均为脂质衍生物，主要包括类固醇激素和脂肪酸衍生物。类固醇激素是由肾上腺皮质和性腺分泌的激素，如皮质醇、醛固酮、雌激素、孕激素以及雄激素等。固醇类激素包括胆钙化醇（维生素 D_3）、25-羟胆钙化醇（25-羟维生素 D_3）和 1,25-二羟胆钙化醇（1,25-二羟维生素 D_3）。脂肪酸衍生物如前列腺素。这些激素相对分子质量小，且脂溶性强，可以直接透过靶细胞膜，多与细胞内受体结合发挥生物调节作用。

（二）激素作用的一般特性

激素虽然种类很多，对靶细胞调节作用产生的效应各有不同，但它们在对靶组织发挥调节作用的过程中，具有某些共同的作用特征。

1. 激素的信息传递作用

内分泌细胞发出的信息以激素这种化学的方式传递给靶细胞。各种激素携带的信息只能对靶细胞原有的生理过程起加强或减弱的作用，调节其功能活动。在发挥作用的过程中，激素对其所作用的靶细胞既不能增加新功能，也不提供额外能量，仅在体内细胞之间传递生物信息，充当"信使"作用。例如，生长素促进生长发育，甲状腺激素增强代谢过程，胰岛素降低血糖等，都是调节靶细胞固有的功能。

2. 激素作用的相对特异性

多数激素释放进入血液，经血液循环可广泛接触各部位的组织、细胞，但有些激素只选择性地作用于某些特定的器官、组织和细胞，这称为激素作用的特异性。被激素选择作用的器官、组织和细胞，分别称为靶器官、靶组织和靶细胞。有些激素专一地选择作用于某一内分泌腺体，称为激素的靶腺。激素作用的特异性与靶细胞上存在能与该激素发生特异性结合的受体有关。激素与受体相互识别并发生特异性结合，经过细胞内复杂的反应，从而激发出一定的生理效应。

3. 激素的高效生物活性

激素是体内的高效能生物活性物质。生理状态下，激素在血液中的浓度都很低，一般在纳摩尔（nmol/L），甚至皮摩尔（pmol/L）数量级。激素与受体结合后，可在细胞内引发一系列酶促反应，并逐级放大效果，形成一个效能极高的生物放大系统。所以，虽然体液中激素的含量甚微，但其作用显著，如 1mg 的甲状腺激素可使机体增加产热量约 4200 kJ。故体内激素水平维持相对的稳定，对发挥激素的正常调节作用极为重要，一旦偏离正常范围，不论过多还是过少，都将引起机体功能活动一系列的异常变化。

表 1.3.8-2 主要激素及其化学性质

主要来源	激素	英文缩写	化学性质
下丘脑	促甲状腺激素释放激素	TRH	3 肽
	促性腺激素释放激素	GnRH	10 肽
	生长素释放抑制激素（生长抑素）	GHRIH	14 肽
	生长素释放激素	GHRH	44 肽
	促肾上腺皮质激素释放激素	CRH	41 肽
	促黑（素细胞）激素释放因子	MRF	肽
	促黑（素细胞）激素释放抑制因子	MIF	肽
	催乳素释放因子	PRF	肽

续表

主要来源	激　　素	英文缩写	化学性质
	催乳素释放抑制因子	PRF	肽
	血管升压素(抗利尿激素)	VP(ADH)	9 肽
	催产素	OXT	9 肽
腺垂体	促肾上腺皮质激素	ACTH	39 肽
	促甲状腺激素	TSH	糖蛋白
	促卵泡激素	FSH	糖蛋白
	黄体生成素	LH	糖蛋白
	促黑(素细胞)激素	β-MSH	18 肽
	生长素	GH	蛋白质
	催乳素	PRL	蛋白质
甲状腺	甲状腺素(四碘甲腺原氨酸)	T_1	胺类
	三碘甲腺原氨酸	T_3	胺类
甲状腺 C 细胞	降钙素	CT	32 肽
甲状旁腺	甲状旁腺激素	PTH	蛋白质
胰岛	胰岛素		蛋白质
	胰高血糖素		29 肽
	胰多肽		26 肽
肾上腺			
皮质	糖皮质激素(如皮质醇)		类固醇
	盐皮质激素(如醛固酮)		类固醇
髓质	肾上腺素	E	胺类
	去甲肾上腺素	NE	胺类
睾丸			
间质细胞	睾酮	T	类固醇
支持细胞	抑制素(卵巢也可产生)		糖蛋白
卵巢及胎盘	雌二醇	E_2	类固醇
	雌三醇	E_2	类固醇
	孕酮	P	类固醇
	人绒毛膜促性腺激素	hCG	糖蛋白
消化道及脑	促胃液素		17 肽
	缩胆囊素	CCK	33 肽
	促胰液素		27 肽
心房	心房钠尿肽	ANP	21～23 肽
松果体	褪黑素	MT	胺类
胸腺	胸腺激素		肽类、蛋白质
皮肤、食物	胆钙化醇(维生素 D_3)	VD_3	固醇类激素
肝脏	25-轻胆钙化醇(25-经维生素 D_3)		固醇类激素
肾脏	1,25-二羟胆钙化醇(1,25-二羟维生素 D_3)		固醇类激素

4. 激素间的相互作用

当多种激素共同参与某一生理活动的调节时，激素之间往往存在着协同作用或拮抗作用，这对维持特定生理活动的相对稳定起着重要作用。例如，生长激素、肾上腺素、糖皮质激素及胰高血糖素，虽然作用的环节不同，但均能提高血糖，在升糖效应上有协同作用；相反，胰岛素则降低血糖，与上述激素的升糖效应有拮抗作用。

有的激素本身并不能对某些器官、组织或细胞直接发挥作用，但其存在却是另一种激素发挥作用的前提，这种现象称为允许作用。糖皮质激素的允许作用是最明显的，它对心肌和血管平滑肌并无直接的增强收缩的作用，但是只有糖皮质激素存在的情况下，儿茶酚胺才能充分发挥对心血管的调节作用。

(三)激素信息的传递方式

激素只是在体内细胞间传递信息的一种化学信号分子，必须借助体液媒介才能在体内传输化学信息。目前已知激素可通过多种方式在体内细胞之间传递信息(图 1.3.8-2)。

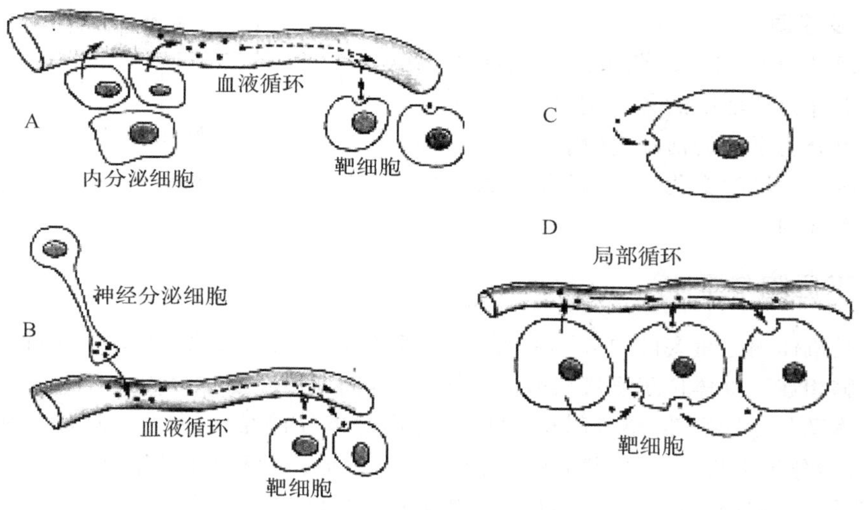

图 1.3.8-2　激素递送信息的主要作用途径

A. 内分泌；B. 神经内分泌；C. 自分泌；D. 旁分泌

1. 内分泌方式

经典的内分泌方式是指激素经血液运输至距离分泌部位较远的靶组织发挥作用，这种方式又称为远距分泌，如腺垂体分泌的各种激素、甲状腺激素等。

2. 旁分泌方式

某些激素分泌后可经组织液直接扩散并作用于相邻近的细胞，这种方式称为旁分泌，如胃肠激素。

3. 自分泌方式

激素分泌到细胞外后，又反过来作用于分泌该激素的细胞自身，发挥自我反馈调节作用，这种方式称为自分泌，如前列腺素等。

4. 神经分泌方式

神经分泌或神经内分泌是指形态和功能都具有神经元特征的一些神经细胞，其轴突末梢能向细胞间液分泌激素，分泌的激素称为神经激素。目前已知的神经激素都属于神经肽。

下丘脑神经肽等就是通过神经分泌的方式传递信息的。

(四)激素分泌的调节

激素是调节机体内环境稳态的重要因素,其分泌总量随机体的需要而发生相应的变化,因而内分泌细胞分泌激素的负反馈调节是最普遍的生理调控方式。

1. 反馈调节

反馈调节是一种自我调节。受控的内分泌细胞或腺体产生的激素可对控制部分的内分泌细胞或腺体发挥调节作用。下丘脑—腺垂体—靶腺轴调节系统是体内激素分泌相互影响的典型例子(图 1.3.8-3)。

2. 非反馈调节

非反馈调节也称开环调节。中枢神经系统可接受外界环境中的各种刺激,通过下丘脑调控内分泌系统的活动,使内分泌系统的活动适应于环境的变化,这一过程是通过开环调节实现的。

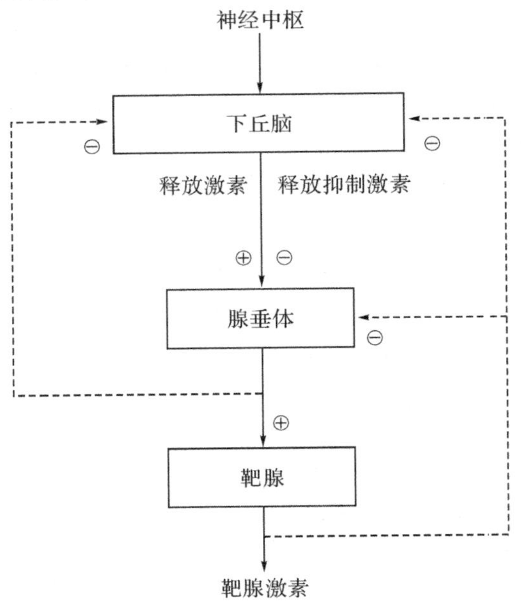

图 1.3.8-3　激素分泌的反馈调控

三、下丘脑与垂体

垂体是机体内最重要的内分泌腺,它分泌多种激素,调控其他多种内分泌腺。它借垂体柄与下丘脑相连。垂体位于颅底蝶鞍的垂体窝内,椭球形。垂体分腺垂体和神经垂体两部分。腺垂体又分为远侧部、结节部和中间部;神经垂体分神经部、漏斗。远侧部和结节部称垂体前叶,能分泌生长素、促甲状腺激素、促肾上腺皮质激素和促性腺激素等;中间部和神经部称垂体后叶。神经垂体能贮存和释放加压素(抗利尿激素)及催产素。

下丘脑与垂体在结构与功能上的联系非常密切,它通过垂体门脉系统与腺垂体发生联系;其视上核和室旁核神经元的轴突形成下丘脑—垂体束延伸至神经垂体。可将它们看作一个功能单位,并可区分为下丘脑—腺垂体系统和下丘脑—神经垂体系统。

(一)下丘脑—腺垂体系统

下丘脑基底部的正中隆起等部位的肽能神经元可以分泌两种性质的激素:释放激素和释放抑制激素,其主要作用是调节腺垂体的活动,因此称为下丘脑调节肽。

1. 下丘脑调节肽

目前已知的下丘脑调节肽共 9 种:促甲状腺激素释放激素(thyrotropin releasing hormone, TRH)、促性腺激素释放激素(gonadotropin releasing hormone, GnRH)、生长素释放激素(growth hormone releasing hormone, GHRH)和生长抑素(somato statin, SS)或称生长激素释放抑制激素(growth hormone releasing-inhibiting hormone, GHRIH)、促肾上腺皮质激素释放激素(corticotropin releasing hormone, CRH)、催乳素释放因子(prolactin releasing factor, PRF)和催乳素释放抑制激素(prolactin releasing-inhibiting hormone, PIH)、促黑激素释放因子(melanophore-stimulating hormone releasing factor, MRF)和促黑

激素释放抑制因子(melanophore-stimulating hormone releasing-inhibiting factor, MIF)。这些激素通过与垂体靶细胞受体结合,兴奋或抑制腺垂体激素的分泌(表1.3.8-2)。

表1.3.8-2　下丘脑调节肽的化学性质与主要作用

种　类	化学性质	主要作用
促甲状腺激素释放激素(TRH)	3肽	促进促甲状腺激素的分泌
促性腺激素释放激素(GnRH)	10肽	促进黄体生成素、促卵泡激素的分泌
生长素释放激素(GHRH)	44肽	促进生长素的分泌
生长抑素(GIH)	14肽	抑制生长素的分泌
促肾上腺皮质激素释放激素(CRH)	41肽	促进促肾上腺皮质激素的分泌
催乳素释放因子(PRF)	肽	促进催乳素的分泌
催乳素释放抑制因子(PIF)	多巴胺(?)	抑制催乳素的分泌
促黑激素释放因子(MRF)	肽	促进促黑激素的分泌
促黑激素释放抑制因子(MIF)	肽	抑制促黑激素的分泌

2. 腺垂体激素的生理作用

腺垂体主要由腺细胞组成,是体内十分重要的内分泌腺。腺垂体至少分泌7种垂体激素:生长素(growth hormone, GH)、促甲状腺激素(thyroid-stimulating hormone. TSH)、促肾上腺皮质激素(adreno cortico tropic hormone, ACTH)、促卵泡激素(follicle-stimulating hormone, FSH)、黄体生成素(luteinizing hormone, LH)、催乳素(prolactin, PRL)和促黑激素(melanophore stimulating hormone, MSH)。其中TSH、ACTH、FSH和LH均作用于各自的内分泌靶腺,形成下丘脑—垂体—靶腺轴的三级水平调节。GH、RPL和MSH直接作用于靶组织或靶细胞,发挥调节作用。

(1)生长素(GH):GH是腺垂体中含量较多的激素。人的GH是由191个氨基酸组成的蛋白质激素。生长素的功能包括:

1)促进个体生长:机体的生长受多种激素的影响,GH是起关键作用的激素。幼年动物切除垂体后,生长即停滞,如及时补充GH,可使其恢复生长发育。人幼年期若GH缺乏,则长骨生长迟缓,身材矮小,称侏儒症,但不影响脑发育,智力正常;若幼年期GH分泌过多可引起巨人症。若在成年时,生长激素分泌过多,此时由于骨骺已闭合,只可刺激肢端和颌面部的骨增大,发生肢端肥大症。

GH是通过生长素介质诱导而发挥作用的。GH能刺激肝、肾及肌肉组织产生一种多肽,称为生长素介质。在GH作用下,它能促进硫酸盐和氨基酸的摄取和蛋白合成,促进软骨组织增殖与骨化,使长骨加长。因其化学结构与胰岛素相似,所以又称为胰岛素样生长因子(insulinlike growth factor, IGF)。

2)促进代谢:GH对代谢过程有广泛的影响,具有促进蛋白质合成、促进脂肪分解和升高血糖的作用。同时,它使机体的能量来源由糖代谢向脂肪代谢转移,促进生长发育和组织修复。GH可促进氨基酸进入细胞,加强DNA、RNA的合成,使尿氮减少,呈氮的正平衡;GH可激活对激素敏感的脂肪酶,促进脂肪分解,增强脂肪酸的氧化分解,提供能量,并使组织特别是肢体的脂肪量减少;还可抑制外周组织摄取和利用葡萄糖,减少葡萄糖的消耗,升高血糖水平。

(2)其他激素:促甲状腺激素、促肾上腺激素和两种促性腺激素(促卵泡素和黄体生成素）是分别调节甲状腺、肾上腺皮质和性腺分泌活动的。一方面调节相应靶腺对激素的合成和分泌，另一方面维持靶腺的正常生长发育。PRL 的作用是使发育完全而具备泌乳条件的乳腺开始分泌乳汁，并维持泌乳。催乳素还能促进排卵和黄体生长，并刺激雌激素、孕激素分泌。MSH 的主要作用是促进黑素细胞中的酪氨酸酶的合成和激活，从而促进酪氨酸转变为黑色素，使皮肤与毛发等的颜色加深。

3. 腺垂体功能活动的调节

腺垂体的功能直接受下丘脑控制，同时也受外周靶腺激素的反馈调节。

(1)下丘脑对腺垂体的调节：下丘脑神经内分泌细胞分泌调节肽，通过垂体门脉系统作用于腺垂体调节其分泌活动。

(2)外周靶腺激素对下丘脑—腺垂体系统的反馈调节：下丘脑、腺垂体与外周靶腺之间构成三级轴的调节系统，它们之间存在依次调节及反馈调节关系，从而使血液中的相关激素浓度相对稳定在一定水平上。

(3)反射性调节：机体内外环境变化时，可反射性地通过高级中枢影响下丘脑的活动，从而影响腺垂体的分泌功能。例如，应激刺激（麻醉、手术、创伤、大出血、剧烈运动等）可引起 ACTH 分泌增加；低血糖可使 GHRH 和 GH 分泌增加等。

(二)下丘脑—神经垂体系统

下丘脑—神经垂体系统所产生、释放的激素称神经垂体激素，包括催产素和血管升压素（或抗利尿激素，antidiuretic hormone，ADH）。人血管升压素的第 8 位氨基酸为精氨酸，故称精氨酸升压素。

血管升压素和催产素由下丘脑视上核和室旁核合成分泌的。它们在下丘脑合成后沿下丘脑—垂体束的轴浆流动运送并贮存于神经垂体的神经末梢处，在适宜的刺激作用下，由神经垂体释放进入血液循环，运送至靶细胞和靶组织发挥调节作用。

四、甲状腺

甲状腺是人体内最大的内分泌腺，其重量约为 20～25g。甲状腺呈“H”形，由左、右侧叶和连接两侧叶的甲状腺峡组成。侧叶位于喉下部与气管上部的两侧，上平甲状软骨中点，下至第 6 气管软骨环，后方平对第 5～7 颈椎，甲状腺峡位于第 2～4 气管软骨环前方。临床急救进行气管切开时，要尽量避开峡部（图 1.3.8-4）。甲状腺有两层被膜，内层称纤维囊（真被膜），包裹甲状腺表面，并伸入腺实质，将腺组织分隔成许多小叶。外层称甲状腺鞘（假被膜），将甲状腺固定于环状软骨和气管软骨环上，故吞咽时，甲状腺可随喉上下移动。

甲状腺主要由腺泡（也称滤泡）组成（图 1.3.8-5），腺泡上皮细胞是甲状腺激素合成与释放的部位。腺泡腔中充满甲状腺的胶状分泌物，其中含有甲状腺素，是激素的贮存库。甲状腺激素主要有两种，即甲状腺素，又称四碘甲腺原氨酸（thyroxine，3，5，3′，5′-tetraiodothyronine，T_4）和三碘甲腺原氨酸（3，5，3′-triiodothyronine，T_3），在腺体或血液中 T_4 含量较 T_3 多，约占总量的 90%，但 T_3 的生物学活性较 T_4 强约 5 倍，是甲状腺激素发挥生理作用的主要形式。在甲状腺组织中，还有滤泡旁细胞，可分泌降钙素。

甲状腺激素合成的原料有碘和甲状腺球蛋白，在甲状腺球蛋白的酪氨酸残基上发生碘化，并合成甲状腺激素。人每天大约从食物中摄取碘 100～200μg，约有 1/3 进入甲状腺，甲状腺含碘总量为 800μg，占全身碘量的 90%。因此，甲状腺与碘代谢的关系极为密切。

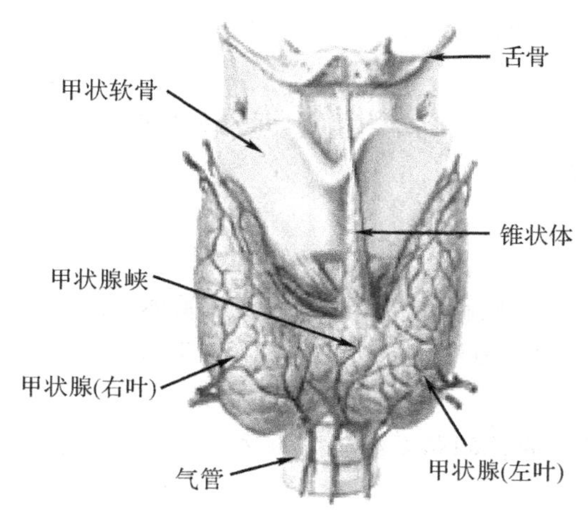

图 1.3.8-4 甲状腺前面观

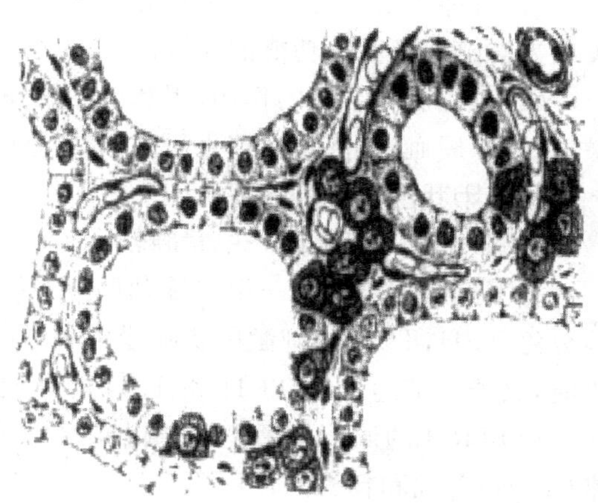

图 1.3.8-5 甲状腺滤泡

(一)甲状腺激素的生理作用

甲状腺激素没有特异的靶细胞,其作用十分广泛,包括调节机体的新陈代谢、生长发育和多种系统、器官的生理功能。

1. 对能量代谢的调节

甲状腺激素具有显著的生热效应,可增加心肌、肝、肾和骨骼肌等组织(脑除外)细胞膜上 Na^+-K^+-ATP 酶的活性,从而增加耗氧量与产热量。

2. 对物质代谢的调节

(1)对蛋白质代谢的作用:甲状腺激素对蛋白质代谢的影响因量不同而有差异,正常生理水平的甲状腺激素促进蛋白质的合成。幼小动物切除甲状腺后,肌肉、肝和肾中的蛋白质减少。此时如给中等剂量的甲状腺激素后,会使蛋白质合成增加,氮的排泄减少;T_3 和 T_4 增多时加强蛋白质的分解代谢,使尿氮排出增多。

(2)对糖代谢的作用:甲状腺激素可促进肠黏膜对葡萄糖的吸收,促进糖原分解和肝产生糖原。甲状腺激素还能加强儿茶酚胺和胰高血糖素等的生糖效应,因而具有升高血糖的趋势。但 T_3 和 T_4 又可加强外周组织对糖的利用,也可降低血糖。

(3)对脂肪代谢的作用:甲状腺激素既能促进脂肪酸的氧化,并增强儿茶酚胺与胰高血糖素等的脂解作用。

3. 对生长发育的作用

在人类和哺乳动物,甲状腺激素是维持正常生长与发育不可缺少的激素,对脑和骨的发育尤其重要。在胚胎期,T_3 和 T_4 可诱导神经因子的合成,促进神经元的分裂、突起的形成和胶质细胞以及髓鞘的生长等,故而缺乏可导致脑发育显著障碍。甲状腺激素还可刺激骨化中心的发育,使软骨骨化,促进长骨和牙齿的生长。但胚胎期胎儿骨的生长,甲状腺激素并不是必需的,所以先天性甲状腺功能发育不全的胎儿,出生时身长可基本正常,但脑的发育受到了不同程度的影响,在出生后数周至 3～4 个月后才显现出智力的低下和长骨生长停滞,称呆小症(克汀病)。

4. 对器官系统的作用

(1)对神经系统的作用:甲状腺激素对神经系统的主要作用在于易化儿茶酚胺的效应,表现为交感神经系统功能的亢进。

(2)对心血管系统的作用:甲状腺激素使心搏率加快,心缩力增强,每分和每搏输出量都增加;使外周血管舒张,可携带更多的热量至体表。

(二)甲状腺功能的调节

1. 下丘脑—腺垂体—甲状腺轴

在下丘脑—腺垂体—甲状腺轴调节系统中,下丘脑释放 TRH 作用于腺垂体,促使腺垂体分泌 TSH,TSH 能刺激甲状腺增生和分泌 T_4、T_3,血液中的游离的 T_3 和 T_4 达到一定水平时,又能反馈地抑制 TRH 和 TSH 的释放。

(1)TRH 的调节作用:下丘脑分泌的 TRH 经垂体门脉系统至腺垂体,有促进甲状腺激素(TSH)合成和释放的作用。

(2)TSH 的调节作用:腺垂体分泌的 TSH 对甲状腺激素合成、释放的每个环节,从细胞聚碘到甲状腺球蛋白水解释放 T_4、T_3,均有促进作用。TSH 还能刺激甲状腺腺泡细胞核酸与蛋白质的合成,使腺细胞增生,腺体增大。

(3)甲状腺激素的反馈作用:T_4、T_3 能与腺垂体促甲状腺激素细胞核的特异受体结合产生一种抑制性蛋白,它能抑制 TSH 的合成与分泌,同时还可降低腺垂体对 TRH 的反应性。血液中 T_4、T_3 浓度升高时,TSH 的合成与分泌即减少,T_4、T_3 的释放也随之减少;反之则增多。这种负反馈作用是体内 T_4、T_3 浓度维持生理水平的重要机制。

2. 甲状腺的自身调节

甲状腺能根据血碘水平调整自身对碘的摄取和利用以及甲状腺激素的合成与释放,这种调节完全不受 TSH 影响,故称自身调节。血碘水平升高初期,T_4、T_3 合成增加,但超过一定限度后,T_4、T_3 合成速度不再增加,反而明显下降,称为碘阻断效应,即过量的碘产生的抗甲状腺效应。

自身调节作用使甲状腺机能适应食物中碘供应量的变化,从而保证腺体内合成激素量的相对稳定。利用过量碘产生的抗甲状腺效应,临床上常用大剂量碘处理甲状腺危象和做术前准备。

3. 自主神经的调节作用

刺激交感神经可促进甲状腺激素分泌;刺激支配甲状腺的副交感神经乙酰胆碱纤维则抑制甲状腺激素的分泌。

五、甲状旁腺激素和降钙素

甲状旁腺为黄豆大小的扁椭圆形小体,棕黄色,通常有上、下甲状旁腺各一对。上甲状旁腺位于甲状腺侧叶后缘上中 1/3 交界处,纤维囊和甲状腺鞘之间的间隙中;下甲状旁腺位于甲状腺侧叶后缘下端近甲状腺下动脉处,有时埋入甲状腺实质内。甲状旁腺分泌甲状旁腺激素(para thyriod hormone, PTH),调节体内钙磷代谢,维持血钙平衡。

降钙素(calci tonin, CT)由甲状腺 C 细胞分泌,与甲状旁腺激素共同调节机体钙和磷的代谢,控制血浆中钙和磷的水平,参与骨代谢调节。

(一)甲状旁腺的内分泌

1. 甲状旁腺激素的生理作用

PTH 的生理作用主要是升高血钙及降低血磷，是调节血钙和血磷水平的最重要激素。

(1)对骨组织的作用：PTH 可动员骨钙入血，使血 Ca^{2+} 浓度升高。其作用包括快速效应与延迟效应两个时相。快速效应在 PTH 作用后数分钟即可出现，使骨细胞膜对 Ca^{2+} 的通透性迅速增高，骨中的 Ca^{2+} 进入细胞，并经细胞膜上钙泵作用转运至细胞外液中，引起血钙升高。延迟效应在 PTH 作用后 12～14h 出现，经数天甚至几周后才达高峰，其效应是通过激活破骨细胞的活动而实现的。破骨细胞向周围释放蛋白水解酶，使骨组织溶解，使钙、磷进入血液。

(2)对肾脏和小肠的作用：PTH 促进肾近端小管对钙的重吸收，减少尿钙排出，使血钙升高。PTH 对肾的一个重要作用是可激活肾内的 1α-羟化酶，催化 25-(OH)D_3 转变为活性更高的 1,25-$(OH)_2D_3$。1,25-$(OH)_2D_3$ 作用于小肠黏膜，促进其对钙和磷等的吸收。

2. 甲状旁腺激素分泌的调节

血浆钙浓度是调节 PTH 分泌的最重要因素。血钙浓度稍有降低即可直接刺激甲状旁腺细胞分泌 PTH，以负反馈形式调节 PTH 分泌。在 PTH 作用下，促进肾脏重吸收钙增多，并促使骨内钙的释放，结果使已降低了的血钙浓度迅速回升。

此外，血磷升高可使血钙降低而间接刺激 PTH 的分泌。1,25-$(OH)_2D_3$ 可直接作用于甲状旁腺抑制其分泌。

(二)降钙素

1. 降钙素的生理作用

降钙素的主要作用是降低血钙和血磷，其受体主要分布在骨和肾。在骨组织，CT 抑制破骨细胞活动，使溶骨过程减弱，同时还使成骨细胞活动增强，钙、磷沉积增加，血钙和血磷水平因而下降；在肾脏，CT 降低肾小管对钙、磷、钠、氯等的重吸收，使它们在尿中的排出量增加。

2. 降钙素分泌的调节

降钙素的分泌主要受血钙浓度的调节，血钙浓度增加时分泌增加，反之则分泌减少。CT 和 PTH 对血钙调节的效应正相反，两者共同调节体内的钙代谢。

六、胰　岛

胰岛是胰腺的内分泌部，为实质性的细胞团块，人胰腺中散在分布 100 万～200 万个胰岛。主要含有 5 种类型的细胞：A 细胞约占胰岛细胞的 20%，分泌胰高血糖素；B 细胞约占 75%，分泌胰岛素；D 细胞占 5%左右，分泌生长抑素(somato statin, SS)；PP 细胞数量很少，分泌胰多肽。

(一)胰岛素

胰岛素为含 51 个氨基酸残基的小分子蛋白质，相对分子质量为 6000，由含有 21 个氨基酸的 A 链和含有 30 个氨基酸的 B 链组成，在两条链间借助 2 个二硫键平行连接，二硫键打开则失去活性。

1. 胰岛素的生理作用

胰岛素是促进合成代谢、维持血糖正常水平的主要激素。

(1)调节糖代谢:胰岛素加速全身组织,特别是肝脏、肌肉和脂肪组织摄取和利用葡萄糖,促进肝糖原和肌糖原的合成,抑制糖异生,从而使血糖降低。

(2)调节脂肪代谢:胰岛素可促进脂肪的合成与储存,促进葡萄糖进入脂肪细胞,合成甘油三酯和脂肪酸。胰岛素还抑制脂肪酶的活性,减少脂肪的分解。

(3)调节蛋白质代谢和生长:胰岛素可促进氨基酸进入细胞内;促进脱氧核糖核酸、核糖核酸和蛋白质的合成;抑制蛋白质的分解。由于能促进蛋白质合成,所以胰岛素对机体的生长有调节作用,但需与生长素共同作用,促生长效果才显著。

2. 胰岛素分泌的调节

(1)血糖水平:血糖水平是反馈调节胰岛素分泌的最重要因素。B细胞对血糖变化十分敏感,当血糖浓度升高时,胰岛素分泌明显增加,使血糖降低;血糖水平降低至正常时,胰岛素的分泌恢复到基础水平,从而维持血糖浓度相对稳定。

氨基酸和血糖对刺激胰岛素分泌有协同作用。此外,血中脂肪酸和酮体大量增加时也可促进胰岛素分泌。

(2)其他激素的作用:胰高血糖素可通过旁分泌作用,刺激B细胞分泌胰岛素;生长抑素则有抑制作用。胃肠道激素如促胃液素、促胰液素、缩胆囊素和抑胃肽等都有刺激胰岛素分泌的作用,其生理意义在于,当食物尚在肠道时,胰岛素分泌即已增加,使机体能为应付即将被吸收的各种营养物质做好准备。生长素、糖皮质激素、甲状腺激素可通过升糖作用间接刺激胰岛素分泌。肾上腺素和去甲肾上腺素可通过B细胞上的受体直接抑制胰岛素的分泌。

(3)神经调节:胰岛受迷走神经和交感神经支配。迷走神经兴奋时,可通过神经末梢释放乙酰胆碱,作用于胰岛B细胞膜上的M受体,引起胰岛素的释放,也可通过刺激胃肠激素的分泌而间接促进胰岛素分泌。交感神经兴奋可通过释放去甲肾上腺素,作用于B细胞膜上α-受体,抑制胰岛素分泌。

(二)胰高血糖素

人胰高血糖素是由29个氨基酸组成的直链多肽,相对分子质量为3485。

1. 胰高血糖素的生理作用

与胰岛素的作用相反,胰高血糖素最显著的效应是升高血糖。胰高血糖素与肝细胞膜受体结合后,通过cAMP-PKA系统,激活肝细胞的磷酸化酶,加速糖原分解;胰高血糖素还可加速氨基酸进入肝细胞,并激活糖异生过程有关的酶系,促进糖异生。糖原分解和糖异生作用的增强,使血糖明显升高。胰高血糖素还可激活脂肪酶,促进脂肪分解,同时又能加强脂肪酸氧化,使酮体生成增多。

另外,胰高血糖素可促进胰岛素和胰岛生长抑素的分泌。

2. 胰高血糖素分泌的调节

与胰岛素分泌的调节相同,血糖浓度是调节胰高血糖素分泌的最重要因素。血糖升高抑制胰高血糖素的分泌,降低则促进其分泌。血氨基酸水平升高也可促进胰高血糖素的分泌。

胰岛素可直接作用于A细胞,抑制胰高血糖素的分泌,也可通过降低血糖间接刺激胰高血糖素的分泌。D细胞分泌的生长抑素也可直接作用于A细胞,抑制其分泌。

交感神经兴奋时释放去甲肾上腺素,通过β受体促进胰高血糖素的分泌,迷走神经则可通过M受体抑制其分泌。

胰岛素和胰高血糖素是调节血糖浓度的重要激素，而血糖浓度又可对它们的分泌发生调节作用，从而构成一个闭合的自动反馈调节系统，使血糖浓度稳定于正常水平，而后者是机体内环境稳态的内容之一。

七、肾上腺

肾上腺是人体相当重要的内分泌器官，由于位于两侧肾脏的上方，故名肾上腺。肾上腺左右各一，位于肾的上方，共同为肾筋膜和脂肪组织所包裹。左肾上腺呈半月形，右肾上腺为三角形，两侧共重 10～15g。肾上腺实际是由两种内分泌腺体所组成，即周围部的皮质和中央部的髓质，分别称为肾上腺皮质和肾上腺髓质。

（一）肾上腺皮质

肾上腺皮质分泌三类激素：球状带细胞分泌盐皮质激素，主要是醛固酮（aldosterone，ADS）；束状带细胞分泌糖皮质激素，主要是皮质醇；网状带细胞分泌性激素。

肾上腺皮质对于生命活动是极为重要的器官；其作用主要表现在两方面：其一是通过释放盐皮质激素调节机体的水盐代谢，维持循环血量和动脉血压；其二是通过释放糖皮质激素调节糖、蛋白质、脂肪等物质代谢，提高机体对伤害性刺激的抵抗力。

1. 糖皮质激素的生理作用

（1）对物质代谢的影响

1）糖代谢：糖皮质激素具有显著的升血糖作用，是调节机体糖代谢的重要激素之一。它促进氨基酸进入肝，并增强肝脏内与糖异生有关的酶的活性，致使糖异生过程大大加强；糖皮质激素有抗胰岛素作用，降低肌肉、脂肪等组织对胰岛素的反应性，减少外周组织对葡萄糖的利用，导致血糖升高。

2）蛋白质代谢：糖皮质激素促进肝外组织，特别是肌肉组织蛋白质分解，并加速氨基酸入肝生成肝糖原。

3）脂肪代谢：糖皮质激素促进脂肪分解，增强脂肪酸在肝内的氧化过程，有利于糖异生作用。但全身不同部位的脂肪组织对糖皮质激素的敏感性不同，四肢敏感性较高；面部、肩、颈、躯干部位敏感性较低，却对胰岛素（它可促进脂肪合成）的敏感性较高，因而使脂肪呈现特殊的分布形式。

4）水盐代谢：糖皮质激素可增加肾小球滤过功能，促进水的排泄。

（2）对其他器官组织的作用

1）血液系统：糖皮质激素可促进骨髓造血功能，使血液中红细胞和血小板的数量增多；促使附壁的粒细胞进入血液循环，增加血液中中性粒细胞的数量；而使淋巴细胞、嗜酸性粒细胞和嗜碱性粒细胞数量减少。

2）心血管系统：糖皮质激素为维持正常血压所必需。一方面，糖皮质激素能增强血管平滑肌对儿茶酚胺的敏感性（允许作用）；另一方面，糖皮质激素可降低毛细血管壁的通透性，减少血浆的滤出，有利于维持血容量。

3）消化系统：糖皮质激素能促进包括胃酸和胃蛋白酶在内的各种消化液和消化酶的分泌。

4）神经系统：糖皮质激素可以提高中枢神经系统的兴奋性。

（3）在应激反应中的作用：当机体受到伤害性刺激时，可发生一系列适应性和耐受性的非特异性反应，称为应激。应激反应中，垂体分泌 ACTH 增加，导致血中糖皮质激素浓度升高，在应激反应中发挥重要的作用。应激过程中有多种激素参与反应，可以从多方面调整机体对应激刺激的适应和抵御能力，以保护机体自身、抵抗和耐受伤害性刺激。

药理剂量的糖皮质激素有抗炎、抗过敏、抗中毒、抗休克的作用。

(4)糖皮质激素分泌的调节：糖皮质激素的分泌由下丘脑—腺垂体—肾上腺皮质轴进行调节，以维持血中糖皮质激素的相对稳定和在不同状态下的生理需要。下丘脑促垂体区神经细胞合成释放的 CRH 通过垂体门脉系统被运送到腺垂体，促使腺垂体合成、分泌 ACTH，ACTH 可促进肾上腺皮质合成、分泌糖皮质激素，同时也刺激束状带和网状带发育生长。

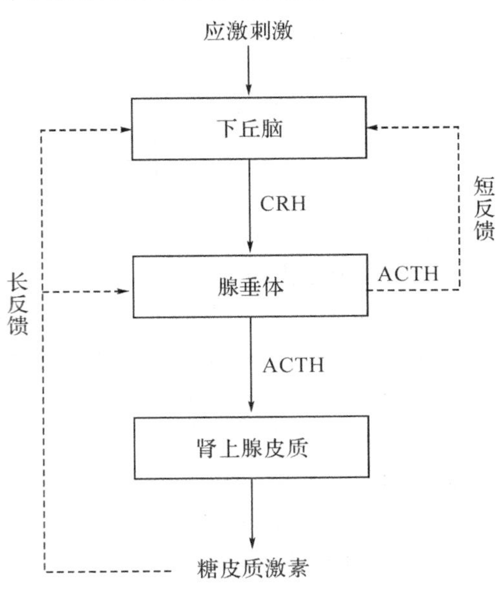

图 1.3.8-6 糖皮质激素分泌的调节示意图

在下丘脑—垂体—肾上腺皮质轴中，还存在着反馈调节。当垂体分泌的 ACTH 在血中浓度达到一定水平时通过短反馈作用于下丘脑 CRH 神经元，抑制 CRH 的释放。当血液中糖皮质激素浓度升高时又可反馈作用于下丘脑和腺垂体，抑制 CRH 和 ACTH 的分泌。在应激状态下，由于下丘脑和腺垂体对反馈刺激的敏感性降低，使这些负反馈作用暂时失效，ACTH 和糖皮质激素的分泌大大增加。

2. 盐皮质激素

肾上腺皮质分泌的盐皮质激素中以醛固酮的活性为最大。醛固酮是调节机体水盐代谢的重要激素，它通过促进肾远曲小管及集合管重吸收钠、水和排出钾，进而影响细胞外液和循环血量。醛固酮的作用是促进靶细胞内醛固酮诱导蛋白的合成，该蛋白可提高肾小管上皮细胞对 Na^+ 的通透性，并促进 Na^+ 泵活性，因而 Na^+ 重吸收增加。Na^+ 重吸收造成的小管腔负电位以及 Na^+ 泵活动造成的细胞内高 K^+，促进 K^+ 的分泌。由于 Na^+ 重吸收增加，水继发重吸收增加，使细胞外液量增加，对于维持循环血量有重要意义。

(二)肾上腺髓质

肾上腺髓质的嗜铬细胞主要分泌肾上腺素(epinephrine, E)和去甲肾上腺素(nor epinephrine, NE 或 noradrenaline)，它们都属于儿茶酚胺类物质。

1. 肾上腺素和去甲肾上腺素的生理作用

肾上腺素与去甲肾上腺素对各器官、组织的生理作用广泛而多样，已在各有关章节中分别介绍。这里主要讨论其代谢调节作用以及在应急反应中的作用。

(1)代谢调节作用：肾上腺素与其受体结合后，通过 cAMP-PKA 途径，加强肝糖原、肌糖原分解，使血糖浓度升高；加速脂肪动员，促使乳酸合成糖原；增加组织耗氧量和机体产热量，使基础代谢率升高。

(2)在应急反应中的作用：当机体遭遇紧急情况时，交感—肾上腺髓质系统功能紧急动员的过程，称为应急反应。应急反应中，这一系统活动加强，髓质激素大量分泌，作用于中枢神经系统，提高其兴奋性，使反应灵敏；同时心率加快，心收缩力加强，心输出量增加；呼吸频率增加，每分通气量增加；促进肝糖原与脂肪分解，使糖与脂肪酸增加，为骨骼肌、心肌等活动提供更多的能源。这些变化，有利于随时调整机体各种机能，以应付环境急变，使机体度过紧急时刻而“脱险”。

2. 肾上腺髓质激素分泌的调节

(1)交感—肾上腺髓质系统：支配肾上腺髓质的神经属交感神经节前纤维，其末梢释放乙酰胆碱，通过N型胆碱受体引起嗜铬细胞释放肾上腺素和去甲肾上腺素。若交感神经持续兴奋，可促进有关合成酶的数量增加和活性增强。

(2)ACTH的调节：ACTH与糖皮质激素也可增强某些合成酶的活性，促进肾上腺素和去甲肾上腺素的合成和分泌。

(3)自身反馈调节：肾上腺髓质激素的分泌也存在负反馈调节，当血中儿茶酚胺的浓度增加到一定程度时. 又可反馈地抑制儿茶酚胺的某些合成酶类的活性，使儿茶酚胺合成减少，浓度下降。

【思考题】

1. 简述激素在体内的作用特点。
2. 简述胰岛素的生理作用及其分泌调节。
3. 简述甲状腺激素的生理作用。
4. 肾上腺皮质主要分泌哪些激素？
5. 试述糖皮质激素的作用。
6. 调节和影响机体生长发育的激素有哪些？各有何作用？

（许益笑）

第九节　感觉器官和皮肤

【学习目标】

1. 掌握皮肤的微细结构。
2. 掌握眼球壁的组成。
3. 掌握房水的产生、循环和作用。
4. 掌握眼的主要屈光系统。
5. 掌握骨迷路的组成及膜迷路的组成。

感觉器是感受器及其附属结构的总称，属于特殊的感受器，如视器、前庭蜗器和嗅器等。

感受器是感觉神经的末梢装置，它广泛分布全身各部，感受器功能是接受机体内、外环境的各种刺激，将其转化为神经冲动，借感觉神经传入中枢产生感觉。感受器种类繁多，形态功能各异，根据感受器所在部位，接受刺激的来源和特化程度分为三类：①外感受器分布在皮肤、黏膜、视器和听器等处，接受来自外界环境的触、压、痛、温度、光、声等物理刺激和化学刺激。②内感受器分布在内脏、内部器官和心血管等处，接受来自内部环境的刺激，如血管的压力，血液中化合物浓度等刺激。③本体感受器分布在肌、腱、关节和内耳的位觉感受器等处，接受机体运动或平衡变化时所产生的刺激。

一、皮　肤

人的全身表面都覆盖着皮肤，皮肤是软组织，柔韧而富于弹性，在一定的范围内可以推动和伸张。皮肤的厚度以年龄、性别、部位的不同而各不相同。皮肤是人体最大和最重要的器官，成人皮肤的表面积平均 $1.7m^2$。皮肤容纳了人体约 1/3 的循环血液和约 1/4 的水分。皮肤具有保护机体、感受刺激、调节体温、吸收和排泄等多种作用。当皮肤严重受到破坏时，可危及人的生命。

(一)皮肤的结构

皮肤由表皮和真皮两部分组成，表皮是皮肤的浅层，为角化的复层扁平上皮；真皮位于表皮的深面，由致密结缔组织构成。

1. 表皮　身体各部的表皮薄厚不一，但由深到浅均由五层构成：

(1)基底层：为一层排列整齐的立方形或矮柱状最多，具有较强的分裂增殖能力，新生的细胞逐渐向表层推移，依次转化成其他各层细胞。在基底层细胞之间散在分布着一些黑色素细胞，此种细胞的多少，可决定皮肤颜色的深浅。皮肤的颜色取决于皮肤所含黑色素的多少和血流的快慢，被太阳晒黑后的皮肤内含黑色素较多，皮肤逐渐变黑；运动后因毛细血管扩张，血流加快，皮肤会发红。

(2)棘层：由 4～10 层多边形细胞组成。细胞表面有许多细小的棘状突起，故称棘细胞。

(3)颗粒层：由 2～3 层梭形细胞组成。细胞质内有较粗大的透明角质颗粒。

(4)透明层：由数层扁平细胞组成。细胞质呈均质透明状，细胞核消失。

(5)角质层：由数层扁平的角质细胞组成。细胞质内充满角质蛋白，具有较强的耐摩擦和耐酸、耐碱等保护作用(图 1.3.9-1)。

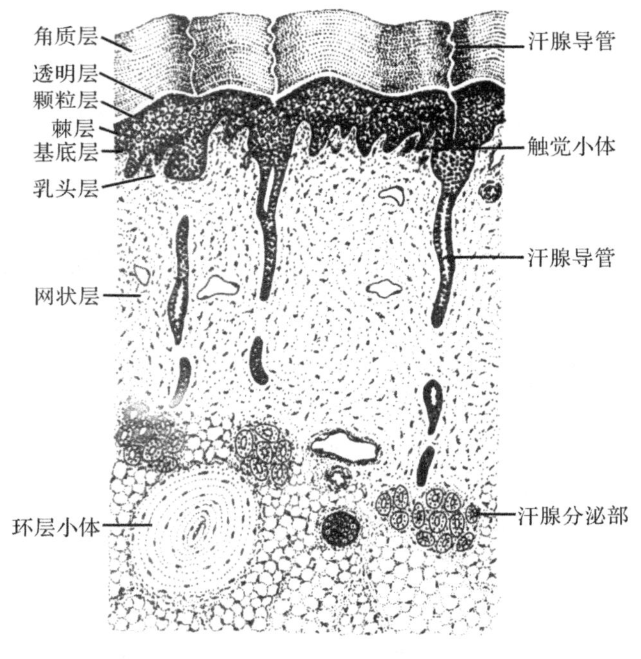

图 1.3.9-1　皮肤的结构

2. 真皮

真皮在表皮下层，表皮底部呈凸凹状与真皮紧密接触，真皮内部的细胞很少，主要由致密结缔组织构成。与表皮分界明显，分为乳头层和网状层。

(1)乳头层：为与表皮相连的部分，结缔组织呈乳头状突向表皮，称真皮乳头。乳头内有丰富的毛细血管和感受器，如游离神经末梢和触觉小体等。真皮乳头扩大了表皮与真皮的接触面，使两者连接牢固，并有利于表皮从真皮组织中吸收营养。真皮中有胶原纤维、弹性纤维和网状纤维等,它与皮肤的弹性、光泽、张力等有很重要的关系。皮肤的松弛、起皱等老化都发生在真皮之中。

(2)网状层:位于乳头层的深部,较厚,与乳头层无明显分界。此层结构较致密,粗大的胶原纤维束互相交织成网状,并含有许多弹性纤维,使皮肤具有较强的韧性和弹性。网状层内含有许多细小的血管、淋巴管和神经,以及毛囊、汗腺、皮脂腺和环层小体等(图1.3.9-1)。

(二)皮肤的附属结构

皮肤的附属结构包括毛发、皮脂腺、汗腺和指(趾)甲等。

1. 毛发

分毛干和毛根两部分。毛干露于皮肤的外面,毛根埋入皮肤内,周围有毛囊。毛囊有上皮组织和结缔组织构成。毛根和毛囊的下端合为一体,形成膨大的毛球。毛球底部凹陷,有富含血管的结缔组织突入内,称毛乳头。毛乳头对毛发的生长有重要作用。毛囊的一侧有一束平滑肌连接真皮浅层,称立毛肌,收缩使毛发竖起。

2. 皮脂腺

多位于毛囊和立毛肌之间,开口于毛囊上段或皮肤表面。皮脂腺能分泌皮脂,对皮肤和毛发具有滋润和保护作用。

3. 汗腺

属单管状腺,其分泌部位于真皮深层和皮下组织内,导管由真皮上行,穿过表皮,开口于皮肤表面。汗腺的分泌物称汗液,具有排泄水分和废物、调节体温等作用。

4. 指(趾)甲

位于手指和足趾末节的背面,由排列紧密的角质层形成。它的前部露于体表,叫甲体;后部埋在皮肤内,为甲床;甲体两侧的皮肤皱襞,叫甲襞;甲襞于甲体之间的沟,叫甲沟。甲沟易被细菌感染,形成甲沟炎。

二、视　器

视器俗称眼。视器由眼球和眼副器两部分构成。

(一)眼球

眼球是视器的主要部分。由眼球壁和眼球内容物组成。

1. 眼球壁　眼球壁自外向内由三层膜组成(图 1.3.9-2)

(1)纤维膜(外膜):纤维膜由坚韧的致密结缔组织构成,具有保护眼球内部结构的作用,可分为角膜和巩膜两部分。角膜占纤维膜的前 1/6,略向前方凸出。角膜内无血管、无淋巴管,无色透明,富有弹性,具有屈光作用;角膜有丰富的感觉神经末梢,故感觉灵敏。角膜的营养依靠房水和角膜缘的血管渗出液供应。巩膜占纤维膜的后 5/6,由致密结缔组织构成,血管较少,呈乳白色,不透明。在巩膜与角膜交界处的深部,有一环形的细管,称巩膜静脉窦,房水经此进入静脉。

(2)血管膜(中膜):血管膜位于纤维膜与视网膜之间,富含血管和色素细胞,呈黑褐色,故又称葡萄膜。血管膜有营养眼球和吸收散射光线的作用。血管膜由前向后依次可分为虹膜、睫状体和脉络膜三部分(图 1.3.9-2、3)。虹膜是血管膜的最前部分,位于角膜与晶状体之间,呈圆盘状,中央有一圆孔,称瞳孔。虹膜内有两种不同走行方向的平滑肌:一种是瞳孔括约肌,该肌靠近瞳孔缘,环绕瞳孔排列,收缩时可使瞳孔缩小;另一种是瞳孔开大肌,其肌

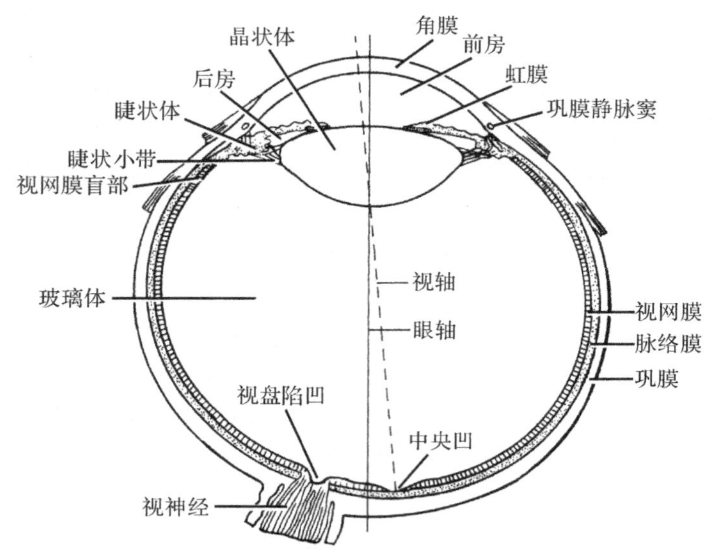

图 1.3.9-2 右眼球的水平切面

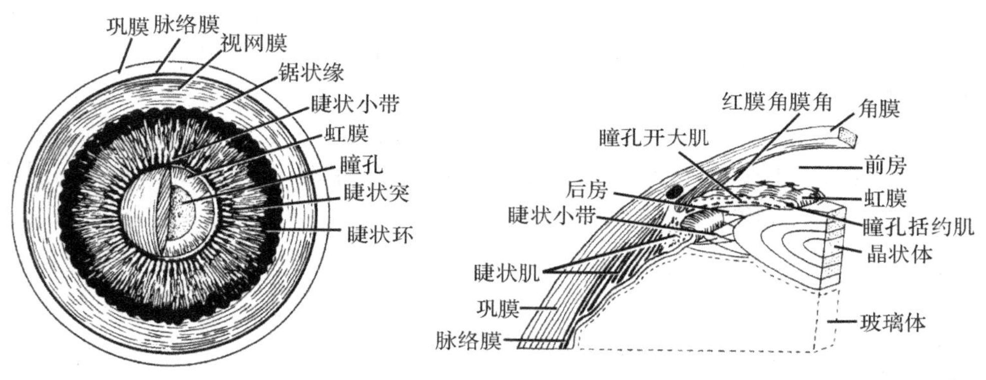

图 1.3.9-3 眼球前半部后面观及虹膜角膜角

纤维自虹膜周围向瞳孔呈放射状排列，收缩时牵引瞳孔边缘，使瞳孔开大。睫状体位于角膜与巩膜移行部的内面，是血管膜的增厚部分，前接虹膜，后续脉络膜。睫状体前部较厚，向后逐渐变薄，故在眼的水平切面上呈三角形。睫状体内的平滑肌称睫状肌，收缩时睫状体向前内移位，使睫状小带松弛，晶状体的曲度增大。睫状体表面的上皮细胞能分泌房水。脉络膜占血管膜的后 2/3，外贴巩膜，内连视网膜，成自富含血管和色素细胞的疏松结缔组织。其丰富的血管对眼球有营养作用，色素细胞可吸收光线，防止光线反射干扰物象。

(3)视网膜(内膜)：视网膜居血管膜与玻璃体之间，向后与视神经相连。衬于虹膜和睫状体内面的视网膜无感光作用，称视网膜盲部；衬于脉络膜内面的有感光作用，称视网膜视部。视部的后份最厚，在眼球后极的鼻侧，与视神经相对应的部位(视神经穿出处)，有一圆形隆起，称视神经盘或视神经乳头。因视神经盘处无感光能力，故又称盲点。在视神经盘颞侧约 3.5mm 处，有一黄色的小区，称黄斑；黄斑中央凹陷，称中央凹，此处视网膜最薄，感光细胞（视锥细胞）密集，为视觉最敏锐的部位。视网膜中央动、静脉经视神经盘分布于视网膜（图 1.3.9-4）。

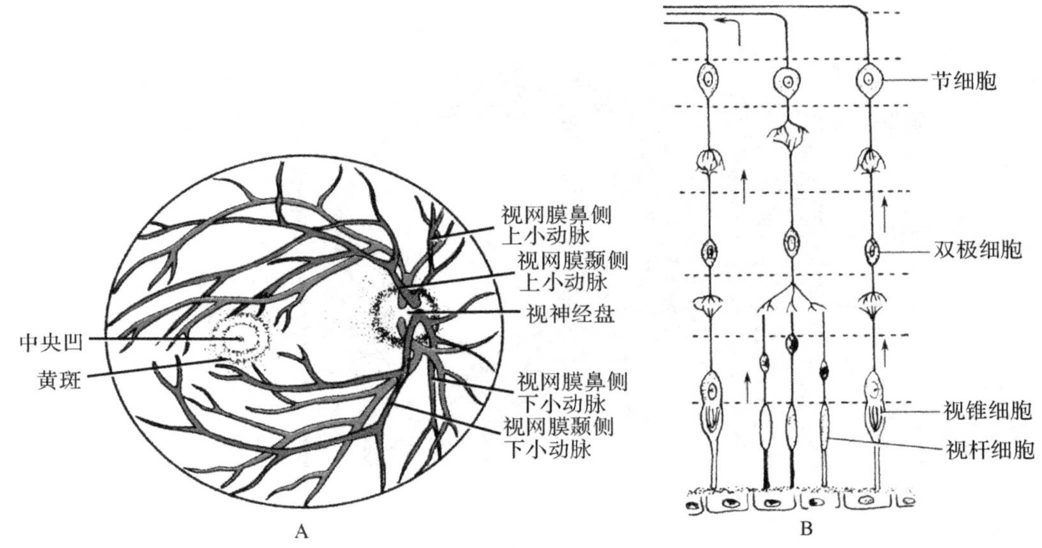

图 1.3.9-4　眼底（A）和视网膜神经细胞（B）示意图

视网膜视部的结构分内外两层，即外层的色素层和内层的神经层。色素层由单层色素细胞组成，有吸收光线保护视细胞免受强光刺激的作用等；神经层由三层细胞构成，自外向内依次为视锥视杆细胞层、双极细胞层和节细胞层。视锥细胞和视杆细胞是感光细胞，为视觉感受器。三层神经细胞借突触相互联系。节细胞的轴突向眼球后端集中形成视神经盘，穿出巩膜组成视神经。

2. 眼球内容物　眼球内容物包括房水、晶状体和玻璃体。它们均为无血管的透明结构，对光线产生屈光作用，与角膜共同组成眼的屈光系统。

（1）眼房和房水

1）眼房：眼房是角膜与晶状体、睫状体及睫状小带之间的不规则腔隙，被虹膜分隔为前房和后房。前房在角膜与虹膜之间，后房在虹膜、睫状体和睫状小带与晶状体之间。前、后房借瞳孔相通（图 1.3.9-5）。

2）房水：房水是无色透明的液体，充满于眼房内。房水由睫状体产生，其循环途径如下：房水由后房通过瞳孔进入前房，再经虹膜角膜角进入巩膜静脉窦，最后流入眼静脉（图 1.3.9-5）。

房水除有屈光作用外，还有营养角膜、晶状体和维持正常眼内压的作用。若房水循环受阻，会引起眼内压增高，压迫视神经，导致视力减退或失明，称青光眼。

3）晶状体：晶状体位于虹膜后方，呈双凸透镜状，透明而富有弹性，无血管和神经。晶状体周缘借睫状小带连于睫状体，睫状体内的睫状肌收缩和舒张，可使睫状小带松弛或紧张，从而调节晶状体的曲度。当看近物时，晶状体曲度增大，屈光力加强，看远物时则相反。随着年龄的增长，晶状体弹性降低，睫状肌对晶状体的调节能力减弱，看近物时晶状体屈光度不能相应增大，导致视物不清，称老视。若晶状体混浊，则称为白内障（图 1.3.9-5）。

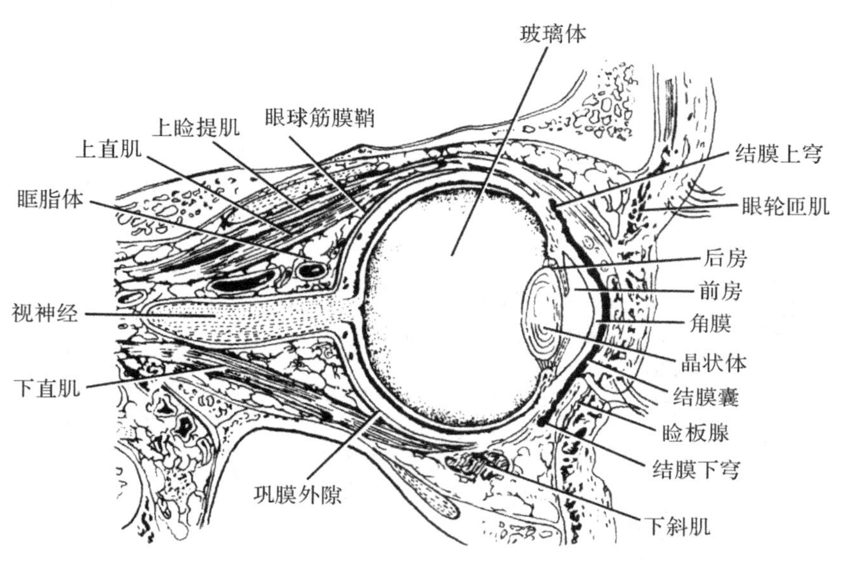

图 1.3.9-5　右眼眶(矢状切面)

4)玻璃体:玻璃体为无色透明的胶状物质,充满于晶状体和视网膜之间,周围包有玻璃体膜。玻璃体除具有屈光作用外,还有支撑视网膜的作用。

(二)眼副器

眼副器包括眼睑、结膜、泪腺和眼外肌。

1. 眼睑　眼睑覆盖于眼球前面,分为上睑和下睑。眼睑的游离缘,称睑缘。上、下睑缘之间的裂隙称睑裂,睑裂的内、外侧角分别称内眦和外眦。睑缘上长有睫毛。眼睑的皮肤较薄,皮下筋膜疏松。眼睑内有致密结缔组织构成的睑板,是眼睑的支架,内有睑板腺,其导管开口于睑缘,分泌脂性液体,有润滑睑缘的作用。睑板腺导管阻塞,可形成囊肿,又称霰粒肿(图 1.3.9-6)。

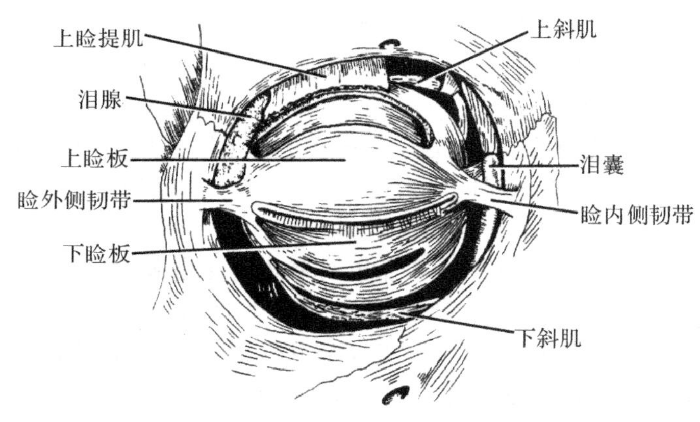

图 1.3.9-6　睑板

2. 结膜　结膜是一层透明富含血管的薄膜。覆盖在巩膜前面的称球结膜,覆盖在眼睑后面的称睑结膜,两者之间反折处称结膜穹隆,包括结膜上穹和结膜下穹,结膜上穹较结膜下穹更为深陷。全部结膜围成一个囊状腔隙称结膜囊。

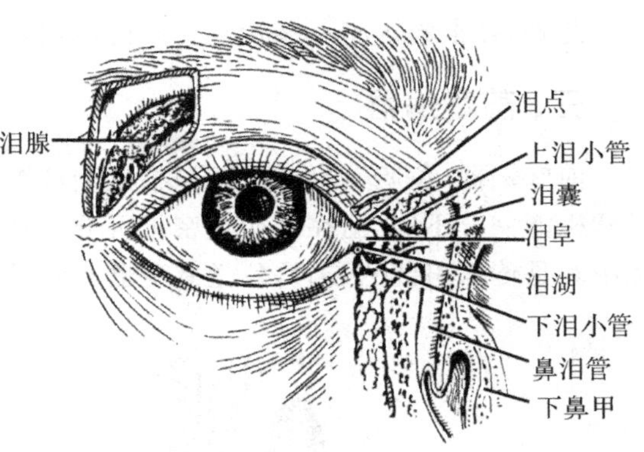

图 1.3.9-7　泪器

3. 泪器　由泪腺和泪道构成。泪道包括泪小管、泪囊和鼻泪管(1.3.9-7)。

(1)泪腺:位于眼眶上壁的前外侧份,其排泄管开口于结膜上穹(图 1.3.9-7)。泪液可湿润角膜,冲洗异物,对眼球起保护作用。

(2)泪道:起自上、下睑缘内侧份的泪点的泪小管,向内侧通泪囊。泪囊为一膜性囊,位于眼眶内侧壁的泪囊窝内,其上端为盲端,向下通鼻泪管。鼻泪管上接泪囊,向下开口于下鼻道。

4. 眼外肌　运动眼球的肌肉共有六条,即上、下、内、外四条直肌和上、下两条斜肌,它们均位于眼眶内。上、下直肌的作用,分别使眼球向上内及下内方向转动;内、外直肌则使眼球向内及向外转动。上斜肌的作用是使眼球转向外下方,下斜肌收缩时使眼球转向外上方。由于上述诸肌的作用,眼球能向各个方向转动(图 1.3.9-8)。

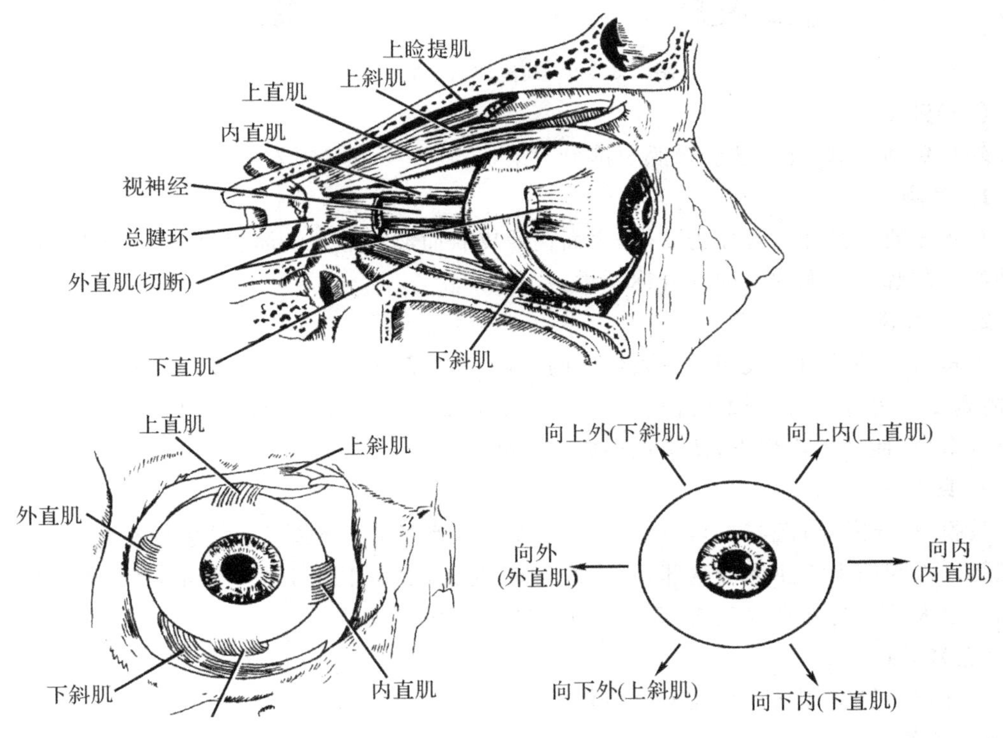

图 1.3.9-8　眼肌(外侧观)

此外，在上睑内有一条运动上睑的肌肉，称上睑提肌，有上提上睑、开大睑裂的作用。

三、前庭蜗器

前庭蜗器（位听器）俗称耳，包括感受位置变化的前庭器和接受声波刺激的听器。两者虽然机能完全不同，但在结构上密不可分。耳可分为外耳、中耳和内耳（图 1.3.9-9）。外耳和中耳是传导声波的装置，位觉感受器和听觉感受器则位于内耳。

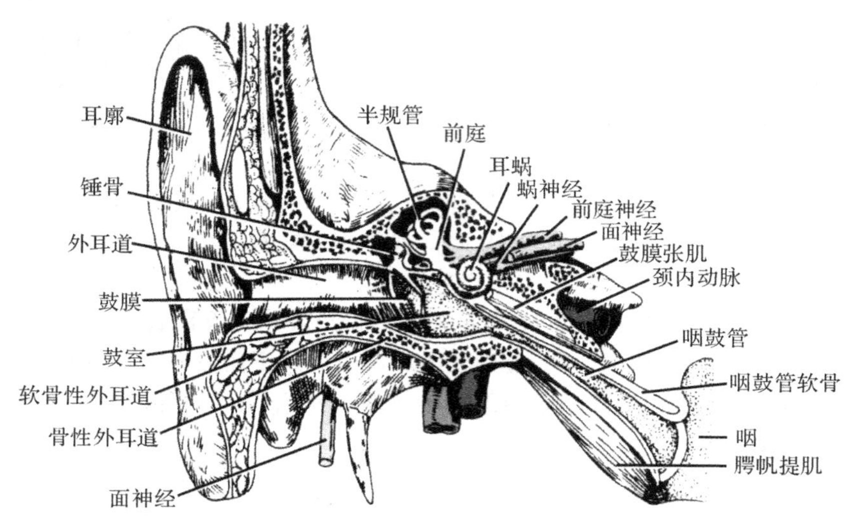

图 1.3.9-9 前庭蜗器全貌模式图

（一）外耳

外耳包括耳廓、外耳道和鼓膜三部分。

1. 耳廓

耳廓主要由弹性软骨作为支架，表面覆盖皮肤而成。耳廓浅筋膜很少，但具有丰富的血管神经。耳廓下部无软骨的部分称耳垂。

2. 外耳道

外耳道是外耳门至鼓膜的一条弯曲的管道，其外侧 1/3 为软骨性，是耳廓软骨的直接延续；内侧 2/3 为骨性，位于颞骨内。两部交界处较狭窄。由于软骨部分可以移动，将耳廓向后上方牵拉，使外耳道变直，便于观察成人的鼓膜。

3. 鼓膜

鼓膜位于外耳道底与中耳鼓室之间，为半透明薄膜，呈椭圆形。鼓膜中央向内凹陷，称鼓膜脐。鼓膜前上 1/4 为松弛部，活体检查时，呈淡红色；下 3/4 为紧张部，活体检查时呈灰白色。成人鼓膜与外耳道底成 45°～50°角（图 1.3.9-10、11）。

（二）中耳

中耳包括鼓室、咽鼓管、乳突窦和乳突小房三部分。

1. 鼓室

鼓室是颞骨内的一个不规则的含气小腔，位于鼓膜和内耳之间，内面衬有黏膜（图 1.3.9-9、11）。

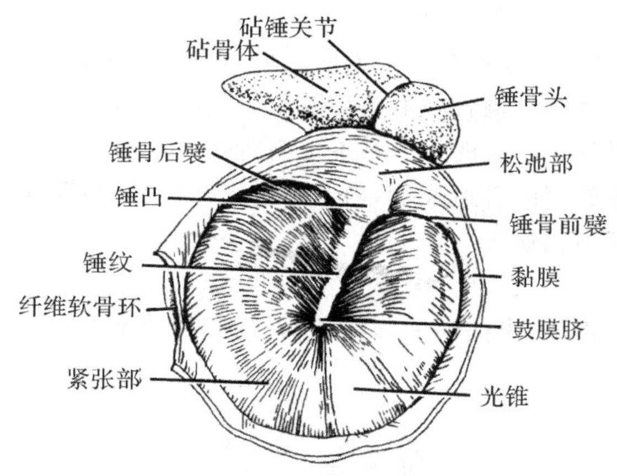

图 1.3.9-10　鼓膜

鼓室内含有三块听小骨。由外侧向内侧排列依次为锤骨、砧骨和镫骨。它们以关节相互连结，形成听骨链。锤骨附着于鼓膜内面，镫骨则连于前庭窗。当声波振动鼓膜时，听小骨链起杠杆作用，使镫骨来回摆动，将声波的振动传向内耳（图 1.3.9-11）。

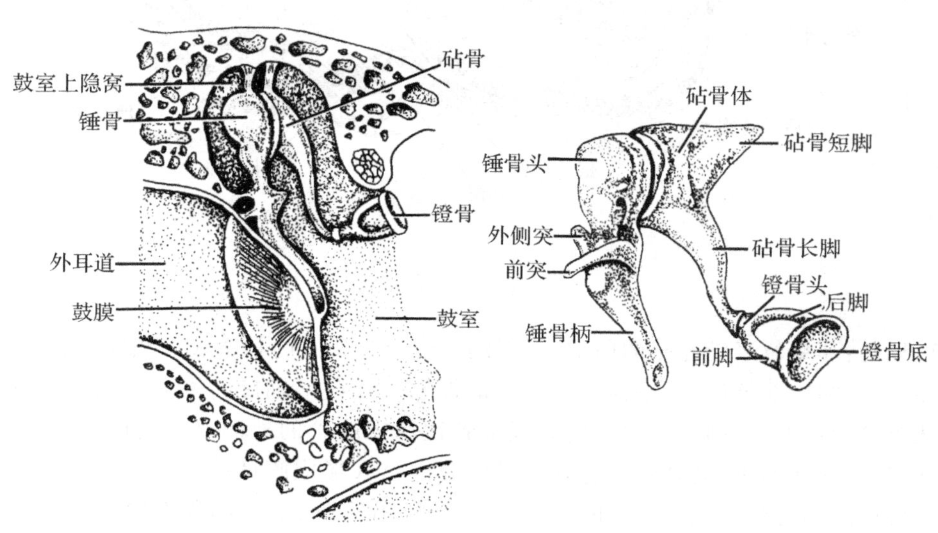

图 1.3.9-11　听小骨（右侧）

2. 咽鼓管

咽鼓管是连通咽腔与鼓室的管道。平时咽鼓管成闭合状态，吞咽或打呵欠时则开放，空气可经咽鼓管进入鼓室，以调节鼓膜两侧的气压。幼儿咽鼓管短而平直，且管腔相对较大，故咽腔感染时，炎症可由咽鼓管蔓延至鼓室，引起中耳炎。

3. 乳突窦和乳突小房

乳突窦是介于鼓室和乳突小房之间的腔，乳突小房为颞骨乳突内的许多含气小腔，它们互相通连。乳突窦和乳突小房内都衬有黏膜，与鼓室黏膜相延续。

(三)内耳

内耳位于颞骨岩部内，在鼓室与内耳道底之间，因其结构复杂，故又称迷路。迷路可分为骨迷路和膜迷路。骨迷路是颞骨内的骨性隧道，膜迷路套在骨迷路内，是膜性小管和膜性小囊，由上皮和结缔组织构成，它的形态基本上与骨迷路相似。听觉感受器和位觉感受器位于膜迷路内。膜迷路是封闭的管道或囊，内含内淋巴；骨迷路与膜迷路之间的腔隙内含外淋巴。内淋巴与外淋巴互不相通。

1. 骨迷路

骨迷路的管壁为骨密质，由前向后分为耳蜗、前庭和骨半规管三部分(图1.3.9-12)。

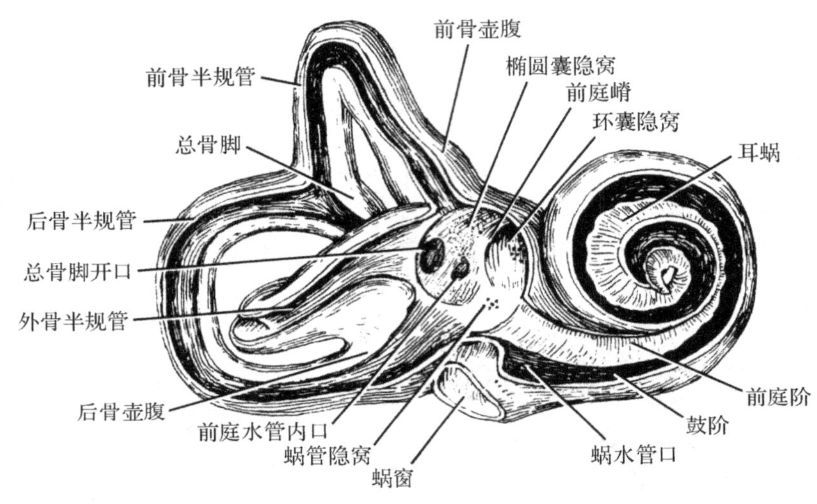

图 1.3.9-12 骨迷路

(1)耳蜗：耳蜗位于骨迷路的前部，形似蜗牛壳。底朝向内耳道底称蜗底，蜗神经穿蜗底进入耳蜗。尖朝向前外侧，称蜗顶。耳蜗由蜗螺旋管环绕蜗轴旋转两圈半构成。蜗轴骨质疏松，从蜗轴周缘发出一骨螺旋板，但此板未到达蜗螺旋管的外侧壁。蜗螺旋管为一骨管，围绕蜗轴盘曲约两圈半，其外侧壁骨膜增厚向腔内突入形成膜螺旋板。骨螺旋板与膜螺旋板连接，将蜗螺旋管分隔成的上、下两半，上半部称前庭阶，下半部称鼓阶。前庭阶起自前庭，在前庭窗处与镫骨相连。鼓阶终于蜗窗的第二鼓膜。前庭阶与鼓阶在蜗顶经蜗孔彼此相通。

(2)前庭：前庭在骨迷路的中部，为一不规则的空腔。前庭的外侧壁即鼓室的内侧壁，有前庭窗和蜗窗。内侧壁即内耳道底。前壁有一大孔与耳蜗相通，后壁有五个小孔通向三个骨半规管。

(3)骨半规管：骨半规管在骨迷路的后部，是三个互相垂直的半环形的骨性小管，按其位置分别称前骨半规管、后骨半规管和水平骨半规管，每一个骨半规管都有两个脚，一个为单骨脚，另一个为壶腹骨脚。壶腹骨脚的膨大部称骨壶腹。前、后骨半规管的单骨脚合成一总骨脚，因此三个骨半规管只有五个孔与前庭相通。

2. 膜迷路

膜迷路位于骨迷路内，管径小于骨迷路，并借纤维束固定于骨迷路(图1.3.9-13)。

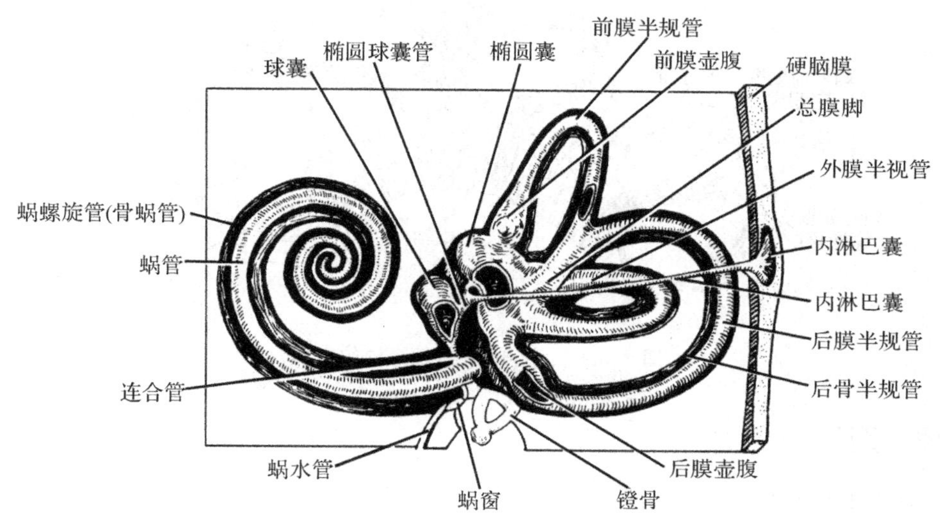

图 1.3.9-13　内耳模式图

(1)椭圆囊和球囊：椭圆囊和球囊位于耳蜗的前庭内，椭圆囊居后上方，向后与膜半规管相通，向前借椭圆球囊管与球囊相通。球囊在前下方，其下端经连合管与蜗管相通。椭圆囊底部和前壁及球囊前壁的黏膜局部增厚隆起，分别形成椭圆囊斑和球囊斑。椭圆囊斑和球囊斑均为位觉感受器，能感受头部静止时的位置和直线变速运动的刺激。

(2)膜半规管：膜半规管套在骨半规管内，形状与骨半规管相似，但较细小。在骨壶腹内，膜半规管也膨大成膜壶腹，壶腹内有一横行隆起，称壶腹嵴，它是壶腹一侧的黏膜增厚突向腔内所形成的。壶腹嵴也是位觉感受器，能感受头部旋转变速运动的刺激。

(3)蜗管：蜗管位于耳蜗的蜗螺旋管内。起自前庭，终于蜗顶；顶端为盲端，下端借连合管通入球囊。蜗管内含内淋巴。蜗管在切面上呈三角形，有三个壁：①下壁由膜螺旋板构成，又称基底膜，其上有螺旋器或称 Corti 氏器，为听觉感受器；②上壁为前庭膜，此膜是骨螺旋板外侧缘至蜗螺旋管外侧壁之间的一层斜形膜，其上方即前庭阶。③蜗管的外侧壁较厚，富含血管，与蜗螺旋管的骨膜相贴(图 1.3.9-14)。

(四)声音传导

声音传导有空气传导和骨传导两种途径，在正常情况下以空气传导为主。在正常情况下，声音使空气发生波动，声波经外耳门入外耳道，作用于鼓膜使之振动，然后借助于听小骨链的杠杆作用，由镫骨冲击前庭窗，激起前庭阶中的外淋巴波动，外淋巴经蜗孔传至鼓阶，使第二鼓膜外突或内陷，从而缓冲外淋巴的压力。当外淋巴波动时，必然引起内淋巴波动，从而刺激螺旋器(又称 Corti 氏器)，并将这种刺激转化为神经冲动，经蜗神经传至大脑皮质的听觉中枢，产生听觉。

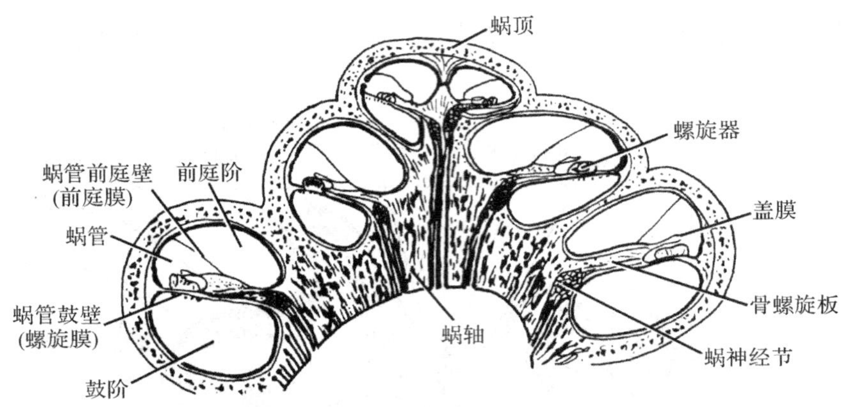

图 1.3.9-14　耳蜗(通过蜗轴的剖面)

【思考题】

1. 简述皮肤的结构。
2. 简述眼球壁的分层及各层的结构特点。
3. 简述房水产生、循环途径和作用。
4. 简述视近物、远物时晶状体是如何调节的。
5. 简述声波是如何传导的。

(孙淑红)

第二篇　病原生物学基础

第四章　细　　菌

【学习目标】

1. 掌握细菌的形态和结构特点。
2. 掌握细菌特殊结构种类及意义。
3. 熟悉细菌生长繁殖的条件、方式。
4. 熟悉细菌毒力及感染的发生、发展及结局。

细菌是属于原核型细胞的一种单胞生物，形体微小，通常以微米为单位，结构简单。无成形细胞核、也无核仁和核膜，除核蛋白体外无其他细胞器。在适宜的条件下其有相对稳定的形态与结构。一般将细菌染色后用光学显微镜观察，可识别各种细菌的形态特点，而其内部的超微结构须用电子显微镜才能看到。了解细菌的形态和结构对研究细菌的生理活动、致病性、免疫性及鉴别细菌、诊断疾病和防治细菌性感染等均有重要的理论和实际意义。

细菌的应用十分广泛，多数细菌在人体内是有益的，而少数会致病。除了过去我们所熟悉的致病性细菌外，美国科学家新近发现，有一类称为拟杆菌的细菌会阻碍一种称为 FIAF 的酶的作用，正常情况下这种酶能抑制脂肪的吸收与储存。拟杆菌过于活跃，使 FIAF 酶消失无踪，导致身体吸收更多脂肪，变得肥胖。因此，探索和研究细菌拥有广阔的前景，学习细菌的基础知识十分必要。

第一节　细菌形态和结构

一、细菌形态

细菌按其外形主要分为三类，球菌、杆菌、螺形菌(图 2.4.1-1)，一般以微米(μm)为测量单位。不同种类的细菌大小不一，同一种细菌也因菌龄和环境因素等影响而各有差异。

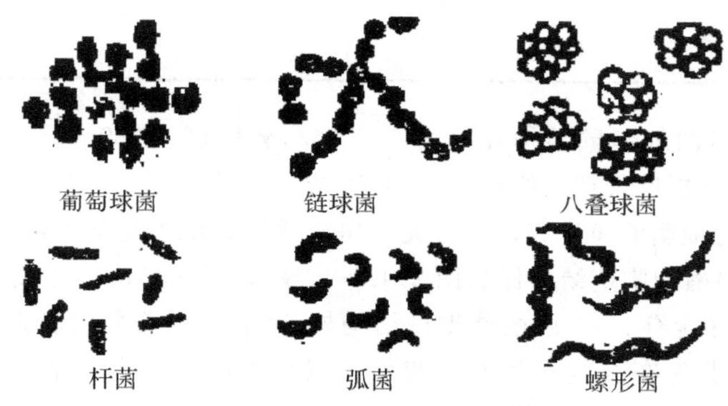

图 2.4.1-1　细菌基本形态

二、细菌的结构

细菌的结构(如图 2.4.1-2)可分为基本结构和特殊结构两种。基本结构包括细胞壁、细胞膜、细胞质、核质、核蛋白体等结构;特殊结构包括荚膜、鞭毛、菌毛等某些细菌在一定条件下所形成的特有结构。而有的细菌在一定条件下可转化为休眠状态,称为芽孢。细菌的结构与细菌的生存、致病性和免疫性等均有一定相关性。

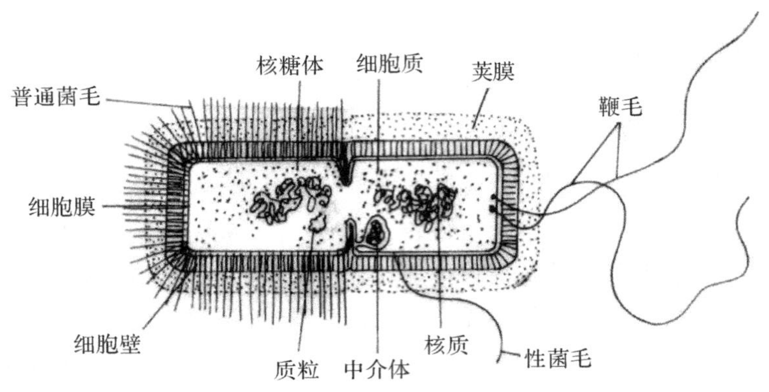

图 2.4.1-2 细菌的细胞结构模式图

(摘自《医学微生物学》,陆德源主编.人民卫生出版社,2003.)

(一)细菌的基本结构

1. 细胞壁

细菌最外层,较厚,坚韧有弹性。用革兰染色法可将细菌分为革兰阳性(G^+)和革兰阴性(G^-)两类,两类细菌细胞壁结构和组成有较大差异(表 2.4.1-1)。

表 2.4.1-1 革兰阳性菌和革兰阳性菌细胞壁比较

细胞壁	革兰阳性菌	革兰阳性菌
强度	较坚韧	较疏松
厚度	20～80nm	10～15nm
肽聚糖层数	可多达 50 层	1～2 层
肽聚糖含量	50%～80%	5%～20%
磷壁酸	有	无
外膜	无	有

革兰阳性(G^+)菌细胞壁结构详见图 2.4.1-3,较厚(20～80nm),约占细胞壁干重的 50%,除含有 15～50 层肽聚糖结构外,另一特有成分为磷壁酸。此外,G^+ 菌表面尚有一些特殊的表面蛋白,与细菌的免疫和毒力有关。如金黄色葡萄球菌表面的 A 蛋白。

革兰阴性(G^-)菌细胞壁结构详见图 2.4.1-4,较薄(10～15nm),但结构较复杂,约占细胞壁干重的 80%,除含有 1～2 层的肽聚糖结构外,其表面覆盖着由脂蛋白、脂质双分子层和脂多糖组成的外膜。在细胞膜和外膜的脂质双分子层之间有一空腔,约占细胞体积的 20%～40%,称为周浆间隙。该间隙含有多种酶和特殊结合蛋白,能帮助细菌获得营养并具有解毒等作用。

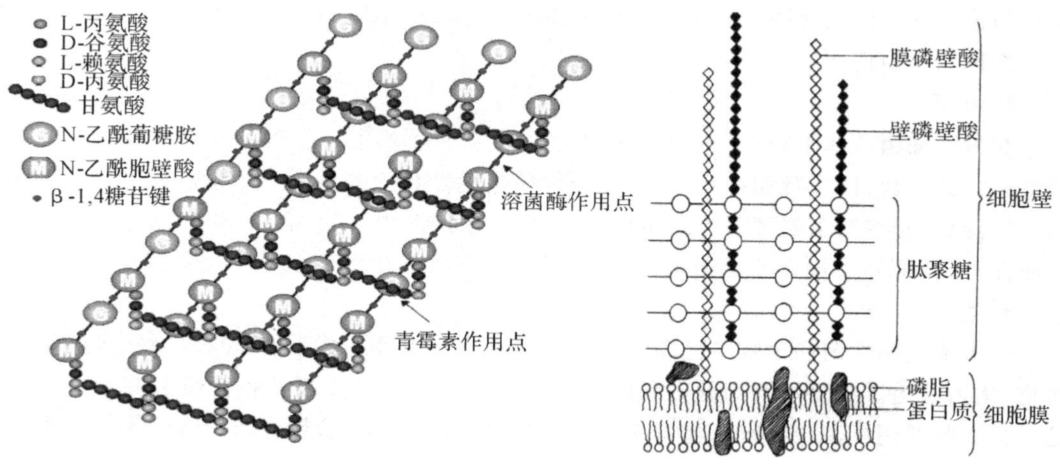

图 2.4.1-3 G^+ 菌细胞壁结构

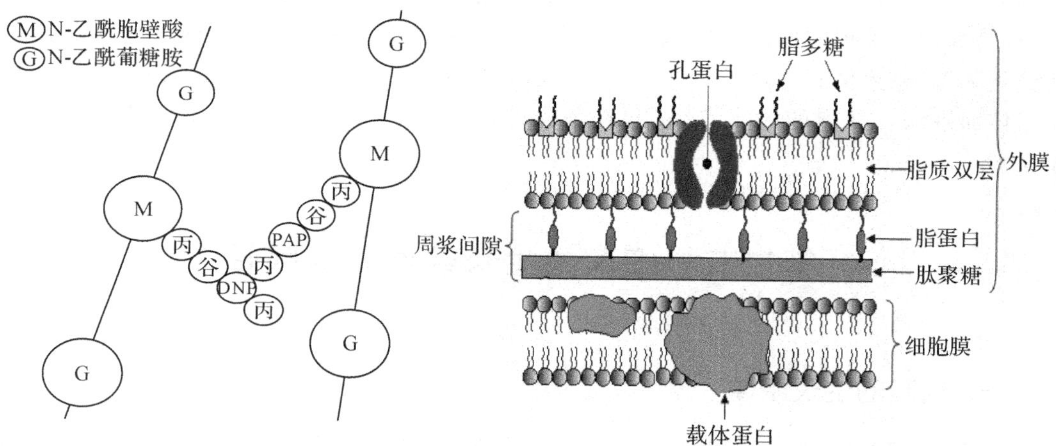

图 2.4.1-4 G^- 菌细胞壁结构

细胞壁是细胞外膜，具有屏障结构，与致病性相关的脂多糖(LPS)；其结构中的磷壁酸是重要的表面抗原，与血清型分类有关；细胞壁能够维持菌体固有的形态，并保护细菌抵抗低渗环境(阳性菌 20～25 大气压，阴性菌 5～6 大气压)；参与菌体内外的物质交换；菌体表面带有多种抗原表位，可以诱发机体的免疫应答。

2. 细胞的其他基本结构及功能

细胞膜位于细胞壁内侧，厚约 7.5nm，柔韧致密，富有弹性并具有半渗透性的生物膜。主要成分是磷脂和蛋白质，不含胆固醇。细胞膜具有选择通透、呼吸和分泌、参与酶合成等作用。细胞质为细胞膜内包裹的溶胶状物质，主要成分为水、蛋白质、核糖体、质粒、胞浆颗粒、核质及少量无机盐。其中核糖体是蛋白质合成的场所；质粒是染色体外遗传物质；胞浆颗粒是营养储藏物，用于鉴别细菌；核质是细菌染色体，无形无核膜，裸露的 DNA。

(二)细菌的特殊结构

1. 荚膜

许多细菌胞壁外围绕一层较厚的黏性、胶冻样物质，成分多为多糖，称为荚膜。光镜下表现为菌体外与四周有明显界限的无色透明圈。细菌的荚膜具有抗吞噬作用、黏附作用和抗有害物质的损伤作用。

2. 鞭毛

在很多细菌菌体上附有细长而弯曲的丝状物，称为鞭毛。主要成分为蛋白质。根据不同细菌的鞭毛数目、位置和排列不同，可分为单毛菌、双毛菌、丛毛菌、周毛菌。鞭毛是细菌的运动器官；有些细菌的鞭毛与致病性有关；鞭毛菌的动力（能否运动）和鞭毛的数量部位及抗原性（H 抗原），可用以鉴定细菌和进行细菌分类。

3. 菌毛

许多革兰阴性菌和少数革兰阳性菌菌体表面遍布比鞭毛更为细、短、直、硬、多的丝状附属物，称为菌毛。成分主要为菌毛蛋白。细菌的菌毛可分为性菌毛和普通菌毛。性菌毛仅见于少数革兰阴性菌，数量少，具有接合、毒力、耐药性等性状遗传物质传递的作用。普通菌毛数量多，具有黏附结构，可与宿主细胞表面特异性受体结合，同宿主致病性密切相关。

4. 芽孢

某些细菌在一定条件下，胞质脱水浓缩，在菌体内形成一个折光性很强的不易着色小体，称为芽孢。芽孢的抵抗力强，耐干燥、热、辐射、化学消毒剂。杀灭芽孢最可靠方法为高压蒸气灭菌，杀灭彻底与否是消毒灭菌是否彻底的标准。芽孢不直接引起疾病，发芽后形成繁殖体而致病。芽孢的大小、形状和在菌体内的位置有菌种特异性，对鉴别细菌有重要意义。

第二节　细菌的生长条件和致病性

一、细菌的生长条件

细菌生长繁殖所需要的条件有：①充足的营养：包括水、碳源、氮、无机盐及生长因子等。②适宜的温度：多数细菌最适合的生长温度为 37℃，恰为人体正常体温。③合适的酸碱度（pH）：多数病原菌最适合的 pH 值为 7.2～7.6。④必要的气体环境：主要是对 O_2 和 CO_2 的要求。一般分为专性需氧、兼性需氧及厌氧三种情况。

绝大多数细菌的繁殖一般以简单的二分裂法进行无性繁殖，繁殖速度极迅速。在分裂前先延长菌体，染色体复制为二，然后垂直于长轴分裂，细胞赤道附近的细胞质膜凹陷生长，直至形成横隔膜，同时形成横隔壁，这样便产生两个子细胞。少数细菌进行有性的接合生殖。

二、细菌的致病性

细菌的致病性是指细菌在人体内寄生、繁殖并引起疾病的特性。细菌对宿主的侵犯，包括细菌吸附于体表，侵入组织或细胞，生长繁殖，产生毒素，乃至扩散蔓延以及抗拒宿主的一系列防御机能，造成机体损伤。病原菌的致病作用与细菌的毒力、细菌的感染方式及类型密切相关。

(一)细菌的毒力

细菌毒力指细菌致病能力的强弱程度,构成的主要因素是侵袭力和毒素。侵袭力是指细菌突破机体的防御机能,在体内定居、繁殖、扩散及蔓延的能力。构成侵袭力的主要物质为细菌表面结构物质和细菌的侵袭性酶。细菌的毒素可分为内毒素和外毒素两大类,两者的区别见表 2.4.2-1 所示。

表 2.4.2-1　外毒素和内毒素的主要区别

性质	外毒素	内毒素
存在部位	活的细菌释放到细菌体外	细菌细胞壁结构成分,菌体崩解后释放
细菌种类	革兰阳性菌多见	革兰阴性菌多见
化学组成	蛋白质	磷脂—多糖—蛋白质复合物
稳定性	不稳定	耐热
毒性作用	强	稍弱
抗原性	强,刺激机体产生高效价抗毒素,经甲醛处理形成类毒素,用于人工主动免疫	刺激机体对多糖成分产生抗体,不形成抗毒素,不能经甲醛处理产生类毒素

(二)细菌的感染方式

细菌感染是指细菌侵入机体后与宿主防御功能相互作用引起不同程度病理变化的过程。细菌来源于机体外的传染源,称外源性感染,如患者、动物等。其传播途径有呼吸道感染、消化道感染、直接接触、创伤感染和节肢动物媒介感染。机体自身体内的微生物在一定条件下引起的感染称为内源性感染。

细菌感染类型多种,大致分:

1. 隐性感染　机体抗感染免疫力较强或侵入的细菌毒力较弱,数量较小,引起轻微的病理损害,不出现或出现轻微的临床症状,称为隐性感染。

2. 显性感染　机体抗感染免疫力较弱或侵入的细菌毒力较强,数量较多,引起严重的病理损害,出现明显的临床症状,称为显性感染。

显性感染根据病情急缓可分为:

(1)急性感染:发病急,病程较短,只有数日至数周,如霍乱等。

(2)慢性感染:发病慢,病程较长,常持续数月至数年,如结核等。

显性感染根据感染部位和性质可分为:

(1)局部感染:病原体局限于机体某一部位,引起局部病变,如疖。

(2)全身感染:病原菌或其毒性代谢产物向全身扩散,引起全身症状。临床上有以下几种类型。①菌血症:病原菌进入血流,但不在其中繁殖,无明显中毒症状,如伤寒引起的早期菌血症。②败血症:病原菌进入血流并在其中大量繁殖,产生毒素,引起明显的全身中毒症状,如炭疽杆菌引起的败血症。③毒血症:病原体局限于机体某一部位繁殖,但释放的毒素进入血流,引起全身特殊的中毒症状,如白喉。④脓毒血症:化脓性球菌在引起败血症的同时,通过血液扩散至身体其他组织和器官,引起新的多发性化脓性病灶,如金黄色葡萄球菌所致的脓毒血症,常引发肝、肾脓肿。

(3)带菌状态:感染后病原菌未被及时清除,而在机体内持续存在一定时间,并经常或间歇向体外排菌，称为带菌状态。带菌者是重要传染源。

第三节 细菌染色和消毒灭菌

一、细菌染色

革兰染色法是细菌学中广泛使用的一种鉴别染色法，1884 年由丹麦医师 Gram 创立，细菌先经碱性染料结晶染色，而后用碘液染色，用酒精脱色，脱色后用染料复染，G^+ 菌染成紫色，G^- 菌染成红色。有芽孢的杆菌和绝大多数球菌，以及所有的放线菌和真菌都呈革兰阳性；弧菌、螺旋体和大多数致病性的无芽孢杆菌都呈革兰阴性。

细菌染色的具体操作：

1. 标本处理

有菌部位的标本，如痰液、粪便等可直接涂片。无菌部位的标本，如脑脊液、腹水等，取适量离心后，取沉渣涂片染色。

2. 涂片制作

菌液涂片时，用接种环蘸取菌液点在载玻片上，标本可直接在玻片上涂布；菌落涂片时，先取生理盐水一滴，置载玻片，用接种针挑取菌落在盐水中涂布。制作的涂片应自然干燥，并经火焰固定，固定的温度不宜过高，以玻片背面接触手背不烫为准，否则可能使细菌形态改变。将固定后的涂片进行染色。

3. 染色方法

(1)加上结晶紫(crystal violet)后，染色 3～5 秒或更久，之后用自来水冲洗之。

(2)加上碘液(Gram iodine)后染色 3～5 秒或更久，之后用自来水冲洗之。

(3)以丙酮酒精(decolourizer)脱色约 5～10 秒，并用自来水冲洗之。

(4)加上稀释沙黄(safranin)后，染色 3～5 秒或更久，之后用自来水冲洗之。

(5)吸干或在空气中晾干后，置油镜镜检。

4. 结果观察

紫色为革兰阳性(图 2.4.3-1)，红色为革兰阴性(图 2.4.3-2)。

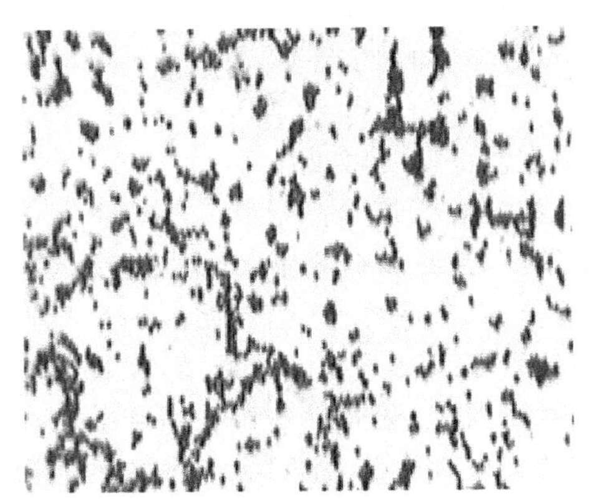

图 2.1.3-1 G^+ 菌染成紫色

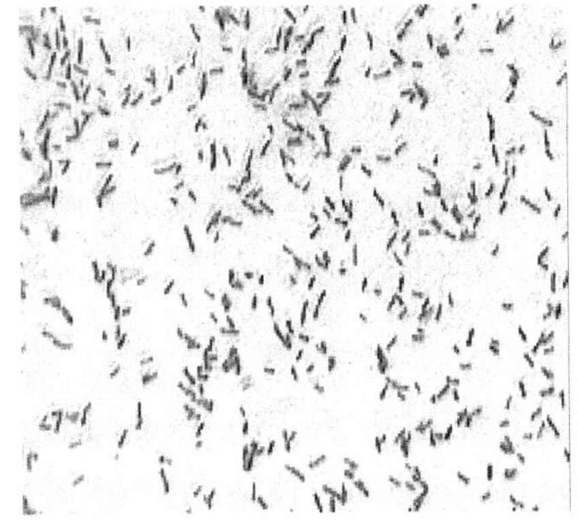

图 2.1.3-2 G^- 菌染成红色

革兰氏染色法的临床意义：①鉴定细菌。②为抗生素的选择提供依据，对于G^+菌通常采用偏碱性的抗生素，对于G^-菌通常采用偏酸性的抗生素。③与细菌的致病性有关，革兰阳性菌多以外毒素致病，革兰阴性菌多以内毒素致病。

二、消毒灭菌

细菌是单细胞微生物，生长条件极易受外界条件的影响。根据这点，可采用多种物理、化学及生物方法来抑制或杀死病原微生物。根据对微生物的杀灭程度不同，常用下列术语表示：

1. 消毒

指杀死物体上一般病原微生物的方法，并不一定杀死含芽孢的细菌或非病原微生物。用于医疗器械或院内消毒的药品称消毒剂，如院内常用的新洁尔灭等。

2. 灭菌

指杀死物体上所有微生物的方法，包括杀死细菌芽孢在内的全部微生物。

3. 抑菌

抑制体内或体外细菌生长繁殖。

4. 防腐

指防止或抑制体外细菌生长繁殖的方法，细菌一般不死亡。同一种化学药品在低浓度时可作为防腐剂，而在高浓度时可作为消毒剂。

5. 无菌

指不含活的细菌。在医院外科手术及实验室操作，经常需要进行无菌操作。无菌操作指的是防止细菌等微生物进入人体或其他物品的操作技术。

消毒灭菌的方法多种多样。物理消毒包括热力杀菌法、电磁波射线杀菌法及过滤杀菌法，其中热力杀菌即高压、煮沸、焚烧及巴氏消毒法。巴氏消毒法在日常生活中较常用，如对牛奶或酒类进行消毒，其成分不会因为温度过高而造成破坏。巴氏消毒法操作简单，只需在62℃加热30分钟或71℃加热20秒即可杀灭物品中的无芽孢病原菌。

化学消毒通常使用一些消毒剂和防腐剂。常用的消毒药按作用机理可分为：①作用于细胞膜的有机溶剂和表面活性剂，如乙醇、氯仿、甲苯、2%～5%酚溶液等。②使蛋白质变性的消毒药如酸、碱、醇、酮等。③破坏或改变蛋白质功能的消毒药如汞、砷等化合物和氯、碘、过氧化氢、高锰酸钾等氧化剂，还有过氧乙酸、甲醛等。

应用化学消毒药时要注意所用浓度、作用时间以及温度，因为这些将直接影响杀菌的效果。污染物中有机物亦影响消毒效果。

此外，除了使用理化方法，根据生物和生物之间存在共生或拮抗的关系，还可采用生物制剂抑制或杀灭病原微生物，通常使用抗生素。抗生素是某些微生物在代谢过程中产生的一类有机化合物，对其他微生物有抑制或杀灭作用。主要机制如下：①抑制细胞壁的合成，如青霉素、β-内酰胺类、万古霉素等。②改变细胞膜的通透性，抑制细胞膜的运输功能，如制霉菌素等。③抑制菌体蛋白质的合成，如氯霉素、四环素、庆大霉素等。④抑制核酸（DNA或RNA）合成，如利福平、新生霉素、萘啶酸、吡哌酸、氟哌酸等。④抑制二氢叶酸的合成，如磺胺类、TMP、异烟肼、乙胺丁醇等。

能同时抑制G^+菌和G^-菌的抗生素，称为广谱抗生素。只能抑制G^+菌或G^-菌的抗生素，称之为窄谱抗生素。通常情况下，多采用偏碱性抗生素抑制 G^+ 菌，采用偏酸性抗生素抑制 G^- 菌。抗生素虽有抑菌和灭菌作用，但不能滥用。正常人体内存在正常菌群，长期使用抗生素或随意地自行用药、停药会使人体内菌群生态平衡关系遭到破坏，引起疾病，我们称之为菌群失调症。近年来，许多抗生素被报道出现耐药现象，因此临床改用联合使用抗生素进行治疗。抗生素之间有协同作用也有拮抗作用，因此，联合使用抗生素必须遵医嘱，避免自行用药。

【思考题】

1. 简述革兰阳性细菌与革兰阴性细菌细胞壁结构组成差异及其医学意义。
2. 试述细菌特殊结构种类及功能。
3. 比较细菌内毒素与外毒素的区别。

第四节　常见的致病性细菌

【学习目标】

1. 掌握化脓性球菌种类及其所致疾病。
2. 掌握常见的致病性肠道杆菌及其所致疾病。

一、葡萄球菌

葡萄球菌是一类革兰阳性球菌，因其排列成葡萄状而命名。是最常见对人体具有致病性的化脓性球菌，也是医院交叉感染的重要来源。病原性葡萄球菌一般分布在人的皮肤和鼻咽部。根据色素和生化反应分为金黄色葡萄球菌、表皮葡萄球菌、腐生葡萄球菌，其中金黄色葡萄球菌引起致病；表皮葡萄球菌偶尔致病；腐生葡萄球菌不引起致病。

1. 生物学性状

球形或稍呈椭圆形，直径 0.5～1.5μm，平均 0.8μm。典型的葡萄球菌排列呈葡萄串状。无鞭毛，无芽孢，除少数菌株外，体外培养一般无荚膜。革兰氏染色阳性。体外培养营养要求不高，在普通培养基或含血液培养基中生长良好。需氧，耐干燥，是无芽孢菌中抵抗力最强的一种。

2. 致病

(1)化脓性炎症：金黄色葡萄球菌经创伤或虫叮咬侵入人体，导致皮肤的破损，主要引起皮肤化脓性感染。表现初为红斑或水疱，米粒至黄豆大，迅即变为脓疱，脓汁较黏稠，周围有红晕，干燥后形成蜜黄色脓痂，约一周左右，脱痂而愈，不留疤痕。期间若自觉瘙痒，故而搔抓后易自我传染，向周围蔓延。如毛囊炎、疖、痈、伤口化脓等。若细菌入血可引起全身感染，如败血症、脓毒血症。

(2)食物中毒和假膜性肠炎：假膜性肠炎本质是一种菌群失调性肠炎，病理特点是肠黏膜被一层炎性假膜所覆盖，该假膜由炎性渗出物、肠黏膜坏死块和细菌组成。

3. 防治

金黄色葡萄球菌对青霉素、红霉素敏感，但耐药现象严重。针对该菌严重的耐药现象，日前美国科学家提出了一种能抵抗耐甲氧西林金黄色葡萄球菌的超级抗生素，但临床上推广应用还有所期待。

二、链球菌

链球菌是化脓性细菌中另一类常见的革兰阳性球菌，排列呈链状而得名。广泛分布在自然界、人和动物粪便及健康人的鼻咽部，大多不致病。主要以飞沫传染。也是院内感染常见的病原。

1. 生物学性状

球形或卵圆形，直径 0.6～1.0μm，呈链状排列。无芽孢，无鞭毛，多数有荚膜。革兰氏染色阳性，但培养时间过久或被中性粒细胞吞噬后可转为阴性。体外培养营养要求较高，一般在有血液、血清或葡萄糖的培养基中生长较好，普通培养基生长状况差。根据链球菌溶血情况分为甲、乙、丙三型。根据其细胞壁中多糖抗原成分，可分为 A、B、C、D、E、F、G、H、K、L、M、N、O、P、Q、R、S、T、U 和 V 群，共 20 个群。多数菌株兼性厌氧，少数菌株为专性厌氧。一般链球菌可被 55℃杀死，对普通消毒剂敏感，在干燥尘埃中可存活数月。

2. 致病

链球菌引起的人类疾病主要有各种化脓性炎症，如急性扁桃体炎、中耳炎、肺炎。还可引起猩红热、新生儿败血症、细菌性心内膜炎、产褥热及肾小球肾炎、风湿热等超敏反应性疾病。

3. 防治

对链球菌患者和带菌者要及时治疗，以减少传染。对急性咽喉炎和扁桃体炎患者，尤其是儿童，须治疗彻底。A 群链球菌感染治疗以青霉素 G 为首选。乙型链球菌对青霉素、红霉素、四环素和磺胺类药物都很敏感。

三、脑膜炎双球菌

脑膜炎双球菌是流行性脑脊髓膜炎（简称流脑）的病原体。病菌主要通过飞沫传播。

1. 生物学性状

脑膜炎双球菌属奈瑟氏菌属，革兰氏染色阴性，肾形，多成对排列，或四个相连。该菌营养要求较高，用血液琼脂或巧克力培养基，在 37℃、含 5%～10%CO_2、pH7.4 环境中易生长。传代 16～18 小时细菌生长旺盛，抗原性最强。对寒冷、干燥较敏感，低于 35℃、加温至 50℃或一般的消毒剂处理极易使其死亡。

2. 致病

流脑病情复杂，临床通常有三种表现类型：普通型、爆发型和慢性败血症。本病的发生与机体抵抗力密切相关，当抵抗力极低下时，侵入鼻黏膜部的细菌大量繁殖入血，引起菌血症或败血症。病人出现恶寒、发热、恶心，皮肤出现皮疹。严重时侵犯脑脊髓膜，发生化脓性脑脊髓膜炎，出现头痛、喷射性呕吐、颈项强直等脑膜刺激症，甚至发生肾衰，中毒性休克。

3. 防治

流脑好发于儿童，对儿童注射流脑疫苗进行特异性预防，注意隔离治疗流脑患者，控制传染源。在流行期间，儿童可口服磺胺类药物预防。治疗流脑首选青霉素 G，剂量要大，对青霉素过敏者可选用红霉素。

四、淋球菌

淋球菌感染人体引起淋病，主要通过性接触传播。淋病自 1944 年使用青霉素 G 治疗后，发病率曾一度下降，我国自 20 世纪 70 年代以后发病率迅速上升。淋病是目前我国流行发生率最高的性病。

1. 生物学性状

淋球菌是革兰阴性双球菌，呈肾形，成双排列，凹面相对，无鞭毛，无芽孢，有荚膜和菌毛，需氧菌。抵抗力弱，不耐干燥和寒冷，常存在于急性尿道炎或阴道炎的脓性分泌物。体外培养营养要求较高，需氧。巧克力血琼脂平板是最适宜的培养基，最适温度 35～36℃。

2. 致病

男性感染多发生尿道炎，表现为尿道口红肿，有稀薄黏液流出，排尿不适，24h 后症状加剧，分泌物为黄色脓液，出现尿频、尿痛、排尿困难；女性感染引起尿道炎和子宫颈炎，但由于症状不明显，故易漏诊，治疗不彻底可造成不孕不育。孕妇感染可经垂直传播给胎儿，导致新生儿脓漏眼病，可致盲。

3. 防治

淋球菌对多种抗生素敏感，但容易产生耐药性。淋病孕妇，分娩后应立即对新生儿用 1%硝酸银滴眼，以预防新生儿患脓漏眼。对患者应早期用青霉素、淋必治等及时彻底治疗。针对淋球菌易产生耐药现象，现提倡抗生素联合用药。对淋病的防治要加强宣传教育，取缔娼妓。

五、大肠杆菌

肠埃希氏菌通常称为大肠杆菌，是 Escherich 在 1885 年发现的，在相当长的一段时间内，大肠杆菌一直被当做是非致病的正常肠道菌群。直到 20 世纪中叶，才认识到一些特殊的血清型对人和动物有致病性，尤其对婴儿和幼畜，常引起严重腹泻和败血症。大肠杆菌可通过受污染的水及未熟透或受粪便污染的食物感染给人。

大肠菌群数常作为饮水和食物(或药物)的卫生学标准。我国卫生标准：每毫升饮用水中所含细菌总数不超过 100 个，每升饮用水中大肠杆菌数不应超过 3 个。此外，大肠菌群还可以作为外源基因表达的宿主，目前大肠杆菌是应用最广泛、最成功的表达体系，常做高效表达的首选体系。

1. 生物学性状

大肠杆菌是革兰阴性短杆菌，大小 $0.5 \times 1 \sim 3\mu m$。有鞭毛，有菌毛，少数有荚膜，无芽孢。大肠杆菌对热的抵抗力较强，经 60℃，15 分钟仍可存活。

2. 致病

大肠杆菌多数不致病，少数条件性致病。主要以泌尿系统感染为主，如尿道炎、膀胱炎、肾盂肾炎，也可引起腹膜炎、胆囊炎、阑尾炎等。婴儿、年老体弱、慢性消耗性疾病、大面积烧伤患者，大肠杆菌可侵入血流，引起败血症。早产儿，尤其是生后 30 天内的新生儿，易患大肠杆菌性脑膜炎。某些血清型大肠杆菌能引起人类腹泻。

3. 防治

大肠杆菌对磺胺类、链霉素、氯霉素等敏感,但容易耐药。腹泻患者应及时补充失去的水分及电解质,肾并发症患者在出现急性症状时需要特别治疗或输血。预防大肠杆菌感染应保持用具清洁,妥善处理垃圾,讲究卫生,不喝生水,避免食用不洁或未熟食物等。

六、霍乱弧菌

霍乱弧菌是人类霍乱的病原体。自然状态下,人类是霍乱弧菌的唯一易感者,主要通过污染的水源或饮食物经口传染。据历史记载,霍乱共有 7 次大流行。第一次始于 1817 年,当时霍乱起于印度,传到阿拉伯地区,然后到了非洲和地中海沿岸;第二次大流行在 1826 年,发生在阿富汗和俄罗斯,然后扩散到整个欧洲;第三次大流行在 1832 年,发生在北美。20 年不到,霍乱就成了"最令人害怕、最引人注目的 19 世纪世界病"。到 1923 年的百余年间,霍乱 6 次大流行,造成损失难以计算,仅印度死者就超过 3800 万。第七次大流行在 1961 年,发生于印度尼西亚,然后传到亚洲其他国家和欧洲。

1. 生物学性状

霍乱弧菌是革兰阴性弧菌,菌体弯曲呈弧状或逗点状,一端有单根鞭毛和菌毛,无荚膜与芽孢。需氧菌,对外环境抵抗力较弱,对热、干燥、日光、化学消毒剂和酸均很敏感,耐低温,耐碱。

2. 致病

人类在自然情况下是霍乱弧菌的唯一易感者,主要通过污染的水源或饮食物经口传染。腹泻是首发和最常见症状,多为无痛性,泻出物呈"米泔水样",并含大量弧菌。霍乱的临床表现主要分为潜伏期、泻吐期、脱水期和反应期四个阶段。多数患者由于脱水和失盐,发生代谢性酸中毒,血循环衰竭,严重脱水可引起休克或死亡。可采取病人"米泔水"样大便或呕吐物直接镜检,同时将标本用碱性蛋白胨水培养。

3. 防治

对霍乱患者及时、足量补充液体和电解质是治疗霍乱的关键,同时使用抗菌药物如链霉素、氯霉素等。此外,必须以预防为主,作好检疫工作,严防输入性传播,加强水、粪管理,注意饮食卫生,对病人要求隔离。霍乱较易预防,只要不饮污水、不吃生冷不洁食物一般不会感染。

七、结核杆菌

结核分枝杆菌,俗称结核杆菌,是引起结核病的病原菌。可侵犯全身各器官,但以肺结核为最多见。肺结核过去人们称为"痨病",历史上曾经是不能治愈的传染病,随着科技的进步,结核病不再不能治疗。结核杆菌对很多药物都很敏感,但也很容易对其产生耐药性。目前全球每天仍有 5000 人死于结核病,而每年罹患结核病的人数超过 800 万。1995 年国际卫生组织把每年 3 月 24 日定为"世界防治结核病日"。新中国成立后开展了群防群治,儿童普遍接种卡介苗,结核病的发病率和死亡率大为降低。但因艾滋病、吸毒、免疫抑制剂的应用和酗酒、贫困等原因,发病率又有上升趋势。

1. 生物学性状

结核杆菌是革兰阳性杆菌,呈单个或分枝状排列,细长弯曲的杆菌,大小约 1～4×0.4

～0.6μm，无芽孢、鞭毛和荚膜。专性需氧菌，抵抗力较强，抗干燥，抗酸碱，抗化学消毒剂。对湿热、紫外线、酒精敏感。

2. 致病

结核杆菌可通过呼吸道、消化道和破损的皮肤黏膜进入机体，侵犯多种组织器官，引起相应器官的结核病，其中以肺结核最常见。X线胸片显示哑铃状阴影为其主要特征，肺纹理增粗，紊乱。少数患者可见粟粒型结核。病理切片表现为被炎症细胞包裹的干酪样坏死病灶，一般不累及邻近的淋巴结。结核病患者临床常有低热、乏力等全身症状和咳嗽、咯血等呼吸系统表现。

结核杆菌除了感染肺部外，还可经淋巴循环、血液循环及消化道等引起肺外结核，如结核性脑膜炎、骨与关节的结核、肾结核、淋巴结核、肠结核及结核性腹膜炎等。

3. 特殊检查

(1)结核杆菌抗酸染色法：根据结核病人发病的部位，采集病人的痰、尿液、粪便、脑脊液、穿刺液等，经直接涂片后用抗酸染色法染色后，油镜下观察涂片：在淡蓝色背景下可见染成红色细长或略带弯曲的杆菌，并有分枝生长趋向，此为抗酸染色阳性菌，其他细菌和细胞成蓝色。

(2)结核菌素(简称OT)试验：结核菌素是结核杆菌加工后的浓缩液。试验方法：在受试者前臂掌侧皮内注射使用5个单位OT，于48～72小时后观察，若红肿硬结直径在0.5～1.5cm之间表明机体曾感染结核，为阳性，但不一定是结核病；若红肿硬结直径＞1.5cm，表明可能有活动性结核，为强阳性，应进一步检查；若红肿硬结直径＜0.5cm，说明无结核杆菌感染，为阴性。但阴性应考虑下述情况：①原发感染的早期，尚未产生超敏反应；②正患严重结核病(如全身性粟粒性结核/结核性脑膜炎)，机体丧失反应能力；③正患有其他传染病(如麻疹等)；④使用免疫抑制剂。

4. 防治

肺结核患者应早发现，早治疗。为预防疾病的传染，主要进行接种卡介苗预防，目前我国规定出生后即接种，6个月内健康儿童可直接接种。接种的方法多采用皮内注射0.1ml内含0.5～0.7mg的卡介苗，接种后2～3个月，转阳表明接种成功，转阴需要重复接种。

治疗结核病应遵循联合、早期、规律和全程治疗原则。常用的药物有异菸肼(INH)、链霉素等，易产生耐药性。

八、破伤风杆菌

破伤风杆菌是引起破伤风的病原菌，大量存在于人和动物肠道中，由粪便污染土壤，可形成芽孢长期存在，经伤口感染引起疾病。

1. 生物学性状

破伤风杆菌细长，大小约0.5～1.7×2.1～18.1μm，周身鞭毛，芽孢呈圆形，位于菌体顶端，直径比菌体宽大，似鼓槌状，是本菌形态上的特征。革兰阳性菌。体外培养营养要求不高，专性厌氧菌，芽孢抵抗力强。

2. 致病

破伤风杆菌可由伤口，尤其是窄而深的伤口，如刺伤等侵入人体，发芽繁殖而致病。在一般伤口中不能生长，伤口的厌氧环境是破伤风杆菌感染的重要条件。如有泥土或异物污染，或大面积创伤、烧伤、坏死组织多等，有利于破伤风杆菌生长。破伤风杆菌能产生引起强烈痉挛的外毒素。

破伤风发病多见于战伤、创伤感染，分娩时断脐不洁引起的新生儿破伤风（俗称脐风），手术器械灭菌不严格等。破伤风潜伏期越短，病死率越高。发病早期有发热、头痛、不适、肌肉酸痛等前驱症状，局部肌肉抽搐，出现张口困难，咀嚼肌痉挛，患者牙关紧闭，呈苦笑面容。继而颈部、躯干和四肢肌肉发生强直收缩，身体呈角弓反张，面部紫绀，呼吸困难，最后可因窒息而死。

3. 防治

为预防破伤风杆菌感染，对外伤病人应彻底清创，清除异物，切除坏死组织，并用3%过氧化氢溶液或1∶4000高锰酸钾溶液彻底冲洗。3～6个月儿童应采用注射百白破疫苗防治。伤口污染严重者应及时注射破伤风抗毒素（TAT）1500～3000单位用以紧急预防，但在使用前无论是紧急预防还是治疗必须先做皮试。破伤风患者可用青霉素、四环素、红霉素、磺胺类等抗生素配合解痉药同时治疗。

【思考题】

1. 孕妇感染淋球菌对胎儿有何影响？对淋病孕妇所产婴儿应如何处理？
2. 简述霍乱弧菌的临床表现及微生物学检查方法。
3. 何谓肥达氏反应。
4. 何谓OT试验。

（秦　茜）

第五章　病　　毒

【学习目标】

1. 掌握病毒的定义和结构特点。

2. 掌握病毒复制过程。

20世纪以来，生物学、分子生物学研究证实越来越多的新型病毒正威胁着人类的健康，由病毒感染造成的疑难杂症时刻向科学研究发出挑战。据统计，人类传染病有75%由病毒引起，而且很少有特效药。艾滋病、乙型肝炎、禽流感、"非典"等疾病均因感染病毒所致。

病毒是一类个体微小(单位:纳米)，结构简单，仅含单一核酸(DNA或RNA)型，只能在活细胞内复制增殖的非细胞形态的微生物。病毒与其他微生物的某些性状区别见表2.5-1所示。

表2.5-1　病毒与其他微生物的主要区别

微生物种类	在无活细胞的培养基中生长	二分裂繁殖	核酸类型	敏感性	
				抗生素	干扰素
细菌	+	+	DNA和RNA	+	−
支原体	+	+	DNA和RNA	+	−
衣原体	−	+	DNA和RNA	+	+
立克次体	−	+	DNA和RNA	+	−
病毒	−	−(复制繁殖)	DNA或RNA	−	+

第一节　病毒的形态、结构和复制

一、病毒的形态

病毒体是具有传染性的、结构完整的病毒颗粒，大小测量以纳米(nm)为单位。各种病毒大小悬殊。

病毒的形态(图2.5.1-1)大致可分为五类:球形、杆(丝)状、蝌蚪状、砖形、子弹状。细菌病毒(噬菌体)多呈蝌蚪形，植物病毒多呈杆状，动物病毒多呈球形，少数呈砖状(如痘病毒)，子弹状(如狂犬病毒)等。

二、病毒的结构

病毒的基本结构(如图2.5.1-2)是由以单一核酸为核心(DNA或RNA)，其外包绕着蛋白质衣壳，构成核衣壳，又称裸露病毒，如脊髓灰质炎病毒;另一类在裸露病毒的外面还有一层包膜，称包膜病毒，如流感病毒。这两种病毒都是结构完整的具有传染性的病毒颗粒，统称为病毒体。

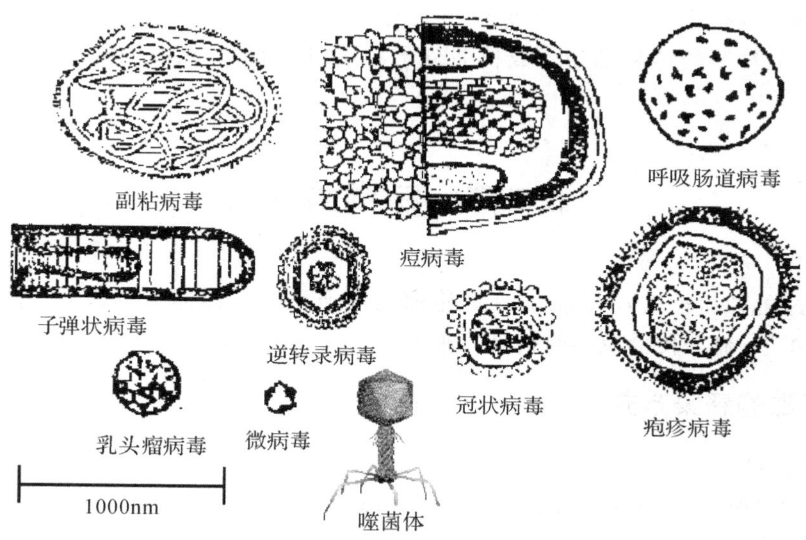

图 2.5.1-1 病毒的各种形态

（参考《医学微生物学》，陆德源主编，人民卫生出版社，2003.）

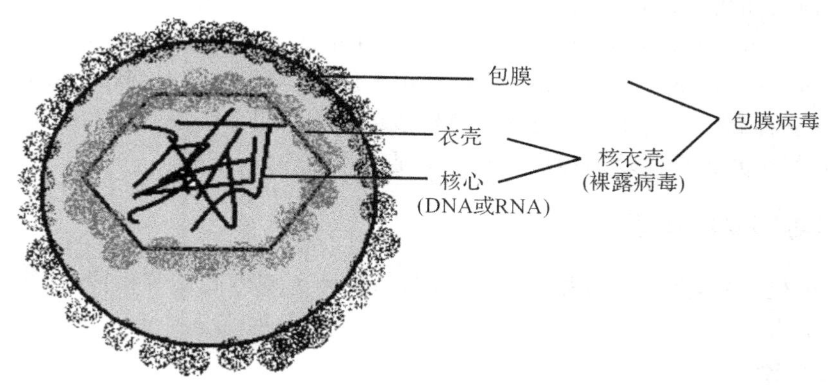

图 2.5.1-2 病毒的结构

病毒根据其核心所含类型，可分为 DNA 病毒和 RNA 病毒两种类型。病毒核酸形式多样，包括单链、双链、环状和线状等。DNA 病毒中以双链结构多见，RNA 病毒中以单链结构多见。

病毒核酸携带病毒全部的遗传信息，是病毒复制的基础物质。

三、病毒的复制

病毒的复制是病毒侵入易感的宿主细胞，依靠宿主细胞的酶系统、原料和能量复制病毒的核酸，借助宿主细胞的核糖体翻译病毒的蛋白质的过程，如 DNA 病毒的半保留复制。病毒的复制包括吸附、穿入、脱壳、生物合成及装配释放五个步骤，又称复制周期。

病毒的复制包含了三种类型：DNA 病毒（单纯疱疹病毒等）复制、RNA 病毒（流感病毒等）复制和逆转录病毒（HIV 病毒）复制。双链 DNA 病毒的复制是子代病毒 DNA 的合成是以亲代DNA为模板，实行核酸半保留形式复制。DNA病毒和RNA病毒在复制的生化方面有区别，但复制的结果都是合成核酸分子和蛋白质衣壳，然后装配成新的有感染性的病毒。

第二节 病毒的感染

病毒经过各种途径进入人体，并在易感宿主内增殖的过程称病毒感染。侵入机体后主要通过局部扩散、血液传播及神经传播三种方式在体内扩散。

一、病毒的感染方式

1. 水平传播

多数病毒经呼吸道、消化道、泌尿生殖道等途径进入人体，此外还包括经媒介动物为中间环节的传播方式。

2. 垂直传播

病毒由母体传给子代的方式，即从母亲胎盘、产道感染胎儿或新生儿，往往导致胎儿发育异常。目前已知能通过垂直传播的病原生物有弓形虫(toxopasma)、风疹病毒(rubella. virus)、巨细胞(cytomegalo. virus)、单纯疱疹Ⅰ/Ⅱ型病毒(herpes. virus)和其他一些微生物(other microorganism)，如梅毒等。为提高优生优育，我国目前对怀孕妇女进行TORCH检查，即取这五种病原生物第一个英文字母组成的检查项目。经过多年的临床实践，该检查为减少、消除新生儿先天性畸形等疾病起到举足轻重的作用。

二、病毒感染的类型

病毒感染机体后，因病毒的种类、毒力强弱和机体免疫力高低等不同，表现出不同的临床类型。根据有无临床表现，分类如下：

1. 隐性感染

机体感染病毒后不出现临床症状，但可刺激机体产生免疫反应，获得免疫力。

2. 显性感染

绝大多数病毒感染后临床症状明显，但病程短，病愈后病原体清除。

3. 持续性感染

病程较长，病毒持续存在于体内。包括三种类型：

(1)慢性感染：显性或隐性感染后，病毒未完全清除，持续存在于体内，并不断排出体外。特点是病程长，可检出病毒。如机体感染乙肝病毒是一个慢性进行性感染。

(2)潜伏感染：显性或隐性感染后，病毒基因潜伏于特定组织中，不出现临床表现，在某些条件下病毒可被激活而急性发作。例如机体感染单纯疱疹病毒(HSV-1)、水痘带状疱疹病毒(VZV)等。单纯疱疹Ⅰ型病毒感染机体后，引起唇疱疹，该病毒复制有一定自限性，可自愈。但该病毒通常会潜伏在机体三叉神经节处，待机体抵抗力下降时，病毒又会重新增殖，经神经传播到皮肤黏膜再次引发唇疱疹。

(3)慢发病毒感染(迟发感染)：其特点是潜伏期长，发病后为亚急性进行性直至死亡。

例如机体感染麻疹病毒后，儿童在出诊期并发其他病原感染，病毒容易潜伏至脑组织中，潜伏期长短不一，短则2年，长可达15年后出现亚急性硬化性全脑炎（SSPE）。发病初期表现为学习成绩下降，性格异常，数周或数月后出现智力障碍，运动不协调，痴呆，去大脑强直直至死亡。

三、干扰素

病毒侵入机体后一般没有特效药可治疗，但干扰素对其复制有一定限制性。1957年，Issac等人首次发现了干扰素，也是最先发现的一种细胞因子。干扰素（interferon，IFN）指的是由病毒或干扰素诱生剂诱导人或动物细胞产生的一种糖蛋白，具有抗病毒、抗肿瘤和免疫调节等生物学活性。

干扰素根据其抗原性的不同，可分α、β和γ三种。其中IFN-α和IFN-β主要由白细胞、成纤维细胞和病毒感染产生，称为Ⅰ型干扰素。IFN-γ主要由活化的T细胞和NK细胞产生，又称为Ⅱ型干扰素。

干扰素抗病毒的作用不是灭活病毒，而是通过与邻近正常细胞上的干扰素受体结合，形成的配体受体内化，激活该细胞的抗病毒蛋白编码基因，表达多种抗病毒蛋白，抑制病毒蛋白的合成而发挥作用。此外，还表现在抑制病毒复制和通过诱导细胞MHC表达，增强宿主的免疫反应等。

干扰素抗病毒具有广谱性、间接性和种属特异性的特点。目前，采用人工合成的干扰素制剂和诱生剂，已广泛用于治疗多种病毒感染，如乙肝病毒、疱疹病毒等。其中IFN-α是目前临床证实唯一对慢性乙型肝炎有效的免疫治疗药物。但干扰素在对疾病起治疗作用的同时也会给机体带来一定的毒副反应，包括影响机体神经系统、内分泌系统和精神系统等。因此治疗前要对病人进行认知教育和解释，说明治疗的目的和治疗过程中可能发生的种种问题，争取患者的理解和配合，提高治疗的依从性，严密监测和处理患者的不良反应，制定随访计划，定期随访，同时处理好各种不良反应，包括必要时减量、对症处理或终止治疗。

【思考题】

1. 简述病毒的定义和结构。
2. 简述病毒复制过程。
3. 病毒持续性感染的类型有哪些？各举一疾病。
4. 干扰素的定义。

（秦　茜）

第三节　常见主要病毒

【学习目标】

1. 掌握脊髓灰质炎病毒的致病性及防治原则。
2. 掌握乙型肝炎病毒的抗原抗体系统组成及其检测意义。
3. 掌握人类免疫缺陷病毒的防治原则。

一、脊髓灰质炎病毒

脊髓灰质炎病毒是肠道病毒的一种，经粪—口途径传播。可引起急性传染病——脊髓灰质炎，常侵犯中枢神经系统，损害脊髓前角运动神经细胞，导致肢体松弛性麻痹，多见于儿童，故又名小儿麻痹症。

1. 生物学性状

脊髓灰质炎病毒呈球形颗粒，相对较小，直径 20～30nm，呈立体对称 12 面体。病毒颗粒中心为单股正链核糖核酸，外围 32 个衣壳微粒，形成外层衣壳，该病毒为裸露病毒。

2. 致病

脊髓灰质炎病患者有轻型、麻痹型和非麻痹型三种临床表现。轻型患者病症似流感，有发热、乏力、头痛、肌肉疼痛，常伴咽炎、扁桃体炎及胃肠炎症状。非麻痹型患者具有典型的无菌性脑膜炎症状，下肢、颈、背疼痛。麻痹型患者病毒常侵犯中枢神经系统，导致肢体松弛性麻痹。

脊髓灰质炎病毒致病机理：病毒经粪—口途径传播，以咽喉、肠道为侵入门户，先在咽喉部、扁桃体、肠黏膜淋巴结中增殖（仅有咽痛、腹部不适、轻度发烧），入血，形成第一次病毒血症。病毒在靶组织内增殖，入血形成第二次病毒血症，侵入中枢神经系统。临床症状，轻者肢体轻度麻痹，重者引起迟缓麻痹、延髓麻痹、呼吸衰竭和心脏衰竭、死亡。

3. 防治

治疗脊髓灰质炎目前尚无特异药物，主要采取口服减毒活疫苗糖丸预防，糖丸服用方法从 2 月龄开始，连服 3 次，每次间隔一个月，4 岁加强免疫一次。

二、麻疹病毒

麻疹病毒是麻疹的病原体，麻疹是儿童常见的一种急性传染病，经飞沫传播，传染性很强，以皮丘疹、发热及呼吸道症状为特征。临床上麻疹病人有典型的三天发热，三天出疹，三天退热退疹。年幼体弱的患儿易并发细菌感染，引起支气管炎、肺炎和中耳炎等。若无并发症，预后良好。在天花灭绝后，世界卫生组织（WHO）已将麻疹列为计划消灭的传染病之一。亚急性硬化性全脑炎（subacute sclerosing panencephalitits，SSPE）与麻疹病毒有关。我国自 20 世纪 60 年代初应用减毒活疫苗以来，儿童的发病率显著下降。但在发展中国家仍是儿童死亡的一个主要原因。

1. 生物学性状

麻疹病毒呈球形，RNA 病毒，直径只有 100～250nm。在外界环境中抵抗力不强，干燥、日光、高温和一般消毒剂均能灭菌，在阳光下或空气流通环境中半小时就失去活力；在室温下仅存活 2 小时，56℃时 30 分钟即被破坏。能耐寒不怕冻，4℃可存活 5 个月，零下 15℃能存活 5 年，冬春季节好发。

2. 致病

人感染后引起麻疹，通常经历潜伏期、前驱期、出疹期、退疹期四个时期。潜伏期一般为 10～14 天，短至 1 周左右。此时麻疹病毒在鼻咽局部黏膜快速繁殖，同时有少量病毒侵入血液。患者在潜伏期内可有轻度体温上升。前驱期又称疹前期，实际上是麻疹病毒大量进入血液循环的阶段，一般为 3～4 天。病人表现类似上呼吸道感染症状，中度以上发热、咳嗽、流涕、咽部充血等卡他症状，眼部结膜发炎、眼睑水肿、下眼睑边缘有一条明显充血横线，口腔颊黏膜上出现特殊症状，即直径约1.0mm灰白色小点，外有红色晕圈，称之为柯氏(Koplik)斑。该特殊症状有利于早期识别麻疹，此时传染性最强。出疹期多在发热后3～4天，体温可突然升高至40℃～40.5℃，并出现皮疹，红色斑丘疹始见于耳后、颈部，24小时内向下发展，遍及面部、躯干及上肢，第3天皮疹累及下肢及足部。高热可导致患儿谵妄、激惹及嗜睡状态，多为一过性，热退后消失。退疹期，在出疹3～4天后，皮疹开始消退，消退顺序与出疹时相同；在无合并症发生的情况下，食欲、精神等其他症状也随之好转。疹退后，皮肤留有糠麸状脱屑及棕色色素沉着，7～10天痊愈。

3. 防治

预防麻疹的主要措施是隔离患者，一旦感染麻疹，机体将产生抗体，可获得牢固的终生免疫。因此，正常人预防麻疹一般采用以接种麻疹病毒减毒活疫苗。目前国内外普遍对儿童进行人工主动免疫，实行麻疹减毒活疫苗接种，使麻疹发病率大幅度下降。我国规定，初次免疫为8月龄，1年后及学龄前再加强免疫。对未注射过疫苗又与麻疹患儿接触的易感儿童，可在接触后的5天内肌注健康成人全血、麻疹恢复期人血清或丙种球蛋白都有一定的预防效果。

三、流感病毒

流行性感冒病毒，简称流感病毒，主要通过空气飞沫传播，会引起人类及动物患急性上呼吸道感染。该病毒最早是在1933年由英国人威尔逊·史密斯发现的，他称为H1N1。H代表血凝素，N代表神经氨酸酶，是两种分布在病毒包膜上的糖蛋白刺突，数字代表不同类型。人流感病毒分为甲(A)、乙(B)、丙(C)三型，其中甲型流感病毒抗原性易发生变异，多次引起世界性大流行；乙型流感病毒次之；而丙型流感病毒的抗原性非常稳定，很少造成流行。

1. 生物学性状

流感病毒是一种造成流行性感冒的RNA病毒，结构见图2.5.3-3所示，自外而内可分为包膜、基质蛋白及核心三部分，是一种包膜病毒。流感病毒呈球形，直径约为80～120nm。其包膜结构上的血凝素(HA)和神经氨酸酶(NA)最容易发生抗原性变异，最常见

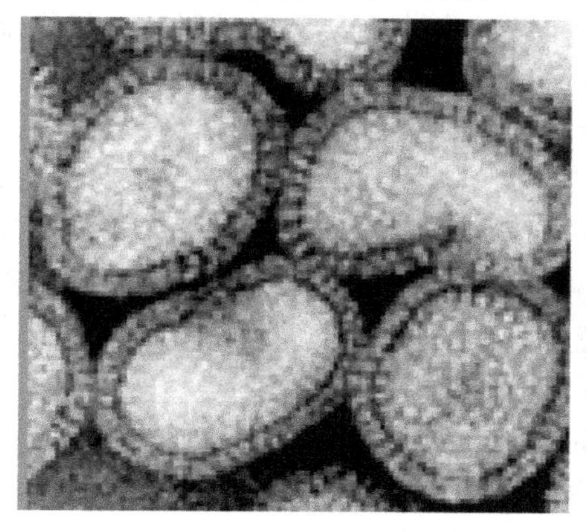

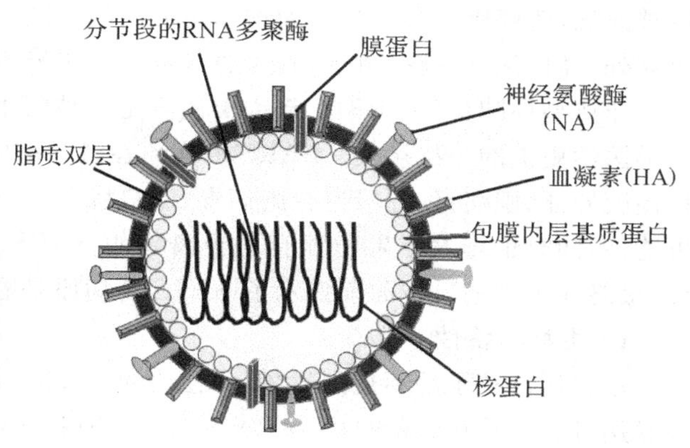

图2.5.3-3　流感病毒的形态和结构

的有抗原性漂移和抗原性转换。抗原性漂移是因 HA 或 NA 的点突变造成,变异幅度小,属量变,引起局部中、小型流行。抗原性转换是因 HA 或 NA 的大幅度变异造成,属质变,导致新亚型的出现,引起世界性的暴发流行。

2. 致病

人类流行性感冒是一种普遍存在的上呼吸道急性传染病,感冒的病原可以是细菌,也可以是病毒。传染源主要是患者,其次为隐性感染者,被感染的动物也可能是一种传染源。病毒感染引起的感冒传染性强、传播快、潜伏期短、发病率高、病程短,曾多次爆发世界性的大流行。患者通常出现喷嚏、鼻塞、流涕、咳嗽、发热、头痛等。流行性感冒死亡率低,死亡通常由并发细菌性感染所致。常见的细菌有肺炎链球菌、金黄色葡萄球菌、流感嗜血杆菌等。并发症多见于婴幼儿、老人和慢性病(心血管疾病、慢性气管炎和糖尿病等)患者。有研究发现,冬季流感可使心脏病以及中风的概率增加一倍。

3. 防治

预防流感除加强保持居室卫生、流行期间避免人群聚集、公共场所要进行必要的空气消毒之外,接种疫苗可明显降低发病率和减轻症状。但由于流感病毒不断发生变异,只有经常掌握流感病毒变异的动态,选育新流行病毒株,才能及时制备出有特异性预防作用的疫苗。目前应用的疫苗有灭活疫苗和减毒活疫苗两种。一般而言,接种的重点推荐人群是 60 岁以上的老人、慢性病患者及体弱者、免疫力低下者(如长期服用激素、放疗、化疗的病人及艾滋病感染等免疫系统疾病患者)、医护人员、儿童及在校学生和为公众服务的人员等。注射流感疫苗并不能完全预防感冒,所以对大多数人来说,最好的办法还是加强锻炼,增加营养,提高自身抵抗力。

流感患者一般不经治疗,一周可自愈,但幼儿或年老体弱病人易出现并发症。流感治疗尚无特效方法,很多治疗流感的抗病毒药物实质只能抑制病毒的复制。我国传统医药中药如金银花、板蓝根等在减轻症状、缩短病程方面有一定效果。

四、SARS 病毒

SARS 冠状病毒是非典型性肺炎(severe acute respiratory syndrome, SARS)的病原体。该病毒容易爆发全球性严重急性呼吸综合征。到目前为止,大约有 15 种不同冠状病毒株被发现,能够感染多种哺乳动物和鸟类,有些可使人发病。冠状病毒通过呼吸道分泌物排出体外,经口沫、喷嚏接触传染,并通过空气飞沫传播,感染高峰在秋冬和早春。

非典型性肺炎(SARS)对于人类而言是一种陌生的疾病,是一场突如其来的灾难,也是人类医学史上的一次挑战。SARS 的病原在科学家们经过无数次实验,排除了支原体、炭疽杆菌变异体、腺病毒、呼吸道合胞病毒、流感病毒、麻疹病毒、肺炎衣原体、鹦鹉热等病原体的可能性,同时也排除了果子狸身上分离到的 SARS 样病毒是人类 SARS 病毒的前体的说法,最终在尖端的科技面前揭示了 SARS 的病原是冠状病毒的一种。

1. 生物学特性

冠状病毒粒子呈不规则形状,直径约 60～220nm,球形,有包膜,日冕状包膜刺突,属于包膜病毒。冠状病毒的核酸为 RNA 病毒。冠状病毒的 RNA 和 RNA 之间重组率非常高,因此病毒常出现变异。病毒对热敏感,紫外线、来苏水、0.1%过氧乙酸等都可在短时间内将病毒杀死。

2. 致病

冠状病毒引起的人类疾病主要是呼吸系统感染，包括严重急性呼吸综合征、SARS。SARS是一种起病急、传播快、病死率高的传染病，被传染的病人多数都与患者直接或间接接触，或生活在流行区内。临床上表现为缺氧、紫绀、38℃以上高热、呼吸加速或呼吸窘迫综合征、气促等，X片表现为肺部不同程度改变。也是成人普通感冒的主要病原之一，儿童感染率较高，主要是上呼吸道感染，一般很少波及下呼吸道。还可引起婴儿和新生儿急性肠胃炎，主要症状是水样大便、发热、呕吐，每天排稀便10余次，严重者甚至出现血水样便，极少数情况下也引起神经系统综合征。

3. 防治

为预防SARS病毒传染，养成良好的卫生习惯，勤洗手，勤洗脸，勤饮水，勤通风。患者要戴口罩，调整好心态，加强身体锻炼。目前暂无特效药治疗。

五、乙肝病毒

乙型肝炎病毒简称乙肝病毒，感染人类引起乙型肝炎（乙肝）。乙肝是以肝脏炎性病变为主并可引起多器官损害的一种传染病，是世界上最常见、难治疗、发病率高的传染性疾病。乙肝病毒经血液、血制品，母婴传播，性接触三种途径感染。据权威统计，至2006年，世界范围内受乙肝病毒慢性感染的人数多达3.5亿，每年至少有100万人因此而死亡。我国有近5000万乙肝患者，而乙肝携带者高达1.3亿。

1. 生物学性状

乙型肝炎病毒是一种DNA病毒。血清中有三种不同形态的颗粒，分别为大球形颗粒（直径42nm）、小球形颗粒（直径22nm）和管形颗粒（直径22nm）。其中，大球形颗粒又称Dane颗粒，是1970年Dane首先用电镜在乙肝病人血清中发现的。Dane颗粒是有感染性的完整HBV颗粒，呈球形，有包膜，是一种包膜颗粒。小球形颗粒由病毒的包膜蛋白构成，管形颗粒是由小球形颗粒串联而成，两者均不含病毒基因组，因而不具有感染性，被称为亚病毒颗粒。HBV的抵抗力较强，但65℃、煮沸10分钟或高压蒸气均可灭活HBV。目前则采用γ射线、X线和电子辐射消毒，含氯制剂、环氧乙烷、戊二醛、过氧乙酸和碘伏等化学试剂也有较好的灭活效果。

2. 致病

乙肝患者最常见的临床表现为全身乏力、食欲减退、恶心、呕吐、厌油（怕吃油腻食物或一闻到油腻味即出现恶心、呕吐状）、腹泻及腹胀，部分病人有发热、黄疸等，查体发现肝区叩击痛，肝脾肿大，巩膜黄染，肝掌及蜘蛛痣，面色灰暗等。乙肝病人常因病程超过6个月转为慢性，反复发作，最终导致肝硬化、肝癌而死亡。

3. 乙肝抗原组成及检测意义

HBV具有三种抗原（图2.5.3-4）：乙肝表面抗原（HBsAg）、乙肝核心抗原（HBcAg）和乙肝e抗原（HBeAg）。其中HBsAg是HBV感染的主要标志，存在三型颗粒外表面，产生抗-HBs（HBsAb），具免疫保护作用；HBcAg存在于Dane颗粒的核心结构表面，为内衣壳成分，其外被HBsAg所覆盖，故不易在血液中检出。刺激机体可产生抗-HBc（HBcAb）、抗-HBc IgM存在，表明病毒在复制；HBeAg存在于Dane颗粒核心结构表面，是一种可溶性蛋白质，可游离于血清中。刺激机体可产生抗-HBe（HBeAb），为病毒复制及强传染性的指标，仅Dane颗粒中有，具有一定的保护作用，是预后良好的征象。

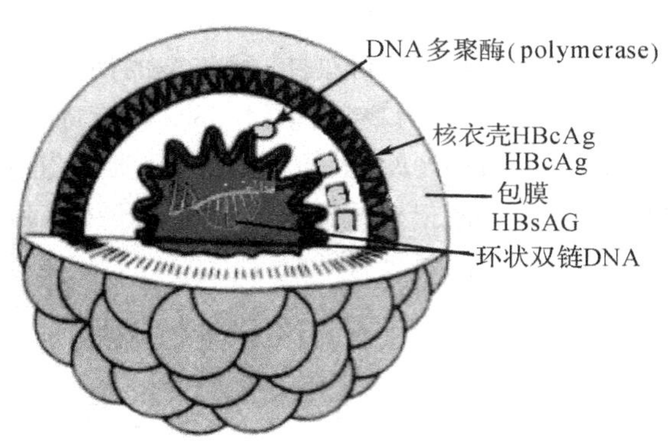

图 2.5.3-4　Dane颗粒三种抗原分布模式

检测血清中乙肝三种抗原及相应的抗体对临床诊断乙肝有十分重要的意义，乙肝病毒抗原抗体系统检测结果分析，见表 2.5.3-1。其中当 HBsAg、HBeAg 和 HBcAb 为阳性时，俗称"大三阳"，传染性较强；当 HBsAg、HBeAb 和 HBcAb 为阳性，俗称"小三阳"。乙肝病毒携带者是指 HBsAg 阳性持续 6 个月以上，很少有肝病相关症状与体征，血清丙氨酸氨基转移酶(ALT)基本正常的慢性 HBV 感染者。

表 2.5.3-1　乙肝病毒抗原抗体系统检测结果分析

HBsAg	HBeAg	抗-HBs	抗-HBe	抗-HBc	结果分析
+	−	−	−	−	HBV 感染或无症状携带者
+	+	−	−	−	急、慢性乙型肝炎，或无症状携带者
+	+	−	−	+	急、慢性乙型肝炎(传染性强，"大三阳")
+	−	−	+	+	急性感染趋向恢复(小三阳)
−	−	+	+	+	既往感染恢复期
−	−	+	+	−	既往感染恢复期
−	−	−	−	+	既往感染或"窗口期"
−	−	+	−	−	既往感染或接种过疫苗

4. 防治

乙型肝炎的预防应针对其传播途径采取综合性预防措施。对有高度易感人群，HBV 阳性母亲的婴儿应接种疫苗特异性预防。要加强对供血者的筛选，以减少输血后肝炎的发病率。对患者用过的餐具、注射器及手术器械等必须进行消毒。对患者分泌物和排泄物要妥善用漂白粉等消毒剂消毒处理。迄今为止，对乙肝患者采用保肝治疗，但无特效药物可以根治。干扰素、板蓝根等清热解毒类中药对部分病人有一定效果。

六、人类免疫缺陷病毒

人类免疫缺陷病毒是获得性免疫缺陷综合征(AIDS)，即艾滋病的病原体。人类免疫缺陷病毒 1981 年在美国首次被发现。HIV 有两型，分别为 HIV-1 和 HIV-2，AIDS 主要由 HIV-1 所致。艾滋病被称为"当代瘟疫"和"超级癌征"，是一种全球性广泛流行的传染性疾病。1988 年，世界卫生组织(WHO)规定，每年的 12 月 1 日为"世界艾滋病日"。至 2006

年，全球感染人数已达3950万人，我国有65万艾滋病患者。艾滋病是一种由逆转录病毒(HIV)通过血液、不洁性交、吸毒、静脉注射、母婴垂直传播等途径侵入人体，破坏人体免疫防御系统，造成机体抵抗力下降，以至诱发严重感染和一些少见的癌瘤的疾病。

由于艾滋病的病死率极高，因此“恐艾综合征”普遍存在。艾滋病从感染到死亡要经历一个潜伏期，这段时间可长可短，在潜伏期内病人外表与常人无异。下列情况不传播艾滋病：一般接触不传播：握手、共餐、共用办公用品等；不经公共设施传播：马桶、电话、卧具、游泳池、公共浴池等；咳嗽、打喷嚏不传播；蚊虫叮咬不传播。

1. 生物学性状

人类免疫缺陷病毒大致呈球形(图2.5.3-5)，直径约120nm。病毒外膜是包膜，嵌有病毒的蛋白gp120与gp41，病毒内部是由蛋白p17形成的球形基质，以及蛋白p24形成的半锥形衣壳。HIV对热敏感，56℃、30分钟失去活性；对消毒剂和去污剂亦敏感，0.2%次氯酸钠、0.1%漂白粉等处理5分钟均能灭活。对紫外线等有较强抵抗力。

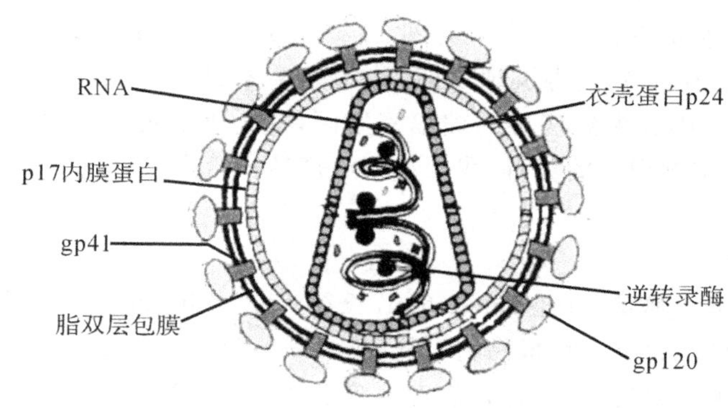

图2.5.3-5 HIV的结构

(摘自《医学微生物学》，陆德源主编.人民卫生出版社，2003.)

2. 致病

艾滋病感染临床表现可分四个时期：急性感染期、临床潜伏期、免疫缺损期及AIDS典型发病期。急性感染期多无临床表现或仅表现为流感样症状，但此时HIV病毒已经在体内大量复制并释放入体液，血清中可检出抗HIV抗体，具有强传染性。临床潜伏期即急性期恢复后无任何临床症状，一般持续6个月至5年，甚至长达10～12年。该期免疫系统逐渐衰竭。免疫症状期出现艾滋病相关症候群，表现为不明原因的长期反复低热，出现中枢神经系统疾患、慢性腹泻、体重迅速减轻、淋巴结肿大、皮肤损伤等症状，最终人体免疫系统被完全破坏。

AIDS典型发病期主要表现为三大症状：①出现病原物质机会性致病，病原体包括白色念珠菌、卡氏肺孢子虫、隐孢子虫、巨细胞病毒、EB病毒、单纯疱疹病毒和弓形虫的感染。艾滋病病人到中晚期往往因机会致病导致最终死亡。②并发恶性肿瘤，常伴有卡波济肉瘤和恶性淋巴瘤。③神经系统出现异常，表现为中枢神经系统疾病，如AIDS痴呆症等。

3. 防治

到目前为止，艾滋病的治疗没有特效药，但已经有了突破性的进展，治疗手段可延长已经发病患者的寿命，主要还是以预防为主。艾滋病高发人群是同性恋或双性恋、性滥交、吸毒者或者经常需要输血的患者。因此要预防艾滋病，最有效的手段不是避孕套，美国长期研究表明，安全套的失败率高达 31%；也不是疫苗，到目前为止，尚没有可成功防治艾滋病的疫苗；而是性道德教育，每个人都应该洁身自爱，有好的生活习惯，远离毒品，关注自身的健康。

防治措施有：①大力加强宣传教育，对尤其是对同性恋、吸毒、血友病患者；②切断传播途径，严格检测输血、血液制品；③加强国境检疫；④建立和健全艾滋病防治机构；⑤阻断垂直传播，对 HIV 抗体阳性的妇女，应避免怀孕或避免母乳喂养等。

七、狂犬病毒

狂犬病毒是引起人畜共患狂犬病的传染源。病毒通过病畜如被病毒感染的猫、狗等撕咬或被病毒感染的人咬伤而传播。患者感染潜伏期长短不一，儿童、伤口深者、入侵病毒的数量多及毒力强者及头面部咬伤的患者潜伏期短。此外，如清创不彻底、外伤、受寒、过度劳累等，均能使疾病提前发生。人一旦发病，死亡率高达 100%，若及时注射特异性疫苗，痊愈率也是 100%。早在 1884 年病毒发现之前，法国科学家巴斯德就发明了狂犬疫苗。此外，科学家发现在大量感染狂犬病病毒的蝙蝠密集区，其分泌液造成的气雾，可引起呼吸道感染。近年来，随着养宠物现象的流行，我国狂犬病疫情一直上升，2006 年比十年前发病数增长一倍。

1. 生物学性状

狂犬病毒外形呈子弹状，直径 65～80nm，长约 130～240nm。核衣壳呈螺旋对称，表面具有包膜，内含有单链 RNA。病毒易为日光、紫外线、甲醛、新洁尔灭、50%～70%酒精等灭活。狂犬病毒有两种主要抗原：一种是病毒外膜上的糖蛋白抗原，能与乙酰胆碱受体结合使病毒具有神经毒性，并使体内产生中和抗体及血凝抑制抗体，中和抗体具有保护作用；另一种为内层的核蛋白抗原，可使体内产生补体结合抗体和沉淀素，无保护作用。

2. 致病

狂犬病发作，典型病例的临床过程可分前驱期、兴奋期和麻痹期三期。前驱期病人早期症状是伤口及附近有麻、痒、痛及蚁走感等异常感觉，大多出现低热、食欲不振、恶心、倦怠等类似感冒症状，继而出现恐惧不安、喉头紧缩感。本期持续 2～4 天。兴奋期患者逐渐进入高度兴奋状态，突出表现为极度恐水、怕风、咽肌痉挛、呼吸困难、排尿排便困难及多汗流涎等症状，患者的神志大多清楚。恐水是本病的特殊症状，乃咽肌痉挛所致，但不一定每例均有，也不一定在早期出现。典型患者见水、闻流水声或仅提及饮水时，均可引起严重咽喉肌痉挛。患者不敢饮水，常伴声嘶及脱水。本期持续 1～3 天。麻痹期患者痉挛停止，渐趋安静，但出现肢体弛缓性瘫痪。眼肌、颜面部肌肉及咀嚼肌也可受累，表现为斜视、眼球运动失调、下颌下坠、口不能闭、面部缺少表情等。患者的呼吸渐弱或不规则，出现潮式呼吸、脉搏细数、血压下降、反射消失、瞳孔散大，可因呼吸和循环衰竭而迅速死亡。本期持续 6～18 小时。

狂犬病的整个病程一般不超过 6 天，偶见超过 10 天者。患者可并发肺炎、气胸、心律不齐、心衰、上消化道出血、急性肾功能衰竭等疾病。

3. 防治

狂犬病的防治首先要做好宠物的免疫工作，对已经感染或怀疑感染的病畜要及时捕杀、焚烧。人一旦被感染的动物咬伤或抓伤，要尽快用20%肥皂水充分地清洗伤口，冲洗后必须用酒精棉、碘酊等消毒且及时注射狂犬病疫苗。病人尽早隔离，专人护理，安静卧床休息，伤口应暴露24小时至48小时，防止病毒穿入神经纤维。防止一切音、光、风的刺激。护理人员须戴口罩、穿隔离衣及手套，防止被病人在痉挛发作中抓伤。狂犬病主要来自带毒的犬、猫等宠物的感染，因此对健康猫、犬应严加管理，定期注射狂犬病毒疫苗，捕杀病畜。

八、单纯疱疹病毒

单纯疱疹病毒（HSV）是引起人类龈口炎、角膜结膜炎、脑炎、生殖系统感染及新生儿感染等多种疾病的病原。人是HSV的唯一宿主。感染宿主后，常在神经细胞中潜伏感染，激活后又会出现无症状的排毒，在人群中维持传播链，周而复始地循环。

人类单纯疱疹病毒分为两型，即单纯疱疹病毒Ⅰ型（HSV-Ⅰ）和单纯疱疹病毒Ⅱ型（HSV-Ⅱ）。Ⅰ型主要引起生殖器以外的皮肤、口腔黏膜和脑的感染。Ⅱ型主要引起生殖器部位皮肤黏膜感染。妊娠妇女感染HSV-Ⅰ，病毒有可能经胎盘感染胎儿，造成流产、死胎或先天性畸形。妊娠妇女感染HSV-Ⅱ在分娩时均可通过产道感染新生儿，常发生在生后第6天。新生儿疱疹是临床上常见而又严重的感染，据统计死亡率超过50%，存活者约有1/2严重损伤。

1. 生物学性状

单纯疱疹病毒颗粒呈球形，直径为120～150nm，DNA包膜病毒。HSV对温热、紫外线、乙醚、氯仿等均很敏感。

2. 致病

单纯疱疹病毒感染新生儿、儿童和成人出现不同的临床表现。新生儿感染表现为皮肤、眼和口腔的局部损伤、脑炎及病毒播散到内脏，发生脓毒血症，常引起死亡。学龄前儿童大多数为隐性感染。成人感染单纯疱疹病毒病毒经呼吸道、口腔、生殖器黏膜以及破损皮肤进入体内，HSV-Ⅰ的原发感染常局限在口咽部，临床表现为龈口炎、牙龈及咽颊部成群疱疹、发热、咽炎和扁桃体炎，破溃后形成溃疡，此外还可引起脑炎、皮肤疱疹性湿疹。症状消失后病毒潜伏在三叉神经节。HSV-Ⅱ的原发感染主要引起生殖器疱疹，男性表现为阴茎的水泡性溃疡损伤，女性为宫颈、外阴、阴道的水泡性溃疡损伤，并发症包括生殖器外损伤和无菌性脑膜炎，病程约3周。症状消失后病毒潜伏在骶神经节。当机体抵抗力下降时，如发热、胃肠功能紊乱、月经、妊娠、病灶感染或情绪改变时，体内潜伏的HSV-Ⅰ、HSV-Ⅱ病毒被激活而再次发病。

3. 防治

目前，对疱疹病毒感染的控制尚无特异性有效措施，剖宫产是避免生殖道感染的有效方法。成人患者治疗原则：抗病毒，减少疼痛，预防继发感染及缩短病程。可给予口服高效抗病毒药，如阿昔洛韦、万乃洛韦等，及口服抗菌药或外用红霉素软膏、阿昔洛韦眼药水等药物涂患处。若水泡破裂，可用2.5%龙胆紫溶液涂患处。

九、虫媒病毒

虫媒病毒为医学节肢动物媒介病毒，主要分布在非洲和美洲。常见的虫媒病毒有通过蚊子传播的乙型脑炎病毒、登革病毒和通过蜱传播的森林脑炎病毒等。

1. 乙型脑炎病毒

乙型脑炎病毒是流行性乙型脑炎（简称乙脑）病原。乙脑是我国夏秋季流行的主要传染病之一，通过蚊子在动物和人之间传播。我国除新疆、西藏、青海外，其他各地均有病例发生，年发病人数 2.5 万，病死率 10%，大约 15%的患者留有不同程度的后遗症。

乙脑病毒呈球状，RNA 包膜病毒。病毒在自然界中主要存在动物体内，如鸟类、猪等。猪感染乙脑病毒一般为隐性感染，但病毒在其体内可增殖，侵入血流，引起短暂的病毒血症，成为乙脑病毒的暂时贮存宿主，经蚊叮咬反复传播。三带喙库蚊是乙脑病毒感染给人的主要传播媒介。乙脑病毒经蚊子叮咬进入人体，在吞噬细胞内增殖，经血液循环到达脑部而引起炎症。主要症状为高热、头痛、呕吐、昏睡、痉挛等，严重者可周身高烧、抽筋不止、脑水肿、呼吸或循环衰竭而死亡，部分患者留有后遗症。

消灭蚊子孳生地，杀灭成蚊是预防乙脑的关键。在乙脑流行季节前，应对猪进行预防注射，可有效地降低乙脑发病率。人体接种疫苗可提高对乙脑病毒感染的抵抗力，对预防乙脑也有良好效果。

2. 登革病毒

登革病毒是引起登革热、登革出血热及登革热休克综合征的病原。病人及隐性患者是本病的主要传染源，主要通过埃及伊蚊和白纹伊蚊等媒介昆虫传播，灵长类动物是维护病毒的宿主。登革病毒引起的疾病广泛流行于热带和亚热带地区，是一种分布广、发病多、危害较大的人类传染病。近年，在亚洲、非洲、南美洲的热带及亚热带地区发病率呈明显上升趋势。我国于 1978 年在广东佛山首次发现本病，以后在海南岛及广西等地均有发现。

病毒颗粒呈球形，直径约 55nm，RNA 包膜病毒。病毒通过蚊叮咬侵入人体，登革热患者主要表现为发热，肌肉、骨和关节酸痛，伴有皮疹或轻微的皮肤出血点，血小板轻度减少。登革出血热患者病情较重，伴有明显的皮肤和黏膜的出血症状，血小板减少显著。登革热休克综合征患者除上述症状外，主要表现为循环衰竭、血压降低和休克等。登革出血热、登革热休克综合征多发生于再次感染异型登革病毒的患者或母亲抗登革病毒抗体阳性的婴儿，病死率高。

防治登革热关键是控制传播媒介，防止蚊虫叮咬。目前尚无安全、有效的登革病毒疫苗。

3. 森林脑炎病毒

森林脑炎病毒是森林脑炎的病原。森林脑炎分布有严格的地区性和季节性。我国主要多见于东北和西北的原始森林地区，黑龙江省为全国森林脑炎发病最早、发病最多的省份。该病好发于春夏之季，又被称做“春夏脑炎”。该病毒储存蝙蝠及哺乳动物宿主体内，通过蜱叮咬传播给人和牛、马、狗、羊等家畜，病毒在蜱内增殖并可经卵传代。

森林脑炎病毒呈球形，直径为 30～40nm，RNA 包膜颗粒。该病毒通过蜱叮咬传播给人或因喝被病毒感染的羊奶而被传染，约经 8～14 天潜伏期后发生脑炎，出现肌肉麻痹、萎缩、昏迷致死，少数痊愈者也常遗留肌肉麻痹，病愈后均产生持久的牢固免疫力。林业工人、筑路工人和经常接触牛、马、羊的农牧民容易感染发病。

为预防森林脑炎，可给前往森林疫区的人接种灭活疫苗，效果良好。在感染早期注射大量丙种球蛋白或免疫血清可防止发病或减轻症状。此外，穿着防护衣袜，皮肤涂擦防被蜱叮咬药物等防护工作十分必要。

【思考题】

1. 简述流感病毒抗原性漂移与抗原性转变的含义。
2. 试述脊髓灰质炎的预防措施。
3. HBV 血清学检查内容主要有哪些？检测意义是什么？
4. 简述人类免疫缺陷病毒的传播途径及预防措施。

（秦　茜）

第六章　其他病原微生物

【学习目标】

1. 掌握衣原体引起的致病。
2. 掌握梅毒的临床表现。

第一节　衣原体

衣原体是一种既不同于细菌也不同于病毒的原核生物，即细胞内没有完整的细胞核，必须在真核细胞内专营寄生生活的微生物，广泛寄生于人类、鸟类及哺乳动物体内。1956 年我国学者汤飞凡等人用鸡胚卵黄囊接种法，在世界上首次成功地分离出沙眼衣原体。衣原体与细菌的主要区别是自身缺乏 ATP 酶，其能量完全依赖被感染的宿主细胞提供。衣原体与病毒的主要区别在于其具有 DNA、RNA 两种核酸、核糖体和一个近似细胞壁的膜，并以二分裂方式进行增殖，能被抗生素抑制。

一、生物学性状

衣原体多呈球状、堆状，直径为 0.3～0.5μm，比病毒大、比细菌小的革兰阴性病原体，仅少数有致病性。衣原体仅在活细胞内以二分裂方式繁殖的微生物，有独特发育周期(图 2.6.1-1)。衣原体是一种不能运动的球状细胞，具有感染力，被宿主细胞吞噬后，细胞膜围

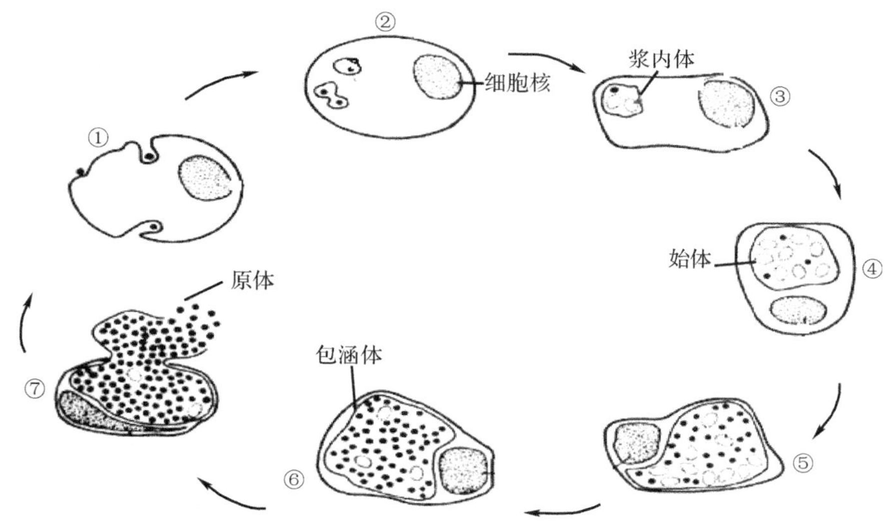

图 2.6.1-1　衣原体发育周期

(摘自《医学微生物学》，陆德源主编. 人民卫生出版社，2003.)

于原体外形成空泡，原体在空泡中逐渐发育、增大，形成是一种形体较大的球状无感染细胞，称为网状体或始体。始体以二分裂方式繁殖，在空泡内发育成许多子代原体，此时期亦称包涵体。成熟的子代原体从被破坏的感染细胞中释放，再感染新的易感细胞，开始新的发育周期。

衣原体为专性细胞内寄生，不能用人工培养基培养，可用鸡胚卵黄囊法等培养。抵抗力衣原体耐冷不耐热，0.1％甲醛液、75％酒精可将其杀死。

二、致　病

衣原体的感染常表现为持续感染、反复感染或隐形感染。主要引起人类疾病的有沙眼衣原体、肺炎衣原体、鹦鹉热肺炎衣原体。其中以沙眼衣原体最多见。

沙眼衣原体引起的沙眼是致盲的第一位病因，主要通过眼—眼及眼—手—眼传播，该病发病缓慢，早期出现眼睑结膜急性或亚急性炎症，表现为流泪、黏液脓性分泌物增多、结膜充血等症状。后期转变成慢性，出现结膜瘢痕、眼睑内翻、倒睫、角膜血管翳引起的角膜损害等症状，影响视力，严重的将导致失明。

衣原体通过性接触可引起性病淋巴肉芽肿、泌尿生殖道感染。性病淋巴肉芽肿是一种性病，男性主要表现为侵犯腹股沟淋巴结，引起化脓性淋巴结炎和慢性淋巴肉芽肿。女性主要表现为侵犯会阴、肛门、直肠，出现会阴—肛门—直肠组织狭窄。泌尿生殖道感染表现为非淋病性尿道炎，男性多表现为尿道炎，不经治疗可缓解，但多数转变成慢性并合并副睾炎、直肠炎等。主要表现为尿道内不适，刺痛及烧灼感，并伴有不同程度的尿频、尿急、尿痛，尿痛但较淋病为轻。在女性能引起尿道炎、宫颈炎等，且并发输卵管炎。

此外，肺炎衣原体及鹦鹉热衣原体可通过呼吸道传染引起婴幼儿肺炎等疾病。肺炎衣原体引起急性呼吸道感染，以肺炎多见，也可致气管炎、咽炎等。鹦鹉热原为野生鸟类及家畜的自然感染，也可经呼吸道传给人，发生呼吸道感染和肺炎。

三、防　治

衣原体对四环素、红霉素、螺旋霉素及利福平等抗生素均很敏感。沙眼一般用四环素眼药膏(水)等抗菌药可治疗。新婚夫妇在准备怀孕前应该进行衣原体检测，若存在衣原体感染，应于治愈后再怀孕，以免对胎儿构成损害。未孕妇女可服用美满霉素、红霉素等药物，孕妇只限用红霉素治疗。衣原体是一种性传播性疾病，也存在间接性感染，因此，夫妇双方应杜绝不洁性生活，对预防衣原体感染具有十分重要的意义。

第二节　支原体

支原体是目前已知一类能在无生命培养基上生长繁殖的最小的原核细胞型微生物，能营独立生活，在自然界中广泛存在，1898 年被首次发现。可通过飞沫传播引起支原体肺炎，通过性传播引起非淋菌性尿道炎、宫颈炎等疾病。

一、生物学性状

支原体呈球形，没有细胞壁，高度多形性，大小介于细菌和病毒之间，可通过滤菌器。革兰氏染色不易着色，常用Giemsa染色法将其染成淡紫色。支原体基因组为环状双链DNA，有一定的代谢活力，但缺乏产生能量的系统，必须依赖宿主获得ATP。体外培养营养要求高，大多数兼性厌氧，二分裂法繁殖，生长缓慢。在琼脂培养基上孵育，可出现典型的“荷包蛋样”菌落(图2.6.2-1)。抵抗力弱，不耐热，肥皂、酒精、胆盐等可将其杀死。

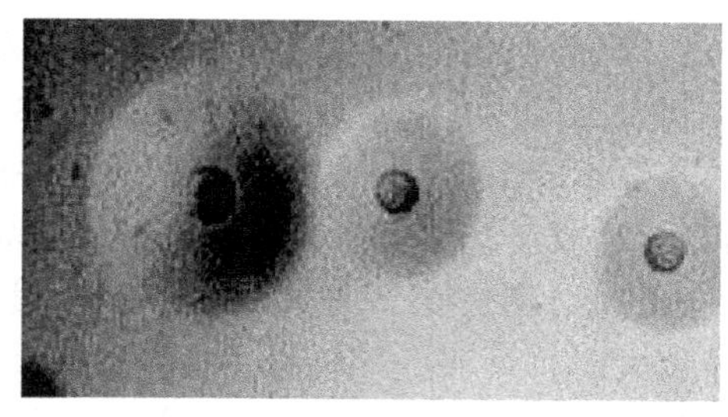

图 2.6.2-1　支原体“荷包蛋样”菌落

(摘自《医学微生物学》，陆德源主编. 人民卫生出版社，2003.)

二、致　病

支原体中引起人类疾病最常见的是肺炎支原体、解脲支原体、人型支原体和生殖器支原体。肺炎支原体主要通过飞沫传播，引起支原体肺炎，又称原发性非典型肺炎。支原体肺炎全年均可发病，以冬季多见，是学龄前儿童及青年人常见的一种肺炎。多数感染者症状轻微或不表现症状，肺炎体征不明显，虽然病程较长，肺部病变较重，炎症吸收较慢，但绝大多数预后良好，并发症少。

解脲支原体、人型支原体和生殖器支原体主要通过性交引起非淋病性泌尿生殖道感染，新生儿则由母亲生殖道分娩时感染。成人男性的感染部位在尿道黏膜，表现为尿道刺痛，不同程度的尿急及尿频、尿痛，尤其在尿液浓缩时明显。尿道口轻度红肿，用力挤压尿道有少量稀薄浆液性或脓性分泌物溢出，亚急性期常合并前列腺感染。支原体还可感染精道、精囊和睾丸，影响精子和精液的质量，引起不育。女性感染部位在宫颈，表现为白带增多、混浊，子宫颈水肿、充血或表面糜烂，少数重症病人有阴道坠感。感染扩及尿道表现为尿道口潮红、充血，挤压尿道可有少量分泌物外溢，尿频，尿急等主要症状，常并发输卵管炎、子宫内膜炎及盆腔炎。是女性不孕不育的重要原因。妇女妊娠后，解脲支原体可经胎盘垂直传播或由孕妇下生殖道逆行感染，导致流产、早产、胎儿宫内发育迟缓、低体重儿、胎膜早破，甚至造成胎死宫内等一系列不良后果。新生儿主要引起结膜炎、肺炎、中耳炎、咽喉炎等疾病。

三、防　治

支原体肺炎的治疗可选用四环素、红霉素、卡那霉素等抗生素，青霉素对支原体无效。此外，同衣原体一样，夫妇双方应在准备怀孕前进行支原体检测，若感染，先治愈后再怀孕，未孕妇女可服用美满霉素、红霉素等药物，孕妇只限用红霉素治疗。夫妇应杜绝不洁性生活，以减少感染并利于优生优育。

第三节　梅毒螺旋体

梅毒螺旋体是梅毒的病原体，梅毒又称“广东疮”或“杨梅疮”，人是梅毒螺旋体的唯一宿主。梅毒是一种广泛流行的性病，90%的梅毒患者通过性交直接接触传染，梅素螺旋体通过破损的皮肤或黏膜感染，少数通过接吻、哺乳、输血、毛巾等感染。梅毒螺旋体可通过胎盘传给胎儿，引起胎儿死亡或流产。

一、生物学性状

梅毒螺旋体呈“螺旋状”，形似细密的弹簧，两端尖直，运动活泼。人工培养至今尚未成功。抵抗力极弱，对温度、干燥、化学消毒剂均特别敏感。

二、致　病

梅毒通过性行为传播，当梅毒螺旋体进入人体后，迅速播散至全身各器官，产生各种症状与体征，也可呈潜伏状态，危及生命。根据传染途径和临床表现不同，分为先天性梅毒和获得性梅毒。

先天性梅毒又称为胎传性梅毒，多发生在妊娠四个月后。梅毒螺旋体可通过孕妇患者胎盘直接传给胎儿，导致流产、早产或死胎。但在分娩时，胎儿经产道感染的，不属于胎传梅毒。出生婴儿称“梅毒儿”，呈现马鞍鼻、锯齿形牙、间质性角膜炎、先天性耳聋等特殊体征。

获得性梅毒根据感染时间、临床表现及传染性可分为三期：

1. 一期梅毒

主要表现为单个无痛性硬下疳。初时患处微红，以后逐渐变成硬结，圆形或椭圆形，直径约1～2cm，略高于皮肤，肉红色，表面糜烂，多发生在外生殖器，如男性的冠状沟、阴茎等；女性的阴唇或子宫颈等。常伴局部或全身淋巴结肿大，以腹股沟淋巴结多见。硬下疳未经治疗，约2～6周可自愈，遗留轻度萎缩性瘢痕或色素沉着。该期患者病灶中有大量螺旋体，传染性极强。

2. 二期梅毒

主要表现为皮肤损害，出现皮疹，常伴有全身淋巴结肿大，内有大量螺旋体，传染性强。多在感染后7～10周出现。发病前常有低热，头痛，肌肉、骨和关节疼痛等前驱症状。这期病人传染性强。不经治疗症状一般可在3周至3个月后自然消退而痊愈。

3. 三期梅毒

一、二期梅毒治疗不彻底，2～4年后进入第三期。该期不仅侵及皮肤黏膜，并可累及全身各内脏器官或组织，引起心血管及中枢神经系统病变，导致动脉瘤、脊髓痨、全身麻痹病或皮肤树胶样肿等。灶中无螺旋体，传染性小，破坏性大。

三、防 治

梅毒是一种性病，预防的主要措施是加强卫生宣传教育和社会管理，取缔娼妓，目前尚无疫苗预防。对病人应早发现、早诊断、早治疗，青霉素为治疗首选药物。疗程为3个月至1年，以血清中抗体阴转为治愈指标。梅毒患者治愈后，再次接触到梅毒螺旋体仍可再次感染。

第四节 真 菌

真菌是一类不含叶绿素，无根、茎、叶分化、有典型的细胞核和完善的细胞器的真核细胞型微生物。真菌既不是植物也不是动物，在自然界中广泛存在，约10余万种，通常分为三类，即酵母菌、霉菌和蕈菌。真菌多数对人类有利，如酵母菌可用于生产抗生素和酿酒业等。能引起人类疾病的真菌仅100余种，包括致病真菌、条件致病真菌、产毒真菌及致癌真菌，其中以条件致病真菌最为多见。

一、生物学性状

真菌比细胞大几倍至几十倍，按形态可分为单细胞真菌和多细胞真菌，单细胞真菌又称酵母菌，圆形或卵圆形，由母细胞以出芽方式繁殖，不产生菌丝，如新生隐球菌、白色念珠菌。多细胞真菌由菌丝和孢子组成，菌丝按功能分营养菌丝和气体菌丝，按结构分有隔菌丝和无隔菌丝。孢子是真菌的繁殖结构，分无性孢子和有性孢子，致病真菌多为无性孢子。无性孢子按形态分三种：分生孢子、叶状孢子、孢子囊孢子。各种不同形态的菌丝和孢子（图2.6.4-1，2.6.4-2）是鉴别真菌的重要标志。

真菌培养要求不高，常用沙保培养基。最适宜的酸碱度是pH4～6，最适温度为22～28℃。真菌的培养菌落一般有酵母型菌落、类酵母型菌落和丝状菌落三种。酵母型菌落为单细胞真菌菌落，以出芽方式繁殖，如新型隐球菌。类酵母型菌落外观似酵母菌落，但可见伸入培养基中的假菌丝，是由伸长的芽生孢子形成，如白色念珠菌。丝状菌落为多细胞真菌的菌落，由许多疏松的菌丝组成。

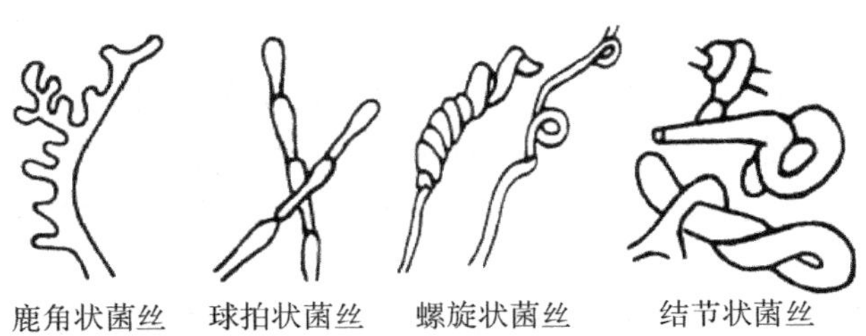

图2.6.4-1 真菌的各型菌丝

（摘自《医学微生物学》，陆德源主编．人民卫生出版社，2003）

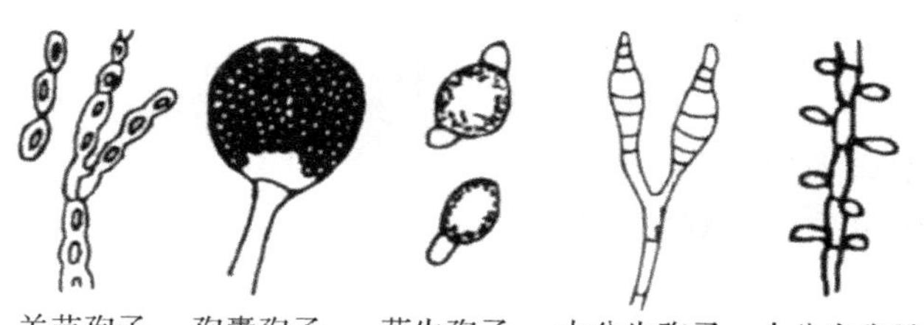

图 2.6.4-2　真菌的各形孢子
（摘自《医学微生物学》，陆德源主编.人民卫生出版社，2003）

二、致病及常见的致病真菌

真菌引起的疾病大致包括：

1. 致病性真菌感染

由外源性感染引起的皮肤及皮下组织真菌感染，皮肤癣菌可引起局部炎症，分毛癣菌、表皮癣菌和小孢子癣菌三属。皮肤丝状菌通过接触感染，主要侵入皮肤、毛发和甲等部位，引起癣病。例如体癣、甲癣、脚癣、头癣等，一般不侵犯皮下组织和内脏，不引起全身感染。其中脚癣就是大家熟悉的"香港脚"或称"脚气"。

"香港脚"是因为皮肤一直处于潮湿的状况，有利于真菌的生长与繁殖而引起。表现为发病的脚趾间时疼时痒、奇痒难忍，容易复发。患者用手搔抓可出现大块的蜕皮，继发感染，局部溃破、肿胀、疼痛，不能行走。此症病程长、难根治。

2. 条件致病性真菌感染

为内源性感染，当机体免疫力下降时发生的条件致病性真菌感染，如白色念珠菌感染引起的鹅口疮、口角炎、阴道炎、内脏感染和中枢神经系统感染。

新型隐球菌为酵母型真菌，大量存在于鸽粪中，多经呼吸道传播，肺部引起轻度炎症。当机体抵抗力下降时，主要侵犯中枢神经系统，引起脑炎及其他慢性炎症和脓肿。

3. 真菌变态反应性疾病

真菌污染环境，引发荨麻疹、接触性皮炎、哮喘、过敏性鼻炎等。

4. 真菌性中毒

食入被真菌污染的食品可能引起急性或慢性中毒。

三、防　治

真菌通常采用镜下直接涂片法观察病原做微生物检查，目前尚无特异性预防方法。主要预防措施注意卫生、合理使用抗生素，疗效不佳或深部感染可口服抗真菌药物，如制霉菌素等。

癣病的传染性强，因此在日常生活中必须特别重视癣病的预防。首先是注意个人的皮肤卫生，经常保持足部的清洁、干燥。家中不要共用毛巾、浴巾和拖鞋，洗脚盆要常用杀菌剂洗涤。足部多汗者应穿通气较好的鞋，袜子要经常更换，必要时应煮沸消毒。常用的药有达克宁等。

【思考题】

1. 衣原体的致病。
2. 简述梅毒的临床表现。
3. 真菌定义及常见致病性真菌种类。

（秦　茜）

第七章　人体寄生虫学概论

【学习目标】

1. 掌握概念：寄生、寄生虫、宿主、终宿主、中间宿主、寄生虫生活史。
2. 掌握寄生虫与宿主相互关系。

一、概　述

人体寄生虫学是研究与人体健康有关的寄生虫的形态结构、生活活动、生存繁殖规律，阐明寄生虫与人体和外界环境因素相互关系的一门学科。联合国开发计划署、世界银行、WHO 重点防治的五种寄生虫病为：疟疾、血吸虫病、丝虫病、利什曼原虫病、锥虫病。我国 1956 年提出的五大寄生虫病为：疟疾、血吸虫病、丝虫病、钩虫病、黑热病。

二、寄生虫和宿主及生活史

自然界生物间的关系具有多样性，两种生物生活在一起的现象称为共生。共生现象分为互利共生，共栖及寄生。两种生活在一起的生物互相依赖，双方有利，称互利共生。两种生活在一起的生物一方受益，另一方既不受益亦不受害，称共栖。一些较小动物暂时或长期(永久)寄生在其他动物的体表或体内，获取营养并使其受害，称为寄生。这些较小动物是获利的一方，称为寄生虫，受害的一方称为宿主。

寄生虫在不同发育阶段寄生于不同宿主中：

1. 终宿主

寄生虫成虫或有性生殖时期所寄生的宿主称终宿主。

2. 中间宿主

寄生虫的幼虫或无性生殖时期所寄生的宿主称中间宿主。

3. 保虫宿主

某些蠕虫成虫或原虫的某一个阶段，既可寄生于人，也可寄生于某些脊椎动物，在一定条件下可传播给人，在流行病学上称这些脊椎动物为保虫宿主或储存宿主。

4. 转续宿主

某种蠕虫的幼虫侵入非正常宿主体内，虽能成活，但不能继续发育，而对正常宿主仍具感染性，这种非正常宿主叫转续宿主。

寄生虫的生活史是指寄生虫完成一代生长、发育、繁殖的过程及包括外界环境和宿主环境。生活史可分为直接型和间接型两种类型。直接型不需要中间宿主，如钩虫、似蚓蛔线虫等寄生虫生活史。间接型需要中间宿主，如肺吸虫、日本血吸虫等寄生虫生活史。

三、寄生虫和宿主相互作用

寄生虫和宿主之间具有相互作用。

1. 寄生虫对宿主的作用

(1)夺取营养,影响吸收:寄生虫在宿主体内生长、发育和繁殖所需要的物质主要来源于宿主,寄生虫数量越多,被夺取的营养也就越多。如蛔虫寄生在人体肠道内夺取营养,影响肠道吸收功能。

(2)机械性损伤:寄生虫对所寄生的部位及其附近组织和器官可产生损害或压迫作用。幼虫在宿主体内移行也可造成宿主严重的损伤。如蛔虫幼虫在肺内移行时穿破肺泡壁毛细血管,可引起出血。

(3)毒性和抗原物质的作用:寄生虫的分泌物、排泄物和死亡虫体的分解物对宿主均有毒性作用,这是寄生虫对宿主最重要的危害形式。如日本血吸虫卵内毛蚴分泌物引起周围组织发生病理变化即虫卵肉芽肿,这是日本血吸虫对宿主最严重的危害。

2. 宿主对寄生虫的作用

机体受寄生虫刺激产生天然免疫(非特异性免疫)和获得性免疫(特异性免疫)。寄生虫非特异性免疫包括皮肤、黏膜和胎盘的屏障作用,胃液、体液、吞噬细胞等生理作用。寄生虫特异性免疫包括消除性免疫和非消除性免疫。①消除性免疫:是指宿主能消除体内寄生虫,并对再感染产生完全的抵抗力。②非消除性免疫有带虫免疫和伴随免疫两种类型。带虫免疫:指人体感染某些寄生虫后,体内虫体未被清除,维持低虫血症,但宿主对同种感染具有一定的抵抗力,如疟原虫。伴随免疫:指某些寄生虫感染,活的成虫可使宿主产生获得性免疫力,这种免疫力对体内原有的成虫不发生影响,可以存活下去,但对再感染时侵入的童虫有一定的抵抗力,如日本血吸虫。两种非消除性免疫比较如表 2.7-1。

表 2.7-1 两种免疫类型的比较

	带虫免疫	伴随免疫
虫种	疟原虫	血吸虫
免疫力产生	虫体与免疫力并存	虫体与免疫力并存
逃避机制	抗原变异	抗原伪装
作用	杀伤虫体,维持低水平, 有种、株特异性,能抗再感染	对体内成虫无作用, 能抗再感染

四、寄生虫病流行与防治

寄生虫病在人、动物或人与动物之间传播流行需要具备三个基本环节:①传染源:患者、带虫者、保虫宿主均为传染源;②传播途径:经口感染、经皮肤感染、经昆虫媒介感染、接触传播、垂直传播;③易感人群:免疫力低下的人群。

寄生虫病的防治通常采用控制传染源、切断传播途径、保护易感人群及提高人群免疫力。具体通过普查普治带虫者和患者,查治或处理储存宿主,做好流动人口监测,控制流行区传染源散播。加强粪便管理,搞好环境卫生和个人卫生,控制或杀灭媒介节肢动物和中间宿主。加强集体和个人防护工作,改变不良的饮食习惯,改进生产方法和生产条件等综合措施控制和消灭寄生虫病。

【思考题】

1. 名词解释：寄生虫、宿主、终宿主、中间宿主、保虫宿主、转续宿主、生活史。
2. 寄生虫感染人体的方式(途径)有哪些？并举例说明之。
3. 寄生虫生活史有哪些类型？
4. 带虫免疫和伴随免疫如何区分？

（秦　茜）

第八章　医学蠕虫

【学习目标】

1. 掌握钩虫、蛲虫、肝吸虫、肺吸虫、日本血吸虫、链状带绦虫的生活史。
2. 掌握钩虫、肝吸虫、肺吸虫、日本血吸虫、链状带绦虫的感染阶段。
3. 掌握肝吸虫、肺吸虫、日本血吸虫、链状带绦虫生活史中的各种宿主。

蠕虫为多细胞动物，体软，可借肌肉的伸缩蠕动。在自然界营自生生活或在动物体内、体外营寄生生活。凡是寄生人体与医学有关的蠕虫称为医学蠕虫。大多数蠕虫寄生在人和动物的消化道内，少数寄生在血液和组织内。医学蠕虫可分为三个纲：线虫纲、吸虫纲、绦虫纲。

线虫纲成虫虫体呈圆柱形或线形，左右对称，体不分节，大小相差悬殊，小的只有几个毫米，大的可达一米以上。雌雄异体，雌虫尾部尖直，雄虫尾部卷曲，雌虫比雄虫形体较大。消化系统完整，生殖系统发达。绝大多数线虫生活史为直接型，少数为间接型，如丝虫需通过蚊子叮咬传播给人。

吸虫纲成虫虫体背腹扁平，呈叶状或舌状，除日本血吸虫为线形。雌雄同体，除血吸虫，血吸虫雌雄异体，但雌雄合抱。所有吸虫均具有口吸盘和腹吸盘，消化系统不完整，有口无肛门，生活史为间接型并离不开水。

绦虫纲虫体如带状，体大多分节，雌雄同体，无口及消化道，无循环系统，成虫寄生在脊椎动物的消化道内。

第一节　似蚓蛔线虫

似蚓蛔线虫简称蛔虫，呈世界性分布，我国各地均有感染者，农村感染率高于城市，儿童高于成人，是最常见的寄生虫。

一、形　态

1. 成虫

蛔虫成虫长圆柱形，形似蚯蚓，活时成粉红色或微红色，死后为白色，体表有细横纹和两条明显的侧索。雌虫长约20～35cm，尾端钝圆，雄虫15～31cm，尾端向腹面卷曲(图2.8.1-1)。

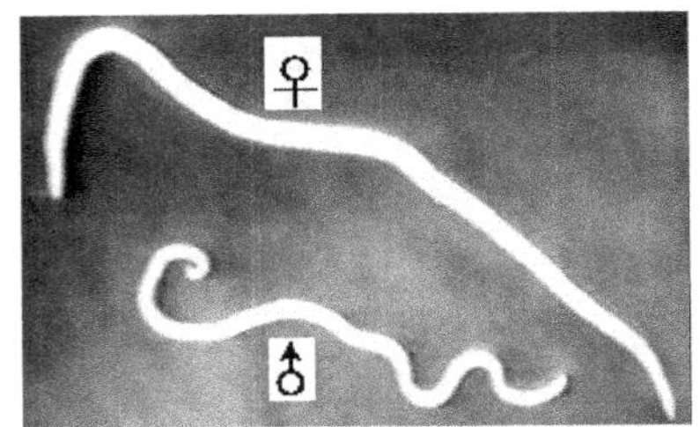

图2.8.1-1　蛔虫成虫形态

(摘自《人体寄生虫学》，高兴政主编，北京医科大学出版社，2004.)

2. 虫卵

蛔虫虫卵有受精蛔虫卵、未受精蛔虫卵、脱蛋白膜受精蛔虫卵、感染期虫卵四种形态。

受精蛔虫卵金黄色(图 2.8.1-2),椭圆形,大小约 40×60μm,卵壳厚,由蛔甙层、壳质层、受精膜组成。卵壳外有一层凹凸不平呈波浪形的蛋白质膜。卵内含有一大而圆的卵细胞,卵细胞与卵壳两端常见新月型空隙。未受精蛔虫卵呈长椭圆形(见图 2.8.1-3),卵壳与蛋白膜均较薄,无蛔甙层。卵壳外有波浪形蛋白质膜,卵内含有许多大小不等的屈光颗粒。受精卵与未受精卵卵壳外层蛋白膜均可脱落,成为无色透明的脱蛋白膜受精蛔虫卵。

二、生活史

蛔虫的发育过程包括虫卵在外界土壤中的发育和虫体在人体内的发育两个阶段。生活史不需要中间宿主,属直接发育型(如图 2.8.1-2)。

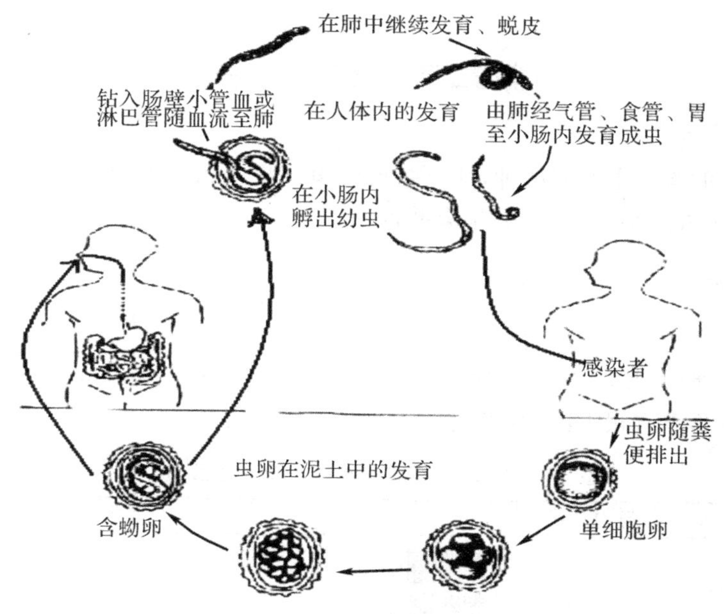

图 2.8.1-2　蛔虫生活史

受精蛔虫卵随粪便排出体外,散布于土壤中,在潮湿、荫蔽、氧充足和适宜温度(21～30℃)的条件下,约经 2 周,虫卵内的细胞发育为幼虫。再经过 1 周,幼虫进行第一次蜕皮后变为二期幼虫。卵内含有二期幼虫的蛔虫卵,称为感染期卵。人体经口误食感染期卵后,在小肠环境条件(温度、pH、低氧等)的综合影响下,幼虫分泌含有酯酶、壳质酶及蛋白酶的孵化液,分别作用于卵壳各层。同时,卵内幼虫的活动性增大,最后破卵壳孵出。孵出的幼虫侵入小肠黏膜和黏膜下层,并钻入肠壁小静脉或淋巴管,经门静脉系统到肝,再经右心到肺,幼虫穿过肺毛细血管进入肺泡。至此,在幼虫经过第二次及第三次蜕皮(约在感染后 10 天内),发育为第四期幼虫。然后,四期幼虫沿支气管、气管移行到咽,被吞咽入食管,经胃到小肠。在小肠内,幼虫进行第四次蜕皮后,经数周逐渐发育为成虫。自人体感染到雌虫产卵约需 60～75 天。一条雌虫每天排卵可多达 24 万个,成虫在人体内存活时间通常为一年左右。

三、致病及防治

蛔虫寄生人体会对人体造成危害,蛔虫幼虫可引起蛔虫性哮喘、蛔虫性肺炎和异位寄生。蛔虫性哮喘是儿童突发性哮喘病因之一，主要表现为发热、咳嗽、哮喘，可因集体生食被感染性蛔虫卵所污染的食物而导致暴发。蛔虫成虫会掠夺宿主营养，影响肠吸收，而且其代谢物导致宿主中毒，表现为发育障碍、食欲不振、恶心、呕吐、失眠、烦躁、磨牙、夜惊、荨麻疹、皮肤瘙痒等症状。此外，蛔虫感染还可引起胆道蛔虫症，严重的甚至引起肠梗阻、肠穿孔。

蛔虫病的防治主要是对患者和带虫者进行驱虫治疗，目前常用的驱虫药为伊维菌素及阿苯达唑，又名肠虫清。肠虫清剂量为成人 400mg/d，服用 1～2d。伊维菌素治疗蛔虫病的治愈率达 100%，剂量为 6mg/d，顿服。驱虫时间宜选在感染高峰之后的秋、冬季节，学龄儿童可采用集体服药。对有并发症的患者，应及时送医院治疗。同时要改善环境卫生，加强粪便管理，加强健康教育，注意个人卫生。

第二节 钩　虫

寄生于人体的钩虫主要有两种，即十二指肠钩口线虫和美洲板口线虫。两者发育过程相似，成虫寄生于人的小肠上段，引起钩虫病。

一、形　态

1. 成虫

虫体为细小线状，长约 10mm，体略弯曲，活时肉红色，死后灰白色。十二指肠钩口线虫和美洲板口线虫形态有很大区别(见表 2.8.2-1)。

表 2.8.2-1　两种钩虫的主要形态区别

	十二指肠钩口线虫	美洲板口线虫
体形	“C”形	“S”形
口囊	腹侧有二对钩齿	腹侧有一对板齿
交合伞背肋	背肋远端分两支，每支又分三小支	背肋基部分两支，每支再分二小支
交合刺	两端末端分开	一刺末端形成倒钩，与另一刺末端合并

(图摘自《人体寄生虫学》，高兴政主编，北京医科大学出版社，2004.)

2. 虫卵

椭圆形，卵壳薄，无色透明，卵内细胞多为 8～32 个，卵壳与细胞之间有明显的空隙。

二、生活史

十二指肠钩口线虫与美洲板口线虫的生活史基本相同，生活史也不需要中间宿主，属直接型(见图 2.8.2-1)。

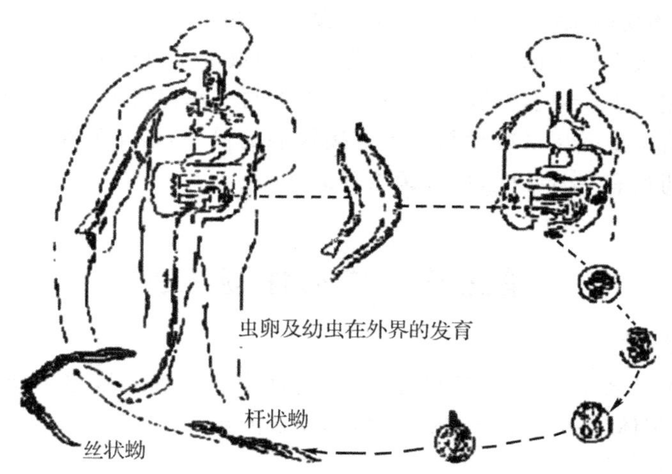

图 2.8.2-1 钩虫生活史

成虫寄生于人体小肠上段，虫卵随粪便排出体外后，在温暖(25～30℃)、潮湿(相对湿度为 60%～80%)、阴蔽、含氧充足的疏松土壤中，卵内细胞不断分裂，24 小时内第一期杆状蚴即可破壳孵出。此期幼虫以细菌及有机物为食，生长很快，在 48 小时内进行第一次蜕皮，发育为第二期杆状蚴。经 5～6 天后，虫体口腔封闭，停止摄食，咽管变长，进行第二次蜕皮后发育为丝状蚴，即感染期蚴。感染期蚴具有明显的向温性和向湿性，当其与人体皮肤接触并受到体温的刺激后，虫体活动力显著增强，经毛囊、汗腺口或皮肤破损处主动钻入人体，时间约需 30 分钟至 1 小时，感染期蚴侵入皮肤，在皮下组织移行并进入小静脉或淋巴管，随血流经右心至肺，穿出毛细血管进入肺泡。此后，幼虫沿肺泡并借助小支气管、支气管上皮细胞纤毛摆动向上移行至咽，随吞咽活动经食管、胃到达小肠。幼虫在小肠内迅速发育，并在感染后的第 3～4 天进行第三次蜕皮，形成口囊、吸附肠壁，摄取营养，再经 10 天左右，进行第四次蜕皮后逐渐发育为成虫。自感染期蚴钻入皮肤至成虫交配产卵，一般约需时 5～7 周。成虫用钩齿或板齿咬附在肠黏膜上，以血液、组织液、肠黏膜为食。雌虫产卵数因虫种、虫的数量、虫龄而不同，每条十二指肠钩虫日平均产卵约为 10000～30000 个，美洲钩虫约为 5000～10000 个。成虫在人体内一般可存活 3 年左右，个别报道十二指肠钩虫可活 7 年，美洲钩虫可活 15 年。

三、致病及防治

钩虫除主要通过皮肤感染人体外，也存在经口感染的可能性，尤以十二指肠钩虫多见。被吞食而未被胃酸杀死的感染期蚴，有可能直接在小肠内发育为成虫。若自口腔或食管黏膜侵入血管的丝状蚴，仍需循皮肤感染的途径移行。婴儿主要是因为使用了被钩蚴污染的尿布，或因穿“土裤子”、睡沙袋等方式感染钩虫。此外，国内已有多例出生 10～12 天的新生儿即发病的报道，可能是由于母体内的钩蚴经胎盘侵入胎儿体内所致。

钩虫的幼虫和成虫都会致病，钩虫的幼虫会引起钩蚴性皮炎和哮喘。钩蚴性皮炎(又称“粪毒”)是由于人的手直接接触到土壤，土壤中的丝状蚴有向温性和向湿性，因此会钻入人体皮肤柔嫩处，如足趾或手指间皮肤，引起皮炎，表现为奇痒无比。钩虫成虫会引起低色素小细胞性贫血、胃肠功能紊乱、异嗜症，影响妇女儿童生长发育。

钩虫能够引起人类贫血原因有三点：一是因为钩虫边吸血边分泌抗凝素；二是钩虫喜欢在不同的地方咬破组织，寻找新的吸血点；三是钩虫幼虫在移行中引起脏器的损伤。

钩虫病的防治主要是尽量减少与泥土直接接触的机会，避免感染，加强粪便管理，加强个人防护。治疗药物有甲苯咪唑、伊维菌素等。

第三节　蠕形住肠线虫

蠕行住肠线虫又名蛲虫，主要感染儿童，引起蛲虫病。蛲虫病感染城市多于农村，儿童多于成人，特别是集体生活的儿童感染最多，如幼儿园集体生活。

一、形　态

1. 成虫

蛲虫细小，线头状，乳白色。雌虫 8～13mm 长，尾部尖之似针。雄虫只有2～5mm长，尾部向腹面卷曲，有交合刺一根(见图 2.8.3-1)。蛲虫咽部有咽管球。

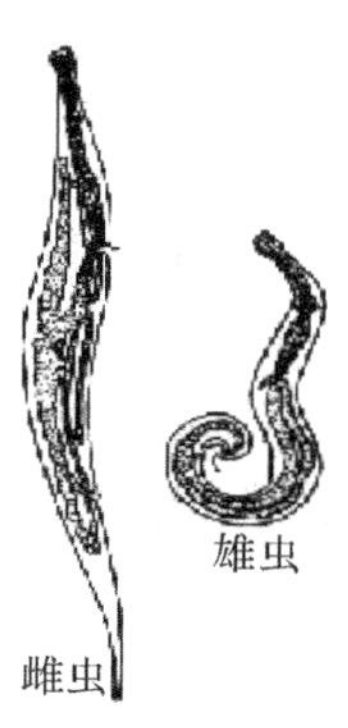

图 2.8.3-1　钩虫成虫

（摘自《人体寄生虫学》，高兴政主编．北京医科大学出版社，2004）

2. 虫卵

蛲虫虫卵淡黄色，一则较平，一则稍凸，有两层壳质，内多为一幼虫。

二、生活史

蛲虫生活史简单，不需要中间宿主(见图 2.8.3-2)。

成虫寄生于人体肠腔内，主要在盲肠、结肠及回肠下段，重度感染时甚至可达胃和食管，附着在肠黏膜上。成虫以肠腔内容物、组织或血液为食。雌雄交配后，雄虫很快死亡而被排出体外；雌虫子宫内充满虫卵，在肠内温度和低氧环境中，一般不排卵或仅产很少虫卵。当宿主睡眠，肛门括约肌松弛时，雌虫向下移行至肛门外，产卵于肛门周围和会阴皮肤皱褶处。每条雌虫平均产卵万余个。产卵后雌虫大多自然死亡，但也有少数可返回肠腔，也可误入阴

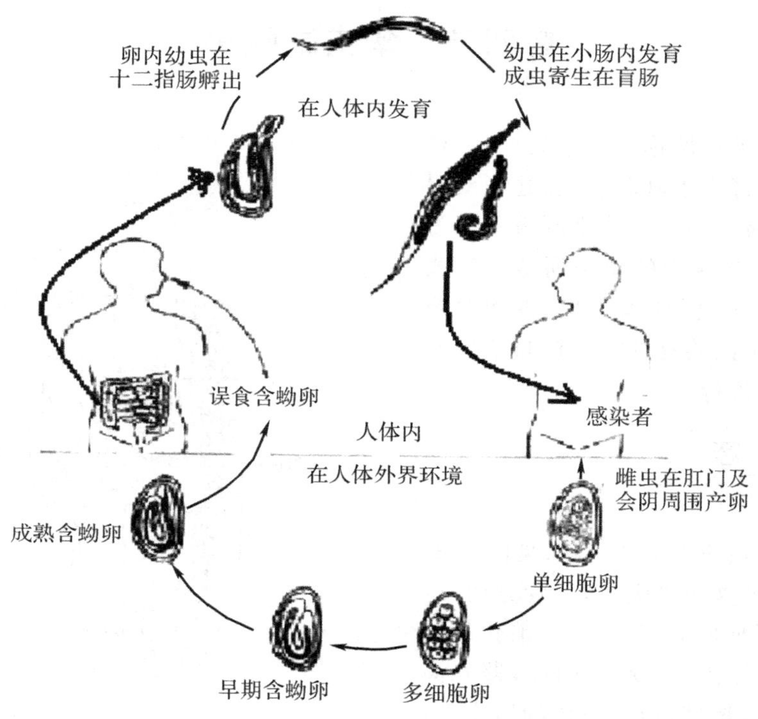

图 2.8.3-2　蛲虫生活史

道、子宫、尿道、腹腔等部位，引起异位损害。黏附在肛门周围和会阴皮肤上的虫卵，在 34～36℃，相对湿度 90％～100％，氧气充足的条件下，卵胚很快发育，约经 6 小时，卵内幼虫发育为感染期卵。雌虫在肛周的蠕动刺激，使肛门周围发痒，当患儿用手搔痒时，感染期卵污染手指，经肛门—手—口方式感染，形成自身感染；感染期虫卵也可散落在衣裤、被褥、玩具、食物上，经口或经空气吸入等方式使其他人感染。吞食的虫卵在十二指肠内孵出幼虫，幼虫沿小肠下行，在结肠发育为成虫。从食入感染期卵至虫体发育成熟产卵，约需 2～4 周。雌虫寿命一般约为 1 个月，很少超过 2 个月。但儿童往往通过自身感染、食物或环境的污染而出现持续的再感染，使蛲虫病迁延不愈。

三、致病及防治

雌虫产卵活动引起的肛门及会阴部皮肤瘙痒及继发性炎症，患儿主要症状是烦躁不安、失眠、食欲不佳，夜惊。成虫可致肠道轻度炎症和异位寄生，如子宫等部位的寄生。蛲虫的防治以防为主，加强个人卫生，如勤剪指甲，饭前便后洗手等；加强室内特别是幼儿园的教室、寝室和玩具、衣被的消毒。药物可选用吡喹酮等，肛门口瘙痒可用蛲虫膏止痒。

第四节 华支睾吸虫

中华支睾吸虫简称华支睾吸虫，又名肝吸虫。成虫寄生于肝胆管，引起华支睾吸虫病，即肝吸虫病。人感染肝吸虫多为生吃或半生吃含囊蚴的鱼肉所致。在我国，除了青海、宁夏、新疆、内蒙古和西藏等省区外，现全国共有30个省、自治区和直辖市有本病流行。

一、形态

1. 成虫

华支睾吸虫成虫葵花子状（见图2.8.4-1），具有口吸盘和腹吸盘，肠管分两支，沿身体两侧延伸向后，为盲端。消化系统不完整，有口无肛门。雌雄同体，睾丸高度分枝状，形似珊瑚，位于身体的后半部，上下排列。

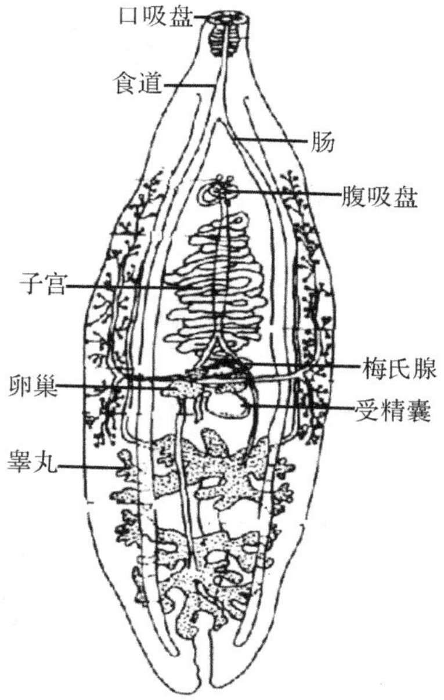

图2.8.4-1 肝吸虫的成虫

（摘自《人体寄生虫学》，高兴政主编. 北京医科大学出版社，2004.）

2. 虫卵

华支睾吸虫虫卵黄褐色，灯泡形，是所有寄生蠕虫卵当中最小的，有卵盖，底部有一小疣状突起，内含一成熟毛蚴。

二、生活史

华支睾吸虫生活史复杂，需要两个中间宿主（图2.8.4-2）。终宿主是人，保虫宿主是猫、犬等动物。

成虫寄生于人或哺乳动物的胆管内。虫卵随胆汁进入消化道混于粪便排出，在水中被第一中间宿主淡水螺吞食后，在螺体消化道孵出毛蚴，穿过肠壁在螺体内发育，经历了胞蚴、雷蚴和尾蚴3个阶段。成熟的尾蚴从螺体逸出，遇到第二中间宿主淡水鱼类，则侵入鱼体内肌肉等组织发育为囊蚴。终宿主因食入含有囊蚴的鱼而被感染。囊蚴在十二指肠内脱囊。一般认为脱囊后的后尾蚴沿胆汁流动的逆方向移行，经胆总管至肝胆管，也可经血管或穿过肠壁经腹腔进入肝胆管内，通常在感染后1个月左右，发育为成虫。成虫在人体的寿命尚缺准确数据，一般认为有的可长达20～30年。

三、致病及防治

华支睾吸虫病是因人食入含有囊蚴的未熟的淡水鱼肉而感染。肝吸虫病患者最主要是肝损伤，临床表现以消化道症状为主，上腹不适，腹痛、腹泻，还有肝区隐痛等。还可引起胆囊炎、胆管炎。防治要注意个人卫生，不喝生水，避免生食和熟食砧板共用，避免食入未熟的

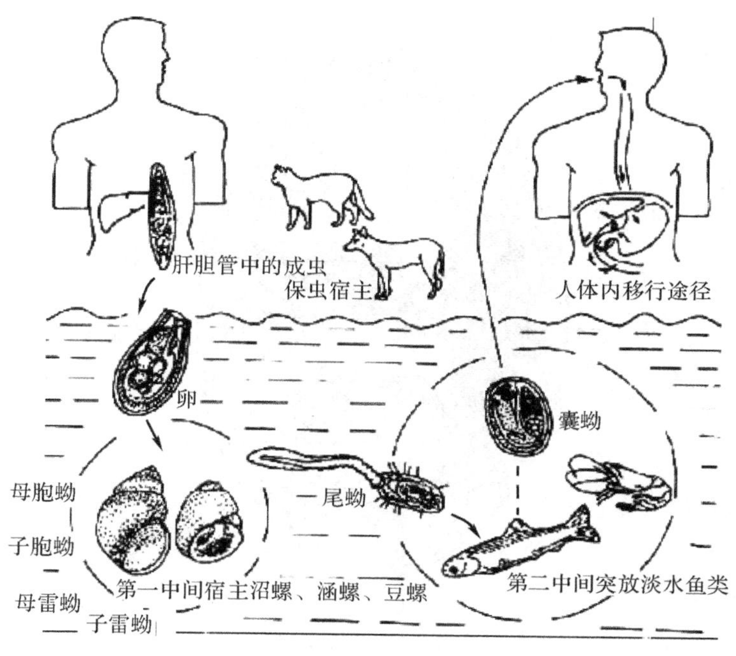

图 2.8.4-2 肝吸虫生活史

淡水鱼肉。管理好粪便，不能将粪便直接排入鱼塘。积极治疗病人和感染者，是保护人民健康、减少传染源的积极措施。目前，治疗药物以吡喹酮为首选药。

第五节 卫氏并殖吸虫

卫氏并殖吸虫又称肺吸虫，其成虫寄生于宿主肺内，引起肺吸虫病。人的感染多因生食含囊蚴的溪蟹、喇蛄所致。本病分布广泛，我国 23 个省、区有本病流行。

一、形 态

1. 成虫

卫氏并殖吸虫成虫形似半粒花生米大小，椭圆形。具有口吸盘和腹吸盘，肠管分两支，沿身体两侧延伸向后，为盲端。消化系统不完整，有口无肛门。雌雄同体，由于成虫体内的雌、雄生殖系统分别对称排列，因此又称为并殖吸虫(见图 2.8.5-1)。

2. 虫卵

卫氏并殖吸虫卵金黄色，有卵盖，卵内含有一个卵细胞和多个卵黄细胞。

二、生活史

卫氏并殖吸虫生活史复杂，需要两个中间宿主(见图 2.8.5-2)。终宿主是人，保虫宿主是猫、犬等动物。

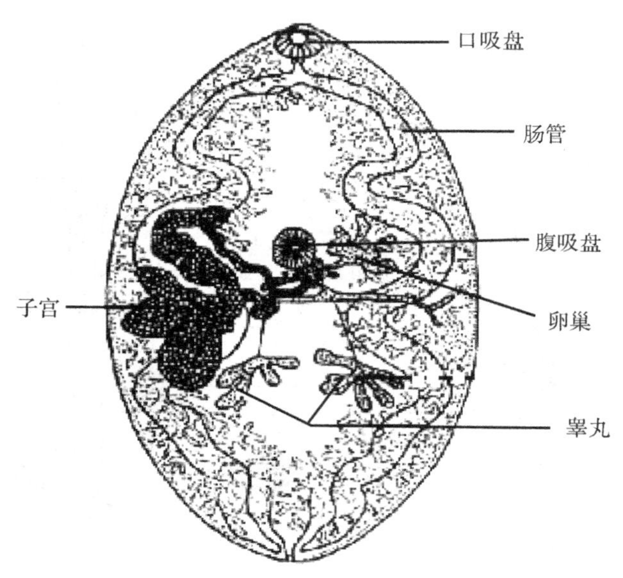

图 2.8.5-1 肺吸虫成虫

（摘自《人体寄生虫学》，高兴政主编.北京医科大学出版社，2004.）

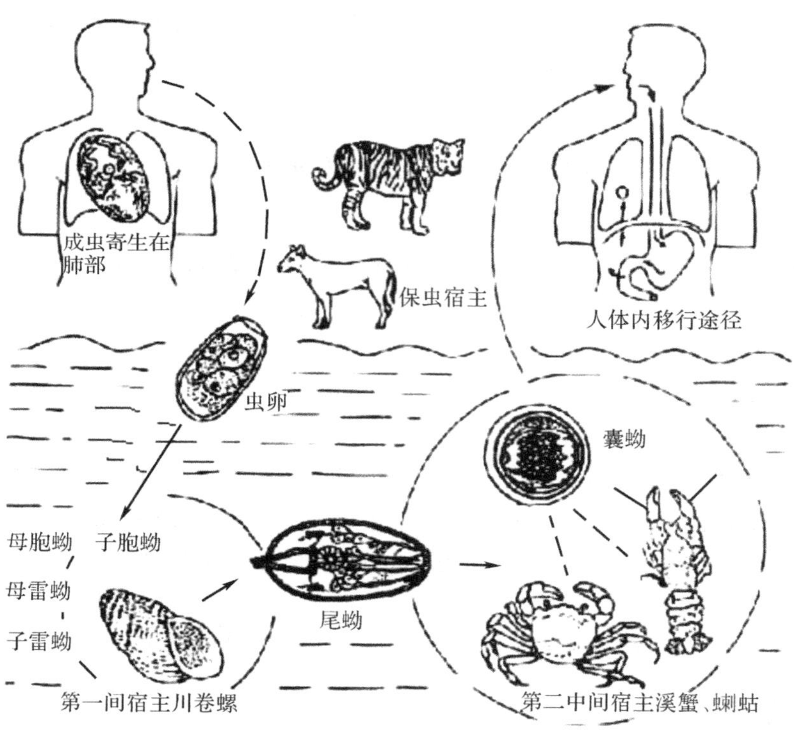

图 2.8.5-2 肺吸虫的生活史

成虫主要寄生于肺，所形成的虫囊往往与支气管相通，虫卵经气管随痰或吞入后随粪便排出。卵入水后，在适宜条件下约经3周左右发育成熟并孵出毛蚴。毛蚴在水中活动，如遇川卷螺，则侵入并发育，经过胞蚴、母雷蚴、子雷蚴的发育和无性增殖阶段，最后形成许多具有小球形尾的短尾蚴。成熟的尾蚴从螺体逸出后，侵入淡水蟹或蝲蛄，或随螺体一起被吞食而进入第二中间宿主体内。在蟹和蝲蛄肌肉、内脏或腮上形成球形或近球形囊蚴。人吃了含有囊蚴的淡水蟹或蝲蛄而感染。囊蚴经消化液作用，在小肠内幼虫脱囊而出。童虫靠前端腺分泌液及强有力的活动，穿过肠壁进入腹腔，徘徊于各器官之间或邻近组织及腹壁。经过1～3周窜扰后，穿过膈经胸腔进入肺。在移行过程中，虫体逐渐长大，最后在肺中形成虫囊。囊中一般含有两条虫，有时也可见3条或多于3条的虫在一虫囊中。有些童虫亦可侵入其他器官，有的在发育为成虫之前死亡。自囊蚴进入终宿主到在肺成熟产卵，约需两个多月时间。

三、致病及防治

卫氏并殖吸虫引起肺吸虫病，病人常有咳嗽、胸痛、痰中带血或咳铁锈色痰，痰中可见大量虫卵，易误诊为肺结核和肺炎。此外，肺吸虫童虫在人体组织与器官内移行，造成肠道和肝的损伤，如出血、坏死等。肺吸虫防治要注意避免食入未熟的溪蟹和蝲蛄。药物治疗可用吡喹酮。

第六节　日本血吸虫

血吸虫病分布于长江中下游及其以南的12个省、自治区、直辖市。在我国流行的是日本血吸虫，人接触疫水，血吸虫尾蚴经皮肤侵入机体所致。

一、形　态

1. 成虫

日本血吸虫成虫雌雄异体，圆柱形，长约1～2cm，口、腹吸盘均位于虫体的前部，但雌雄合抱（见图2.8.6-1）。雌虫细长、深褐色，虫体中部有1个长椭圆形的卵巢。雄虫短粗，乳白色，呈镰刀状，有抱雌沟，腹吸盘后面可见睾丸7个，呈串珠状排列。

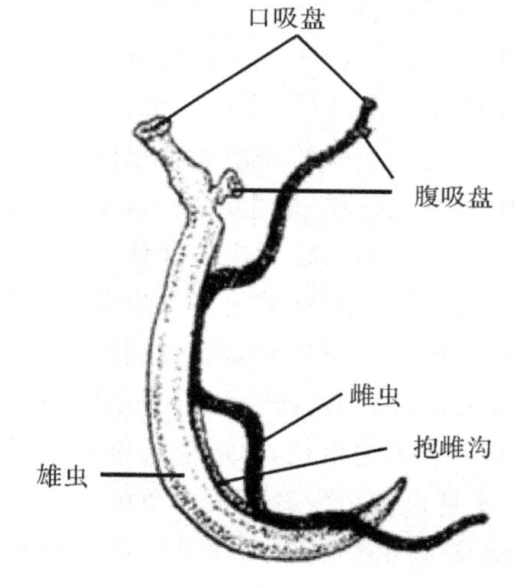

图2.8.6-1　日本血吸虫成虫

（摘自《人体寄生虫学》，高兴政主编．北京医科大学出版社，2004.）

2. 虫卵

日本血吸虫虫卵淡黄色，无卵盖，椭圆形，一侧有一小棘，内含成熟毛蚴。

二、生活史

日本血吸虫生活史是所有吸虫生活史当中相对简单的一种，仅有一个中间宿主（见图

2.8.6-2)。终宿主是人，保虫宿主为牛、羊、鼠等哺乳动物。

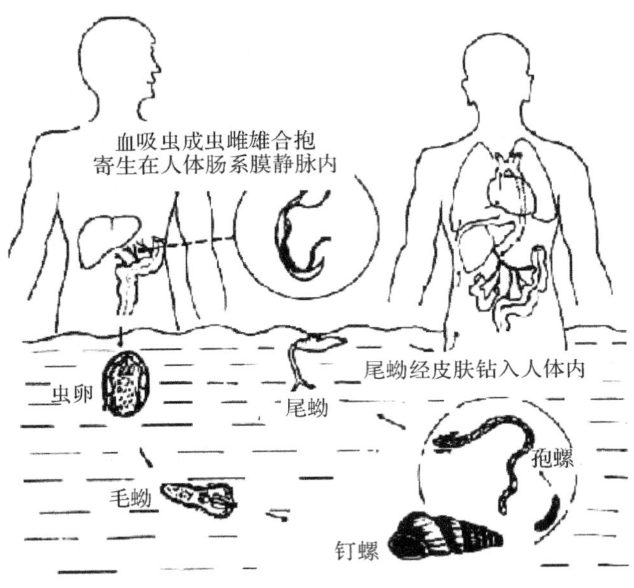

图 2.8.6-2　日本血吸虫生活史

血吸虫成虫寄生于人及多种哺乳动物的肠系膜静脉。雌雄合抱虫体逆血流至肠壁的小静脉，雌虫纤细的前端可伸展到肠黏膜下层的小血管产卵。早期产出的卵大部分顺血流进入肝脏，少部分沉积在肠壁的黏膜下层。约经 10 天卵内毛蚴发育成熟。毛蚴头腺分泌的可溶性虫卵抗原(SEA)开始渗入组织，引起周围组织的炎症反应，导致肠壁组织坏死，脓肿形成。由于肠蠕动的增强，腹内压力和血管内压的增高，坏死组织可破溃至肠腔，虫卵随粪便排出体外。含有虫卵的粪便污染水体，在适宜环境中，经 2～32 小时，孵出毛蚴。毛蚴在水中遇到中间宿主钉螺，能主动侵入，在螺体内经母胞蚴、子胞蚴的无性繁殖产生数以千万计的尾蚴。尾蚴成熟后陆续逸出螺体，悬浮或游动于近岸浅水面下。当接触到人或哺乳动物皮肤时，最快可在 10 秒钟内侵入皮肤，尾蚴尾部脱落形成童虫。

童虫在皮下组织停留短暂时间后，侵入小末梢血管或淋巴管内，随血流经右心到肺，再由左心入大循环，到达肠系膜上下动脉，穿过毛细血管进入肠系膜静脉，汇集于肝门静脉，在肝内经 8～10 天的生长，然后下行至肠系膜静脉寄居并发育为成虫。第 15～16 天，出现雌雄合抱，这是血吸虫发育至关重要的一步。单条雄虫单独也可发育，但体形较小，单条雌虫单独不能发育，必须要在雌雄合抱后接受雄虫性信息素才能发育成熟。自尾蚴感染至宿主粪便排出虫卵约需一个月。成虫平均寿命约 4～5 年，长者可达 20～30 年。

三、致病及防治

日本血吸虫虫卵、尾蚴、童虫和成虫四个阶段均能引起人类致病。成虫寄生在肠系膜静脉内，导致急性血吸虫病，表现为发热、腹痛、腹泻、大便可有脓血、肝脾肿大、嗜酸性粒细胞增多；尾蚴导致尾蚴性皮炎，皮肤可出现小米粒样的红色丘疹或荨麻疹，发痒；日本血吸虫最严重的危害是虫卵在宿主脏器中的沉积导致虫卵异物肉芽肿。防治注意避免接触日本血吸虫唯一的中间宿主钉螺和有尾蚴的疫水。

第七节　链状带绦虫

链状带绦虫又称为猪带绦虫、猪肉绦虫。人是唯一终宿主，中间宿主为人、猪等。虫卵和囊尾蚴均可引起人类致病。成虫寄生于人体肠道，引起猪带绦虫病，幼虫寄生于人体皮下、肌肉或内脏，引起囊尾蚴病。寄生虫卵的猪肉称为“米猪肉”。

一、形　态

1. 成虫

链状带绦虫成虫(见图 2.8.7-1)长达 2～4 米，背腹扁平如带状，前端较细，体分节，乳白色，虫体较薄，略透明。头节圆球形，有顶突，两圈小钩和 4 个吸盘。颈部细而短，是生长节片的部分。幼节节片短而宽，有不同发育程度的未成熟生殖器官。成节近方形，每一成节具雌、雄生殖器官各一套，卵巢 3 叶，子宫呈长袋状，纵行于节片中央。孕节长方形，子宫分支 7～13 支，其内充满虫卵。

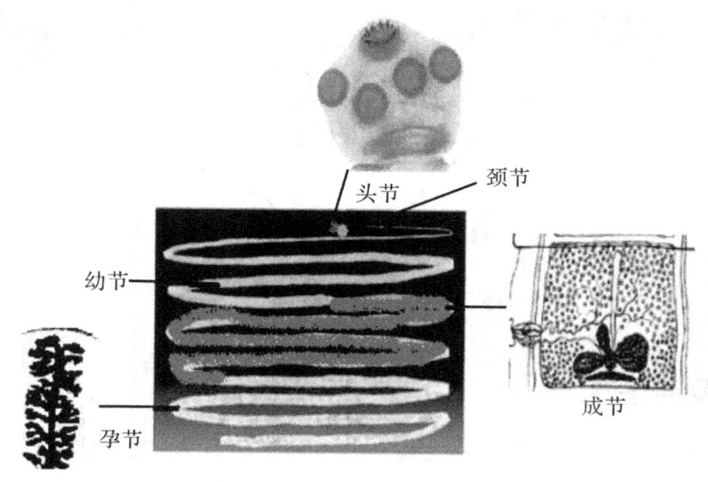

图 2.8.7-1　链状带绦虫成虫

(摘自《人体寄生虫学》，高兴政主编. 北京医科大学出版社，2004.)

2. 虫卵

链状带绦虫虫卵称为带绦虫卵，球形或近球形，卵壳很薄、无色透明、易脱落。胚膜较厚，棕黄色，其上有放射状条纹。内含一球形六钩蚴。

二、生活史

链状带绦虫生活史(图 2.8.7-2)。虫体后端的孕节有明显的活动力，随宿主粪便排出或自动从宿主肛门爬出。节片内之虫卵随着节片破坏，散落于粪便中。虫卵在外界可活数周之久。当孕节或虫卵被中间宿主猪吞食后，在其小肠内受消化液的作用，胚膜溶解六钩蚴孵出，利用其小钩钻入肠壁，经血流或淋巴流带至全身各部，一般多在肌肉中约经60～70天发育为囊尾蚴。囊尾蚴为卵圆形、乳白色、半透明的囊泡，头节凹陷在泡内，可见有小钩及吸盘。此种具囊尾蚴的肉俗称为米猪肉或豆肉。这种猪肉被人吃了后，如果囊尾蚴未被杀死，在十二指肠中其头节自囊内翻出，借小钩及吸盘附着于肠壁上，经2～3个月后发育成熟。成虫寿命较长，据称有的可活25年以上。

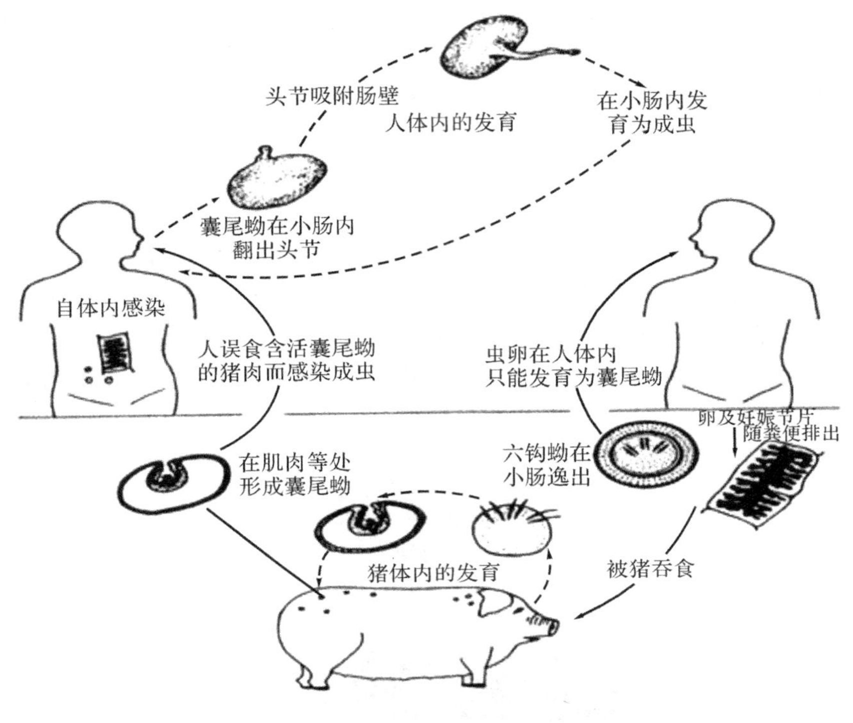

图2.8.7-2　猪带绦虫生活史

三、致病及实验诊断

猪带绦虫的虫卵及成虫都会引起发病。若虫卵被猪食入，在猪体内发育为囊尾蚴，人误食带有囊尾蚴的病猪肉后，囊尾蚴落入人体小肠发育为成虫，引起猪带绦虫病。实验诊断取病人粪便，检查到随粪便脱落的孕节为确诊的依据。若虫卵直接感染人，人误食虫卵引起猪囊尾蚴病，囊尾蚴寄生于人的头、舌、心脏、肝等肌肉内。实验诊断直接取活组织检查，找到囊尾蚴为确诊的依据。人误食入虫卵的方式有三种：自体内感染、自体外感染和异体感染。自体内感染是指猪带绦虫病患者反胃或呕吐时，肠道蠕动将孕节反入胃中引起的感染；自体外感染是指猪带绦虫病患者误食自己排出的虫卵而引起的感染；异体感染是指误食他人排出的虫卵引起的感染。

四、防　治

猪带绦虫病治疗为尽快驱虫，常用药物有南瓜子＋槟榔、驱绦胶囊（狼芽草）、阿苯哒唑、吡喹酮。囊虫病的治疗：皮肤型、眼型患者及时手术治疗；脑型囊虫病或深部组织囊虫病应采用保守住院用药物(吡喹酮、阿苯哒唑)治疗。防治猪带绦虫病要加强粪便管理,改善猪的饲养管理方法;加强对屠宰猪肉的检疫;改变不良的饮食习惯,注意饮食卫生、个人卫生和饮水卫生;避免食用病猪肉,尽量不生食猪肉。

【思考题】

1. 列表说明两种钩虫成虫形态区别。
2. 简述钩虫幼虫及成虫分别能引起何种致病。
3. 简述钩虫引起贫血的原因。
4. 肝吸虫、肺吸虫、日本血吸虫、链状带绦虫生活史中的各种宿主分别是什么?
5. 简述链状带绦虫的致病。
6. 人感染猪带绦虫虫卵有哪三种方式?

(秦　茜)

第九章　医学原虫

第一节　医学原虫学概述

【学习目标】

1. 掌握原虫形态结构特点。
2. 掌握溶组织内阿米巴的形态和生活史特点。
3. 掌握致病病理和临床分型。
4. 掌握阴道毛滴虫滋养体的形态特点。
5. 掌握阴道毛滴虫滋养体致病特点。
6. 掌握疟原虫的生活史和红内期各期形态。

原虫为单细胞真核动物，体积微小但能独立完成生命活动的全部生理功能。在自然界种类繁多，分布广泛。医学原虫是寄生在人体管腔、体液、组织或细胞内的致病及非致病性原虫，约40余种。

一、形　态

原虫的结构符合单个动物细胞的基本构造，由胞膜、胞质和胞核组成。

1. 胞膜

也称表膜或质膜，包裹虫体。原虫表膜的功能除具有分隔与沟通作用外，还可以其动态结构参与营养、排泄、运动、感觉、侵袭、隐匿等多种生理活动。

2. 胞质

主要由基质、细胞器和内含物组成，是原虫代谢和营养储存的主要场所。

(1) 基质：基质的主要成分是蛋白质，均匀透明。许多原虫有内、外质之分，外质较透明，呈凝胶状；内质呈溶胶状，含各种细胞器、细胞核和内含物。

(2) 细胞器：原虫的细胞器按功能分为：①膜质细胞器：主要由胞膜分化而成，如线粒体、高尔基复合体、内质网、溶酶体。有些鞭毛虫的动基体即是一种含DNA的特殊细胞器，其功能近似一个巨大的线粒体。②运动细胞器：可按性状分为无定形的伪足，细长的鞭毛，短而密的纤毛三种。波动膜为特殊的运动器。③营养细胞器：部分原虫拥有胞口、胞咽、胞肛等帮助摄取食物、排出废物。寄生性纤毛虫大多有伸缩泡能调节虫体内的渗透压。此外，鞭毛虫的胞质可有硬蛋白组成的轴柱，为支撑细胞器。

(3) 内含物：包括各种食物泡、营养贮存小体（淀粉泡、拟染色体等）、代谢产物（疟色素等）和共生物（病毒颗粒）等。

3. 胞核

由核膜、核质、核仁和染色质组成，是原虫生存、繁衍的主要构造。寄生人体的原虫多数为泡状核型，染色质少，只含一个粒状核仁。少数纤毛虫为实质核型，特点为核大而不规则，染色质丰富，常具一个以上的核仁。

二、运　动

具有运动、摄食能力和生殖的原虫生活史期统称为滋养体期。许多原虫的滋养体在不良条件下分泌外壁，形成不活动的包囊或卵囊，以抵抗不良环境，实现宿主转换。原虫的运动方式可根据运动细胞器分为伪足运动、鞭毛运动和纤毛运动。没有细胞器的原虫也可借助体表构造进行滑动和小范围扭转。

三、生　殖

寄生原虫以无性或有性或两者兼有的生殖方式增殖。

1. 无性生殖

无性生殖有：①二分裂：分裂时胞核先分裂，随后纵向或横向分裂为两个子体。②多分裂：胞核多次分裂后胞质包绕每个核周围，一次分裂为多个子代。疟原虫的裂体增殖、孢子增殖等都属于多分裂法。③出芽生殖：为大小不等的分裂。

2. 有性生殖

有性生殖有：①接合生殖是两个形态相同的原虫接合在一起，交换核质后分开各自分裂，多见于纤毛虫。②配子生殖：先分化为雌雄配子，而后结合为合子。

四、生活史类型

医学原虫的生活史完成是从宿主到宿主的传播过程，形式多样。其生活史类型可按传播特点大致分为三型：

1. 人际传播型

生活史只需要一种宿主，凭借接触或中间媒介而在人群中直接传播。可分两类：①生活史只有滋养体阶段，以二分裂增殖，直接或间接接触滋养体而传播。阴道毛滴虫、口腔毛滴虫和齿龈阿米巴等属此类。②生活史有滋养体和包囊两个阶段，前者以二分裂增殖，包囊可为排离和传播阶段。多数肠道寄生阿米巴、鞭毛虫和纤毛虫属此类型。

2. 循环传播型

完成生活史需一种以上的脊椎动物，分别进行有性和无性生殖形成世代交现象，如刚地弓形虫以猫为终宿主，以人、鼠或猪等为中间宿主。

3. 虫媒传播型

完成生活史需经吸血昆虫体内的无性或有性繁殖，再侵入人体或其他动物。如疟原虫的生活史。

五、致病特点

原虫感染的致病作用，除生物病原因侵袭力与宿主应答水平之间相互作用而导致的机械、化学和生物性质的一般损伤外，还有某些自身的特点如下：①大量增殖：致病原虫入侵宿主后必须增殖到相当数量后才表现为明显的损害或临床症状。增殖结果往往产生特殊的致病类型，如大量疟原虫的周期性裂体增殖使被寄生红细胞发生周期性裂解，可导致寒热交替出现。②机会致病：在寄生原虫中，有些种群对健康人没有明显的致病性，但对一些极度营养不良、晚期肿瘤，长期应用激素制剂及免疫缺陷、免疫功能低下或获得性免疫缺乏综合征（艾滋病）患者，常导致致死性的原虫感染，这类原虫称为机会致病原虫。常见的有弓形虫、肺孢子虫、贾第虫、隐孢子虫等。

第二节　溶组织内阿米巴

溶组织内阿米巴，即痢疾阿米巴，为侵袭型阿米巴病的病原虫，主要寄生于结肠，引起阿米巴痢疾和各种类型的阿米巴病。

一、形　态

1. 滋养体

溶组织内阿米巴的滋养体具侵袭性，可吞噬红细胞。在阿米巴痢疾患者新鲜黏液脓血便或阿米巴肝脓肿穿刺液中，呈活泼活动，以二分裂法增殖，形态变化大，直径大小约在20～40μm，常含有摄入的红细胞。借助单一定向的伪足而运动。滋养体具一个泡状核，呈球形，核膜边缘有核周染色质粒。核仁小，常居中。

2. 包囊

在肠腔内滋养体遭受不良的宿主环境逐渐缩小，停止活动以后变成一核包囊，之后进行二分裂增殖，胞质内有一特殊的营养储存结构即拟染色体，呈棍棒状，在未成熟包囊中还有糖原泡；成熟包囊有4个核，核为泡状核，圆形，包囊壁厚光滑。

二、生活史

人是溶组织内阿米巴的适宜的宿主。溶组织内阿米巴生活史包括包囊期和滋养体期。其感染期为含四核的成熟包囊。感染性包囊经口摄入，在回肠末端或结肠环境中，囊内虫体多次伸长，伪足伸缩，虫体脱囊而出。四核的虫体经胞质分裂和核分裂发展成子体，在结肠上摄食细菌并进行二分裂增殖。随着其在肠中下移，受环境变化等原因的刺激分泌出厚厚的囊壁，经二次有丝分裂形成四核包囊，经粪便排出，最终完成其生活史。

三、致　病

1. 致病机制

溶组织内阿米巴滋养体具有侵入结肠和其他器官的能力，它们产生致病因子破坏细胞外间质，溶解宿主组织，抵抗补体的溶解作用。溶组织内阿米巴不同的分离株的毒力、环境因素、生物因素、机体所处于免疫状态均可影响其致病作用。

2. 病理变化

肠阿米巴病多发于盲肠或阑尾，易累及乙状结肠和升结肠，偶及回肠。典型的病损是口小底大的烧瓶样溃疡，除重症外原发病灶仅局限于黏膜层。急性病例滋养体可突破黏膜肌

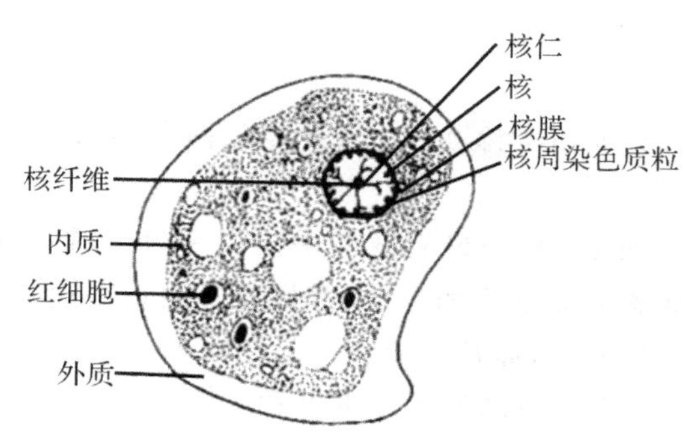

滋养体

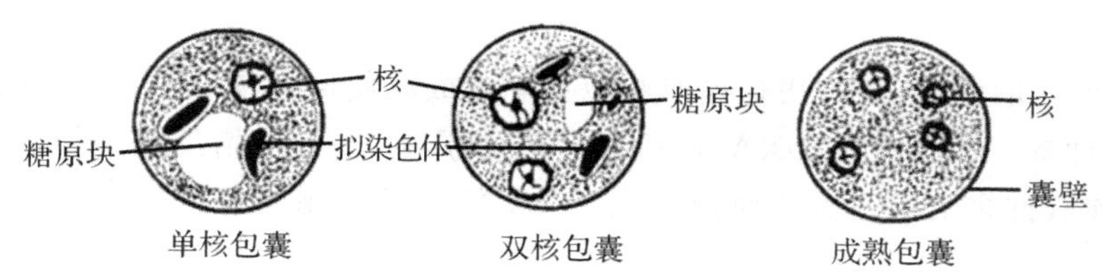

图 2.9.2-1 溶组织内阿米巴滋养体和包囊

层，引起液化坏死灶，形成溃疡可深及肌层，并可与邻近的溃疡融合，引起大片黏膜脱落。

肠外阿米巴病往往呈无菌液化性坏死，周围浸润以淋巴细胞为主。滋养体多在脓肿的边缘。以肝脓肿最常见。脓肿大小不一，脓液则由坏死变性的肝细胞、红细胞、胆汁、脂肪滴、组织残渣组成。

3. 临床表现

阿米巴病的潜伏期约为2周。可分成肠阿米巴病、肠外阿米巴病。

肠阿米巴病包括无症状带包囊者和阿米巴病性结肠炎。无症状带包囊者往往在数月后自愈。有极少数感染有溶组织内阿米巴而无症状者排出包囊，成为疾病的传染源。阿米巴性结肠炎的临床过程可分急性或慢性。典型的阿米巴痢疾常有稀便，伴奇臭和带血，亦有局限性腹痛、不适、胃肠胀气、里急后重、厌食、恶心呕吐等。急性暴发性痢疾，则是严重和致命性的肠阿米巴病。60%病人可发展成肠穿孔，亦可发展成肠外阿米巴病。慢性阿米巴病则为长期有间歇性腹泻、腹痛、胃肠胀气和体重下降，可持续一年以上。阿米巴性结肠炎最严重的并发症是肠穿孔和继发性细菌性腹膜炎。

肠外阿米巴病以阿米巴性肝脓肿最常见。肝脓肿播散主要是滋养体侵入门静脉系统，可到达肝脏溶解炎症细胞和肝细胞，滋养体主要在脓肿边缘。多见于年轻患者，累及肝右叶居多。临床症状有右上腹痛，向右肩放射；发烧、寒战、盗汗、厌食和体重下降。肝超声检查、CT和核磁共振检查均有助于诊断，肝穿刺可见“巧克力”状脓液，可检出滋养体。

多发性肺阿米巴病继发于肝脓肿，主要有胸痛、发烧、咳嗽和咳“巧克力酱”样的痰。X线检查可见渗出、实变或脓肿形成、积脓。患者还可出现脑脓肿，临床症状有头痛、呕吐、眩晕、精神异常等。皮肤阿米巴病常由直肠病灶播散到会阴部引起的，亦发生在胸腹部瘘管周围。

四、实验诊断

主要包括病原诊断、血清学诊断、DNA扩增诊断和影像诊断。

1. 病原检查

(1) 生理盐水涂片法：粪检为最有效的手段。一般在稀便或带有脓血的便中可检出活动的滋养体，伴黏集成团的红细胞和少量白细胞，应注意快速检测、保持温度和防止尿液等污染。对脓肿穿刺液等亦可行涂片检查。

(2) 碘液涂片法：对慢性腹泻患者和带虫者以检查包囊为主，可作碘液染色。

2. 其他检查

(1) 血清学诊断：随着溶组织内阿米巴无菌培养成功后，血清学诊断成为诊断阿米巴病的关键性实验。同时血清学诊断是一种十分有效的检测无症状带溶组织内阿米巴包囊者的手段。

(2) DNA扩增诊断：该方法是提取脓液穿刺液或粪便培养物、活检的肠组织、皮肤溃疡分泌物、脓血便甚至成形便的DNA，而后以适当的引物，进行扩增反应，对反应产物进行电泳分析。目前有许多实验室应用血清学和DNA分析或检测粪中抗原，进行阿米巴病流行病学调查。

(3) 影像诊断：对肠阿米巴病诊断可应用结肠镜，尤其是对那些显微镜检查、血清学、PCR检查均未获阳性结果的临床高度怀疑的病例，可行结肠镜检并活检。对肠外阿米巴病，可应用超声波检查、计算机断层扫描(CT)，结合血清学、DNA扩增分析等作出诊断。肝脓肿可在超声波监测下穿刺减压、治疗。

五、流行病学

阿米巴病在热带和亚热带最常见，主要是与气候条件、卫生条件和营养条件差相关。

患阿米巴病的高危因子，包括有旅游者、流动人群、弱智低能人群、同性恋者，而严重的感染发生在免疫力低下的病人、营养不良或恶性肿瘤的病人、长期应用肾上腺皮质激素的病人。阿米巴病的传染源为粪便中持续带包囊的包囊携带者。包囊的抵抗力较强，通过蝇或蟑螂的消化道仍具感染性。但对干燥、高温的抵抗力不强。人体感染主要是经口食用含有成熟包囊的粪便污染的食品、饮水。

六、治疗和预防

1. 治疗

甲硝咪唑为目前治疗阿米巴病的首选药物。对于带包囊者的治疗应选择那些如巴龙霉素或喹碘方、安特酰胺等肠壁不吸收的、低副作用的药物。肠外阿米巴病，例如肝、肺、脑、皮肤脓肿的治疗亦以甲硝咪唑为主。

2. 预防

对本病的预防主要是注意个人卫生，防止感染包囊，保护水源、食物，并不断改善环境卫生和驱除有害昆虫等措施。

第三节　阴道毛滴虫

阴道毛滴虫主要寄居于女性阴道和泌尿道，引起滴虫性阴道炎和泌尿道炎症。本虫也可感染男性泌尿和生殖系统，造成相应部位的炎症病变。由阴道毛滴虫感染引起的疾病为性传播疾病。

一、形态与生活史

阴道毛滴虫的发育仅有滋养体期。虫体无色透明状，活动力强。固定染色后则呈椭圆形或梨形，体长可达 30μm，宽为 10～15μm。虫体前端有 4 根前鞭毛，后端有 1 根后鞭毛。体外侧前 1/2 处有一波动膜，其外缘与向后延伸的后鞭毛相连。虫体借助鞭毛和波动膜的共同作用作旋转式运动。1 个椭圆形的泡状细胞核位于虫体前端 1/3 处。1 根纤细透明的轴柱由前向后纵贯虫体并于后端伸出体外。

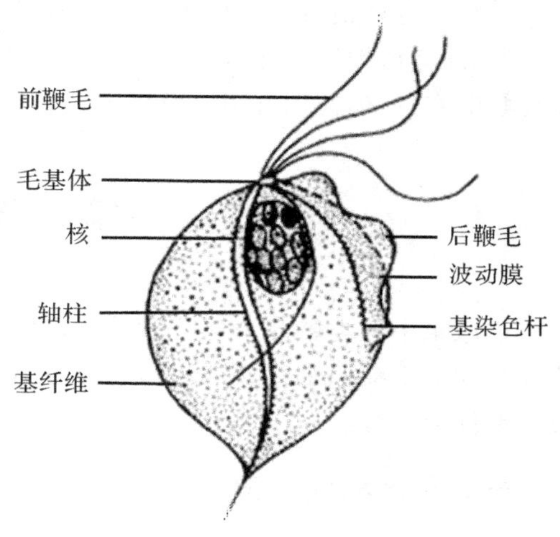

图 2.9.3-1　阴道毛滴虫滋养体

阴道毛滴虫生活史简单。滋养体主要寄居在女性阴道，偶可侵入尿道；男性感染部位多见于尿道或前列腺，也可侵及睾丸、附睾或包皮下组织。虫体以二分裂法繁殖。滋养体通过直接或间接触方式在人群中传播。

二、致　病

1. 致病机理

阴道毛滴虫的致病力与虫体本身毒力以及宿主的生理状态有关。健康女性阴道内环境，因乳酸杆菌的作用而呈酸性（pH 3.9～4.4），此即阴道的自净作用，可抑制虫体和（或）细菌生长繁殖。但滴虫的寄生消耗了阴道内的糖原，妨碍了乳酸杆菌酵解作用，降低了乳酸浓度，使得阴道内 pH 值由原来的酸性转为中性或碱性，从而破坏了“阴道自净作用”，使得滴虫得以大量繁殖并促进继发性细菌感染，造成阴道黏膜发生炎性病变。

2. 临床症状

大多数女性感染者并无临床表现或症状不明显；临床症状中最常见的主诉为阴道白带增多，外阴瘙痒或烧灼感。检体可见分泌物增多，呈泡沫样，有异味，或呈乳白色的液状分泌物。合并细菌感染时，白带呈脓液状。阴道壁可见弥散性黏膜充血和点状损害。男性感染者虽常呈无临床表现的带虫状态，但可导致配偶连续重复感染。在其尿道分泌物或精液内有时可查得虫体。

3. 实验诊断

取阴道后穹窿分泌物、尿液沉淀物或前列腺液，用生理盐水涂片观察本虫的运动或涂片染色法(瑞氏或姬氏染色)镜检,若查得本虫滋养体即可确诊。

4. 流行

阴道毛滴虫呈全球性分布。本虫在我国的流行也很广泛。传染源为滴虫性阴道炎患者和无症状带虫者,或为男性带虫者。传播途径包括直接传播和间接传播两种方式。前者主要通过性接触传播,为主要的传播方式。后者主要通过使用公共浴池、浴具、公用泳衣裤、马桶传播等。

三、防 治

应及时治疗无症状的带虫者和病人以减少和控制传染源。对夫妻或性伴侣,双方应同时进行治疗方可根治。临床上常用的首选口服药物为甲硝咪唑。局部治疗可用滴维净或1∶5000高锰酸钾溶液冲洗阴道。注意个人卫生与经期卫生。不使用公用泳衣裤和浴具。在公共浴室,提倡使用淋浴。慎用公共马桶。

第四节 疟原虫

疟原虫中种类繁多,寄生于人类的疟原虫有四种,它们是间日疟原虫、恶性疟原虫、三日疟原虫和卵形疟原虫。分别引起间日疟、恶性疟、三日疟和卵形疟。在我国主要有间日疟原虫和恶性疟原虫。

一、形态和生活史

1. 在人体内的发育

分肝细胞内的发育和红细胞内的发育两个阶段。

(1) 红细胞外期:当唾腺中带有子孢子的雌性按蚊刺吸人血时,子孢子随唾液进入人体,约经30分钟后随血流侵入肝细胞,摄取肝细胞内营养进行发育并进行裂体增殖,形成红细胞外期裂殖体。一般认为间日疟原虫和卵形疟原虫的子孢子具有遗传学上不同的两种类型,即速发型子孢子和迟发型子孢子。当子孢子进入肝细胞后,速发型子孢子继续发育完成红细胞外期的裂体增殖阶段,而迟发型子孢子需经过一段或长或短的休眠期后,才完成红细胞外期的裂体增殖。

(2) 红细胞内期(简称红内期):红细胞外期的裂殖子从肝细胞释放出来,进入血流后很快侵入红细胞。裂殖子侵入红细胞的过程包括以下步骤:

疟原虫在红细胞内生长、发育、繁殖,形态变化很大。一般分为三个主要发育期。

①滋养体:为疟原虫在红细胞内摄食和生长、发育的阶段。早期滋养体胞核小,胞质少,中间有空泡,虫体多呈环状,故又称之为环状体。以后虫体长大,胞核亦增大,胞质增多,有时伸出伪足,胞质中开始出现疟色素。间日疟原虫寄生的红细胞可以变大、变形,颜色变浅,常有明显的红色薛氏点;被恶性疟原虫寄生的红细胞有粗大的紫褐色茂氏点;此时称为晚期滋养体,亦称大滋养体。

②裂殖体:晚期滋养体发育成熟,核开始分裂后即称为裂殖体。胞核经反复分裂,最后胞质随之分裂,每一个核都被部分胞质包裹,成为裂殖子,早期的裂殖体称为未成熟裂殖体,

晚期含有一定数量的裂殖子且疟色素已经集中成团的裂殖体称为成熟裂殖体。

③配子体：疟原虫经过数次裂体增殖后，部分裂殖子侵入红细胞中发育长大，核增大而不再分裂，胞质增多而无伪足，最后发育成为圆形、卵圆形或新月形的个体，称为配子体；配子体有雌、雄之分：雌配子体胞质致密，核致密而偏于虫体一侧或居中；雄配子体虫体较小，胞质稀薄，核质疏松、较大、位于虫体中央。

侵入的红细胞的裂殖子先形成环状体，摄取营养，生长发育，经大滋养体、未成熟裂殖体，最后形成含有一定数量裂殖子的成熟裂殖体。红细胞破裂后，裂殖子释出，其中一部分被巨噬细胞吞噬，其余再侵入其他正常红细胞，重复其红细胞内期的裂体增殖过程（图 2.9.4-1）。完成一代红细胞内期裂体增殖过程，间日疟原虫约需 48 小时，恶性疟原虫约需 36～48 小时，三日疟原虫约需 72 小时，卵形疟原虫约需 48 小时。恶性疟原虫的早期滋养体在外周血液中经十几小时的发育后，逐渐隐匿于微血管、血窦或其他血流缓慢处，继续发育成晚期滋养体及裂殖体，这两个时期在外周血液中一般不易见到。

疟原虫经几代红细胞内期裂体增殖后，部分裂殖子侵入红细胞后不再进行裂体增殖而是发育成雌、雄配子体。配子体的进一步发育需在蚊胃中进行，否则在人体内经 30～60 天即衰老变性而被清除。

2. 疟原虫在按蚊体内的发育

当雌性按蚊刺吸病人或带虫者血液时，在红细胞内发育的各期原虫随血液入蚊胃，仅雌、雄配子体能在蚊胃内继续发育。在蚊胃内，雄配子体核分裂成 4～8 块，胞质也向外伸出 4～8 条细丝；不久，每一小块胞核进入一条细丝中，细丝脱离母体，在蚊胃中形成雄配子。雄配子体在蚊胃中游动，此后，钻进雌配子体内，受精形成合子。合子变长，成为动合子。动合子穿过胃壁上皮细胞或其间隙，在蚊胃基底膜下形成圆球形的卵囊。卵囊长大，囊内的核和胞质反复分裂进行孢子增殖，从成孢子细胞表面芽生子孢子，形成数以万计的子孢子。子孢子随卵囊破裂释出经血淋巴集中于按蚊的涎腺，发育为成熟子孢子。

二、致　病

疟原虫的主要致病阶段是红细胞内期的裂体增殖期。致病力强弱与侵入的虫种、数量与人体免疫状态有关。

1. 潜伏期

指疟原虫侵入人体到出现临床症状的间隔时间。恶性疟的潜伏期为 7～27 天；三日疟的潜伏期为 18～35 天；卵形疟的潜伏期为 11～16 天；间日疟的短潜伏期株为 11～25 天，长潜伏期株为 6～12 个月或更长。由输血感染诱发的疟疾，潜伏期一般较短。

2. 疟疾发作

疟疾的一次典型发作表现为寒战、高热和出汗退热三个连续阶段。发作是由红细胞内期的裂体增殖所致。红细胞内期裂殖体胀破红细胞后，大量的代谢产物、裂殖子及红细胞碎片进入血流，其中一部分被巨噬细胞、中性粒细胞吞噬，刺激这些细胞产生内源性热原质，作用于宿主下丘脑的体温调节中枢，引起发热。随着血内刺激物被降解，机体通过大量出汗，体温逐渐恢复正常，机体进入发作间歇阶段。发作具有周期性，此周期与红细胞内期裂体增殖周期一致。如间日疟和卵形疟隔日发作 1 次；三日疟为隔 2 天发作 1 次；恶性疟隔 36～48 小时发作 1 次。随着机体对疟原虫产生的免疫力逐渐增强，大量原虫被消灭，发作可自行停止。

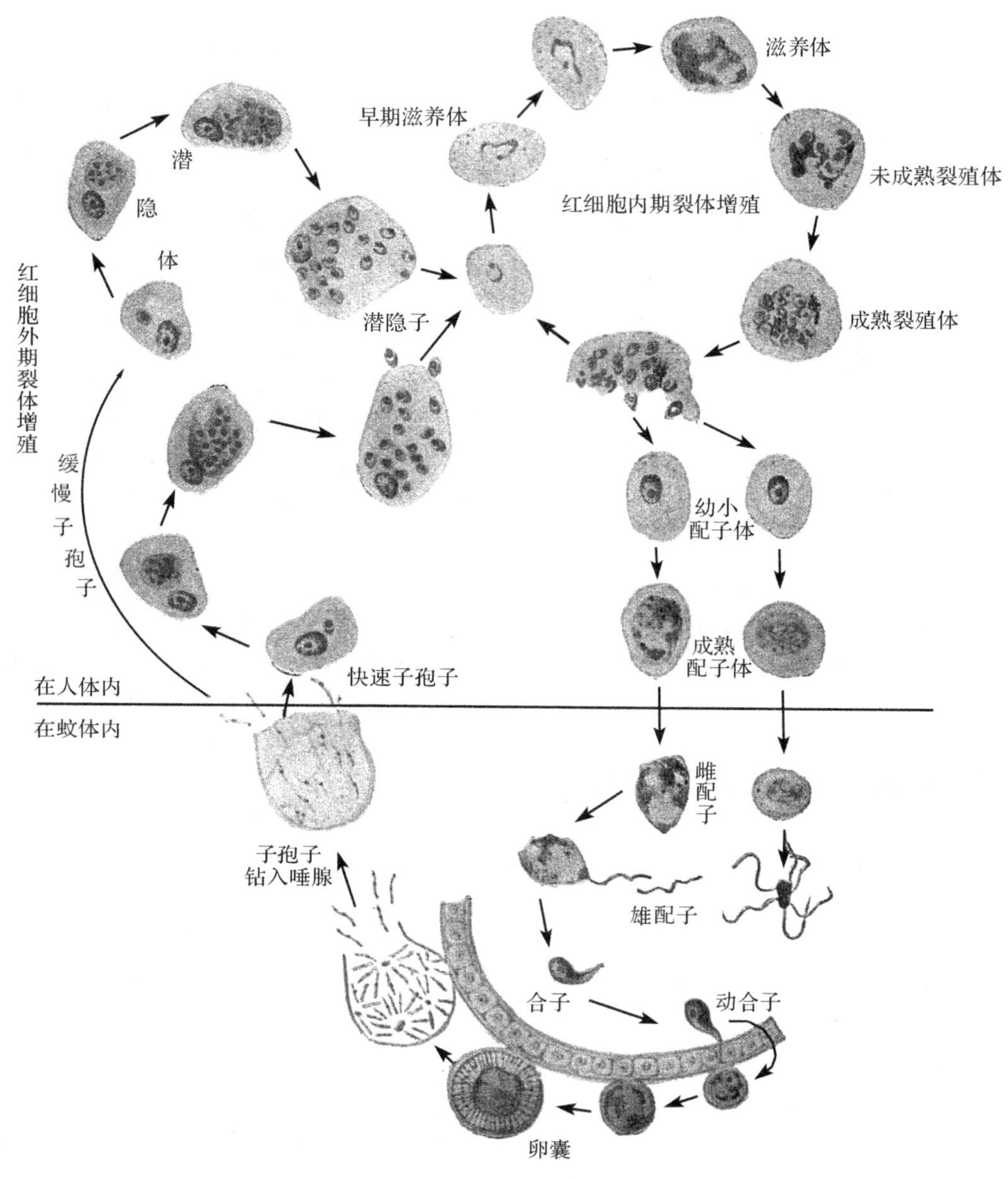

图 2.9.4-1 疟原虫生活史

3. 疟疾的再燃和复发

疟疾初发停止后，患者无再次感染，体内残存的少量红细胞内期疟原虫在一定条件下重新大量繁殖又引起的疟疾发作，称为疟疾的再燃。疟疾复发是指疟疾患者红细胞内期疟原虫已被消灭，未经蚊媒传播感染，经过一段时间，又出现疟疾发作，称复发。关于复发机理目前认为与肝细胞内的休眠子复苏有关，由于肝细胞内发育释放的裂殖子进入红细胞繁殖引起。恶性疟原虫和三日疟原虫无迟发型子孢子，因而只有再燃而无复发。间日疟原虫和卵形疟原虫既有再燃，又有复发。

4. 贫血

疟疾发作数次后，可出现贫血。贫血的原因除了疟原虫直接破坏红细胞外，还与脾功能亢进和免疫病理损害和骨髓造血功能受到抑制有关。

5. 脾肿大

初发患者多在发作 3～4 天后，脾开始肿大。主要原因是脾充血和单核—巨噬细胞增生。

6. 凶险型疟疾

凶险型疟疾绝大多数由恶性疟原虫所致。临床表现复杂，常见的有脑型和超高热型，可表现为持续高烧、全身衰竭、意识障碍、昏迷、呼吸窘迫、异常出血、黄疸、肾功能衰竭、血红蛋白尿和恶性贫血等。凶险型疟疾死亡率很高。学者认为，凶险型疟疾的致病机制是聚集在脑血管内被疟原虫寄生的红细胞和血管内皮细胞发生黏连，造成微血管阻塞及局部缺氧所致。

7. 免疫

人体在感染疟疾后诱导产生有效的免疫。此种免疫为种、株和期的特异性，故其保护程度有限。

带虫免疫及免疫逃避：人类感染疟原虫后产生的免疫力，能抵抗同种疟原虫的再感染，但同时其血液内又有低水平的原虫血症，这种免疫状态称为带虫免疫。疟原虫逃避宿主免疫攻击的机制十分复杂。

三、实验诊断

1. 病原学诊断

厚、薄血膜染色镜检是目前最常用的方法。从受检者外周血液中检出疟原虫，经姬氏或瑞氏染液染色后镜检查找疟原虫。薄血膜中疟原虫形态完整、典型，容易识别和鉴别虫种，厚血膜由于原虫比较集中，易检获，但染色过程中红细胞溶解，原虫形态有所改变，虫种鉴别较困难。恶性疟在发作开始时，间日疟在发作后数小时至 10 余小时采血能提高检出率。

2. 免疫学诊断

循环抗体检测主要用于疟疾的流行病学调查、防治效果评估及输血对象的筛选，而在临床上仅作辅助诊断用。循环抗原检测能更好地说明受检对象是否有活动感染。常用的方法有放射免疫试验、抑制法酶联免疫吸附试验、夹心法酶联免疫吸附试验等。

四、流行病学

1. 流行概况

疟疾是严重危害人类健康的疾病之一，目前世界上仍有 90 多个国家为疟疾流行区，全球每年发病人数达 3 亿～5 亿，年死亡人数达 100 万～200 万，其中 80%以上的病例发生在非洲。

2. 流行环节

(1) 传染源：外周血中有配子体的患者和带虫者是疟疾的传染源。血中带红细胞内期疟原虫的献血者也可通过供血传播疟疾。

(2) 传疟媒介：按蚊是疟疾的传播媒介，我国主要的传疟按蚊是中华按蚊、嗜人按蚊、微小按蚊和大劣按蚊。

(3) 易感人群:除了因某些遗传因素对某种疟原虫表现出不易感的人群及高疟区婴儿可从母体获得一定的抵抗力外,其他人群对人疟原虫普遍易感。

疟疾的流行除需具备上述三个基本环节外,传播强度还受自然因素和社会因素的影响。自然因素中温度和雨量最为重要。全球气候变暖,延长了虫媒的传播季节。社会因素如政治、经济、文化、卫生水平及人类的社会活动等直接或间接地影响疟疾的传播与流行。

五、防 治

疟疾防治策略是根据流行区域采取相对应的综合性防治措施,采取以防治传染源和防蚊为重点,结合蚊虫孳生地的综合措施。

1. 预防包括个体预防和群体预防

预防措施有蚊媒防制和预防服药。蚊媒防制包括杀灭蚊和使用蚊帐及驱蚊剂。预防服药是保护易感人群的重要措施之一。常用的预防性抗疟药有氯喹、哌喹或哌喹加乙胺嘧啶或乙胺嘧啶加伯氨喹啉。不论个体或群体进行预防服药,每种药物疗法不宜超过半年。

2. 治疗

疟疾治疗应包括对现症病人的治疗(杀灭红细胞内期疟原虫)和疟疾发作休止期的治疗(杀灭红细胞外期休眠子)。按抗疟药对疟原虫不同虫期的作用,可将其分为杀灭红细胞外期裂子体及休眠子的抗复发药,如伯氨喹啉;杀灭红细胞内裂体增殖期的抗临床发作药,如氯喹、青蒿素类;杀灭子孢子抑制蚊体内孢子增殖的药,如乙胺嘧啶。

【思考题】

1. 简述原虫的致病特点。
2. 原虫的生活史可按传播特点分为哪三种类型?
3. 简述溶组织内阿米巴原虫生活史各阶段的形态特点。
4. 溶组织内阿米巴致病特点。
5. 简述阴道毛滴虫的形态及致病特点。
6. 简述阴道毛滴虫的感染方式。
7. 简述疟原虫生活史各期形态。
8. 简述疟原虫致病典型的发作周期及其原因。
9. 简述疟原虫的临床致病特点和实验诊断原则。

(黄慧聪)

第十章　医学免疫学

第一节　医学免疫学概述

【学习目标】

1. 掌握免疫的概念、免疫系统的组成及其基本功能。

2. 掌握免疫应答的特点、类型。

免疫是由拉丁文“immunis”衍生而来，其意为“免除”，引申为免除瘟疫。其传统概念为机体识别排除病原微生物，即抗感染免疫。

现代免疫认为免疫是机体对“自己”和“非己”识别、应答过程中所产生的生物学效应的总和，正常情况下是维持内环境稳定的一种生理功能。

免疫学是研究机体免疫系统的组成、结构和功能的科学。免疫系统的重要生理功能就是对“自己”和“非己”抗原的识别及应答。免疫系统在免疫功能正常的条件下，对“非己”抗原产生排异效应，发挥免疫保护作用，如抗感染免疫。但在免疫功能失调的情况下，免疫应答可能造成机体组织损伤。如对自身抗原产生免疫应答，出现自身免疫现象，造成组织损伤，就发生了自身免疫病。免疫系统是机体的一个重要的功能系统，担负着免疫防御、免疫监视与免疫自稳的功能。用免疫学方法对相关疾病进行预防、诊断和治疗的研究也是当代免疫学研究中的重要领域。

一、免疫学发展阶段

免疫学的发展经历了免疫学的经验时期、经典免疫学时期和现代免疫学的发展阶段。

1. 免疫学的经验时期

对人体免疫功能的认识首先从抗感染免疫开始。我国医学家通过对天花病长期临床实践过程中，对天花病的预防积累了丰富的经验，并创造性地发明了用人痘苗预防天花病的方法。据我国医书考证，人痘法的文字记载始见于公元 11 世纪，公元 17 世纪已在我国推广应用，并很快地传入了俄国、朝鲜、日本、土耳其和英国等国家。无疑，人痘法为以后英国医生 Jenner 发明牛痘苗和法国免疫学家 Pasteur 发明减毒疫苗都提供了宝贵经验。

2. 经典免疫学时期

这一时期，人们对免疫功能的认识从人体现象的观察进入了科学实验时期。如牛痘苗的发明。英国医生 Jenner 观察到挤奶女工在患过牛痘后不易得天花病，通过对牛痘苗人体的长期实验，确证接种牛痘苗后可以预防天花，并对人体无害。Pasteur 在 1881 年应用高温培养法制备了炭疽菌苗。其后他又将狂犬病毒在兔体内经连续传代获得了减毒株。巴氏减毒菌苗的发明为实验免疫学建立了基础。此后，抗毒素的发明、补体的发现及各种血清学方法的建立，为病原菌的鉴定和血清抗体的检查提供了可靠的方法。

由于在免疫学发展的早期形成了牢固的抗感染免疫的概念，使免疫学的进一步发展受到束缚。近代免疫生物学的进展和细胞系选择学说的提出，人们对生物机体的免疫反应性也有了比较全面的认识。

3. 现代免疫学时期

现代免疫学的发展方向发生了重大变化。免疫学从传统的抗感染免疫的概念中解脱出来，进而发展为生物机体对“自己”和“非己”的识别，以维持机体稳定性的生物学概念。从器官、细胞和分子水平揭示了机体另一重要生理系统，即免疫系统的存在。同时免疫学技术也有极大的发展，许多新的生物学技术用于免疫学研究，例如细胞融合技术、转基因技术和分子杂交技术的应用，从而促进了免疫学发展。

二、免疫系统及其功能

免疫系统包括免疫器官、免疫细胞和免疫分子，是承担免疫功能的组织系统，是机体对抗原刺激产生应答、执行免疫效应的物质基础。其组成见表 2.10.1-1 所示。

表 2.10.1-1 免疫系统的组成

免疫器官		免疫细胞	免疫分子	
中枢免疫器官	外周免疫器官		膜型分子	分泌型分子
胸腺	淋巴结	造血干细胞	CD 分子	免疫球蛋白
骨髓	脾	淋巴细胞	黏附分子	补体
法氏囊	其他淋巴组织	单核吞噬细胞	MHC	细胞因子
		粒细胞	TCR、BCR	

1. 中枢免疫器官

中枢免疫器官是免疫细胞发生、分化、发育、成熟的场所，并对外周免疫器官的发育起主导作用，某些情况下(如再次抗原刺激)也是产生免疫应答的场所。人类和动物的中枢免疫器官包括胸腺、骨髓和法氏囊。

胸腺是 T 淋巴细胞分化、发育、成熟的场所。来自骨髓的前 T 细胞在胸腺微环境的影响下分化为成熟的 T 细胞。胸腺上皮细胞通过分泌胸腺素、胸腺刺激素、胸腺体液因子、胸腺生成素、血清胸腺因子等促进胸腺细胞发育。胸腺基质细胞分泌 IL-1、IL-3、IL-7 等细胞因子促进胸腺细胞发育。

胸腺的功能如下：①T 细胞分化、成熟的场所；②免疫调节功能；③自身耐受的建立与维持；④屏障作用：皮质内毛细血管及其周围结构具有屏障作用，阻止血液中大分子物质进入，此为血—胸腺屏障。

骨髓不但是造血器官，也是重要的免疫器官，它是各类免疫细胞发育的场所。

骨髓的功能：①各类血细胞和免疫细胞发生的场所。骨髓造血干细胞具有分化成不同血细胞的能力，故被称为多能造血干细胞。造血干细胞起源于 2～3 周胚龄的卵黄囊，2～3 月迁移至肝，继而转入脾脏，最后到达骨髓。出生后骨髓成为唯一的造血场所。造血干细胞具有自我更新和分化两种潜能，可在不同的细胞因子作用下分化为红细胞、淋巴细胞血小板等。②骨髓也是 B 细胞分化成熟的场所；③骨髓还是体液免疫应答发生的场所。

法氏囊或类囊器官是禽类的免疫器官，相当于哺乳类动物的骨髓。

2. 外周免疫器官

外周免疫器官包括淋巴结、扁桃体、脾脏和黏膜免疫系统，它是成熟 T 细胞、B 细胞等免疫细胞定居的场所，也是产生免疫应答的场所。

淋巴结是分布最广泛的外周免疫器官，是 T、B 淋巴细胞定居和增殖的场所，为免疫应答发生的基地，也是淋巴细胞再循环的重要组成部分，同时具有滤过作用，可直接清除病原体及衰老的红细胞。在淋巴结中 T 细胞约占 75%，B 细胞约占 25%。

脾脏是人体最大的淋巴器官，脾脏的功能与淋巴结相似：T 细胞和 B 细胞定居的场所；免疫应答发生的场所；合成某些生物活性物质，如补体、细胞因子；过滤作用。

黏膜相关淋巴组织亦称黏膜免疫系统，主要指呼吸道、胃肠道及泌尿生殖道黏膜固有层和上皮细胞下散在的无被膜淋巴组织，以及某些带有生发中心的器官化的淋巴组织，如扁桃体、小肠的派氏集合淋巴结、阑尾等，与局部免疫防御有关。

3. 免疫三大功能

免疫防御：即抗感染，是指机体阻止病原微生物侵入，抑制其在体内繁殖、扩散，并清除病原微生物及其产物的功能。但如反应过高，可引起超敏反应；如免疫反应过低或缺陷，可引起免疫缺陷病。

免疫稳定：是指机体识别衰老、变异、损伤或死亡的细胞以维持生理平衡的功能。当这种功能发生紊乱时，机体可把自身组织成分误认为非已而产生免疫应答，导致自身免疫性疾病。

免疫监视：即抗肿瘤功能，是指机体识别、清除体内突变的、病毒感染的细胞的功能。若此功能失调，可导致肿瘤发生或持续性感染（表 2.10.1-2）。

表 2.10.1-2　免疫三大功能的生理和病理表现

免疫功能	生理性（有益）	病理性（有害）
免疫防御	清除病原微生物及其他抗原性异物	超敏反应（过度）、免疫缺陷病（不足）
免疫稳定	清除损伤或衰老的细胞	自身免疫性疾病
免疫监视	清除突变或畸变细胞	肿瘤发生，病毒持续感染

三、免疫的类型

机体的免疫可分为非特异性免疫和特异性免疫两类。

非特异性免疫又称天然免疫或固有免疫。非特异性免疫是机体抗致病微生物的第一道防线，在免疫防御中具备重要作用。当病原微生物侵入机体时，首先出现的是一系列非特异性免疫功能，阻止其黏附在皮肤黏膜上，或将其杀死，以防止感染的发生。这是在进化过程中逐渐形成、可以遗传、对一切异物（包括抗原性和非抗原性）均发挥作用。其主要机制为：机体的屏障作用和体内非特异性免疫效应细胞和效应分子的生物学作用。

特异性免疫又称获得性免疫或适应性免疫，是个体在生活过程中接触抗原物质后在多种细胞和分子参与下形成的，在特定条件下才可造成免疫杀伤，引起疾病。其特征是机体在生活过程中接触抗原后形成的、仅对相应的抗原有免疫效应、有明显的个体差异、不能遗传。特异性免疫形成的主要过程大致可分为三个阶段：①感应（或识别）阶段：抗原递呈细胞（树突细胞和巨噬细胞为主）摄取、加工处理抗原，并将抗原递呈给 T 细胞或 B 细胞。②增殖与分化阶段：T 细胞或 B 细胞特异识别抗原后，发生增殖和分化，进而成为效应细胞。③效应阶段：发生细胞免疫和体液免疫。

机体的免疫功能是非特异性和特异性免疫共同完成的。从两种免疫功能的产生的比较，在一种抗原刺激下，一般是非特异性免疫首先产生，并很快达到高峰后即下降；而后特异性免疫产生，并逐渐增强，维持在高水平后缓慢下降。

【思考题】

1. 何谓免疫？简述免疫的功能。
2. 免疫系统的组成。
3. 机体的免疫类型。

（黄慧聪）

第二节 抗　原

【学习目标】

1. 掌握抗原的概念及基本特性（免疫原性、抗原性），抗原决定基/表位的概念和类型，抗原的分类。
2. 掌握抗原的异物性与特异性。

一、抗原的概念及基本特性

1. 抗原

抗原（Ag）是一类能刺激机体免疫系统使之产生特异性免疫应答，并能与相应免疫应答产物（抗体或抗原受体）在体内外发生特异性结合的物质，亦称免疫原。抗原的基本特性有两种，一是诱导产生免疫应答的能力，也就是免疫原性，二是与免疫应答的产物发生反应，也就是免疫反应性。具备免疫原性和反应原性两种能力的物质称为完全抗原，如病原体、异种动物血清等。只具有反应原性而没有免疫原性的物质，称为半抗原，如青霉素、磺胺等。半抗原没有免疫原性，不会引起免疫反应。但在某些特殊情况下，半抗原可与大分子蛋白质结合以后，获得了免疫原性而变成完全抗原，也就可以刺激免疫系统产生抗体和效应细胞。使半抗原变成完全抗原的物质称为载体。

耐受原：诱导机体产生特异性不应答的抗原称为耐受原。

变应原：激发机体发生超敏反应的抗原称为变应原。

2. 决定抗原物质的条件

抗原必须具备免疫原性。抗原物质的免疫原性，一方面取决于抗原本身的性质，另一方面取决于接受抗原刺激的机体反应性。

3. 抗原的异物性和特异性

（1）抗原的异物性：一般情况之下，免疫活性细胞具有高度精确的识别能力，能识别“自己”和“非己”物质.并对非已物质产生免疫应答；机体自身的组织和细胞对本身并不具备“异物性”，亦无免疫原性。抗原在化学结构上与机体自身不同，具有异物性：①异种物质。异种动物间的血缘关系越远，则免疫原性越强。如马的血清和各种微生物与人的血缘关系远，所以免疫原性强。而马的血清与驴、骡的血缘关系近，所以免疫原性相对就弱。②同种异体物质。如人的红细胞抗原物质和人的白细胞抗原等。③自身物质。自身物质一般不具免疫原性。有些物质如隐蔽的自身成分如精子、脑组织、眼晶状体蛋白等在胚胎期发育过程中，未能与免疫细胞发生接触，在正常情况下与免疫系统是隔绝的。但是一旦屏障遭到破坏，这些物质进入血流，即可与免疫活性细胞接触而成为自身抗原异物。另外，自身物质在大面积的烧伤、电离辐射等影响下，其理化性质发生改变，也可成为具有免疫原性的抗原物质。

抗原分子的理化性质往往是影响抗原免疫应答的因素。①抗原的化学性质：蛋白质是良好免疫原，糖蛋白、脂蛋白和多糖类、脂多糖都具有免疫原性，但脂类和哺乳动物的细胞核成分，比如 DNA、组蛋白则难以诱导免疫应答。②相对分子质量大小：相对分子质量在 10kD 以上的物质具有免疫原性。一般情况下相对分子质量越大，免疫原性越强。③结构的复杂性：结构越复杂，在体内不易被降解，能持续刺激免疫活性细胞，免疫原性强。如明胶蛋白，相对分子质量虽然较高(10 万)，但因其主要由直链氨基酸组成，结构简单，因此免疫原性较弱。④物理性状也影响免疫原性，如聚合状态的蛋白质较其单体免疫原性强，颗粒性抗原强于可溶性抗原。因此常将免疫原性弱的物质吸附在某些大颗粒表面，以增强其免疫原性。

2. 抗原的特异性

抗原分子的特异性表现在两个方面，即免疫原性的特异性和反应原性的特异性。前者是指某一特定抗原只能激发机体某一特定的免疫应答. 即产生针对该抗原的特异性抗体或致敏淋巴细胞；后者是指某一特定抗原只能与其相应的抗体或致敏淋巴细胞特异性结合而出现反应。抗原表位，又称为抗原决定基或抗原决定簇，是抗原分子中能够被淋巴细胞表面抗原识别受体以及抗体所识别和结合的特殊化学基团。表位的性质、数目和空间构象决定着的抗原的特异性。抗原分子表面能与抗体结合的决定簇的总数称为抗原的结合价。完全抗原一般为多价抗原。

抗原决定基在结构上有两类，分成构象决定基和顺序决定基。前者是指序列上不相连的多肽或多糖，由空间构象形成的决定基，一般由 6～14 个氨基酸残基、单糖或核苷酸残基组成，一般位于分子表面，多见于 BCR 或抗体识别的决定基，常称为 B 细胞决定基；后者是指一段序列相连的氨基酸片段，又称线性决定基，一般为 8～17 个氨基酸残基，多位于分子的内部，主要是 TCR 所识别的决定基，常称为 T 细胞决定基。

天然抗原表面常带有多种抗原表位，每一种 B 细胞表位都可引起一种特异性的抗体产生。因此，天然抗原可诱导机体产生多种抗体，而在两种不同的抗原之间可以存在有相同或者相似的抗原表位，称为共同抗原，抗体对具有相同或相似表位的不同抗原的反应，称为交叉反应。交叉反应时由于抗原抗体不完全吻合，结合力较弱。血清学诊断中出现交叉反应时，容易造成判断上的混乱。

机体反应性与以下因素有关：①机体对抗原的应答是受免疫应答基因(主要是 MHc)控制的。个体遗传基因不同，故人群中对同一抗原也可有高、中、低不同程度的应答。年龄、性别与健康状态也影响机体的反应性。②抗原性物质可因进入机体的途径和剂量的不同而免疫效果迥异。动物实验证实，同一抗原物质经不同途径进入机体，所产生的免疫应答强度依次为皮内注射＞皮下注射＞肌内注射＞腹腔注肘＞静脉注射。口服蛋白质类抗原，可因消化道内酶的降解作用而失去抗原性。③此外，佐剂的使用也可产生影响。当佐剂与抗原一起注射或预先注入机体时，可增强机体对抗原的免疫应答或改变免疫应答类型。

二、抗原的种类

1. 根据产生抗体时是否需要 Th 细胞的协助分类

(1) 胸腺依赖性抗原(TD-Ag)：

必须在 Th 细胞协助下才能激活 B 细胞产生抗体的抗原称为胸腺依赖性抗原。大多数蛋白质抗原属于 TD 抗原，比如病原微生物、血清蛋白、血细胞等。

(2) 胸腺非依赖性抗原(TI-Ag)：这种抗原刺激 B 细胞产生抗体不需要 Th 细胞的协助，常见的有细菌脂多糖(LPS)、荚膜多糖、聚合鞭毛素等等。

2. 根据抗原与机体的亲缘关系分类

(1) 异种抗原：

比如各种病原微生物及其产物、异种动物血清等。

(2) 同种异型抗原：

来自同一种系而不同的个体的抗原性物质。比如人类的红细胞抗原、主要组织相容性抗原系统等等。

(3) 自身抗原：

能引起自身免疫病的自身组织成分成为自身抗原。在正常情况下，机体对自身组织细胞不会产生免疫应答，也即自身耐受。但是在有些情况下自身成分可成为自身抗原。比如眼葡萄膜色素抗原或者晶状体蛋白、精子抗原等隐蔽自身抗原，在外伤、感染和手术不慎的情况下进入血流，即成为自身抗原；另一种情况，在微生物感染、电离辐射或者化学药物等因素影响下，自身组织结构发生改变，形成新的抗原表位，就成为修饰的自身抗原。

(4) 异嗜性抗原：

又称 Forssman 抗原。是指一类与种属无关的存在于人、动物、植物和微生物之间的共同抗原。例如，溶血性链球菌与肾小球基底膜及心肌组织有共同抗原存在，因此在链球菌感染后，有可能出现肾小球肾炎和心肌炎；又如大肠杆菌 O_{14} 型脂多糖与人结肠黏膜有共同抗原存在，可能导致溃疡性结肠炎的发生。

3. 超抗原

某些抗原物质，只需极低浓度(1～10ng/ml)即可激活多数(2%～20%)T 细胞克隆，产生极强的免疫应答，这类抗原称之为超抗原。超抗原主要有两类：外源性超抗原和内源性超抗原。前者如金黄色葡萄球菌肠毒素 A～E；后者如小鼠乳腺肿瘤病毒蛋白等。超抗原可能参与了机体的生理和病理效应，与食物中毒反应、某些自身免疫病和肿瘤发病有关。

4. 丝裂原

亦称有丝分裂原，可与淋巴细胞表面相应受体结合，能够非特异多克隆刺激 T、B 淋巴细胞发生有丝分裂的物质。如植物血凝素(PHA)、刀豆蛋白 A(ConA)、美洲商陆(PWM)、脂多糖(LPS)等。

【思考题】

1. 简述抗原的基本特性。
2. 决定抗原免疫原性的因素有哪些？

3. 简述抗原的种类。

4. 简述丝裂原与超抗原的概念。

第三节　抗　　体

【学习目标】

1. 掌握抗体与免疫球蛋白的概念及区别，免疫球蛋白的基本结构。

2. 掌握五类免疫球蛋白的特性与功能；免疫球蛋白的调理作用及抗体依赖的细胞介导的细胞毒作用(ADCC)。

抗体(antibody, Ab)是指B细胞识别抗原后增殖分化为浆细胞所产生的，能与相应抗原发生特异性的结合，具有免疫功能的免疫球蛋白。抗体主要存在于血液、组织液、外分泌液等体液中，因此将抗体介导的免疫应答称为体液免疫。免疫球蛋白可分为分泌型(SIg)和膜型(mIg)两种。前者主要存在于体液中，具有抗体的各种功能；后者是B细胞表面携带的Ig分子，这种Ig称为膜表面免疫球蛋白(mIg)，其与分泌型在抗原结合的特异性上是一致的，仅在重链羧基端比分泌型多一段疏水性氨基酸残基插入细胞并穿过胞膜。在B细胞不同分化阶段，细胞膜表面可出现不同类别的SmIg，是B细胞识别抗原的受体。

一、免疫球蛋白的基本结构

免疫球蛋白由1000个以上的氨基酸残基组成，X射线晶体结构分析发现，IgG分子由3个相同大小的节段组成，位于氨基(N)端的两个臂由易弯曲的铰链区连接到主干上，形成"Y"形结构，称为Ig分子的单体，是形成免疫球蛋白分子的基本单位。

Ig基本结构是两条完全一样的轻链(L链)和两条完全一样的重链(H链)以二硫键连接的四肽链结构。相对分子质量较大的一对肽链称为重链，约由450～570个氨基酸残基组成。不同的重链由于氨基酸残基的排列顺序、二硫键的数目和位置、含糖的种类以及数量不同，其抗原性也不同。根据重链抗原性的差异将其分为五类：μ链、γ链、α链、δ链、ε链，由上述不同类型重链组成的完整免疫球蛋白分子分别被称为IgM、IgG、IgA、IgD、IgE。同一类别免疫球蛋白根据其铰链区氨基酸组成和重链二硫键的数目和位置差别，又可分为不同的亚类。IgG有4个亚类，IgA和IgE分别有两个亚类。免疫球蛋白轻链由214个氨基酸残基组成，轻链可分为两型：κ型和λ型。Ig轻链的λ链N端恒定区氨基酸序列存在差异，据此可分为4个亚型。

免疫球蛋白单体中四条肽链两端游离的氨基或羧基的方向是一致，分别称为氨基端(N端)和羧基端(C端)。在分子的N端，轻链的1/2与重链的1/4，氨基酸排列顺序随抗体特异性不同而发生改变，这个区域称为可变区(V区)。在V区某些特定位置上，其氨基酸残基的组成和排列顺序比可变区内其他位置上的氨基酸残基更易变化，这些部位为超变区(HVR)，也称为互补决定基区(CDR)。可变区中其他变化较少的部分称为骨架区(FR)。在Ig的C端，轻链的1/2和重链的3/4或4/5部分，氨基酸数目、种类、排列顺序及含糖量都比较稳定，称为恒定区(C区)(图2.10.3-1)

铰链区位于CH1与CH2之间，含有丰富的脯氨酸，因此易伸展弯曲，而且易被木瓜蛋

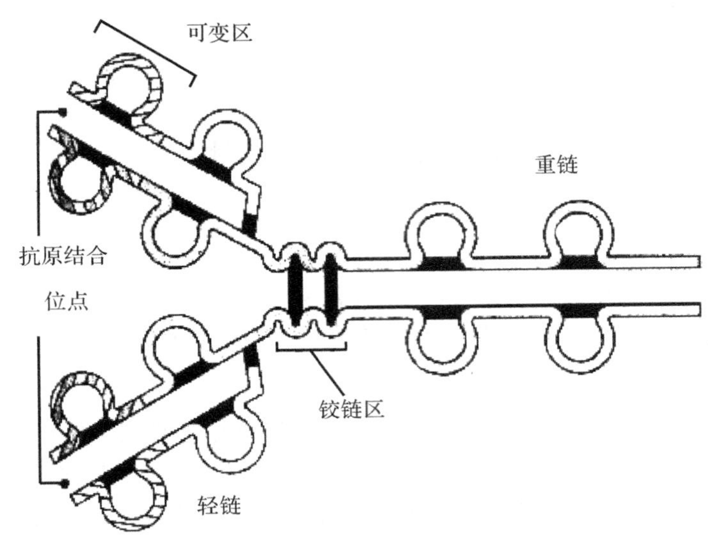

图 2.10.3-1　免疫球蛋白分子的基本结构示意图

白酶、胃蛋白酶等水解。

二、免疫球蛋白的功能区

Ig 分子每条肽链中的 110 个氨基酸残基通过链内二硫键连接、折叠成球形的结构，行使相应的功能称为功能区或结构域。L 链有两个功能区，L 链可变区（VL）和 L 链恒定区（CL）；IgG、IgA 和 IgD 的 H 链各有一个可变区（VH）和 3 个恒定区（CH1、CH2、CH3）；IgM 和 IgE 的 H 链各有一个可变区（VH）和 4 个恒定区（CH1、CH2、CH3、CH4）。

Ig 不同的功能区具有相应的生物学功能：VH 和 VL 是抗体分子中与抗原决定簇互补结合的部位；CL 和 CH1 带有同种异型的遗传标记；CH2 是补体结合点，参与补体激活，母体的 IgG 可借助 CH2 主动通过胎盘，传递到胎儿体内；IgG 的 CH3 具有与细胞表面的 Fc 受体结合的功能；IgE 的 CH4 可与肥大细胞、嗜碱性粒细胞结合，参与Ⅰ型超敏反应。

三、免疫球蛋白的其他成分

1. J 链

J 链是一条由浆细胞合成分泌的，富含半胱氨基酸的多肽。J 链可连接 Ig 单体形成二聚体、五聚体或多聚体。

2. 分泌片

分泌片（SP）又称分泌成分，是由黏膜上皮细胞合成的一种含糖的肽链，是分泌型 IgA（SIgA）分子上的辅助成分，其主要功能是保护 SIgA 免受蛋白水解酶降解的作用，并介导 IgA 二聚体从黏膜下通过黏膜细胞到黏膜表面的转移。

四、免疫球蛋白的水解片段

IgG 用木瓜蛋白酶水解可将重链在链间二硫键近 N 端切断，得到三个片段，包括两个

Fab 段和一个 Fc 段，Fab 段包括一条完整的轻链和重链的 N 端的 1/2 部分，可以和一个抗原决定基发生特异性结合，但不出现凝集反应。两条重链 C 端的剩余部分组成 Fc 片段，不与抗原发生结合，但具有各类免疫球蛋白的抗原决定基及其他生物学活性。胃蛋白酶水解 Ig 单体，可将 IgG 重链在链间二硫键近羧基端切断，得到一个具有双价抗体活性的片段，即 $F(ab)'_2$ 段和若干小分子多肽碎片 pFc′，后者无任何生物学功能。

五、免疫球蛋白的血清型

免疫球蛋白是具有抗体活性的蛋白质分子，它对其他种属动物和同种系的不同个体也是一种抗原物质，可引起不同程度的免疫反应。其抗原性可用血清学方法进行测定和分析，故又称为血清型。免疫球蛋白分子主要分为三种血清型，即同种型、同种异型和独特型。

同种型：同一属种的所有个体共同所具有的抗原特异性，有种属特异性。存在于免疫球蛋白的 C 区，包括 Ig 的类、亚类、型、亚型。

同种异型：是指同一种属不同个体之间各自所具有的抗原特异性，存在于免疫球蛋白 C 区，可作为个体的遗传标志。

独特型：是指同一个体内每个抗体产生细胞克隆所产生的免疫球蛋白其 V 区所具有的抗原特异性，存在于 Ig 的超变区。

六、免疫球蛋白的生物学活性

免疫球蛋白生物学活性取决于分子中不同功能区的特点。免疫球蛋白的生物学活性主要表现在以下几个方面。

1. 结合特异性抗原

这是免疫球蛋白最显著的生物学特点，也是其主要的生物学功能。这种特异性是由免疫球蛋白的 CDR 空间构型所决定。抗体与抗原结合后，免疫球蛋白的 Fc 段发生变构，从而产生其他生物学活性。

2. 激活补体

IgM、IgG1、IgG2、IgG3 与相应抗原结合，可通过经典途径激活补体系统，产生多种效应功能。聚合的 IgA、IgG4 可通过旁路途径激活补体系统。

3. 结合细胞

不同细胞的表面具有不同的免疫球蛋白 Fc 受体，因此不同类别的免疫球蛋白可与不同的细胞结合，发挥不一样的作用。其中 IgG 与靶细胞结合后，其 Fc 段可与 NK 细胞、巨噬细胞、中性粒细胞等效应细胞结合，发挥调理作用以及抗体依赖的细胞介导的细胞毒作用（ADCC）。调理作用是指抗体、补体促进吞噬细胞吞噬细菌等颗粒性抗原的作用。ADCC 是指表达 Fc 受体的细胞，如 NK、巨噬细胞等，通过其表面的 Fc 受体识别 Ab 的 Fc 段，直接杀伤被抗体结合的靶细胞的过程。

4. 通过胎盘和黏膜

在人类，IgG 是唯一能从母体通过胎盘转移到胎儿体内的免疫球蛋白，在胎儿期和新生儿期抗感染免疫中发挥重要的作用。IgA 可通过消化道、呼吸道和乳腺等上皮细胞，形成分泌型 IgA，分泌至黏膜表面发挥局部免疫作用。

5. 具有抗原性

免疫球蛋白是有抗体活性的分子，而本身又是良好的抗原物质，在异种、同种异体和自身体内激发产生抗免疫球蛋白的抗体。

七、各类免疫球蛋白的重要特性

1. IgG

IgG 是血清中的主要抗体，占血清免疫球蛋白的 75%～80%，多以单体形式存在，主要由脾脏和淋巴结中的浆细胞合成，半衰期在所有 Ig 中最长，约 23 天。IgG 分布广泛，具有较强的抗感染、中和毒素和免疫调理作用，又称为主力抗体，在机体免疫防御中占有重要地位，同时是唯一能通过胎盘的抗体，在新生儿抗感染中起重要作用。IgG 在个体出生后三个月开始合成，五岁左右接近成人水平。

2. IgM

IgM 是由五个单体组成的五聚体，所以又称为巨球蛋白。其半衰期较短，仅 5.1 天。相对分子质量较大，主要在血流中分布，占血清 Ig 总量的 5%～10%。它是出现较早的 Ig，在免疫应答也是最早产生的 Ig，在机体的早期免疫防御中要占有重要地位，又称为先锋抗体。

膜表面的 IgM 是 B 细胞识别抗原的一种主要受体。

3. IgA

IgA 分血清型和分泌型。血清型占血清抗体总量的 10%～20%，以单体为主。分泌型 IgA 是由呼吸道、消化道、泌尿生殖道黏膜固有层中的浆细胞产生。主要存在于唾液、泪液、初乳、胃肠液、尿液等部位的外分泌液中，通过阻碍微生物和抗原物质黏附、调理吞噬、溶细菌、中和毒素和病毒等作用，在黏膜局部发挥重要的抗感染和抗过敏作用。如分泌型 IgA 合成低下和障碍，则易发生呼吸道、胃肠道、泌尿道感染和过敏反应。

4. IgE

IgE 在血清中含量极少，仅占血清总 Ig 的 0.002%，主要由鼻咽部、扁桃体、支气管、胃肠道的黏膜固有层的浆细胞产生，是引起Ⅰ型超敏反应的主要因素。

5. IgD

IgD 在血清中含量仅占 Ig 总量的 1%，是 B 细胞分化的重要标志。

八、人工制备的抗体类型

(一)多克隆抗体

多克隆抗体是由多克隆 B 细胞群产生的，针对多种抗原决定基的混合抗体。自然状态下，人体和动物体接受抗原刺激而产生的免疫血清多为多克隆抗体。

(二)单克隆抗体

单克隆抗体是由一个 B 细胞克隆所合成的针对一个抗原决定基的抗体，具有纯度、特异性强、效价高、可以大量生产的优点。

1975 年 Koehler 和 Milstein 采用细胞融合技术将小鼠免疫脾细胞与小鼠骨髓瘤细胞融合，形成杂交瘤细胞，这种杂交瘤细胞既保存了骨髓瘤细胞无限繁殖的特性，又具有免疫 B 细胞合成和分泌特异性抗体的能力。这种杂交瘤产生的抗体则为单克隆抗体(mAb)。

mAb 目前广泛用作诊断检测试剂，提高了常规免疫学检测的敏感性、特异性、准确性和检测速度；还可与同位素、毒素、细胞毒类等药物通过化学偶联制备成导向药物，应用于肿瘤、自身免疫性疾病的治疗和防治移植排斥等方面。但是由于技术限制，目前绝大多数单克隆抗体为鼠源性，限制了临床应用。

(三)基因工程抗体

为克服鼠源性抗体带来的问题，20 世纪 80 年代人们开始运用 DNA 重组技术，即用基因工程的方法研制抗体，此类抗体称为基因工程抗体，主要有三种类型：

1. 嵌合抗体

将鼠抗体的 VH 基因与人抗体的 CH 基因、鼠抗体的 VL 基因与人抗体 CL 基因分别重组，导入鼠骨髓瘤细胞，获得人鼠嵌合抗体。

2. 重构型抗体

将鼠抗体的超变区基因嵌入人源抗体 Fab 段骨架区的编码基因中，再与人源抗体 C 区编码基因相连，导入细胞表达。

3. 单链抗体

将抗体 VL 羧基端基因与 VH 氨基酸基因连接成单链的抗体 V 基因后导入细胞表达的抗体。

【思考题】

1. 简述免疫球蛋白的功能区。
2. 各类免疫球蛋白的重要特性。

（黄慧聪）

第四节　免疫系统

【学习目标】

1. 掌握中枢免疫器官和外周免疫器官的组成和功能。
2. 掌握免疫细胞的类别及其功能，细胞因子的概念、分类及其功能。

一、免疫系统

免疫系统是由免疫器官、免疫细胞和免疫分子组成。

(一)中枢免疫器官

1. 胸腺

胸腺是 T 淋巴细胞分化、成熟的场所。胸腺由两组细胞组成，一组为淋巴细胞，称为胸腺细胞，包括来自骨髓的原始 T 细胞向成熟 T 细胞分化过程中的不同阶段的细胞，此为胸腺内主要细胞；另一组为非淋巴细胞，称为胸腺基质细胞，包括胸腺上皮细胞、单核—巨噬细胞和树突状细胞等，构成胸腺组织的网络样支架，在网眼中充满胸腺细胞，胸腺激素与上述两种细胞共同组成胸腺微环境。由骨髓移行而来的祖 T 细胞在胸腺微环境中发育为成熟 T 细胞，在这个过程中仅有少数的 T 淋巴细胞(＜5％)能分化成熟。

2. 骨髓

骨髓除了是一个重要的造血器官之外，也是一个重要的中枢免疫器官，是各种免疫细胞的发源地。是多能干细胞增殖的场所，也是B细胞生成、发育、成熟的唯一器官，在骨髓中分化为淋巴样祖细胞，淋巴祖细胞迁入胸腺，成为胸腺细胞。

3. 法氏囊

法氏囊又称为腔上囊，是禽类动物所特有的淋巴器官，是其B细胞分化发育的场所。

(二)外周免疫器官

1. 淋巴结

淋巴结是分布最广泛的外周免疫器官，是T、B淋巴细胞定居和增殖的场所，为免疫应答发生的基地，也是淋巴细胞再循环的重要组成部分，同时具有滤过作用，可直接清除病原体及衰老的红细胞。在淋巴结中T细胞约占75%，B细胞约占25%。

2. 脾脏

脾脏是体内最大的外周免疫器官，除具有强大的储血功能之外，也具有与淋巴结相似的功能，也是清除衰老的红细胞和免疫复合物的场所。脾脏中T细胞约占40%，B细胞约占60%。

3. 黏膜伴随淋巴组织

其他淋巴组织分布于呼吸道、肠道、泌尿生殖道的黏膜上皮细胞下，有或无包膜，包括扁桃体、阑尾、小肠派氏淋巴结以及消化道、呼吸道、泌尿生殖道黏膜下淋巴结和弥散的淋巴组织等，与局部免疫防御有关。

二、免疫细胞

凡参与免疫应答或与免疫应答有关的细胞统称免疫细胞，包括造血干细胞、淋巴细胞、抗原提呈细胞、单核吞噬细胞、粒细胞和肥大细胞等。

(一)单核一吞噬细胞系统

由血液中的单核细胞和组织中的巨噬细胞组成。来源于骨髓多能干细胞，经单核母细胞、前单核细胞分化发育成单核吞噬细胞释放入血液。不同组织中巨噬细胞名称不一，在脾、淋巴结、肺泡、胸腔和腹腔称巨噬细胞，其他还包括肝脏枯否细胞、破骨细胞及神经组织的小胶质细胞等。其表面有多种表面标志。

单核吞噬细胞在免疫应答中的功能有以下几方面：

1. 吞噬杀伤和消除作用

巨噬细胞通过其表面的各种受体分子识别、黏附病原体和自身衰变、损伤的细胞，将其吞噬入细胞内，进而杀伤消除。不同器官的巨噬细胞吞噬消化功能不同。

2. 分泌功能

巨噬细胞可合成和分泌多种细胞因子和其他生物活性介质，发挥免疫效应和引起炎症反应，主要的细胞因子有IL-1、IFN-α、TNF-α、CSF和前列腺素等。

3. 加工处理提呈抗原，启动特异性免疫应答。

在特异性免疫应答中，大多数抗原都需要经巨噬细胞吞噬和加工处理，形成抗原一MHC复合物，再提呈给T细胞。

4. 杀伤作用：

在细胞免疫和体液免疫的激发下杀伤肿瘤细胞和病毒感染细胞，具有抗肿瘤和抗病毒作用。

(二)NK 细胞

自然杀伤细胞简称 NK 细胞，来源于骨髓淋巴样干细胞，其发育成熟依赖于骨髓和胸腺微环境，主要分布于外周血和淋巴组织，特别是存在于脾脏中。NK 细胞不表达抗原识别受体，是不同于 T、B 淋巴细胞的第三类淋巴样细胞。CD16 和 CD56 可作为 NK 细胞的标志。

NK 细胞能识别和杀伤某些肿瘤细胞及病毒感染细胞，无 MHC 限制型，不依赖抗体。IgG 抗体存在时能增强 NK 细胞的杀伤活性和特异性，因为 NK 细胞还可通过 FcγRⅢ桥联被 IgC 包被的靶细胞，而使后者被杀伤，称 ADCC 作用。活化 NK 细胞还可分泌 IFN-γ、GM-CSF 等因子，具有调节造血和免疫应答的功能。IFN-γ 则能活化 NK 细胞，增强其杀伤和分泌功能。

(三)淋巴细胞

在免疫应答过程中起核心作用的是淋巴细胞，淋巴细胞包括许多形态上相似而功能上不同的细胞群。分别为 T、B、NK 细胞等。

1. T 细胞

(1)表面标记与特性

1)T 细胞抗原受体(TCR)：T 细胞的 TCR 大多是由 α、β 两条肽链组成的异二聚体，每条肽链有两个功能区即可变区(V 区)和恒定区(C 区)；C 区与细胞膜相连，而 V 区位于细胞外为抗原结合部位。少数 T 细胞的抗原受体由 γ、δ 两条肽链组成，约占 1%～10%。TCR 和细胞膜上的 CD3 分子一起形成复合体，称 TCR-CD3 复合体。在 TCR-CD3 复合体中，TCR 识别抗原，而 CD3 分子具有稳定 TCR、将抗原信息传送入 T 细胞内并使之活化的作用。

2)有丝分裂原受体：有丝分裂原系指能刺激静止的淋巴细胞活化，诱导细胞转化，DNA 合成增加或产生有丝分裂变化的物质。有丝分裂原来自于植物的糖蛋白或细菌产物。T 细胞和 B 细胞可受不同的有丝分裂原刺激而转化。T 细胞表面有植物血凝素(PHA)和刀豆素 A(ConA)有丝分裂原受体。

3)CD 分子：T 细胞表面有 CD4、CD8、CD40L 等分子，分别在免疫应答的各阶段发挥作用。

(2)T 细胞亚群及功能

T 细胞是不均一的群体，根据抗原识别受体，可将 T 细胞分为两大类：一类是 TCRγδT 细胞，另一类是 TCRαβT 细胞。

1)TCRγδT 细胞主要分布在皮肤和不同黏膜组织，多为 $CD4^-$、$CD8^-$双阴性 T 细胞，其 TCR 抗原识别谱窄，只对某种共同抗原产生应答，故就功能而言，应属非特异性免疫细胞。TCRγδT 具有抗感染、抗肿瘤作用，杀伤机制与 $CD8^+$ αβT 细胞基本相同，同时活化后产生多种细胞因子参与免疫调节，介导炎症反应，增强机体早期非特异性免疫防卫功能。

2)TCRαβT 细胞也是不均一的群体，主要分布在外周血和外周淋巴组织中，可按 CD 分子不同，将成熟的 T 细胞分为两个亚群即 $CD4^+$ 细胞和 $CD8^+$ T 细胞。也可根据 TCRαβT 细胞的功能可分为几类，一类为辅助性 T 细胞(Th)，具有辅助、促进免疫应答和诱发炎症反应功能；其次为杀伤性 T 细胞（T_C 或 CTL），对靶细胞具有杀伤作用；此外，还有 T_{DTH}、Ts 等。

①$CD4^+$ Th 细胞分为 Th1 和 Th2 细胞两种亚型。Th1 主要分泌 IL-2、TNF-β 和 IFN-γ，与 T_{DTH}、CTL 的增殖、分化、产生有关，介导细胞免疫对清除胞内病原体起重要作用；而 Th2 细胞主要分泌 IL-4、IL-5、IL-6 和 IL-10，与 B 细胞增殖、产生和促进抗体生成有关，可增强抗体介导的免疫应答。

②$CD8^+$ T 又称细胞，毒性 T 细胞（CTL），它在 T 细胞免疫应答中发挥重要功能。主要作用是特异性直接杀伤靶细胞。

③T_{DTH} 细胞，指介导迟发性超敏反应（DTH）的 T 细胞，主要为 $CD4^+$ Th1，但 $CD8^+$ T 细胞也有作用，可通过释放细胞因子和直接破坏靶细胞，清除抗原。

（3）T 细胞的发育

在免疫系统中，每个 T 细胞通过其抗原识别受体特异性识别相应抗原，所有 T 细胞克隆的总和，组成 T 细胞库，T 细胞库中的 T 细胞有以下特点：表达功能性 TCR、具有 MHC 限制性、自身耐受性。

胸腺细胞在胚胎期从卵黄囊和胚肝，或成年期从骨髓受胸腺上皮细胞分泌的趋化因子吸引入胸腺，在胸腺微环境下，由皮质到髓质分化发育为 T 细胞。胸腺微环境包括胸腺细胞，如皮质、髓质上皮 C、Mφ、DC、AM 和 CK。

T 细胞发育过程包括三个阶段：

1）功能性 TCR 表达：在胸腺被膜下区、皮质发生，由双阴性细胞（$CD4^-CD8^-$，DN）发育为双阳性细胞（$CD4^+CD8^+$，DP），细胞由增殖活跃到停止增殖，TCR 完成表达。

2）自身 MHC 限制性形成（阳性选择）：在胸腺皮质发生，胸腺上皮细胞参与，凡表达的 TCR 能被胸腺上皮细胞表达的 MHC-Ⅰ类分子或Ⅱ类分子识别并结合的细胞克隆，可扩增并分化为单阳性细胞（SP）、$CD4^+$ 细胞或 $CD8^+$ 细胞，获得 MHC 限制性。在此过程中，大部分双阳性胸腺细胞因不能识别胸腺上皮细胞表达的自身 MHC 分子发生凋亡。

3）自身耐受性形成（阴性选择）：发生在胸腺皮质、皮髓质交界区、髓质区，树突状细胞以及巨噬细胞参与，凡表达的 TCR 可与树突状细胞以及巨噬细胞表达的自身抗原—MHC 复合物识别并结合的 DN 与 SP，则发生凋亡，反之则存活，获得自身耐受性。

经过以上过程的成熟 T 细胞经外周血循环进入外周淋巴器官定居。

2. B 细胞

（1）表面标记与特性

1）B 细胞抗原受体（BCR）：是膜表面免疫球蛋白（SmIg），主要是单体 IgM 和 IgD。其 Fc 段部分镶嵌于细胞膜脂质双分子层中，Fab 段向外具有特异识别抗原的功能。BCR 与 B 细胞膜上 Igα 和 Igβ 组成 BCR 复合体。Igα、Igβ 是由双硫键连接的异二聚体，主要起传导信号作用。

2）Fc 受体：大多数 B 细胞表面具有 IgGFc 受体，IgG 抗体 Fab 段与相应抗原结合后，其 Fc 段与 B 细胞表面 IgGFc 受体（FcγR）结合。B 细胞表面的 FcγR 与免疫复合物结合后有利于 B 细胞对抗原的捕获与结合，也有利于 B 细胞的活化和抗体产生。血液中的单核细胞、中性粒细胞、NK 细胞及部分 T 淋巴细胞表面也有 Fc 受体表达。

3）补体受体：大多数 B 细胞表面有 CR1 和 CR2。CR1 主要见于成熟 B 细胞。CR 可与抗原、抗体及补体形成的免疫复合物结合，促进B细胞活化，CR2也是EB病毒的受体。

4)促有丝分裂原受体：B细胞表面有葡萄球菌A(SPA)蛋白和脂多糖(LPS)受体；T细胞和B细胞表面均有美洲商陆(PWM)的受体。

(2)B细胞亚群与功能

根据B细胞表型的不同，目前将B细胞分为两个亚群，即$CD5^+$B细胞(B1)和$CD5^-$B细胞(B2)。

B细胞有三个主要的功能：产生抗体、提呈抗原及分泌细胞因子参与免疫调节。

(3)B细胞的发育

哺乳动物的B细胞是在骨髓中发育成熟的，其发育阶段经历了早期祖B细胞、晚期祖B细胞、大前B细胞、小前B细胞、未成熟B细胞和成熟B细胞等几个阶段。骨髓基质细胞表达的细胞因子和黏附分子是B细胞发育的必要条件，提供B细胞发育的刺激信号。

早期祖B细胞到发育为大前B细胞，完成BCR重链(μ)的编码，可形成替代性BCR，此为B发育的重要阶段。在未成熟B细胞可表达完整的mIgM，如此时接受抗原刺激，则发生免疫耐受，这是B细胞自身耐受形成的主要机制，成熟B细胞同时表达mIgM和mIgD，接受抗原刺激后可发生正免疫应答。

三、免疫分子

免疫分子主要由T淋巴细胞、B淋巴细胞和巨噬细胞受抗原刺激后所产生的免疫效应的介质。免疫分子可分为膜型和分泌型分子。CD分子、MHC分子、黏附分子等属于膜型分子；免疫球蛋白、补体、细胞因子属于分泌型分子。免疫分子在抗原的刺激下，还能产生其他种类的免疫分子。

(一)补体

补体是存在于人和脊椎动物血清与组织液中一组经活化后具有酶活性的蛋白质，包括30余种可溶性蛋白和膜结合蛋白，其广泛参与机体的免疫防御和免疫调节，介导免疫生理反应和免疫病理损伤，是体内具有重要生物学作用的效应系统和相应放大系统，称为补体系统。

1. 补体系统的组成与性质

补体系统由三组球蛋白组成。

(1)补体的固有成分是存在于体液中，参与补体激活级联反应的补体成分，包括经典激活途径的C1、C2、C3、C4、C5、C6、C7、C8、C9，其中C1由C1q、C1r、C1s三个亚单位组成；甘露聚糖结合凝集素激活途径的MBL；丝氨酸蛋白酶；旁路激活途径的B因子、D因子。

(2)以可溶性和膜结合形式存在的补体调节蛋白，包括备解素、I因子、C4结合蛋白、H因子、S蛋白等。

(3)补体受体(CR)包括CR1～CR5、C3aR、C2aR、C4aR等。

补体蛋白活化后的裂解片段以该蛋白符号后面再加小写英文字母表示，如C3a、C3b；具有酶活性的补体成分和补体复合物在其相应符号上方加一横线表示，如$C\overline{4b2a}$、$C\overline{3bBb}$等。补体的灭活片段在其符号前加英文字母i表示，如iC3b。

2. 补体的激活

在生理情况下，血清中大多数补体成分均以无活性的酶前体形式存在。只有在某些活化物的作用下,或在特定的固相表面上,补体各成分才依次被活化。补体系统的激活过程依据其起始顺序的不同,可分为三条途径:由抗原—抗体复合物启动激活的途径,最先被人们所认识,故称为经典途径或传统途径;由病原微生物等提供接触表面,从C3开始激活的途径,称为旁路途径或替代途径;由MBL结合细菌启动激活的途径,称为MBL途径。上述三条激活途径具有共同的末端通路,即形成膜攻击复合物及其溶解细胞效应。

(1)经典途径:经典途径的激活物质主要是免疫复合物,由IgG1、IgG2、IgG3和IgM类抗体与相应抗原形成的抗原抗体复合物。参与成分包括C1～C9,激活过程可分为三个阶段:识别阶段,活化阶段和膜攻击阶段。

(2)旁路途径:旁路途径的激活,不依赖特异性抗体的形成。参与成分为C3～C9、B、D、P因子等,激活物质主要有脂多糖、G^-菌的聚合鞭毛素、聚合IgA、IgG4等。

(3)MBL途径:补体活化的MBL途径与经典途径的过程基本相似,但其激活起始于炎症期产生的蛋白与病原体结合后,而并非依赖抗原-抗体复合物的形成。在感染早期,体内巨噬细胞和中性粒细胞可产生TNF-γ、IL-1和IL-6,导致机体发生急性期反应,并诱导肝细胞合成与分泌急性期蛋白,其中甘露聚糖结合凝集素(MBL)和C反应蛋白参与补体激活。MBL首先与细菌的甘露糖残基结合,然后与丝氨酸蛋白酶结合,形成MBL相关的丝氨酸蛋白酶(MASP-1、MASP-2)。MASP具有与活化的C1q同样的生物学活性,可水解C4、C2分子,继而形成C3转化酶,其后的反应过程与经典途径相同。此为MBL途径。此外,C反应蛋白也可与C1q结合并使之活化,然后依次激活不同其他成分。

3. 补体系统的生物学活性

补体系统的功能分为两大方面:①补体激活后,在细胞膜上形成膜攻击单位,导致靶细胞裂解;②补体在激活过程中产生水解片段,在免疫和炎症反应中发生各种生物学效应。

(1)溶菌与细胞毒作用:补体系统被激活,可以在靶细胞表面形成膜攻击单位,导致靶细胞溶解,这是机体抵抗微生物感染的重要防御机制。在补体缺陷时,机体易受病原微生物的感染。补体还可引起机体自身细胞溶解,导致组织损伤与疾病。

(2)调理作用:补体激活过程中产生的C3b、C4b与抗原抗体复合物和靶细胞结合后,可与中性粒细胞和巨噬细胞表面效应的受体结合,促进吞噬细胞的吞噬,此为调理作用。

(3)清除免疫复合物:补体成分可参与清除循环免疫复合物,免疫复合物通过补体黏附到表面带有相应补体受体的红细胞、血小板及其某些淋巴细胞上,形成较大的聚合物,容易被吞噬细胞吞噬和清除。体内中等相对分子质量的循环免疫复合物可沉积在血管壁,通过激活补体而造成周围组织损伤。

(4)炎症介质作用,见表2.10.4-1所示。

表2.10.4-1 补体活性片段的生物学活性

补体活性片段	主要生物学活性
$C\overline{2a}$	激肽样作用,扩张毛细血管,增强血管通透性
$C\overline{4a}$	激肽样作用,弱过敏毒素作用
$C\overline{3a}$	过敏毒素作用,趋化作用
$C\overline{3b}$	调理吞噬、免疫黏附
$C\overline{5a}$	过敏毒素作用,趋化作用

(5)免疫调节作用：补体可对免疫应答的各个环节发挥调节作用。可参与捕捉、固定抗原；可通过各种免疫细胞表面的补体受体；调节细胞的增殖分化；参与调节多种免疫细胞效应功能，如杀伤细胞结合 C3b 后；可增强对靶细胞的 ADCC 作用等。

(二)人白细胞分化抗原

人白细胞分化抗原的概念是指血细胞在分化成熟为不同谱系、分化的不同阶段以及细胞活化过程中，出现或消失的细胞表面标记分子。CD 是白细胞分化抗原的命名方式，是应用以单克隆抗体鉴定为主的方法，将来自不同实验室的单克隆抗体所识别的同一分化抗原称为 CD。常见的 CD 分子如下：

1. 与 T 细胞识别、黏附、活化有关的 CD 分子

(1)CD3：CD3 分子与 TCR 组成 TCR-CD3 复合体，分布于 T 细胞和部分胸腺细胞表面，胞浆区有“免疫受体酪氨酸活化基序”(ITAM)通过活化有关激酶转导 TCR 介导的活化信号。

(2)CD4：表达在部分成熟 T 细胞表面和胸腺细胞表面，$CD4^+$ T 细胞为辅助性 T 细胞，CD4 是 T 细胞 TCR-CD3 识别抗原的辅助受体，与抗原提呈细胞(APC)表达的 MHC-Ⅱ类分子结合，参与信号转导。此外，可与人类免疫缺陷病病毒(HIV)的 gp120 蛋白结合，故 $CD4^+$ 细胞是 HIV 的敏感细胞。

(3)CD8：表达在部分 T 细胞和胸腺细胞表面，$CD8^+$ T 细胞主要是细胞毒性 T 细胞(CTL 或 Tc)，也是 T 细胞 TCR 识别抗原的辅助受体，与 APC 表面的 MHC-Ⅰ类分子结合，参与信号转导。

(4)CD2：又称为淋巴细胞功能相关抗原(LFA-2)，表达在胸腺细胞、T 细胞和 NK 细胞表面，其配体是 CD58，可促进细胞对抗原的识别功能；也是绵羊红细胞的受体(E 受体)，可吸附绵羊红细胞。在一定实验条件下，T 细胞通过 E 受体与绵羊红细胞上的配体结合，形成花环，称为 E 花环，可用于鉴定和分离人 T 细胞。正常人外周血淋巴细胞 E 花环形成率约 60%～70%。

(5)CD28：表达在所有 $CD4^+$ T 细胞和 50% 的 $CD8^+$ T 细胞表面，浆细胞和部分活化 B 细胞也可表达，其配体是 B7 家族，主要是 B7-1(CD80)和 B7-2(CD86)，作为辅助刺激分子，提供 T 细胞活化的辅助信号，是目前已知的一组最强、最重要的协同刺激分子。

(6)CD40L：主要表达在活化的 $CD4^+$ T 细胞、部分 $CD8^+$ T 细胞和 $\gamma\delta^+$ T 细胞表面，与 B 细胞表面的 CD40 结合，提供 B 细胞活化的协同刺激信号。

2. 与 B 细胞识别、黏附、活化有关的 CD 分子

(1)CD79a/CD79b：表达于除浆细胞外的 B 细胞发育的各个阶段，是 B 细胞的特征性标记。于 TCR-CD3 复合体中 CD3 分子作用十分相似，其胞浆区存在的 ITAM，参与信号的转导。

(2)CD19：分布于除浆细胞外的 B 细胞发育的各个阶段，参与 B 细胞信号复合物(CD19/CD21/CD81)的组成，促进 B 细胞激活。

(3)CD21：表达于成熟 B 细胞、滤泡树突状细胞等，参与免疫记忆，同时还是补体 C3 片段的受体、EB 病毒的受体，所以 B 细胞是 EB 病毒易感的靶细胞。

(4)CD80/CD86：分别是 B7 家族中的 B7-1 和 B7-2，在外周血静止的单核细胞和树突状细胞 CD80 表达水平较低，CD86 表达水平较高，细胞活化后表达水平都明显提高，其配体是

T细胞的CD28分子。

(5)CD40:表达于成熟B细胞、某些上皮细胞和内皮细胞以及活化的单核细胞,与T细胞的配体CD40L结合,提供B细胞活化的协同刺激信号。

3. 免疫球蛋白Fc段受体

机体内许多细胞表面具有Ig的Fc受体,包括CD64、CD32、CD16等。如CD16是IgG-Fc段受体,表达于NK细胞、巨噬细胞和肥大细胞表面,介导调理吞噬和ADCC作用。

(三)黏附分子

细胞黏附分子(CAM)是众多存在于细胞或基质表面,介导细胞与细胞、细胞与基质间相互接触与结合的辅佐分子的总称,多为糖蛋白,包括整合素家族、选择素家族、免疫球蛋白(Ig)超家族、钙依赖的黏附分子和黏蛋白样家族等五类以及其他尚未归类的黏附分子。

1. 黏附分子的生物学作用

(1)促进免疫应答:黏附分子可加强T细胞与APC、CTL与抗原性靶细胞、T细胞与B细胞的接触,促进抗原提呈、促进T、B细胞活化、促进抗体产生、促进T细胞对抗原性靶细胞的杀伤。

(2)促进T细胞的发育:LFA-2-LFA-3能介导胸腺细胞与胸腺基质结合,调节T细胞的分化发育。

(3)参与炎症细胞的移行、游走、聚集,产生炎症反应:黏附分子介导白细胞与血管内皮细胞的黏附、白细胞在病原微生物入侵局部组织中的伸展、移行和聚集,促进其吞噬,促进炎症反应。

(4)促进淋巴细胞再循环与归巢:引导淋巴细胞再循环与归巢的细胞膜表面分子及其受体也属于黏附分子。

(5)促进细胞伸展和伤口愈合:在伤口愈合过程中,新生细胞借黏附分子与基质结合,与其他新生细胞结合,细胞伸展,连接成片,从而完成对创面的覆盖。

(6)促进血小板的黏附和凝集:促进白细胞与血小板之间、血小板与血小板之间的黏附,从而促进血小板凝集。

(7)与肿瘤细胞的转移有关:某些黏附分子可促进肿瘤细胞与血管内皮细胞间的相互作用,有利于肿瘤细胞的转移。

2. 黏附分子的分类

主要介绍整合素家族、选择素家族、免疫球蛋白(Ig)超家族、钙依赖的黏附分子。

(1)整合素家族:在体内分布十分广泛,其主要作用是要介导细胞与细胞外基质结合而使细胞得以附着形成整体,也介导细胞与血管内皮细胞的结合,在细胞黏附、移行、伸展、吞噬、杀伤、凝血和炎症创口的愈合中起重要作用。

(2)选择素家族:或叫选择凝集素家族,其成员的结构特点是,均为完整的跨膜单链糖蛋白,有L-、E-、P-选择素三种,其主要功能是介导白细胞和淋巴细胞与内皮细胞结合,参与白细胞进入炎症区和淋巴细胞再循环与归巢。

(3)Ig超家族:免疫系统以及神经系统和其他生物学系统中,许多参与抗原识别或细胞间相互作用的分子,具有与Ig相似的结构特征。这些种类繁多、分布广泛、识别功能多样的分子称之为免疫球蛋白超家族。

(4)钙离子依赖的黏附分子家族:钙离子依赖的黏附分子家族,其分子均为单链糖蛋白,

特点是在 Ca^{2+} 存在时可抵抗蛋白酶的水解，分布于上皮组织，以及神经组织、横纹肌、心肌和胎盘、间皮组织。配体是与自身相同的 Cadherin 分子，其功能在于对生长发育过程中细胞的选择性聚集起重要作用。

(四)细胞因子

细胞因子是指由免疫或非免疫细胞受刺激物激活后所合成分泌的一类具有免疫调节效应和广泛生物学活性的小分子多肽或蛋白质。其种类繁多，干扰素、肿瘤坏死因子、白细胞介素、集落刺激因子和转化生长因子等是与机体免疫功能密切相关的几种细胞因子。

1. 共同特点

(1)理化特性：主要成分是蛋白或糖蛋白。大多以单体形式存在。

(2)产生特点：①多源性：一种细胞可产生多种细胞因子，不同类型的细胞也可产生一种或几种相同的细胞因子；②短效性：细胞因子的分泌是一个短时自限过程。

(3)作用特点：①高效性：细胞因子主要以旁分泌、自分泌方式较少以内分泌的方式发挥作用，极微量可发挥明显的生物学效应。②多效性：一种细胞因子可对多种靶细胞发挥作用，产生多种不同的生物学效应。③非特异性：以较高的亲和力与其受体结合，以非特异性方式发挥作用。④重叠性：几种不同的细胞因子对同一种靶细胞发生作用，产生相同或相似的生物学效应。⑤拮抗效应：一种细胞因子可以抑制另一种细胞因子的某些生物学作用。⑥协同效应：一种细胞因子可以增强另一细胞因子的某些生物学作用。⑦网络性：细胞因子生物活性之间的相互影响，B 细胞和 T 细胞活化过程中，常需要两种以上细胞因子的协同作用或彼此调节。

2. 重要的细胞因子的种类及其特点

(1)干扰素(IFN)：是一组由病毒或干扰素诱导剂刺激人的有核细胞所诱生的，具有抗病毒、抗肿瘤及免疫调节等广泛生物学活性的糖蛋白。IFN 包括 α、β、γ 三种类型，其中 IFN-α、β 主要由浆细胞样 DC 及病毒感染细胞产生，称为Ⅰ型干扰素；IFN-γ 主要由活化的 T 细胞和 NK 产生，也称为Ⅱ型干扰素。IFN-α 有良好的稳定性，其功能特点是抗病毒作用强，抗肿瘤、免疫调节作用较弱，能促进 MHC-Ⅰ分子的表达，抑制 MHC-Ⅱ分子的表达。IFN-γ 的分子稳定性差，易失活，其功能特点是抗病毒作用弱，抗肿瘤、免疫调节作用强。

(2)肿瘤坏死因子(TNF)：是由活化的单核巨噬细胞和活化的淋巴细胞所合成分泌的蛋白质。主要生物学活性有：抗肿瘤、抗病毒；免疫调节作用；介导炎症反应；内源性致热原作用引起发热反应；恶病质样作用；低血压休克反应等。

(3)白细胞介素(IL)：是指介导白细胞或免疫细胞间相互作用的细胞因子，在免疫细胞间信息传递、激活与调节免疫细胞及在炎症反应中起重要作用。重要的 IL 的来源与主要生物学活性见表 2.10.4-2 所示。

(4)集落刺激因子(CSF)：是一群可刺激多能造血干细胞和不同发育分化阶段的造血祖细胞在体外半固体培养基中形成细胞集落的细胞因子。CSF 也作用于多种成熟的细胞，促进其功能。

(5)转化生长因子(TGF)：是某些肿瘤细胞产生的一种能使正常细胞在软琼脂中生长并具有转化细胞特性的细胞因子，对免疫细胞也有很大的影响。

表 2.10.4-2 白细胞介素的主要产生细胞和主要生物学活性

种类	主要产生细胞	主要生物学活性
IL-2	活化的 Th1 细胞	①促进 T、B 细胞的活化、增殖与分化 ②增强 NK、CTL 和巨噬细胞的杀伤活性 ③刺激 T 细胞分泌细胞因子
IL-4	活化的 Th2 细胞	①刺激 B 细胞增殖、分化，促进 IgG、IgE 产生 ②促进胸腺细胞、T 细胞的增殖 ③协同刺激造血细胞的增殖与分化
IL-5	活化的 Th2 细胞	①刺激 B 细胞的生长、分化，促进 IgA 的产生 ②促进嗜酸性粒细胞的增殖、分化与成熟
IL-6	活化的 T 细胞、单核巨噬细胞、成纤维细胞	①促进 B 细胞增殖、分化，促进浆细胞产生抗体 ②协同刺激造血细胞 ③炎症介质，与 TNF-α、IL-1 协同引起发热、急性期反应
IL-10	活化的 T、B 细胞、单核巨噬细胞	①抑制 Th1 细胞产生 IFN-γ、IL-2 等细胞因子 ②抑制单核巨噬细胞的活化和功能及 MHC-Ⅱ的表达 ③促进 B 细胞增殖分化，产生 Ig

(五)主要组织相容性复合体及其编码分子

凡能引起快而强的排斥反应的组织相容性抗原系统，称主要组织相容性系统(MHS)，可引起慢而弱的排斥反应的组织相容性抗原系统，称为次要组织相容性系统(mHS)。编码两者抗原的基因群分别称为主要组织相容性复合体(MHC)和次要组织相容性复合体。现已证明，MHC 不仅控制同种移植排斥反应，而且与机体免疫应答和免疫调节密切相关。人的 MHS 称 HLA，即人类白细胞抗原，其 MHC 称 HLA 复合体。

1. 基因结构

HLA 复合体位于人第 6 号染色体短臂上，由一群紧密连锁的基因组成。经典的 HLA Ⅰ类基因集中分布在远离着丝点的一端，包括 B、C、A 三个基因座位，其基因产物称 HLA Ⅰ类分子，Ⅰ类基因仅编码其中的重链，轻链为 β_2 微球蛋白，编码基因位于第 15 号染色体。HLA Ⅱ类基因位于靠近着丝点一端，产物称 HLA Ⅱ类分子，由 DP、DQ 和 DR 三个亚区组成。Ⅲ类基因位于Ⅰ类基因与Ⅱ类基因之间，编码Ⅲ类抗原。

2. HLA 分子结构与分布

(1)结构：HLA Ⅰ类分子由两条肽链组成，一条是重链称为 α 链，另一条是轻链称为 β 链。Ⅰ类分子分 4 个区：①胞外肽结合区：为抗原结合部位，可结合 8～10 氨基酸残基组成的内源性抗原片段，也是其多态性区域。②免疫球蛋白样区：是与 T 细胞表面的 CD8 分子结合的部位，Ⅰ类分子的 β 链也结合在该区，β_{2m} 对维持分子天然构型的稳定性及其分子表达有重要意义。③跨膜区：将Ⅰ类分子锚定在细胞膜上。④胞浆区：与细胞内外信息传递有关。

HLA Ⅱ类分子由两条肽链(α 链、β 链)组成，两条链结构相似，但分别由不同的 MHC 基因编码。Ⅱ类分子也可分 4 个区：①胞外肽结合区：为抗原结合部位，可结合 14 氨基酸残基左右的外源性抗原肽片段。②免疫球蛋白样区：由 α_2、β_2 组成，是与 T 细胞表面的 CD4 分子结合的部位。③跨膜区和胞浆区：功能与Ⅰ类分子相应结构相似。

(2)分布：HLA Ⅰ类分子广泛分布于各组织的有核细胞表面，但神经细胞和成熟的胎盘滋养层细胞不表达经典的 HLA Ⅰ类分子。HLA Ⅱ类分子分布较窄，仅表达于 B 细胞、巨噬细胞以及其他抗原提呈细胞等，活化的T细胞也表达HLAⅡ类分子。另外在病理状态下，如胰岛素依赖性糖尿病时，胰岛的β细胞可表达HLAⅡ类分子。

3. 功能

(1)抗原处理和提呈：MHC分子参与抗原处理。外源性抗原在APC内被降解为免疫原性多肽与MHC-Ⅱ类分子结合转运至APC膜表面，提呈给相应的Th细胞。内源性抗原在靶细胞中经蛋白酶水解作用降解为免疫原性多肽，而后被转运到内质网腔，与MHC-Ⅰ类分子结合，此复合物被转运至细胞表面提呈给相应Tc细胞。

(2)参与免疫细胞间相互作用：Tc细胞—靶细胞、MΦ-Th、Th-B以及Th-Tc间相互作用除识别细胞表面抗原决定簇外，还必须识别细胞上的MHC分子，这一现象称为MHC的限制性。

(3)参与对免疫应答的遗传控制：机体对某种抗原是否产生应答以及程度的强弱是受遗传控制的，人类控制免疫应答的基因一般认为在MHCⅡ类分子内。由于MHCⅡ类分子基因编码肽链分子的肽结合部位存在多态性，可跟不同的抗原肽发生结合，且诱导Th的能力也不同。

(4)诱导自身或同种淋巴细胞反应：MHC分子为同种异体抗原，可体外诱导的同种异型混合淋巴细胞反应和体内的同种异体移植反应。

(5)参与T细胞的分化发育过程：早期T细胞必须与表达MHCⅠ类分子或Ⅱ类分子的胸腺上皮细胞接触才能分别分化为$CD8^+$和$CD4^+$的T细胞。

4. HLA在医学上的意义

(1)器官移植：器官移植的成败主要取决于供、受者之间的组织相容性。其中HLA等位基因的匹配度起关键的作用。

(2)与疾病关联：1973年在HLA定型中发现，患强直性脊柱炎的白人90%以上都有B27抗原。现已被研究的病种已达500种以上，但可确定的仅有50余种。如与胰岛素依赖型糖尿病有关联的DR3、DR4，与强直性脊柱炎关联的B27等。

(3)HLA与亲子鉴定和法医学：每个人所拥有的HLA基因型别一般终身不变，可以成为个体性的一种遗传标志，因此，HLA分型已在法医学与亲子鉴定上被广泛应用。

【思考题】

1. 补体激活有哪三条途径？
2. T细胞可分为哪些亚群？
3. 简述B细胞的亚群。
4. 简述与免疫相关的主要细胞因子的种类。
5. 简述细胞因子的共同特点？
6. HLAⅠ类和Ⅱ类分子在组织分布和功能方面有何特点。

（黄慧聪）

第五节 免疫应答

【学习目标】

1. 掌握适应性免疫应答的分类和基本过程。
2. 掌握细胞免疫和体液免疫的特点。

一、概 述

(一)免疫应答的概念与类型

免疫应答是指抗原物质在体内激发免疫细胞活化、增殖、分化并表现一定生物学效应的全过程。

在体内有两种免疫应答类型,一种是遇病原体后,首先并迅速起防卫作用的,称为固有性免疫应答,又称非特异性免疫或天然免疫。执行固有性免疫应答功能的有皮肤、黏膜的物理阻挡及局部细胞分泌的抑菌、杀菌物质;还有吞噬细胞的吞噬作用;NK细胞对感染病毒靶细胞的杀伤作用;以及血液和体液中存在的抗菌分子,如补体等参与。另一种是适应性免疫应答,又称为获得性免疫或特异性免疫。适应性应答的执行者是T和B细胞。特异性免疫应答可分为以抗体为免疫效应物质的体液免疫和以效应性T细胞为免疫效应物质的细胞免疫两种类型,两类免疫应答之间也是相互联系、相互协同、相互调节的。

免疫细胞在抗原识别过程中被诱导活化、分化并产生免疫效应物质,对诱导抗原发生"排除效应",称为正免疫应答,也有被诱导却对抗原出现特异性的不应答效应,称为负免疫应答或免疫耐受。在正常情况下,免疫系统具有分辨"自己"和"非己"的能力。机体对"非己"抗原发生正应答,对自身成分产生负应答。但在异常情况下,机体对"非己"成分可产生过高或过低应答,前者可导致超敏反应的发生,后者引起免疫功能低下;若对自身成分产生正应答,则会发生自身免疫病。可见,免疫应答能保护机体免受抗原异物的侵袭、维持自身稳定,发挥免疫保护作用,但也会对机体造成损伤。

(二)免疫应答的基本过程

免疫应答的产生过程可分为3个阶段,即识别阶段,免疫细胞的活化、增殖和分化阶段,免疫效应阶段。

1. 抗原识别阶段

是指免疫细胞对抗原的特异性识别,包括对抗原的摄取、处理、表达、提呈与识别,分别由抗原提呈细胞与T和B细胞等完成。

2. 免疫细胞的活化、增殖和分化阶段

通过免疫细胞的相互作用时细胞活化、增殖、分化,合成并释放生物活性介质,主要由T和B细胞完成。在这一过程中有部分T细胞和B细胞分化为记忆细胞。

3. 免疫效应阶段

是指效应分子和效应细胞与相应抗原特异性结合而发挥免疫效应,包括排异效应及免疫调节作用。

二、细胞免疫

细胞免疫是指由 T 细胞介导的免疫效应以清除异物的免疫应答过程。细胞免疫只能由 TD 抗原激发，参与的细胞有抗原提呈细胞、$CD4^+$ T 细胞和 $CD8^+$ T 细胞以及单核巨噬细胞等。细胞免疫有两种基本形式：一是 $CD8^+$ 的 CTL 介导的对靶细胞的特异性杀伤作用；二是 $CD4^+$ 的 Th1 通过释放细胞因子引起的慢性炎症反应。

(一)抗原的提呈与识别

抗原提呈是指抗原提呈细胞将抗原加工处理、降解为多肽片段，并于 MHC 分子结合为多肽-MHC 分子复合物，转移到细胞表面，T 细胞通过细胞表面的特异性 TCR 受体识别结合，成为 TCR-抗原肽-MHC 分子三元体，再被提呈给 T 细胞的全过程。$CD4^+$ T 细胞识别抗原提呈细胞表面的抗原肽-MHC Ⅱ类分子复合物，而 $CD8^+$ T 细胞识别靶细胞表面抗原肽-MHC Ⅰ类分子复合物。

抗原提呈细胞(APC)是指一类能摄取、加工、处理抗原并将抗原信息提呈给淋巴细胞的细胞，如树突状细胞(DC)、巨噬细胞、B 细胞等。

抗原根据来源分为两大类：来源于细胞外的抗原称为外源性抗原，如被吞噬的细胞或细菌等；细胞内合成的抗原称为内源性抗原，如被病毒感染细胞合成的病毒蛋白和肿瘤细胞内合成的蛋白等。

1. 外源性抗原的提呈

抗原提呈细胞可借其伪足运动或借助其 IgFc 受体、补体受体捕获抗原或抗原抗体复合物，通过细胞的内吞作用，将外源性抗原摄入细胞内，形成内体。内体与溶酶体相互作用，在溶酶体的环境中外源性抗原被酶解成 10～15 个氨基酸残基大小的线性肽段，并与细胞内合成的 MHC Ⅱ类分子结合成复合物，通过出胞作用，内体膜与细胞膜融合，将 MHC Ⅱ类分子—抗原肽段复合物运送至细胞表面，提呈给 $CD4^+$ T 细胞。

2. 内源性抗原的提呈

抗原性蛋白质在粗面内质网内合成后进入胞浆，并在细胞质内裂解成平均 8～10 个氨基酸残基大小的抗原性肽段，与 MHC Ⅰ类分子结合形成复合物，经高尔基器，内源性抗原肽段—MHC Ⅰ类分子复合物表达在靶细胞膜表面，提呈给 $CD8^+$ T 细胞。

(二)T 细胞的活化、增殖与分化

1. Th 细胞活化的两个信号

(1)第一活化信号是 T 细胞抗原受体(TCR)识别 APC 表面的 MHC Ⅱ类分子—抗原肽复合物，信号通过 CD3 分子传递到细胞内。Th 细胞上的 CD4 分子与 MHC Ⅱ类分子结合巩固了 TCR 与抗原的结合。

(2)第二活化信号是 APC 表面的一组协同刺激分子与 Th 细胞表面相应受体结合，如 B7 和 CD28、ICAM-1 和 LFA-1 等，刺激其产生协同刺激信号。细胞因子在其活化中也有重要作用，如 APC 在提呈抗原的过程中自身被激活，分泌 IL-1 等可促进 T 细胞的活化。

T 细胞活化后有以下特征：①细胞扩增，并合成分泌多种细胞因子，如 IL-2、IL-4、IL-5、IL-6 及 IL-10 等，发挥免疫调节作用；②表达高亲和力 IL-2 受体，进一步促进 T 细胞的活化；③表达重要分子，如 CD40L 和 FasL；④Th0 细胞分化为 Th1 和 Th2；⑤部分 Th 细胞中途停止增殖，分化为记忆 T 细胞(Tm)，当再次受同样抗原刺激时，则迅速活化、增殖和分

化，表现出增强的免疫应答。

2. CTL 活化也需要双信号

(1)第一信号为抗原识别受体(TCR)识别抗原肽段—MHC Ⅰ类分子复合物，并通过 CD3 传递活化信号。

(2)CTL 上的其他辅助分子如 CD2、LFA-1、CD8 及 CD28 等与靶细胞上的相应配体分子如 LFA-3、ICAM-1、MHC-I 类分子及 B7 结合传递第二活化信号。活化的 CTL 在 Th1 细胞及其释放的细胞因子 IL-2、TNF-β、IFN-γ 的作用下克隆扩增并分化为效应性 CTL。

(三)效应细胞的作用

1. $CD4^+$ Th 的效应机制

(1)产生相关细胞因子，促进巨噬细胞活化，使其吞噬功能、杀伤功能、提呈功能升高，扩大免疫效应。

(2)产生 IL-2，促进静息 CTL 细胞增殖分化为活化 CTL 细胞，进一步促进 $CD4^+$ Th1 细胞合成分泌 IL-2、TNF-β、IFN-γ 等效应性细胞因子，扩大免疫效应。

(3)产生 TNF-α，活化巨噬细胞；产生 TNF-β 直接引起细胞溶解。

2. $CD8^+$ CTL 的效应机制

效应性 CTL 必须与靶细胞直接接触才有杀伤作用，这种杀伤作用主要通过两条途径：①效应性 CTL 释放穿孔素形成跨膜孔道，使靶细胞外水分进入细胞内，而电解质和大分子物质流出细胞外，最终使靶细胞裂解。②活化的 CTL 通过表达 FasL 与靶细胞表面的 Fas 分子结合使靶细胞核 DNA 裂解，引起程序性细胞死亡。

(四)细胞免疫的表现

CTL 和 Th1 可以表现多种生物效应，包括：①抗感染作用：主要针对细胞内寄生的病原体，如结核杆菌、病毒等；②抗肿瘤作用；③免疫损伤作用：如迟发型超敏反应、移植排斥、自身免疫病等。

三、体液免疫

体液免疫主要由 B 细胞介导，B 细胞在抗原刺激下活化、增殖、分化为浆细胞，合成并分泌抗体并由抗体完成免疫效应的过程，可由 TD 抗原或 TI 抗原诱发。TD 抗原需要 APC 和 T 细胞的协助，而 TI 抗原直接被 B 细胞识别，不需 T 细胞协助即可引起体液免疫应答。

(一)对 TD 抗原的体液免疫

1. 抗原的提呈和识别

(1)T 细胞的活化：B 细胞在识别抗原而活化、产生抗体的过程中必须有 T 细胞的参与和帮助，因此，在 TD 抗原的体液免疫应答中也包括 Th 细胞对抗原的识别和活化，活化的 Th 细胞分化为 Th1 和 Th2，Th1 辅助细胞免疫的进行，Th2 分泌 IL-4、IL-5 辅助 B 细胞激活、增殖与抗体产生。

(2)B 细胞对抗原的识别和提呈

1)B 细胞对抗原的识别：B 细胞抗原识别受体(BCR)可识别存在于天然抗原分子表面的构象决定簇，且在识别抗原时无 MHC 限制性。

2)B 细胞的抗原提呈：一般情况下抗原进入未经免疫的机体后，主要由树突状细胞完成抗原提呈作用，而在再次应答时，抗原提呈细胞主要由 B 细胞完成。B 细胞通过其 BCR 与蛋白质抗原结合，经内吞作用摄入抗原，加工处理为抗原肽段，再与 MHC Ⅱ 类分子结合成复合物，运送至细胞表面，提呈给 T 细胞。

2. B 细胞的活化、增殖与分化

第一信号来自 BCR 和抗原（或半抗原）的特异性结合；第二信号来源于活化的 Th 细胞及其合成和释放的多种细胞因子。B 细胞表面的协同刺激分子与 T 细胞表面的相应配体分子结合（B7 和 CD28、CD40 和 CD40L 等），激发 B 细胞活化，巨噬细胞通过其分泌的 IL-1 对 B 细胞的活化也有促进作用。活化 Th 分泌的多种细胞因子如：IL-4、IL-5、IL-6、IL-10 等可促进 B 细胞的活化、增殖，分化为浆细胞，浆细胞合成并分泌抗体。另外一部分 B 细胞也可中途停止增殖，成为记忆性 B 细胞（Bm）。

3. 抗体的免疫效应

抗体是特异性体液免疫应答的效应分子。抗体与相应抗原结合后可产生多种生物效应。包括：①中和作用，抗体能中和外毒素的毒性作用及阻止病毒的吸附；②调理作用，通过免疫调理作用促进吞噬细胞对抗原的吞噬和消化作用；③激活补体，通过激活补体而溶解抗原性靶细胞，或通过补体的免疫调理和免疫黏附作用促进吞噬；④抗体依赖细胞介导的细胞毒作用（ADCC），通过 ADCC 效应杀伤某些种类的抗原性靶细胞；⑤免疫病理作用，分泌型 IgA 在黏膜免疫中发挥重要作用，可在黏膜局部阻止病原微生物或其他抗原分子对黏膜细胞的吸附。在某些情况下也可导致免疫损伤，如诱发Ⅰ、Ⅱ、Ⅲ型超敏反应和某些自身免疫性疾病。

（二）对 TI 抗原的体液免疫应答

TI 抗原活化 B 细胞的机制与 TD 抗原完全不同，其活化信号来自 TI 抗原与 B 细胞膜受体的广泛交联。如肺炎球菌荚膜多糖等 TI 抗原通过其表面重复出现的抗原决定簇被 B 细胞受体识别，并与 B 细胞受体形成广泛交联而使 B 细胞活化、分化，产生抗体，常无免疫记忆性。

（三）抗体产生的一般规律

根据抗原是初次还是再次进入机体，抗体产生有一定的规律性。

1. 初次免疫应答

当适量抗原第一次进入机体，需经过较长潜伏期才能在血液中出现抗体，且含量低，维持时间短，很快下降。同一种抗原可刺激机体产生特异性相同但类别不同的免疫球蛋白。IgM 最先出现，IgG 稍晚出现。抗体持续时间短，与抗原结合力低，为低亲和性抗体。

2. 再次免疫应答

当再次接受相同抗原刺激，机体可发生再次免疫应答。它与初次应答的不同处之为：①潜伏期短，大约为初次应答潜伏期时间的一半；②抗体浓度增加快；③到达平台快，平台高，时间长；④维持时间持久；⑤用较少量抗原刺激即可诱发二次应答；⑥二次应答中产生的抗体主要为 1gG；⑦抗体的亲和力高。

四、免疫耐受

（一）免疫耐受的概念

免疫耐受是机体在接触某种抗原后对该抗原的特异性无应答反应，也称负免疫应答。已经产生耐受性的动物再次接触同一抗原不发生应答，但对其他抗原仍可发生正常的免疫应答。免疫耐受是特异性的针对某种抗原均无应答或低应答。诱导耐受形成的抗原称耐受原。

(二)免疫耐受的现象

1. 天然免疫耐受

Owen 观察到异卵双生小牛由于胎盘血管融合而发生血液相互交流，出生后每个个体均含有对方不同血型的血细胞而不排斥，成为血型嵌合体，彼此间互相进行植皮也不发生排斥发生。

2. 人工诱导免疫耐受

Medawar 等(1953)将 CBA 系黑鼠的脾细胞注入 A 系白鼠的胚胎或新生鼠体内，A 系鼠成长后可接受 CBA 系鼠的皮肤移植，但不能接受其他品系小鼠皮肤移植物，而未进行相同处理的 A 系鼠移植后则发生排斥反应。随后的一些实验证明，成年鼠也可诱导免疫耐受。

以上实验表明，在胚胎期、新生期、成年期均可形成免疫耐受，但成年期诱导免疫耐受要比胚胎期和新生期困难得多。

(三)诱导免疫耐受的条件

免疫耐受的形成主要取决于抗原和机体两方面的因素。

1. 抗原因素

抗原的性质、剂量、注射途径可影响某一抗原成为免疫原还是耐受原。一般来说，分子较小的非聚合单体、可溶性抗原常为耐受原，而大分子的聚合体、颗粒性抗原免疫原性强。抗原剂量越大所诱导的耐受越持久、越完全。抗原进入机体途径不同，诱导耐受的程度不同，顺序是静脉注射→腹腔注射→皮下注射。

2. 机体因素

年龄因素：胚胎期最易诱导耐受，新生期次之，成年期最难，这主要与免疫系统发育程度有关。遗传因素：大鼠和小鼠较易建立耐受，在胚胎期和新生期都可诱导成功，而有蹄类和灵长类动物只有在胚胎期才能建立。同一种属不同品系也影响耐受的建立。此外，在免疫抑制状态下接受抗原刺激易形成耐受，所以各种免疫抑制措施的使用有利于建立免疫耐受。常用的方法有全身淋巴组织照射、抗淋巴细胞血清、抗 Th 细胞单克隆抗体、环磷酸胺、皮质激素应用等，这些措施在临床器官移植工作中已被证明是延长移植物存活的有效措施。

(四)研究免疫耐受的意义

区别“自己”和“非已”是免疫应答的重要特征。由于在胚胎期针对自身抗原的淋巴细胞克隆已被清除，从而建立了自身免疫耐受，但对外源性“非已”成分能发生免疫应答，将之清除，这样既保持了一个多样性淋巴细胞库以针对多种外来抗原，又避免了对生物体自身组织产生有害反应。

建立耐受性对于器官移植病人、自身免疫病和超敏反应病人有治疗意义，特别是诱导耐受延长移植物存活期的研究已取得可喜进展。在某些感染性疾病及肿瘤生长过程中，设法解除免疫耐受，激活免疫应答将有利于对该病原体的清除及肿瘤的控制。

【思考题】

1. 简述 T 细胞介导的免疫应答过程。

2. 简述B细胞介导的免疫应答过程。
3. 抗体再次免疫应答有哪些特点?
4. 简述诱导免疫耐受的条件。

（黄慧聪）

第六节　超敏反应

【学习目标】

1. 掌握超敏反应的概念与分型原则;各型超敏反应的发生机制和临床常见疾病。
2. 掌握各型超敏反应的特点和参与的成分,Ⅰ型超敏反应的生物活性介质的种类、功能及防治原则。

再次相同抗原刺激机体的免疫系统,导致机体组织细胞损伤或生理功能紊乱的特异性病理免疫应答,称为超敏反应,也称变态反应。引起超敏反应的抗原称为变应原。超敏反应按发生机制分类,采用四型分类法:Ⅰ型(速发型)、Ⅱ型(细胞毒型)、Ⅲ型(免疫复合物型)及Ⅳ型(迟发型)。前三型属体液免疫范畴,Ⅳ型则属细胞免疫范畴。

一、Ⅰ型超敏反应

Ⅰ型超敏反应是由IgE抗体和肥大细胞或嗜碱性粒细胞及其介质介导的超敏反应,其主要特点是:①再次接触相同变应原后反应发生快,消退快;②由IgE抗体介导;③以生理功能紊乱为主;④具有明显的个体差异性和遗传背景。

(一)发生机制

变应原通过各种途径进入机体,某些个体能产生IgE抗体,通过其Fc段与组织中肥大细胞、嗜碱性粒细胞表面的FcεR结合,机体处于致敏状态。当再次接触相同的变应原,变应原可与已吸附在肥大细胞、嗜碱性粒细胞表面的相应IgE抗体结合,引起上述细胞脱颗粒释放过敏介质,导致平滑肌收缩,腺体分泌增加,小血管及毛细血管扩张和通透性增高,出现一系列过敏发作症状。

1. 变应原

主要为蛋白质与某些药物半抗原,通过吸入、食入、注射或接触等方式使机体致敏。常见的变应原有花粉、霉菌孢子、蟑螂、螨类、屋尘、猫狗等动物唾液、皮屑、鸟类羽绒、昆虫分泌物、异种血清、鱼、虾、蟹、蛋等食品及青霉素等药物。

2. IgE抗体

介导Ⅰ型超敏反应的抗体主要为IgE,IgE分布在呼吸道、消化道黏膜、固有层黏膜组织、外分泌液及血液中,由这些组织中浆细胞产生,在游离状态下,可与肥大细胞和嗜碱性粒细胞结合,并持续数月或更长。

3. 肥大细胞和嗜碱性粒细胞

肥大细胞主要分布于血管、神经的周围及皮下,嗜碱性粒细胞分布于血液中。两类细胞内均富含颗粒和脂质小体,颗粒中含组织胺等多种活性介质。细胞受刺激活化后,膜稳定性降低而出现脱颗粒，并导致膜磷脂代谢活跃，形成许多具有过敏介质活性的花生四烯酸衍生物。

4. 过敏介质

肥大细胞、嗜碱性粒细胞释放的过敏介质有两大类。一类为预先已合成并贮备于胞浆颗粒中，经脱颗粒释放，如组织胺、蛋白水解酶类、趋化因子类和肝素，可导致即刻相反应。另一类为细胞活化后才形成的胞膜磷脂代谢花生四烯酸衍生物，主要有白细胞三烯(LTS)、血小板活化因子(PAF)及前列腺素(PGD2)，引起的生物学效应导致延迟相反应。

(二)常见疾病

1. 过敏性休克

过敏性休克是最严重的超敏反应性疾病，多在接触变应原后数秒至数分钟内发生，有胸闷、气急及呼吸困难等症状，由于喉头水肿和支气管平滑肌痉挛可导致呼吸道阻塞，全身广泛性毛细血管扩张、通透性增高，导致微循环障碍、有效循环血容量减少，出现出冷汗、肢体冰凉、血压下降甚至休克等症状，如不及时抢救可危及生命。常见的变应原有两类，即药物半抗原和异种免疫血清。

(1)药物过敏性休克：以青霉素过敏性休克最常见。青霉素或其降解产物青霉素烯酸、青霉噻唑等半抗原与体内蛋白质结合成完全抗原。故使用青霉素应临用前配制。初次注射青霉素也可发生过敏性休克，其可能原因是该机体曾以某种方式接触过该类物质而已经处于致敏状态。此外，头孢菌素、链霉素、普鲁卡因、板蓝根注射液等许多药物也可引起过敏性休克。

(2)血清过敏性休克：曾经注射过动物免疫血清如抗毒素、抗病毒血清而致敏的机体，再次注射后可能发生过敏性休克。

2. 呼吸道过敏症

(1)变应性鼻炎：如花粉病、过敏性鼻炎等。常见吸入花粉致敏所致，具有明显的季节性和地区性。病变主要在鼻、眼及呼吸道，鼻黏膜苍白水肿、分泌物增加、流涕、喷嚏、眼结膜充血。

(2)支气管哮喘：过敏介质引起小支气管平滑肌收缩，毛细血管扩张、通透性增加，黏液腺体分泌增加，呼气阻力大于吸气。早期大多表现为急性发作，病人常为特应性体质。病人感觉胸闷、呼吸困难，局部出现以嗜酸性和中性粒细胞浸润为主的炎症反应。

3. 消化道过敏症

即食物过敏症。由于食用了鱼、虾、蟹、蛋、牛乳或其他异种蛋白，引起胃肠道过敏反应，胃肠道平滑肌痉挛。病人主要表现为呕吐、腹痛、腹泻，严重时也会出现过敏性休克。该病常与患者胃肠黏膜表面 SIgA 分泌减少和蛋白分解酶缺乏有关。

4. 皮肤过敏反应

是常见的皮肤变态反应性疾病，约 70%的病人有阳性家族史，IgE 升高。变应原作用后出现临床表现，以皮疹为主，可出现荨麻疹、红斑、剧烈瘙痒。

(三)防治原则

Ⅰ型超敏反应的防治首先尽可能找出变应原，减少或避免接触，此外还需改变机体异常免疫反应性，切断或干扰发病机制的某一环节，中止其发展。

1. 寻找变应原

(1)仔细询问个人及家族过敏史。

(2)皮肤试验:将高度稀释的变应原给病人皮内注射,20～30min 后观察结果。若局部皮肤红晕水肿直径超过 1cm 或局部有痒感、周围有伪足样丘疹者,为阳性,应避免接触该变应原。

2. 脱敏疗法

对抗毒素免疫血清皮试阳性,但病人又必须注射抗毒素以挽救生命时,可采用脱敏疗法,即短时间内给予多次少量注射,以消耗肥大细胞、嗜碱性粒细胞内的过敏介质。因每次注射引起的介质释放量较少,不致引起严重症状,待过敏介质大量消耗后再给予治疗剂量的抗毒素注射。这样既防止超敏反应的发生,又能达到治疗目的。

特异性变应原脱敏,是对皮试阳性病人多次少量给予变应原皮下注射,通过诱生 IgG 类循环抗体,以竞争变应原,防止其与 IgE 抗体的结合,或诱发特异性 Th1 细胞功能增强来抑制Ⅰ型超敏反应。但部分病人经特异性变应原脱敏治疗后仍可恢复对特异变应原的敏感性。

3. 药物抗过敏

(1)抑制生物活性介质的释放:如色甘酸二钠可稳定肥大细胞膜,阻止或减少脱颗粒,以抑制活性介质的释放。

(2)竞争靶细胞受体及生物活性介质拮抗药:苯海拉明、扑尔敏、异丙酸等药物,能与组织胺竞争靶细胞上的组胺受体而影响组织胺的作用。

(3)改变靶器官的反应性:使用肾上腺素、麻黄素除解除支气管平滑肌痉挛外,还可减少腺体分泌,可使毛细血管收缩升高血压。葡萄糖酸钙、氯化钙、维生素 C 等可解痉,改变血管通透性和黏膜的炎症反应。

二、Ⅱ型超敏反应

又称细胞毒型或细胞溶解型超敏反应,由 IgG、IgM 与靶细胞表面相应抗原结合后,在补体、吞噬细胞和 NK 细胞的参与下,引起的以细胞溶解或组织损伤为主的超敏反应。

(一)发生机制

1. 变应原

Ⅱ型超敏反应中最常见的靶细胞是红细胞、白细胞、血小板等血细胞,其他还有某些内分泌细胞和关节滑膜、心瓣膜及心内膜、心包膜、肾小球基底膜及肺泡毛细血管基底膜。靶抗原即存在于上述细胞或组织膜表面。一类为组织细胞固有的抗原;另一类为外来抗原或半抗原吸附在细胞上,或药物、感染因素的作用所导致的修饰的自身抗原。

2. 抗体

主要是 IgG 和 IgM。可以是血清中的天然血型抗体;也可以是完全抗原刺激机体产生的免疫抗体;也可以是自身抗原刺激机体产生的自身抗体;或是病原微生物感染导致与自身成分有交叉反应的异嗜性抗体。

3. 靶细胞或组织损伤的机制

抗体与靶细胞或组织表面靶抗原结合后通过激活补体、调理作用和 ADCC 作用造成细胞裂解和组织损伤。

(二)临床常见的Ⅱ型超敏反应性疾病

1. 输血反应

多发生于ABO血型不符的输血。如A型供血者的血误输给B型受血者,由于A型血红细胞表面有A抗原,受者血清中有天然抗A抗体,两者结合后激活补体可使红细胞溶解破坏引起溶血反应。

2. 新生儿溶血症

母子间Rh血型不符可引起。血型为Rh^-的母亲由于输血、流产或分娩等原因接受红细胞表面Rh抗原刺激后,可产生Rh抗体,此类免疫血型抗体为IgG类抗体,能通过胎盘。当该母亲再次妊娠,且胎儿血型为Rh^+时,母体内的Rh抗体便可通过胎盘进入胎儿体内,与其红细胞结合使之溶解破坏,引起流产或发生新生儿溶血症。首次妊娠产后72小时内给母体注射Rh抗体,及时清除进入母体内的Rh^+红细胞,可有效预防再次妊娠时发生新生儿溶血症。

3. 自身免疫性溶血性贫血

服用甲基多巴类药物或某些病毒如流感病毒、EB病毒感染后,能使红细胞膜表面成分发生改变并刺激机体产生抗红细胞抗体。这种抗体与自身改变的红细胞特异性结合,可引起自身免疫性溶血性贫血。

4. 甲状腺功能亢进

又称Grave's病。是一种特殊的Ⅱ型超敏反应,即抗体刺激型超敏反应。该病患者体内可产生针对甲状腺细胞表面甲状腺刺激素(TSH)受体的自身抗体。该种抗体与甲状腺细胞表面TSH受体结合,可刺激甲状腺细胞合成分泌甲状腺素,引起甲状腺功能亢进。因此将此类超敏反应归属为特殊的Ⅱ型超敏反应。

三、Ⅲ型超敏反应

Ⅲ型超敏反应又称免疫复合物型,由可溶性小分子抗原与体液中IgG、IgM结合成中等大小的可溶性免疫复合物,沉积于局部或全身毛细血管基底膜上,激活补体或吸引粒细胞、血小板及其他细胞,引起以局部充血、水肿、坏死、中性粒细胞浸润为特征的炎症反应和组织损伤。

(一)发生机制

1. 中等大小可溶性免疫复合物的形成

可溶性抗原与相应IgG或IgM类抗体结合可形成抗原抗体复合物。大分子免疫复合物可被体内单核—巨噬细胞及时吞噬清除;小分子免疫复合物在循环中难以沉积,易被滤过排出体外。只有中等大小可溶性免疫复合物形成,才有可能沉积于毛细血管基底膜引起Ⅲ型超敏反应。

2. 引起的组织损伤

(1)补体的作用:免疫复合物可激活补体系统产生过敏毒素,使嗜碱性粒细胞和肥大细胞脱颗粒,释放组胺等炎性介质引起局部水肿,并吸引中性粒细胞趋化聚集在免疫复合物沉积的部位,引起组织损伤。

(2)中性粒细胞的作用:局部聚集的中性粒细胞,可通过释放蛋白水解酶、胶原酶、弹性纤维酶和碱性蛋白等,使血管基底膜和周围组织细胞发生损伤。

(3)血小板的作用:免疫复合物和C3b可使血小板活化产生5-羟色胺等血管活性物质,导致血管扩张,通透性增强,引起充血和水肿。同时可使血小板聚集并通过激活凝血机制形成血栓,造成局部组织缺血而出血,加重局部组织细胞的损伤。

(二)临床常见疾病

1. 局部免疫复合物病

(1)Arthus反应:是一种实验性局部Ⅲ型超敏反应。1903年Arthus发现用马血清经皮下反复免疫家兔数周后,当再次注射马血清时,可在注射局部出现红肿、出血和坏死等剧烈炎症反应。此种现象被称为Arthus反应。

(2)类Arthus反应:可见于胰岛素依赖型糖尿病患者。局部反复注射胰岛素后可刺激机体产生相应IgG类抗体,若此时再次注射胰岛素,即可在注射局部出现红肿、出血和坏死等与Arthus反应类似的局部炎症反应。

2. 全身免疫复合物病

(1)血清病:一次大量注射含抗毒素的马血清后7～14天,有人可出现发热、皮疹、关节疼痛肿胀等症状。这是由于体内马血清抗体的产生与抗原(马血清)相结合,形成免疫复合物,沉积于身体各部位所致。血清病具有自限性,停止注射抗毒素后症状可自行消除。精制浓缩抗毒素,减少用量,可使血清病发生率降低。

(2)链球菌感染后肾小球肾炎:一般发生于A族溶血性链球菌感染后2～3周。此时体内产生抗链球菌抗体,它们与链球菌可溶性抗原结合形成循环免疫复合物,沉积在肾小球基底膜上,引起免疫复合物型肾炎。也可在其他病原微生物如葡萄球菌、肺炎双球菌、乙型肝炎或疟原虫感染后发生。

四、Ⅳ型超敏反应

Ⅳ型超敏反应是因机体的T细胞致敏而诱发,在再次接触相同抗原数十小时至数天后出现的,以T细胞介导的单核细胞浸润为主的炎症性病理损伤,又称细胞介导型或细胞参与型超敏反应。由于从再次接触变应原到出现病理反应时间较长,故又称迟发型超敏反应(DTH)。

(一)发生机制

1. 抗原

引起Ⅳ型超敏反应的抗原多为细胞内寄生性微生物(如结核杆菌、布氏杆菌、病毒等)、真菌及寄生虫。此外,异种蛋白、二硝基氯苯、环氧树脂等化学物质,若长期接触,与机体组织蛋白结合,也能介导DTH。某些药物,如青霉素等,昆虫唾液中某些成分,以及一些植物分泌液,也可使T细胞致敏,导致DTH。

2. 病理机制

(1)效应T细胞和记忆T细胞的形成:引起Ⅳ型超敏反应的抗原物质经抗原提呈细胞(APC)加工处理后,使相应的$CD4^+$ Th细胞和$CD8^+$ CTL细胞活化。这些活化T细胞在细胞因子作用下,有些增殖分化为效应T细胞,有些成为记忆T细胞。

(2)效应T细胞引起的炎症反应和细胞毒作用:当抗原特异性记忆T细胞再次与相应抗原接触时,可迅速增殖分化为效应T细胞。

(3)$CD4^+$ Th1细胞介导的炎症反应和组织损伤:$CD4^+$ Th1细胞再次与抗原提呈细胞

表面相应抗原作用后，可通过释放趋化因子、IFN-γ、TNF-β、IL 等细胞因子，产生以单核细胞及淋巴细胞浸润为主的免疫损伤效应。

(4)$CD8^+$ CTL 细胞介导的细胞毒作用：$CD8^+$ 效应 CTL 细胞与靶细胞表面相应抗原结合作用后，通过脱颗粒释放穿孔素和颗粒酶等介质导致靶细胞溶解破坏；或诱导靶细胞表达凋亡分子(Fas)，与 $CD8^+$ 效应 TL 细胞表面的 FasL 结合，诱导靶细胞凋亡。

(二)临床常见疾病

1. 接触性皮炎

由 T 细胞介导的皮肤损伤为主要特征的Ⅳ型超敏反应。当皮肤接触某些化学物质，如药物、化妆品、染料等，这些小分子半抗原与皮肤角质细胞表面的角蛋白结合成完全抗原，刺激 T 细胞分泌细胞因子，介导 DTH。反应在再次接触相同抗原后 48～72h 达高峰，表现为皮肤红肿硬结，严重者可形成水疱和坏死。局部病理变化为毛细血管、小静脉血浆渗出、嗜碱性和嗜酸性粒细胞浸润等。急性皮炎表现为红肿和水疱，重症者可致剥脱性皮炎；慢性表现为丘疹和鳞屑。

2. 传染性超敏反应

当细胞内微生物感染，即某些细胞内寄生菌(如结核杆菌等)、病毒、寄生虫和真菌等感染机体后，可诱导 Mφ 和 $CD8^+$ CTL 细胞产生应答，释放细胞因子如 IL、IFN-γ 和 TNF 等作用于内皮细胞和白细胞，促进白细胞集聚到感染部位，同时也导致组织细胞的损伤。如结核菌素皮试阳性，反应于注射结核菌素后 48h 达高峰，局部呈红肿硬结，组织变化以淋巴细胞与单核细胞为主的细胞浸润；结核病时的肺空洞形成、干酪样坏死均与 DTH 有关。此类 DTH 是伴随着病原生物的感染而发生的。体内有胞内寄生性细菌、病毒及某些真菌和寄生虫存在才会发生这类 DTH，故称之为传染性超敏反应。

综上四型超敏反应机制各异，总体可分为以抗体(IgE、IgG、IgM)或免疫复合物介导和细胞介导两大类型。由于临床表现复杂且无绝对界限，往往同一抗原在不同个体可表现为不同类型，细胞免疫、体液免疫均参与。同一种变应原以相同途径进入不同个体，则可表现不同的反应。这既与变应原性质和进入途径有关，也与患者的个体差异有关。

【思考题】

1. 青霉素引起的过敏性休克属于哪一型超敏反应？简述其发病机制与防治原则。
2. 试述Ⅰ型超敏反应的防治原则有哪些。
3. 简述Ⅱ型超敏反应的发生机制。
4. 应用Ⅱ型超敏反应发生机制，解释新生儿溶血症。
5. Ⅱ型和Ⅲ型超敏反应的发生过程中，其参与成分有何异同。
6. 通过简述Ⅳ型超敏反应的发生机制。

(黄慧聪)

第三篇　病理学基础

第十一章　疾病概论

【学习目标】

1. 掌握健康、衰老、疾病和死亡的概念。
2. 掌握疾病的经过和转归。
3. 掌握疾病发生的原因和条件。

健康与疾病是生命现象中一组对应的概念，两者间缺乏明确的判断界限。

第一节　健　康

一、健康的概念

长期以来，人们常常认为不生病就是健康，但实际上此种观点并不全面。世界卫生组织(WHO)指出：健康不仅是没有疾病或病痛，而且是一种躯体上、精神上和社会上处于完好的圆满状态。因此，一个健康的人应具有强壮的体魄、健全的精神状态和良好的社会适应能力。例如，有的人并无器质性病变或精神疾病，但性格古怪孤僻，心理状态很不稳定，不能视为健康。吸烟、酗酒等不良生活方式及与家人、邻里、同事间不和睦等不完善的社会关系，也是不健康的表现。心理和社会上的不良状态为躯体疾病的发生埋下了隐患。

二、亚健康状态

在许多情况下，从健康到疾病是一个由量变到质变的过程，两者之间存在亚健康的中间状态。亚健康是近年来国际医学界提出的新概念，主要指机体虽无明确的疾病，却出现活力降低、各系统的生理功能和代谢过程低下，是介于健康和疾病之间的一种生理功能低下的状态。亚健康是一种临界状态，处于亚健康状态的人，可以有各种不适的自我感觉，如乏力、精神不振等，但各种临床检查和化验结果常为阴性。如果亚健康状态没有引起人们足够的重视，任其发展就会导致疾病的发生。

国内外的研究表明，现代社会符合健康标准者不过占人群总数的15%左右。而人群中已被确诊为患病，属于疾病状态的也占15%左右。如果将健康和疾病看作是生命过程的两端的话，那么它就像一个两头尖的橄榄，中间凸出的一大块，正是处于健康与疾病两者之间的过渡状态——亚健康。

三、衰　老

衰老是机体随着年龄的增长而发生的组织结构、生理功能和心理行为上的退行性变，即所谓生理性老化。某些病理过程也可促使老化的出现和加速，则可称为病理性老化。从生物学上讲，衰老是生物随着时间的推移，自发的必然过程，它是复杂的自然现象，表现为结构和机能衰退，适应性和抵抗力减退。从社会学上看，衰老表现为个人对新鲜事物失去兴趣，超脱现实，喜欢怀旧。衰老是不可违背的一种自然规律，但是如果人们保持良好的生活习惯和并采取适当的保健措施，就可以有效地延缓衰老，降低衰老相关疾病的发病率，提高生活质量。

第二节　疾　　病

一、疾病的定义

目前一般认为，疾病是指机体在一定病因作用下，自稳调节发生紊乱导致的异常生命活动过程。疾病过程中由于病因与机体相互作用，在体内可产生各种复杂的功能、代谢和形态结构的异常变化，而这些变化又可使机体各器官系统之间、机体与外环境之间发生协调障碍，从而引起各种症状和体征。此时，机体对环境适应能力下降、工作和劳动能力减弱或丧失，甚至危及生命。

二、疾病发生的原因

疾病发生的原因简称病因，又可称为致病因素。它是指作用于机体的众多因素中，能引起疾病并赋予该疾病以特征性的因素。

病因种类繁多，一般分成以下几大类：

(一)外源性因素

1. 生物因素

主要包括致病微生物(如细菌、螺旋体、立克次体、真菌、支原体、病毒等)和寄生虫(蠕虫、原虫等)。这类病原体的致病作用主要与其侵入宿主的数量、致病力强弱和机体防御和抵抗能力有关。

2. 化学因素

化学性的致病因素众多(如强酸、强碱、有机磷农药、氰化物、动植物毒性物质、药物中毒和化学毒气等)，作用机制差异也很大。化学性因素的致病作用除与毒物本身的性质、剂量有关外，在一定程度上还取决于作用的部位以及机体的中和解毒能力。

3. 物理因素

主要包括机械性损伤、高温、低温、电流和辐射等。它们的致病程度受作用强度、部位、持续时间等因素的影响。

4. 营养失衡

机体的正常生命活动是依靠机体内环境中许多必需物质来维持的，如氧气、水、蛋白质、糖、脂肪、无机盐、维生素和微量元素等。无论这些物质缺乏或过多，都会引发机体功能和结构的改变，从而导致疾病的发生，严重时甚至引起死亡。

(二)内源性因素

1. 遗传性因素

遗传因素所致疾病主要表现为染色体异常和基因突变。染色体异常包括染色体数目异常和结构畸变,目前发现的由染色体异常引起的疾病已达数百种。基因突变多数属正常生理范围,但某些突变可引发疾病,如血友病等。此外疾病流行病学分析发现某些家族人员具有易患某种疾病的倾向,如精神分裂症、高血压病等,此种现象称为遗传易感性,这些人具有易患相应疾病的遗传特征,为易感人群。

2. 先天性因素

先天性因素是指能损害胎儿发育的因素,但并非遗传物质的改变。如孕妇患风疹时,则风疹病毒可能损害胎儿而引起先天性心脏病。又如某些化学物质、药物等也可导致胎儿畸形或缺陷。

3. 免疫性因素

正常的免疫功能对于机体防止疾病的发生具有十分重要的意义。但如果机体免疫系统对某些抗原刺激发生过于强烈的反应,可引发变态反应或超敏反应;如果免疫系统对自身抗原发生免疫反应并引起自身组织损害则可导致自身免疫性疾病,如全身性红斑狼疮等;此外,体液免疫或细胞免疫缺陷可引起免疫缺陷病。

4. 心理因素

强烈或持续的心理刺激,生活和工作压力等因素可导致心理活动的异常,并可引发一些相关疾病,如高血压、消化性溃疡、心脏病和抑郁等。

三、疾病发生的条件

疾病发生的条件主要是指那些能够影响疾病发生发展的各种体内外因素,包括性别、年龄等体内因素,气温、地理环境等自然因素和国家经济状况、教育水平等社会性因素。它们本身虽然不能引起疾病,但是可以左右病因对机体的影响,或者影响机体的状态而起到促进或阻止疾病发生发展的作用。如人体受凉后容易患感冒、气管炎或肺炎,是因为人体受寒时抗体生成减少,上呼吸道黏膜淤血,气管黏膜的纤毛运动也减弱,局部抵抗力下降,原来就存在于上呼吸道的病原体得以繁殖活动而致病。

能够通过作用于病因或机体而促进疾病发生发展的因素称为疾病的诱发因素,简称诱因。例如,高血压病是脑血管意外的病因,而情绪激动、寒冷刺激、酗酒等则为诱因,后者的存在往往可促使血压的突然上升并使原有病变的脑血管破裂。

必须指出,病因和条件的划分不是绝对的,而是相对的,应针对某个具体疾病而言。同一个因素可以是某一个疾病发生的原因,也可以是另一个疾病发生的条件。例如寒冷是冻伤的原因,但也是感冒、肺炎、关节炎等疾病发生发展的条件。因此要阐明某一疾病的原因和条件,认识它们在疾病发生中的作用,必须进行具体的分析和研究。

四、疾病发生的规律

疾病发生发展过程的一般规律是指不同疾病的发生发展过程中共同存在的普遍规律。这些规律主要体现在以下三个方面:

1. 损伤与抗损伤

致病因素作用于机体使机体的自稳调节发生紊乱，引起一系列功能、代谢与结构的变化(图 3.11.1-1)。这些变化可分为两类：有些是病因引起的损伤性反应，有些是机体调动各种防御和适应功能而产生的抗损伤反应。两者既相互对立斗争，又相互依存联系，贯穿于疾病的始终，双方力量的对比决定着疾病的发展和转归。当损伤占优势，则病情恶化，甚至死亡；反之，当抗损伤占优势，则病情缓解，直至痊愈。例如机械暴力引起的组织损伤和失血，失血可引起有效循环血量下降，心输出量减少及动脉血压降低等损伤性变化；而动脉血压下降和疼痛刺激可引起反射性交感—肾上腺髓质系统兴奋，儿茶酚胺分泌增多，进而心率加快，心肌收缩力增强等抗损伤反应。若损伤较轻，则通过机体的抗损伤反应和及时治疗，机体可恢复健康；若损伤严重，机体的抗损伤反应不足以抗衡损伤性变化，又无适当的治疗，则患者可因创伤性及失血性休克而死亡。

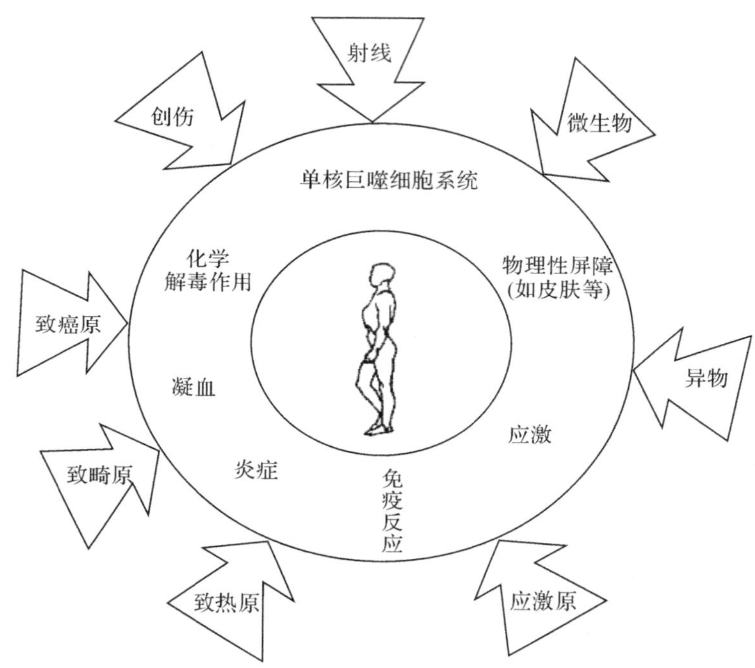

图 3.11.1-1　疾病时机体的损伤与抗损伤反应

2. 因果转化

在疾病的发生发展过程中，原因和结果可以相互交替、相互转化，也就是说，由原始致病因素引起的某些后果，可以在一定的条件下转化为另一些变化的原因。这种因果交替的过程是疾病发展的重要形式。在疾病发展过程中，如果几种变化互为因果，形成环式运动，而且每循环一次都使病情进一步恶化，称为恶性循环。例如，酸中毒可引起低钾血症，后者又加重酸中毒，甚至导致机体死亡。但如果及时治疗，纠正酸中毒，阻断因果转化和恶性循环，可形成良性循环，使得疾病向康复的方向发展。

3. 局部和整体

任何疾病基本上都是整体疾病，而各组织、器官等的病理变化，实质上是全身性疾病的局部表现。局部的病变可通过神经和体液途径影响整体，反之机体的全身功能状态也可通过这些途径影响局部病变的发生发展。例如，局部的毛囊炎，除了引起局部充血、水肿等炎症反应外，严重时还可通过神经及体液途径影响全身，出现白细胞升高、发热等全身性反应。反之有时毛囊炎看似局部病变，但单纯的局部治疗却疗效欠佳，仔细追查才发现毛囊炎仅为全身代谢障碍性疾病——糖尿病的局部表现，只有通过糖尿病才能使局部的毛囊炎得到控制。因此，应该充分认识到在每一个疾病发生发展过程中局部与整体之间的关系。两者都有各自的特征，而且随病程的发展彼此间的联系也不断变化，甚至可以发生彼此间的因果转化。医务工作者应善于认清局部与整体的关系，揭示疾病复杂表现之间的因果联系，并抓住主要矛盾进行正确处理，不能采取"头痛医头、脚痛医脚"的简单处理方法。

五、疾病发生的基本机制

疾病发生的基本机制指参与多种疾病发病的共同机制，故其不同于个别疾病的特殊机制。近年来随着医学基础理论的飞速发展，各种新的方法技术的应用，对疾病基本机制的研究从整体水平、器官水平、细胞水平逐渐深入到分子水平。

1. 神经机制

某些致病因素可直接侵犯神经系统或通过神经反射导致神经功能紊乱，使神经系统本身或其他器官功能异常，导致疾病的发生，此为神经机制。如流行性乙型脑炎病毒可直接破坏神经组织；而长期精神紧张可影响神经反射及神经递质的分泌，引起器官功能障碍。

2. 体液机制

有的致病因素是通过体液机制引起疾病的，即致病因素引起体液质和量的变化，最终使得内环境紊乱和疾病发生。

实际上，神经机制和体液机制密不可分，统称为神经体液机制，主要是从神经调节障碍和体液因子分泌异常来解释疾病发生的原理。高血压发病中的一种神经体液机制就是其典型例子。

3. 细胞机制

指致病因素，如高温、机械力、肝炎病毒等，直接或间接作用于组织细胞，致使细胞出现功能代谢障碍，进而引起细胞的自稳调节紊乱。致病因素所致的细胞损伤除了对细胞结构的直接破坏外，主要引起细胞膜和细胞器功能障碍。如细胞膜的各种离子泵功能失调，造成细胞内外离子分布失衡，细胞水肿甚至死亡；细胞器功能异常主要表现为线粒体功能障碍，能量生成减少。认识细胞功能代谢和结构的损伤及其机制有助于从细胞水平上解释疾病发生的原理。

4. 分子机制

近年来，随着基因研究的深入，人们发现了多种与疾病有关的基因，它们可来自先天遗传，也可由环境因素中多种致病因素对DNA的损伤所致，此即疾病发生的分子机制。因基因本身突变、缺失或表达调控障碍所致的疾病，称为基因病。由单个致病基因所致的基因病称单基因病，如多囊肾等；而由多个基因共同控制其表型性状的疾病称为多基因病，又称多因子疾病，如糖尿病等。由于DNA遗传性变异所致的一类以蛋白质异常为特征的疾病，称为分子病，包括血浆蛋白或细胞蛋白缺陷所致的疾病如镰刀细胞性贫血等、酶缺陷所致的疾病如Ⅰ型糖原沉积病等、膜转运障碍引起的疾病如胱氨酸尿症等和受体病如重症肌无力等。

总之，从分子医学角度看，疾病时机体形态结构和功能代谢的异常，是某些特定蛋白质结构或功能变异所致，而这些蛋白质又是细胞核相应基因对细胞受体及受体后信号转导的应答反应产物，故而基因及其表达调控状况是决定身体健康与否的基础。

六、疾病的经过与转归

（一）疾病的过程

疾病的发生发展为连续的过程，有其开始与终结。部分疾病特别是一些急性传染病，在发生发展过程中往往表现出其特性，故将其划分成不同阶段有利于对疾病的认识和治疗；而有些疾病的阶段性表现则并不明显。

1. 潜伏期

是从病因侵入机体开始到该病最初症状出现之前的一段时间。潜伏期患者无症状或体征。潜伏期长短不等，可为数小时，数天或数月，随病因、疾病的类型和机体自身的特征而不同。潜伏期是机体的防御代偿反应与致病因素做斗争的时期，若机体的抗损伤反应能战胜病因的损伤作用，则疾病终止，反之继续发展进入前驱期。有些疾病，例如创伤，无潜伏期。

2. 前驱期

是潜伏期结束到出现典型症状之前的时期。此期主要表现一些非特异性症状，如全身不适、头痛、食欲减退、乏力等。

3. 症状明显期

是出现某疾病特征性临床表现的时期。病人所表现出的典型症状和体征为诊断疾病的重要依据。如急性大叶性肺炎患者，往往在发热、头痛、乏力等非特异性表现后，出现咳嗽、肺啰音、X线显示肺部阴影等典型表现。

4. 转归期

是指疾病发展至最后终结的时期。

（二）疾病的转归

多数疾病发生发展到一定阶段后终将结束，此即疾病的转归。疾病的转归有康复和死亡两种形式，主要取决于致病因素作用于机体后发生的损伤与抗损伤力量的对比和是否得到及时正确的治疗。

1. 康复

康复分完全康复与不完全康复两种：完全康复亦称痊愈，主要是指疾病时所发生的损伤性变化完全消失，机体的自稳调节完全恢复正常。不完全康复则指疾病时的损伤性变化得到控制，但基本病理变化并未完全消失，经机体代偿后功能代谢仅部分恢复，主要症状消失，但有时可能留有后遗症。如心脏瓣膜病变引起的心力衰竭经治疗后，心力衰竭的症状和体征基本消失，但心瓣膜的病理性改变依然存在，机体需通过各种代偿才能维持正常的生命活动，若在一定条件下心脏负荷突然加重可再次发生心力衰竭。

2. 死亡

长期以来临床上以心跳、呼吸的永久性停止作为死亡的标志。近年来随着复苏技术的普及与提高、器官移植的开展，人们对死亡有了新的认识。目前认为死亡是指机体作为一个整体的功能永久停止，但是并不意味着各器官组织同时均死亡，由此提出了脑死亡的概念。脑死亡是指全脑的功能永久性停止，一般以枕骨大孔以上全脑死亡作为脑死亡的标准。一旦出现脑死亡，就意味着人的实质性死亡。因此脑死亡成为近年来判断死亡的一个重要标志。

判断脑死亡的标准是：①自主呼吸停止：进行15分钟人工呼吸后仍无自主呼吸；②不可逆性深昏迷：无自主性肌肉活动，对外界刺激完全失去反应；③颅神经反射消失：对光反射、角膜反射、咳嗽反射、吞咽反射等均消失；④瞳孔散大、固定；⑤脑电波消失；⑥脑血液循环完全停止。

在没有条件做脑血管造影、脑电图以及用人工呼吸机进行抢救时，一般即可根据心跳、呼吸的永久性停止来诊断脑死亡，因为它能导致全脑功能的永久性丧失。脑死亡概念的意义在于可协助医务人员判断死亡时间并确定终止复苏抢救的界线；同时为器官移植创造了良好的时机，并提供合法的根据。脑死亡者借助呼吸、循环辅助装置，在一定时间内维持其器官组织低水平的血液循环，可作为器官移植手术的良好供体。

脑死亡与植物状态不同，后者是指患者的大脑皮层功能损害严重，意识活动丧失，处于不可逆的深昏迷状态，但皮层下中枢尚可维持自主的心跳和呼吸，对外界刺激尚能产生部分本能反射。处于此种状态的人称为植物人。对待植物人，是用昂贵的费用提供各种营养维持此状态，还是放弃对其生命的维持，目前尚有争议。

3. 临终关怀与安乐死

临终关怀是指为临终病人及其家属提供医疗、心理、护理、社会等方面的全方位服务与照顾，使病人尽量安详、平静地接纳死亡。目前国内已出现一些临终关怀医院。

安乐死是指患有不治之症的病人处于濒死状态时，为免除其精神和躯体上的极度痛苦，用医学方法结束生命。安乐死的理念已提出多年，但是因其涉及众多的医学、社会学及伦理学问题，因此许多国家（包括中国）尚未通过立法施行。

【思考题】

1. 疾病和死亡的概念。
2. 简述疾病发生的原因和条件。
3. 简述脑死亡的判定标准。

（许益笑）

第十二章　应　　激

【学习目标】

1. 掌握应激、全身适应综合征、急性期反应蛋白和热休克蛋白的概念。

2. 掌握应激反应的基本表现及其机制(神经内分泌反应、细胞反应)。

第一节　概　　述

一、应　激

指机体在受到各种因素刺激时所出现的非特异性反应。任何躯体或心理的刺激,只要达到一定的强度,除了引起与刺激因素直接相关的特异性变化外,还可以引起一组与刺激因素的性质无直接关系的全身性非特异反应。这种对各种刺激的非特异性反应称为应激或应激反应,而刺激因素被称为应激原。

应激是一种普遍存在的现象,是一切生命为了生存和发展所必需,它是机体适应、保护机制的重要组成部分。应激反应可使机体处于警觉状态,有利于增强机体的对抗或回避能力,有利于在变动的环境中维持机体的自稳态,增强机体的适应能力。

二、应激原

凡是能引起应激反应的各种因素都可成为应激原。大致可分为三大类。

1. 外环境因素

如温度的剧变、射线、噪声、强光、电击、低压、低氧、中毒、创伤、感染等等。

2. 内环境因素

自稳态失衡也是一类重要的应激原,如血液成分的改变、心功能的低下、心律失常、器官功能的紊乱、性的压抑等等。

3. 心理—社会因素

大量事实说明,心理—社会因素已变成现代社会中重要的应激原。职业的竞争、工作的压力、紧张的生活工作节奏、人际关系的复杂、拥挤、孤独、突发的生活事件等等皆可引起应激反应。

一种因素要成为应激原,必须有一定的强度。但对于不同的人,应激原的强度可以有明显的不同,在某些人可引起明显应激反应的因素可能对另一些人并不起作用,即使是同一个人,在不同的时间、不同的条件下,引起反应的应激原强度也可不同。

三、应激的分类

1. 根据对机体的影响程度

分为生理性应激和病理性应激。适度的应激有利于调动机体全身各种功能，避开可能对机体造成严重损伤的危险，使机体更有效地应付日常生活中所遇到的各种困难局面，因而具有防御和适应代偿作用。显然，这种应激对机体是有利的，故称为生理性应激或良性应激，如短暂运动、适度娱乐。如果应激原过于强烈或持续时间过长，可直接导致机体代谢障碍和组织损伤，甚至危及生命，这种对机体造成明显损伤的应激称为病理性应激或劣性应激。如大面积烧伤、长期情绪紧张。

2. 根据应激原的性质

分为躯体应激和心理应激。如温度的剧变、射线、噪声、强光、电击、低压、低氧、中毒、创伤、感染等，给躯体造成刺激甚至损伤。而丧偶、生活孤独、担心不安、居住拥挤、工作负担过重、职业竞争、人际关系复杂等，往往引起过重的心理压力。心理应激可引起人的认知功能异常，如长时间的噪音环境可使儿童认知学习能力下降。还可引起情绪异常，如某些心理社会因素引起愤怒情绪可致出现行为失控等。

四、全身适应综合征

20 世纪 30、40 年代，加拿大生理学家 Selye 等发现，剧烈运动、毒物、寒冷、高温及严重创伤等多种有害因素可引起实验动物一系列神经内分泌变化，这些变化具有一定适应代偿意义，并导致机体多方面的紊乱与损害，称为全身适应综合征（general adaptation syndrome，GAS）。该概念首次明确确立应激与疾病的关系。GAS 可分为三个时期：

1. 警觉期

此期在应激作用后迅速出现，为机体保护防御机制的快速动员期。以交感—肾上腺髓质系统的兴奋为主，并伴有肾上腺皮质激素的增多。警觉反应使机体处于最佳动员状态，有利于机体的战斗或逃避。但此期只能持续一段时间。

2. 抵抗期

如果应激原持续作用于机体，在产生过警觉反应之后，机体将进入抵抗或适应期。此时，以交感—肾上腺髓质兴奋为主的一些警觉反应将逐步消退，而表现出肾上腺皮质激素分泌增多为主的适应反应。机体的代谢率升高，炎症、免疫反应减弱，胸腺、淋巴组织可见缩小。机体表现出适应、抵抗能力的增强，但同时有防御储备能力的消耗，对其他应激原的非特异抵抗力可下降。

3. 衰竭期

持续强烈的有害刺激将耗竭机体的抵抗能力，警觉期的症状可再次出现，肾上腺皮质激素持续升高，但糖皮质激素受体的数量和亲和力下降，机体内环境明显失衡，应激反应的负效应陆续显现，与应激相关的疾病，器官功能的衰退甚至休克、死亡都可在此期出现。

第二节　应激时的神经内分泌反应

当机体受到强烈刺激时，应激的基本反应为一系列的神经内分泌改变，其中最主要的改变为蓝斑—交感—肾上腺髓质轴和下丘脑—垂体—肾上腺皮质轴的强烈兴奋。

一、蓝斑—交感—肾上腺髓质系统

1. 结构基础

蓝斑—交感—肾上腺髓质系统是应激时发生快速反应的系统，其中枢整合部位主要位于脑桥蓝斑，蓝斑是中枢神经系统对应激最敏感的部位，其中的去甲肾上腺素能神经元具有广泛的上、下行纤维联系。其上行纤维主要投射至杏仁复合体、海马、边缘皮质及新皮质，是应激时情绪变化、学习记忆及行为改变的结构基础。蓝斑中肾上腺素能神经元的下行纤维主要分布于脊髓侧角，调节交感神经张力及肾上腺髓质中儿茶酚胺的分泌。

2. 中枢效应

主要是引起兴奋、警觉及紧张、焦虑等情绪反应，这与脑区中去甲肾上腺素的释放有关。

3. 外周效应

主要表现为血浆中肾上腺素、去甲肾上腺素及多巴胺等儿茶酚胺浓度的迅速升高。已发现多种应激原可激活该系统，使各种组织、血液及尿液中儿茶酚胺水平升高。

4. 代偿意义

(1)对心血管的兴奋作用：交感兴奋及儿茶酚胺释放可使心率加快，心肌收缩力增强，心输出量增加。由于外周血管中 α 受体分布密度的差异，儿茶酚胺除使血压上升外，还导致血液重新分配，使心、脑等重要器官的血液灌流得到保证。而在与格斗及逃避有关的应激反应以及剧烈运动中，骨骼肌的血液灌流亦明显增加。

(2)对呼吸的影响：儿茶酚胺引起支气管扩张，有利于增加肺泡通气量，以满足应激时机体对氧的需求。

(3)对代谢的影响：儿茶酚胺通过兴奋 α 受体而使胰岛素分泌减少，通过兴奋 β 受体而使胰高血糖素分泌增加，结果使糖原分解增加，血糖升高，并促进脂肪动员，使血浆中游离脂肪酸增加，从而满足应激时机体增加的能量需求。

(4)对其他激素分泌的影响：儿茶酚胺还可促进 ACTH、生长激素、肾素、促红细胞生成素及甲状腺素等的分泌，以便更广泛地动员机体各方面的机制来应付应激时的各种变化。

5. 不利影响

强烈及持续的交感—肾上腺髓质系统兴奋也可对机体造成明显损害。如腹腔内脏血管的持续收缩可导致腹腔内脏器官缺血，胃肠黏膜的糜烂、溃疡、出血；外周小血管的长期收缩可使血压升高；儿茶酚胺可使血小板数目增多及黏附聚集性增强，增加血液黏滞度，促使血栓形成；心率加快和心肌耗氧量增加可导致心肌缺血。

6. 与下丘脑—垂体—肾上腺皮质轴的联系

位于脑桥蓝斑的去甲肾上腺素能神经元还与下丘脑—垂体—肾上腺皮质轴具有密切联系。这些神经元与下丘脑室旁核分泌促皮质释放激素(CRH)的神经元之间有直接纤维联系，前者释放去甲肾上腺素后，刺激室旁核神经元上的α-肾上腺素能受体而使CRH释放增多从而启动下丘脑—垂体—肾上腺皮质轴的活化。

二、下丘脑—垂体—肾上腺皮质轴

1. 结构基础

下丘脑—垂体—肾上腺皮质轴(hypothalamic-pituitary-adrenal axis, HPA)主要由下丘脑的室旁核、腺垂体及肾上腺皮质组成。室旁核作为该神经内分泌轴的中枢部位，其上行神经纤维与边缘系统的杏仁复合体、海马结构及边缘皮层有着广泛的往返联系，下行神经纤维则通过CRH控制腺垂体ACTH的释放，从而调控肾上腺糖皮质激素(GC)的合成和分泌。同时，室旁核CRH的释放也受到脑干蓝斑中去甲肾上腺素能神经元的影响。

2. 中枢效应

主要表现为情绪行为的改变，如出现抑郁、焦虑及厌食等，学习与记忆能力下降。这些效应主要由CRH分泌增多引起。此外，CRH还可促进蓝斑中去甲肾上腺素能神经元的活性，使HPA轴与蓝斑—交感—肾上腺髓质轴发挥交互作用。

3. 外周效应

主要由GC引起。正常人GC分泌量为25～37mg/d，应激时GC分泌量迅速增加。如外科手术后，GC分泌量可增加3～5倍，达到或超过100mg/d。若应激原已排除(如手术完成且无并发症)，血浆GC可于24小时内恢复至正常水平。如应激原持续存在，则GC浓度可持续升高。如大面积烧伤病人，血浆GC浓度增高可维持2～3个月。

4. 代偿意义

动物实验表明摘除双侧肾上腺的动物只能在没有应激的状态下生存，轻微的有害刺激即可导致其死亡，但如仅除去肾上腺髓质而保留肾上腺皮质，则动物在应激状态下仍可生存。给摘除肾上腺的动物注射GC，可使动物恢复抗损伤的能力。应激时GC分泌增多具有下述多方面的防御代偿意义：

(1)促进蛋白质分解及糖原异生，补充肝糖原储备；GC通过降低肌肉组织对胰岛素的敏感性而抑制外周组织对葡萄糖的利用，提高血糖水平，保证重要器官的葡萄糖供应。

(2)保证儿茶酚胺及胰高血糖素的脂肪动员作用。

(3)维持循环系统对儿茶酚胺的反应性：GC本身并不导致心肌及血管平滑肌收缩，但必须有其存在，儿茶酚胺才能发挥其对心血管活性的调节作用。

(4)稳定细胞膜及溶酶体膜：GC能诱导产生相对分子质量为40000～45000的巨皮质素，又称脂调蛋白。巨皮质素能抑制磷脂酶A_2的活性，故可减少膜磷脂的降解，减少花生四烯酸、前列腺素及白三烯的生成，对细胞发挥保护作用。

(5)具有强大的抗炎作用：GC可抑制多种促炎介质的产生，并诱导多种抗炎介质的产生。

5. 不利影响

应激时HPA的持续兴奋亦对机体产生诸多不利影响。如持续升高的GC水平可抑制免疫反应，使患者免疫力下降，容易并发感染；GC可抑制促性腺素释放激素(GnRH)及黄体生成素(LH)的分泌，导致性功能减退，月经不调或停经，哺乳期妇女泌乳减少；GC可减少TRH及TSH的分泌，抑制甲状腺功能；CRH的持续作用使生长激素分泌减少，导致生长发育迟缓，伤口愈合不良；CRH的持续升高可引起抑郁症、异食癖及自杀倾向等行为改变。

三、其他内分泌反应

应激时会导致多方面的神经内分泌变化（表3.12.2-1）。激素水平升高的有：β-内啡肽，抗利尿激素（ADH），醛固酮，胰高血糖素，催乳素等；降低的有：胰岛素，TRH，TSH，T_4，T_3，黄体生成素等。

表3.12.2-1 应激的其他内分泌变化

名称	分泌部位	变化
β-内啡肽	腺垂体等	升高
ADH（加压素）	下丘脑（室旁核）	升高
促性腺激素释放激素	下丘脑	降低
生长素	腺垂体	急性应激升高，慢性降低
催乳素	腺垂体	升高
TRH	下丘脑	降低
TSH	垂体前叶	降低
T_4，T_3	甲状腺	降低
黄体生成素	垂体前叶	降低
胰高血糖素	胰岛α细胞	升高
胰岛素	胰岛β细胞	降低

第三节 应激的细胞反应

细胞对多种应激原，特别是非心理性应激原可出现一系列细胞内信号转导和相关基因的激活，表达相关的、具有保护作用的一些蛋白质，如急性期反应蛋白、热休克蛋白、某些酶或细胞因子等，成为机体在细胞、蛋白质、基因水平的应激反应表现。

一、热休克蛋白（heat shock protein，HSP）

HSP指热应激（或其他应激）时细胞新合成或合成增加的一组蛋白质，它们主要在细胞内发挥功能，属非分泌型蛋白质。HSP最初是从经受热应激（从25℃升到30℃，30min）的果蝇唾液腺中发现的，故取名HSP，以后发现许多对机体有害的应激因素也可诱导HSP的生成，故又名应激蛋白。现已发现HSP是一个大家族，而且大多数HSP是细胞的结构蛋白，只是HSP可受应激刺激而生成或生成增加。

1. HSP的基本组成

HSP是一族在进化上十分保守的蛋白质，这提示它对于维持细胞的生命十分重要，从原核细胞到真核细胞的各种生物体，其同类型HSP的基因序列有高度的同源性。目前对HSP的分类系根据其相对分子质量的大小（表3.12.2-2）简略叙述了主要HSP的名称、相对分子质量、细胞内定位和可能的功能。

表 3.12.2-2 各类型热休克蛋白

名 称	相对分子质量	细胞内定位	可能的功能
HSP110	110000	胞浆/核	热耐受
HSP90 家族	90000		
HSP90		胞浆	糖皮质激素受体结合蛋白，维持蛋白质的无活性状态，帮助其转运
Grp94		内质网	帮助分泌蛋白质的折叠
HSP70 家族	70000		
HSC70		胞浆	帮助新生蛋白质的成熟和移位
Grp78(Bip)		内质网	帮助新生蛋白质的成熟
Grp75		线粒体	帮助新生蛋白质的移位
HSP60	60000	线粒体	帮助新生蛋白质折叠
低相对分子质量 HSP	20000～30000	胞浆/核	细胞骨架肌动蛋白的调节者
HSP10	10000	线粒体	HSP60 的辅助因子
泛素	8000	胞浆/核	辅助蛋白质的非溶酶体降解

2. HSP 的基本功能

HSP 在细胞内含量相当高，其功能涉及细胞的结构维持、更新、修复、免疫等，但其基本功能为帮助蛋白质的正确折叠、移位、维持和降解，被人形象地称之为“分子伴娘”。其基本结构为 N 端的一个具 ATP 酶活性的高度保守序列和 C 端的一个相对可变的基质识别序列（图 3.12.2-1）。后者倾向与蛋白质的疏水结构区相结合，而这些结构区在天然蛋白质中通常被折叠隐藏于内部而无法接近，也就是说 HSP 倾向于与尚未折叠或因有害因素破坏了其折叠结构的肽链结合，并依靠其 N 端的 ATP 酶活性，利用 ATP 促成这些肽链的正确折叠（或再折叠）、移位、修复或降解。一个新生蛋白质要形成正确的三维结构和正确定位，必须有精确的时空控制，目前认为该功能主要由各种“分子伴娘”完成。结构性 HSP 即是一类重要的“分子伴娘”，而诱生的 HSP 主要与应激时受损蛋白质的修复或移除有关。多种应激原，如发热、炎症、感染等常会引起蛋白质结构的损伤，暴露出与 HSP 的结合部位，正常时这些 HSP 与热休克转录因子相结合，HSP 与受损蛋白质的结合释放出游离的 HSF，游离 HSF 倾向于聚合成三聚体，后者则具有向核内移位并与热休克基因上游的启动序列相结合的功能，从而启动 HSP 的转录合成，使 HSP 增多，增多的 HSP 可在蛋白质水平起防御、保护作用。已有的证据表明 HSP 可增强机体对多种应激原的耐受能力，如 HSP 合成的增加可使机体对热、内毒素、病毒感染、心肌缺血等多种应激原的抵抗能力增强。

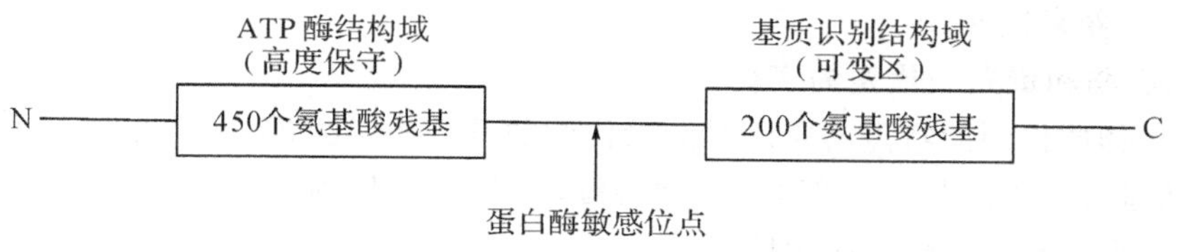

图 3.12.2-1 HSP_{70} 的结构示意图

二、急性期反应蛋白(acute phase protein，APP)

应激时由于感染、炎症或组织损伤等原因可使血浆中某些蛋白质浓度迅速升高，这种反应称为急性期反应，这些蛋白质被称为急性期反应蛋白，属分泌型蛋白质。

1. 急性期反应蛋白的构成及来源

APP 主要由肝细胞合成，单核吞噬细胞、成纤维细胞可少量产生。正常时血中 APP 含量很少，但在炎症、感染、发热时明显增加。少数蛋白质在急性期反应时减少，被称为负急性期反应蛋白，如白蛋白、前白蛋白、运铁蛋白等。

2. 急性期反应蛋白的生物学功能

APP 的种类很多，其功能也相当广泛。但总体来看，它是一种启动迅速的机体防御机制。

(1)抑制蛋白酶：创伤、感染时体内蛋白分解酶增多，APP 中的蛋白酶抑制剂可避免蛋白酶对组织的过度损伤。如 α_1 蛋白酶抑制剂、α_1 抗糜蛋白酶等。

(2)清除异物和坏死组织：以 APP 中的 C 反应蛋白的作用最明显。它可与细菌细胞壁结合，起抗体样调理作用；激活补体经典途径；促进吞噬细胞的功能；抑制血小板的磷脂酶，减少其炎症介质的释放等。在各种炎症、感染、组织损伤等疾病中都可见 C 反应蛋白的迅速升高，且其升高程度常与炎症组织损伤的程度呈正相关，因此临床上常用 C 反应蛋白作为炎症和疾病活动性的指标。

(3)抗感染、抗损伤：C 反应蛋白、补体成分的增多可加强机体的抗感染能力；凝血蛋白类的增加可增强机体的抗出血能力；铜蓝蛋白具抗氧化损伤的能力等。

(4)结合与运输功能：结合珠蛋白、铜蓝蛋白、血红素结合蛋白等可与相应的物质结合，避免过多的游离 Cu^{2+}、血红素等对机体的危害，并可调节它们的体内代谢过程和生理功能。

第四节　应激时机体的机能代谢变化

一、能量代谢变化

应激时，能量代谢明显加强；物质代谢总的特点是分解增加，合成减少。

1. 高代谢率

严重应激时，儿茶酚胺、糖皮质激素分泌增加，机体脂肪动员明显增强，外周肌肉组织分解旺盛，使代谢率显著升高。如重度应激时，机体可很快出现消瘦、衰弱和抵抗力下降，并难以用单纯的营养来逆转。

2. 糖、脂肪和蛋白质代谢的变化

应激时，物质代谢的特点与应激时能量代谢的升高相匹配，保证了机体应付紧急情况时有足够的能量可以得到提供。但是，应激持续时间过长，体内消耗过多，可致体重减轻、贫血、创面愈合迟缓和全身性抵抗力降低。

(1)糖代谢：应激时，一方面胰岛素相对不足、外周胰岛素依赖组织对胰岛素的敏感性降低，减少了对葡萄糖的利用；另一方面，儿茶酚胺、胰高血糖素、生长激素和肾上腺糖皮质激素等促进糖原分解和糖异生，结果出现血糖升高，甚至出现糖尿，被称为应激性高血糖或应激性糖尿。

(2)脂肪代谢：应激时，肾上腺素、去甲肾上腺素、胰高血糖素等增多，脂肪的动员和分解加强，血中游离脂肪酸和酮体不同程度地增加，同时组织对脂肪酸的利用也增加。

(3)蛋白质代谢：应激时，肾上腺皮质激素分泌增加，胰岛素分泌减少，使蛋白质分解加强，同时蛋白质破坏增多，合成减弱。尿氮排出量增加，出现负氮平衡。

二、神经系统变化

中枢神经系统是应激信号感知、整合和应激反应调控中心。与应激密切相关的下丘脑和脑干区神经细胞在应激状态下的兴奋性加强，神经递质分泌增加，有利于活化交感—肾上腺髓质系统和 HPA 轴及相应靶器官，提高机体对紧急情况的应对能力。不良应激往往导致神经系统的兴奋过度，导致功能紊乱或功能障碍。过度应激时可产生广泛的情绪反应，表现为不适当的焦虑、自卑、恐惧、抑郁、愤怒和狂躁等。过度强烈和持久的情绪反应，可进一步导致如：急性心因性反应、适应障碍、神经官能症、躁狂症、抑郁症等多种形式的精神疾患和心理障碍。

三、心血管系统改变

心血管系统是应激反应的主要靶系统。应激时，在交感—肾上腺髓质系统的调控下心率增快，心肌收缩力增强，心输出量增加，心、脑、骨骼肌血管扩张。其他外周血管因应激原性质及机体反应性不同，在机体的不同部位具有不同程度的收缩，以维持重要脏器及应激反应相关器官的血液供应，以利于全身的协调防御反应和行为。但是，当应激负荷过强或应激持续时间过长，就会导致心血管细胞损伤，甚至凋亡、坏死，引起多种应激性损伤和疾病的发生。应激引起心血管疾病主要是指高血压、动脉粥样硬化及心律失常等。

四、消化系统变化

应激所致 CRH 的分泌增加影响摄食中枢，往往使应激者发生食欲亢奋，或食欲减退，还可诱发神经厌食症。应激时消化道典型损伤是应激性溃疡。其主要症状为胃、十二指肠黏膜层的糜烂、出血和溃疡，少数人可出现深度溃疡，甚至穿孔。在多种严重应激，特别是急性高负荷应激以后，消化性溃疡是最常见的应激性损伤。应激性消化道溃疡多发生于胃底部，其发生的主要机制在于：①交感—肾上腺髓质系统的强烈兴奋，使胃、肠血管收缩，血流量减少，胃黏膜的缺血，造成胃黏膜上皮细胞的变性和坏死；②GC 的分泌增高抑制了黏膜上皮的修复能力，使黏膜屏障遭到严重破坏，对胃腔内向黏膜反流的 H^+ 等的抵御能力降低，抑制或缺失；③应激时可能出现的代谢性酸中毒、胆汁反流现象及 β-内啡肽释放的增加等因素的作用，加剧了胃黏膜的损伤，因而导致了胃、肠黏膜糜烂、溃疡。

五、免疫系统变化

在应激的急性反应阶段，可发现外周血中吞噬细胞数目增多，活性增强，补体、C-反应蛋白等非特异性抗感染蛋白升高，以防御损伤保护机体。由于 GC 和儿茶酚胺对免疫器官及其功能的抑制效应和免疫系统对应激反应的反向调控作用，持续而高强度的应激负荷常常造成免疫功能的抑制甚至功能紊乱。免疫抑制主要表现为机体对细菌、毒素、病毒等感染不能做出适当反应，抵抗力降低，并易导致多种潜在病原的发作，或使已有的疾病恶化；对细胞及蛋白质和DNA损伤的修复能力下降，使肿瘤发生的可能性明显提高。免疫功能紊乱往往诱发多种自身免疫性疾病的发生，如系统性红斑狼疮、类风湿性关节炎、变应性湿疹和哮喘等。

六、内分泌系统改变

当应激持续存在时，则会导致多种内分泌紊乱，引起一系列内分泌疾病。慢性应激时，GC不仅对甲状腺素轴产生抑制作用，使甲状腺功能低下，而且使靶细胞对胰岛素样生长因子(IGF-1，生长素介质)产生抵抗，造成儿童生长缓慢，并伴有如：抑郁、异食癖等行为异常。应激还使性腺轴失调，生殖系统对性激素的敏感性降低，导致性功能低下，妇女月经紊乱或闭经，生殖机能减退。应激时肾素—血管紧张素—醛固酮系统激活以及抗利尿激素分泌增多，还可导致泌尿功能异常，表现为尿少、尿比重升高、水钠排泄减少，诱发高血压、电解质紊乱和精神疾病等。

七、血液系统变化

急性应激使外周血中白细胞、血小板数目增多，黏附力增强，机体非特异性抗感染能力、凝血能力和纤溶活性增强。血液的这种改变有利于机体对抗损伤，减少失血和提高应激适应能力，但也增加了血液的凝集性，加上应激时纤维蛋白原增多、白细胞增多等因素，将会导致血液黏滞度的升高，诱发一种血液综合征，易导致血栓、DIC的发生。长期处于应激状态下，机体还会发生低色素性贫血，红细胞寿命明显缩短。

八、创伤后应激综合征

创伤后应激综合征也称延迟性心因性反应，是美国精神病学会1987年定义的一类精神障碍类疾病。指经历了残酷战争、严重创伤和恐怖之后出现的一系列心理精神障碍(也称创伤后应激病)。其最初发现于参战后的老兵中，是一种战后精神疾患，但现在已发现这种综合征亦见于和平时期的多种重大心理和生理创伤之后。创伤后应激综合征通常在创伤事件后经过一段无明显症状的潜伏期才发病，潜伏期从几日、几周至数月不等，极少数可达数年，表现为反复回忆创伤体验、睡眠障碍、常做噩梦、易激惹、脾气急躁、易怒或情感麻木、焦虑抑郁、警觉性增高、自闭孤独等。这些症状可持续数月至数年，有些人甚至持续终生。创伤后应激综合征不同于其他的精神障碍患者，一般不需药物治疗，可通过心理疏导而治愈。

第五节　应激的防治原则

一、排除应激原

当应激原的性质已经明确时，应尽量予以排除。如控制感染，修复创伤，清除有毒物质，改变生活环境等。

二、糖皮质激素的应用

在严重创伤、感染、败血症休克等应激状态下，糖皮质激素的释放是一种重要的防御保护机制，在机体应激反应低下的患者（如艾迪生病、年老体弱、严重营养不良等），适当补充糖皮质激素可能帮助机体度过危险期。

三、补充营养

应激时的高代谢率及脂肪、糖原与蛋白质的大量分解，对机体造成巨大消耗，可经胃肠道或静脉补充氨基酸、白蛋白等。

四、恰当的心理治疗、护理

由于中枢神经系统是大多数应激反应的感知和调控中枢，而且大多数应激反应也都具有心理和情绪成分。对心理应激原所导致的躯体疾患或精神、心理障碍可采用抗焦虑药、抗抑郁药治疗、心理治疗及生物反馈治疗。

五、其他疗法

此外，还可采用针灸、理疗、音乐疗法等进行综合治疗。

【思考题】

1. 何谓应激原？可分为哪几类？
2. 什么是急性期反应蛋白？其生物学功能如何？
3. 简述应激的主要神经—内分泌反应。
4. 试述全身适应综合征的概念和分期及特点。

（宋张娟）

第十三章　组织和细胞的适应、损伤与修复

【学习目标】

1. 掌握萎缩、肥大、增生、化生、变性、坏死、坏疽的概念。
2. 掌握变性常见的类型：细胞水肿、脂肪变性。
3. 掌握萎缩、增生、肥大、再生的类型。
4. 掌握坏死的分类、坏死的结局。
5. 肉芽组织的功能。
6. 干性坏疽与湿性坏疽的区别。

正常的组织和细胞会对体内外环境的变化作出形态、功能及代谢的反应性调整和适应。如果这种适应超出了组织与细胞的耐受与适应能力，就会导致细胞和组织的损伤，严重的损伤将会引起细胞的死亡。适应和损伤是大多数疾病发生发展过程中的基础性病理变化。

第一节　适　　应

细胞和由其构成的组织、器官能耐受内、外环境中各种有害因子的刺激作用而得以存活的过程，称为适应。在形态学上一般表现为萎缩、肥大、增生和化生。

一、萎　缩

萎缩指发育正常的实质细胞、组织或器官，由于某种原因导致其体积缩小或伴有细胞数目减少。最常见的萎缩部位有肌肉、骨骼、中枢神经及生殖器官的萎缩。

发生萎缩的原因很多，概括地可分为生理性萎缩和病理性萎缩两大类。生理性萎缩常与年龄有关，如青春期后胸腺的逐步退化，哺乳期后乳腺组织的复旧以及老年性萎缩。病理性萎缩既可以是全身性，也可以是局部性萎缩。根据发生的原因分为五种：

1. 废用性萎缩

肢体和器官等长期不活动所致，如久卧不动后的肌肉萎缩。

2. 神经性萎缩

由运动神经元或轴突损害引起，如小儿麻痹症引起的下肢萎缩或外伤性截瘫时下肢肌肉的萎缩。

3. 压迫性萎缩

局部组织长期受压，如尿路梗阻引起肾盂积水导致肾实质受压，使皮质变薄(图3.13.3-1)。

4. 内分泌性萎缩

内分泌腺功能低下引起靶器官细胞萎缩，如腺垂体缺血坏死所致的肾上腺、性腺、甲状腺功能低下性萎缩。

5. 营养不良性萎缩

由于营养物质摄入不足或消耗过多，如结核病和恶性肿瘤患者，长期营养不良致全身性萎缩、脑动脉粥样硬化的脑萎缩（图 3.13.3-2）。

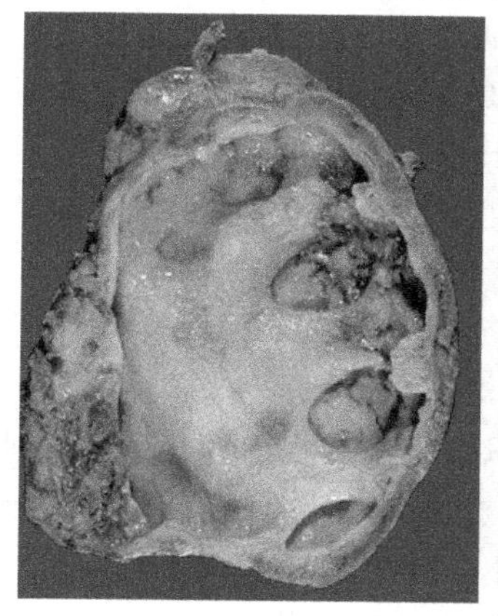

图 3.13.3-1　肾萎缩

（摘自《病理学》，王宗敏主编，人民卫生出版社，2007.）

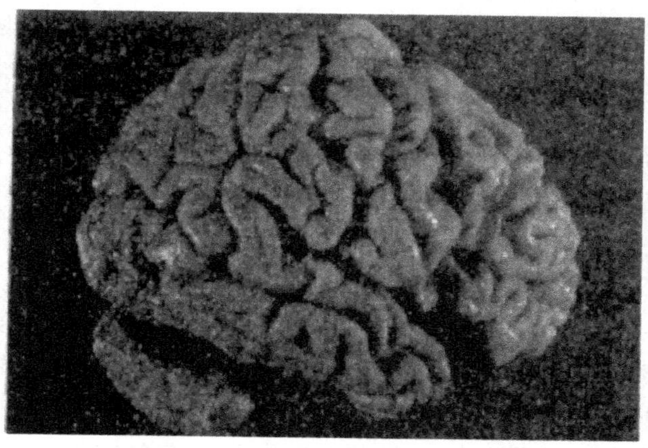

图 3.13.3-2　脑萎缩

（摘自《基础医学概论》，刘文主编，南开大学出版社，2007.）

肉眼观：萎缩的器官除体积变小外，质地常变得较坚韧，色泽变深。镜下在萎缩的细胞核两端可见脂褐素颗粒，即细胞器残体。萎缩的器官、组织和细胞多伴有功能代谢下降，当原因消除后，则可逐渐恢复正常。如病变加重时，萎缩的细胞可死亡消失。

二、肥　大

细胞、组织和器官的体积增大称为肥大。包括生理性肥大和病理性肥大。生理性肥大，如妊娠孕激素及其受体刺激而致的子宫平滑肌肥大。在病理状态下，因相应器官和组织功能负荷过重所致的肥大是代偿性肥大，如高血压病心脏负荷增加引起的左心室肥大（图 3.13.3-3，3.13.3-4）；因内分泌激素作用于靶器官所致的肥大是内分泌性（激素性）肥大，如垂体肿瘤时因生长激素过多引起的肢端肥大症。

细胞、组织和器官的体积增大可使其功能增强，具有代偿意义；但过度肥大，如心肌过度肥大患者后期出现心力衰竭，导致其丧失代偿意义。

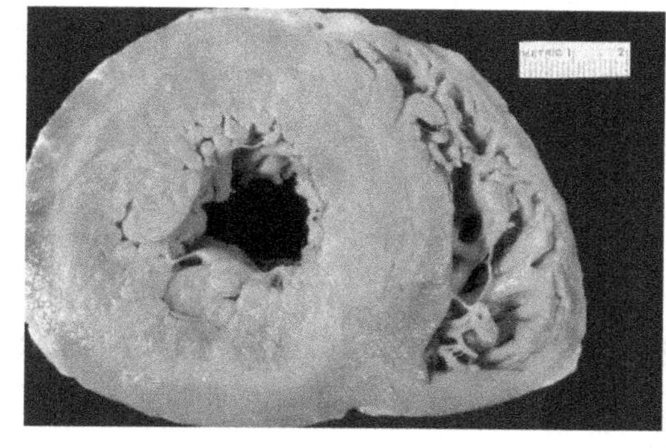

图 3.13.3-3　左心室肥大

（摘自《病理学》，王宗敏主编，人民卫生出版社，2007.）

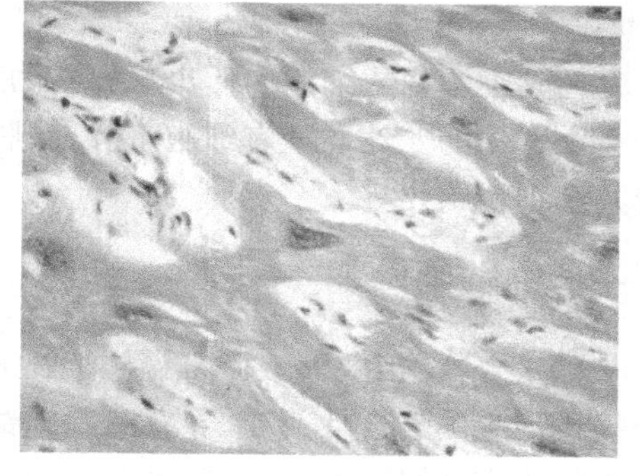

图 3.13.3-4　心肌细胞肥大

（摘自《病理学》，王宗敏主编，人民卫生出版社，2007.）

三、增　生

由于实质细胞数量增多而引起的组织、器官的体积增大称为增生，常与肥大相伴存在。根据其原因和性质，增生可分为：①生理性增生：如肝细胞毒性损害后的肝再生、肾小管坏死后的上皮再生。②病理性增生：病理性增生最常见的原因是激素过多，如过量雌激素引起的子宫内膜增生，临床上可出现功能性子宫出血；另也可见于慢性炎症刺激引起的细胞增生，如宫颈糜烂时的上皮增生，肝细胞的慢性增生，若细胞过度增生，可使细胞出现异型性而转化为癌细胞，发展为恶性肿瘤。

四、化　生

一种已分化的组织细胞转化为另一种分化成熟的组织细胞的过程称为化生。这种转化过程不是已分化的细胞直接转变为另一种细胞，而是具有分裂能力的幼稚未分化细胞或干细胞向另一方向转型分化而成。

较常见的化生有：①鳞状上皮化生：在气管支气管黏膜的纤毛柱状上皮，宫颈内口的柱状上皮和胆囊黏膜上皮，由于化学刺激、炎症、结石等慢性损害时发生鳞状上皮化生，是一种适应性表现。②肠上皮化生：在胃黏膜上皮受到萎缩性炎症或溃疡及糜烂刺激时，胃小弯的干细胞分化成小肠型或大肠型上皮。

化生的意义有利有弊。如呼吸道黏膜鳞状上皮化生后，可强化局部抵御外界刺激的能力，但鳞状上皮表面不具有柱状上皮的纤毛结构，黏膜的自净能力减弱。当引起化生的因素长期存在时，则有可能引起细胞恶性转化，如支气管鳞状上皮化生基础上发生的鳞状细胞癌。

第二节　变　性

细胞和组织受到有害因子的刺激后，引起细胞及其间质的物质代谢、组织化学、超微结构等的异常变化，称为损伤。细胞和组织的损伤原因不一，表现形式和形态学变化也不同，如果损伤在刺激消除后，受损的细胞和组织的结构和功能可以恢复正常，通常称为可逆性损伤，也称变性。

变性是细胞内或细胞间质出现异常物质或正常物质异常蓄积的病理现象，通常伴有功能低下。常见的变性类型有细胞水肿、脂肪变、玻璃样变、淀粉样变、黏液样变、病理性色素沉着及病理性钙化等。

一、细胞水肿

又称水变性，当缺氧或中毒、感染、缺血、电离辐射作用于机体时，细胞膜上的 Na^+-K^+ 泵受损或细胞膜通透性改变，导致细胞内钠、水内流，形成细胞水肿。细胞水肿是损伤时最早出现的改变，常见于心、肝、肾等器官的实质细胞。

肉眼观病变器官体积变大，包膜紧张、颜色变淡。光镜下细胞体积变大，胞质内水分含量增多，变得较为透明、淡染，严重时整个细胞膨大如气球，细胞核也可肿胀。

二、脂肪变

中性脂肪(即甘油三酯)沉积于非脂肪细胞的细胞质中称为脂肪变，其发生与感染、中毒、缺氧、酗酒、营养不良、肥胖、糖尿病有关。脂肪变性多发生于肝细胞、心肌细胞、肾小管上皮细胞、骨骼肌细胞等。肝细胞是脂肪代谢的重要场所，肝脏最常发生脂肪变，轻度肝脂肪变一般不引起肝功能障碍，严重的弥漫性肝脂肪变称为脂肪肝，重度者可继发肝坏死和肝硬化。严重中毒和感染也可使心肌呈现弥漫性脂肪变。

肉眼观脂肪变的器官体积变大，色淡黄，边缘圆钝，切面呈油腻感，质软。光镜下见病变细胞质中出现大小不等的球形脂滴，甚至充满整个细胞把胞核挤至一侧，在石蜡切片中，因脂肪被有机溶剂溶解，脂滴呈空泡状(图 3.13.3-5)。

三、玻璃样变性

也称透明变性，光镜下 HE 染色时，细胞内、细胞间质或血管壁中出现均质红染半透明的玻璃样物质改变。玻璃样变包括多种部位、性质不同而形态变化相似的病变。主要见于结缔组织、血管壁，有时也可见于细胞内。①结缔组织玻璃样变：常见于纤维疤痕组织，为胶原纤维老化的表现，如瘢痕组织。肉眼呈灰白色半透明，质韧。②细动脉壁玻璃样变：见于缓进型高血压和糖尿病的肾、脑、脾、视网膜等脏器的细动脉壁，动脉管壁增厚，管腔变窄(图 3.13.3-6)。③细胞内玻璃样变：位于细胞质内，呈均质红染的圆形小体，如酒精性肝病时肝细胞胞质中形成的 Mallroy 小体。

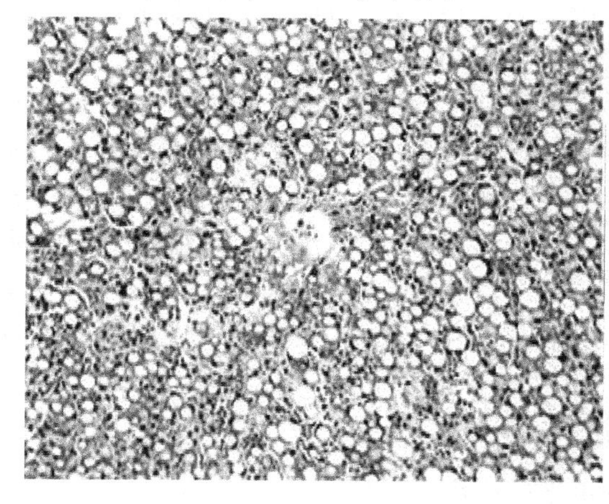

图 3.13.3-5　肝细胞脂肪变性
(摘自《病理学》，王宗敏主编. 人民卫生出版社，2007.)

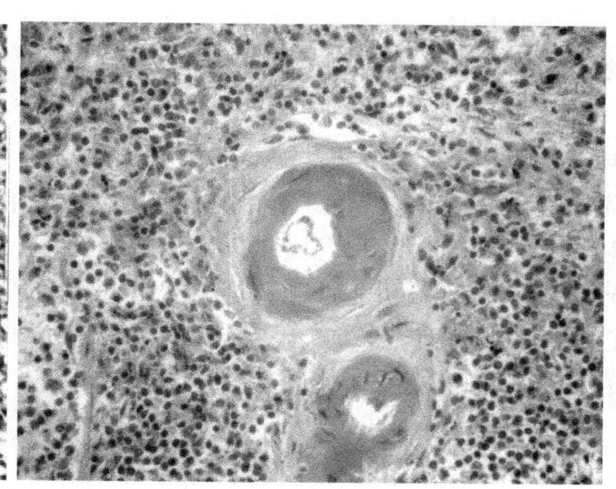

图 3.13.3-6　脾中央动脉玻璃样变
(摘自《病理学》，王宗敏主编. 人民卫生出版社，2007.)

四、淀粉样变

细胞间质及小血管基底膜下有淀粉样物质沉积称为淀粉样变性。光镜下 HE 染色切片中为淡红色均质状，电镜下则为纤细的丝状。由于淀粉样物质遇碘变为棕褐色，再加稀硫酸呈蓝色，故名淀粉样变。

淀粉样变可为全身性和局部性两种。前者较少见，多发生在长期慢性化脓、骨髓瘤及结核病等情况下。局部性淀粉样变则较常见，与慢性炎症有关，并好发于睑结膜及上呼吸道等处的慢性炎症而伴有大量浆细胞浸润时。

五、黏液样变性

组织间质内出现黏多糖和蛋白质的蓄积称为黏液样变性。镜下特点是病变处的间质疏松，充以染成淡蓝色的胶状液体，其中有一些多角形、星芒状细胞散在，常见于间叶性肿瘤、急性风湿病时的心血管壁、动脉粥样硬化的血管壁。

六、病理性色素沉积

正常人体组织中可有多种色素沉积，有的来源于机体本身，如含铁血黄素、胆色素、脂褐素、黑色素等；有的来自体外，如炭末、煤尘及纹身色素。

病理情况下，上述色素增多并积聚于细胞内外，称为病理性色素沉着。含铁血黄素是红细胞血红蛋白的降解产物，光镜下呈棕黄色颗粒状，有折光性，如左心衰竭时肺泡腔内可见含有铁血黄素的巨噬细胞。脂褐素是细胞内自噬溶酶体中不能被消化的细胞器碎片所形成的残体，呈黄褐色颗粒状，常见于老年人及慢性消耗性疾病时的心肌、肝细胞内。胆红素是黄褐色折光性的小颗粒，胆红素沉积见于胆道阻塞和某些肝病的肝细胞、毛细胆管和小胆管内。

七、病理性钙化

正常机体内骨和牙之外的其他部位组织有固态的钙盐沉积，则称为病理性钙化。其主要成分是磷酸钙和碳酸钙及少量铁、镁等物质，光镜下呈蓝色颗粒状或片块状。

病理性钙化主要有营养不良性钙化和转移性钙化两种。前者为钙盐沉积于坏死或即将坏死的组织或异物中，常见于结核病干酪样坏死灶、脂肪坏死灶、动脉粥样硬化斑块、坏死的寄生虫虫体、虫卵以及其他异物等，因无全身性钙磷代谢障碍，故血钙不升高。转移性钙化较少见，是全身性钙、磷代谢障碍致血钙和(或)血磷升高，使钙盐在未受损的组织中沉积所致。如甲状旁腺功能亢进及骨肿瘤造成骨质严重破坏时，大量骨钙进入血液，使血钙升高，以致钙在肾小管、肺泡和胃黏膜等处沉积，形成转移性钙化。此外，接受超剂量的维生素 D 时，因促进钙从肠吸收，也可引起转移性钙化。

第三节 细胞死亡

当细胞和组织受到强烈刺激时，将发生不可逆性结构、功能和代谢障碍，导致细胞死亡。细胞的死亡分为坏死和凋亡两类。

一、坏 死

坏死是活体的局部组织、细胞的代谢停止，功能丧失，出现一系列特征性的形态学改变，引起不可逆性死亡。

(一)坏死的基本病变

细胞核的变化是细胞坏死的主要标志。表现为:①核固缩,即由于核脱水使染色质DNA浓聚、皱缩,染色变深,核的体积缩小;②核碎裂,核膜破裂,核染色质崩解为小碎片,分散在胞浆中;③核溶解,在脱氧核糖核酸酶的作用下,染色质的DNA分解,核失去对碱性染料的亲和力,因而染色质变淡,甚至只能见到核的轮廓。随后染色质中残余的蛋白质被溶蛋白酶所溶解,细胞核在1～2天内完全消失。

(二)坏死的类型

由于酶的分解作用或蛋白质变性所占比例不同,坏死组织呈现不同的形态学变化,总体上将坏死分为凝固性坏死、液化性坏死、纤维素样坏死及坏疽等几个类型。

1. 凝固性坏死

坏死组织失水变干、蛋白质变性凝固而变成灰白或黄白色比较坚实的凝固体,称为凝固性坏死,多见于心、肝、肾、脾等实质器官,常因缺氧缺血、细胞毒素等引起,肉眼观坏死区呈黄白色,与健康组织间一般有明显分界,坏死灶周围有一暗红色充血出血带(图3.13.3-7)。镜下细胞微细结构消失,组织结构轮廓仍可保存。结核病时,病灶中含脂质较多、坏死区呈黄色,状似干酪(图3.13.3-8),称为干酪样坏死,为一种特殊类型的凝固性坏死。镜下组织坏死更彻底,结构无残留,表现为均质无结构颗粒状红染物。

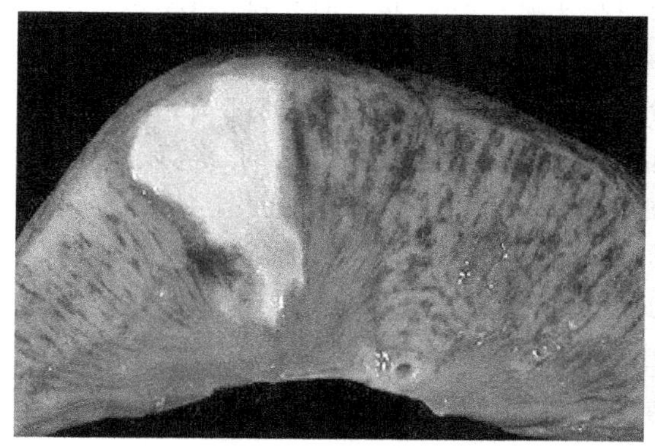

图3.13.3-7　肾凝固性坏死
(摘自《病理学》,王宗敏主编.人民卫生出版社,2007.)

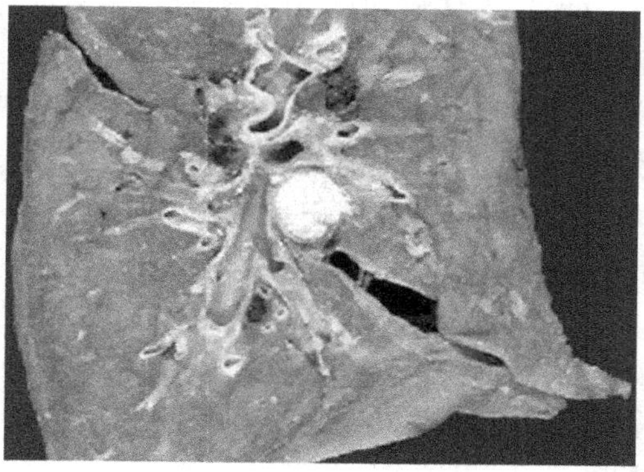

图3.13.3-8　肺门淋巴结结核干酪样坏死
(摘自《病理学》,王宗敏主编.人民卫生出版社,2007.)

2. 液化性坏死

液化性坏死主要发生在含可凝固的蛋白质少和脂质多(如脑)的组织或坏死组织细胞自身及浸润的中性粒细胞等释放大量水解酶,或组织富含水分和磷脂,导致组织发生溶解液化(如胰腺)。液化性坏死时,坏死组织分解液化并可形成坏死腔,如见于细菌或某些真菌感染引起的脓肿、缺血缺氧引起的脑软化(图3.13.3-9)等。

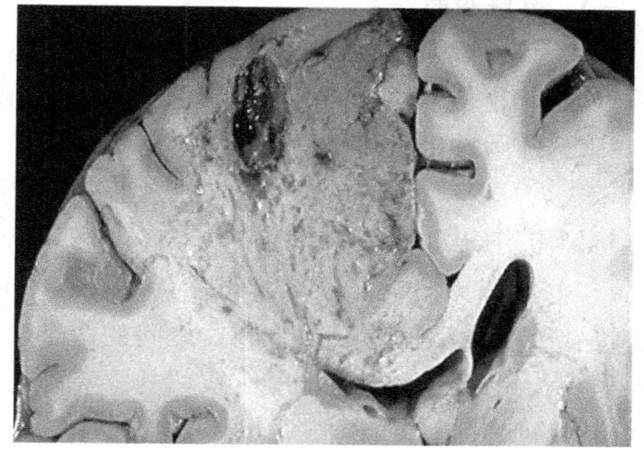

图3.13.3-9　脑液化性坏死
(摘自《病理学》,王宗敏主编.人民卫生出版社,2007.)

脂肪坏死为液化性坏死的一种特殊类

型,主要有酶解性脂肪坏死和外伤性脂肪坏死两种。前者常见于急性胰腺炎时,此时胰腺组织受损,胰酶外逸并被激活,从而引起胰腺自身消化和胰周围及腹腔器官的脂肪组织被胰脂酶所分解,其中的脂肪酸与组织中的钙结合形成钙皂,表现为不透明的灰白色的斑点或斑块。外伤性脂肪坏死则大多见于乳房,此时由于脂肪组织受伤使脂肪细胞破裂,脂肪外逸,并常在乳房内形成肿块。

3. 纤维素样坏死

是结缔组织及小血管壁常见的坏死形式,病变部位形成细丝状、颗粒状或小条块状物质,由于其与纤维素染色性质相似而得名,见于风湿病、结节性多动脉炎、新月体性肾小球肾炎、急进型高血压病等。

4. 坏疽

指组织坏死并继发腐败菌感染。坏死组织经腐败菌分解,产生硫化氢,后者与血红蛋白中分解出来的铁相结合,形成黑色的硫化铁,使坏死组织呈黑色。坏疽可分为3种类型:

(1)干性坏疽:大多见于动脉阻塞但静脉回流通畅的四肢末端,如在动脉粥样硬化、血栓闭塞性脉管炎和冻伤等疾患时。此时动脉受阻而静脉仍通畅,故坏死组织的水分少,再加上在空气中蒸发,使病变部位干涸皱缩,呈黑褐色,与周围健康组织之间有明显的分界线。同时,由于坏死组织比较干燥,因而干性坏疽的腐败菌感染一般较轻。

(2)湿性坏疽:湿性坏疽多发生于与外界相通的内脏(子宫、肠、阑尾、肺、胆囊等),也可见于四肢(当其动脉闭塞而静脉回流又受阻,伴有淤血水肿时)。此时由于坏死组织含水分较多,适合腐败菌生长繁殖,故腐败菌感染严重,局部明显肿胀,呈深蓝、暗绿或污黑色。腐败菌分解蛋白质,造成恶臭。由于病变发展较快,故坏死组织与健康组织的分界线不明显。同时组织坏死腐败所产生的毒性产物及细菌毒素被吸收后,可引起严重的全身中毒症状。常见的湿性坏疽有坏疽性阑尾炎、肠坏疽、肺坏疽及产后坏疽性子宫内膜炎等。

(3)气性坏疽:主要见于严重的深达肌肉的开放性创伤合并产气荚膜杆菌、恶性水肿杆菌及腐败弧菌等厌氧菌感染时,细菌分解坏死组织时产生大量气体,使坏死组织内含气泡呈蜂窝状,按之有捻发音。气性坏疽发展迅速,毒素吸收多,全身症状明显,后果严重,需紧急处理。

(三)坏死的结局

1. 溶解吸收

来自坏死组织本身和中性粒细胞的溶蛋白酶将坏死物质分解、液化,然后由淋巴管或血管吸收,不能吸收的碎片则由巨噬细胞吞噬消化。

2. 分离排出

较大坏死灶不易完全吸收,由白细胞释放溶蛋白酶,加速坏死组织的溶解吸收,使坏死灶与健康组织分离。发生在皮肤黏膜的坏死物可被分离,形成组织缺损,浅表的缺损称为糜烂,较深者称为溃疡。深部组织坏死后形成的开口于皮肤黏膜表面的病理性盲管称为窦道,连接空腔脏器和体表或空腔脏器之间的两个以上开口的病理性管道称为瘘管。内脏器官坏死物液化后经自然管道排出所残留的空腔称为空洞,如肺空洞、肾空洞。

3. 机化

坏死组织如不能完全溶解吸收或分离排出,则由周围新生毛细血管和纤维母细胞等组成肉芽组织,长入坏死组织,逐渐加以溶解、吸收和取代,最后成为瘢痕组织。这种由新生肉芽组织取代坏死组织(或其他异物如血栓等)的过程称为机化。

4. 包裹、钙化

坏死灶如较大,或坏死物质难以溶解吸收,或不能完全机化,则常由周围新生结缔组织加以包裹,其中的坏死物质未被清除,继发钙盐沉积,引起营养不良性钙化,如结核病灶的干酪样坏死即常发生这种改变。

二、凋　亡

凋亡也称为程序性细胞死亡,是细胞衰老过程中各种细胞功能逐渐衰灭的结果。凋亡可见于许多生理和病理过程中,是器官形成发育、细胞和组织的衰亡和更新替换的表现。肿瘤细胞也可自发性发生凋亡。

1. 凋亡的意义

凋亡异常与许多疾病的发生关系密切。凋亡抑制则意味着减少了异常细胞的更替,这些异常细胞积聚起来,有可能发生恶性肿瘤。凋亡增加则导致过多的细胞死亡,影响脏器甚至机体的机能,导致疾病。凋亡多为散在的单个细胞的死亡,与坏死在发生机制和形态变化上均不同,凋亡是由细胞遗传素质决定的,在外界某些因素的刺激触发下,细胞改变了遗传信息的转录和翻译,形成死亡蛋白,激活核酸内切酶、需钙蛋白酶和凋亡蛋白酶,启动细胞死亡程序而导致细胞死亡。

2. 凋亡的形态学特征

凋亡为正常细胞群体中单个细胞的死亡。光镜下首先细胞体积缩小,与周围细胞分离,核染色质浓集呈球状或附在核膜下,胞质浓缩,嗜酸性增强,而后细胞皱缩,细胞膜下陷,包裹核碎片和细胞器,形成凋亡小体,可被巨噬细胞及周围其他细胞吞噬与降解。不会引起周围组织的炎症反应和修复再生。例如病毒性肝炎时的嗜酸性小体形成即是凋亡的表现。

第四节　修　复

损伤造成机体部分细胞和组织丧失后,周围健康组织分裂增生修补恢复的过程称为修复,参与修复的细胞可以是实质细胞,也可以是结缔组织细胞。修复过程可概括为两种不同的形式:①由损伤周围的同种细胞来修复,称为再生,②由纤维结缔组织来修复,称为纤维性修复。纤维性修复由肉芽组织填补,以后形成瘢痕,故也称瘢痕修复。

一、再　生

临近损伤组织的同种细胞通过分裂增殖以完成修复的现象,称为再生。再生可分为生理性再生及病理性再生两类。生理性再生是指在生理过程中,有些组织细胞不断老化、消耗,由新生的同种细胞不断补充,以保持原有的结构和功能,维持机体的完整与稳定。例如,消化道黏膜上皮约 1～2 天就更新一次;表皮的基底细胞不断地增生、分化;红细胞平均寿命为 120 天。病理状态下组织细胞缺损后发生的再生,属病理性再生。

(一)不同细胞的再生能力

按再生能力的强弱,人体组织细胞可分为以下三类。

1. 不稳定细胞

此类细胞再生能力很强，在生理情况下，就不断地分裂增生来更替衰老死亡的细胞，如呼吸道和消化道黏膜的被覆细胞、泌尿生殖器官管腔的被覆细胞、表皮细胞、淋巴及造血细胞、间皮细胞等。

2. 稳定细胞

当机体发育成熟后，在生理情况下，这类细胞增殖现象不明显，但有再生潜能，当受到组织损伤的刺激时，表现出较强的再生能力，这类细胞包括各种腺体或腺样器官的实质细胞，如肝、胰、内分泌腺、涎腺、汗腺、皮脂腺和肾小管的上皮细胞、纤维母细胞、内皮细胞、成骨细胞、成软骨细胞等。

3. 永久性细胞

这类细胞几乎没有再生能力，在出生后即不能分裂增生，一旦遭受破坏则成为永久性缺失，只能由结缔组织增生来修补，如神经元、骨骼肌细胞及心肌细胞。

(二)各种组织的再生过程

1. 上皮组织的再生

(1)被覆上皮再生：鳞状上皮、柱状上皮等被覆上皮的再生是由创伤临近部位的基底细胞分裂增生来完成的。如鳞状上皮缺损时，由创缘或底部的基底层细胞分裂增生，向缺损中心伸展，先形成单层上皮，以后增生分化为鳞状上皮。

(2)腺上皮再生：腺上皮再生力较强，如仅有腺上皮的缺损而腺体的基底膜未被破坏，可由残存细胞分裂补充，完全恢复原来的腺体结构。如腺体构造包括基底膜被完全破坏则不能再生，修复时由结缔组织代替。肝细胞有活跃的再生能力，肝大部分切除后，剩余的肝细胞分裂增生十分活跃，短期内就能使肝恢复原来的大小。如果肝小叶网状支架完整，从肝小叶周边区再生的肝细胞可沿支架延伸，恢复正常结构。如果肝小叶网状支架塌陷，网状纤维转化为胶原纤维，或者由于肝细胞反复坏死及炎症刺激，纤维组织大量增生，形成肝小叶内纤维间隔，此时再生肝细胞难以恢复原来小叶结构，成为结构紊乱的肝细胞团，即肝硬化时的假小叶。

2. 纤维组织的再生

纤维组织再生能力强，可发生于结缔组织本身受损伤后，也见于其他组织损伤后的不完全再生，是病理性再生最常见的组织修复形式。在损伤的刺激下，受损处的纤维母细胞进行分裂、增生。纤维母细胞可由静止状态的纤维细胞转变而来，或由未分化的间叶细胞分化而来。

3. 软骨组织和骨组织的再生

软骨组织再生起始于软骨膜的增生，这些增生的幼稚细胞形似纤维母细胞，以后逐渐变为软骨母细胞，并形成软骨基质，细胞被埋在软骨陷窝内而变为静止的软骨细胞。软骨再生力弱，软骨组织缺损较大时由纤维组织参与修补。骨组织再生能力强，骨折后可完全修复。

4. 血管的再生

(1)毛细血管的再生：毛细血管多以生芽方式再生。先在蛋白分解酶作用下基底膜分解，受损处内皮细胞分裂增生形成突起的幼芽，随着内皮细胞向前移动及后续细胞的增生而形成一条细胞索，数小时后在血流冲击下出现管腔，形成新生的毛细血管，新生的毛细血管互相吻合构成毛细血管网。

(2)大血管的修复：大血管离断后需要手术吻合，吻合处两侧内皮细胞分裂增生，互相连接，恢复原来内膜结构。但离断的肌层不易完全再生，而由结缔组织增生连接，形成瘢痕修复。

5. 神经组织的再生

脑和脊髓的神经细胞破坏后不能再生，由神经胶质细胞及其纤维形成的胶质瘢痕来修补。外周神经离断后，如果与其相连的神经细胞仍然存活，则可完全再生修复。两个断端的神经鞘细胞增生，形成带状的合体细胞，将断端连接，近端轴突则逐渐向远端延伸，穿过神经鞘细胞带，最后达到末梢鞘细胞，鞘细胞产生髓磷脂将轴索包绕形成髓鞘。如果断离的两端相隔太远，或者两端之间有瘢痕或其他组织阻隔，或者因截肢失去远端的情况下，再生的轴突均不能达到远端，而是与增生的结缔组织混合在一起，卷曲成团块状，形成创伤性神经瘤(截肢神经瘤)，可发生顽固性疼痛。

二、纤维性修复

纤维性修复首先通过肉芽组织增生，溶解、吸收损伤局部的坏死组织及其他异物，并填补组织缺损，以后肉芽组织转化成以胶原纤维为主的瘢痕组织，最终完成修复过程。

1. 肉芽组织的形态

肉芽组织由新生的毛细血管及纤维母细胞组成，并伴有炎细胞浸润，肉眼表现为鲜红色，颗粒状，柔软湿润，形似鲜嫩的肉芽，故名。初期的肉芽组织内无神经纤维，触之无痛觉。镜下可见大量内皮细胞增生形成的实性细胞索及扩张的毛细血管，垂直于创面生长，新生的毛细血管的内皮细胞核体积较大，呈椭圆形，向腔内突出。在毛细血管周围有大量新生的成纤维细胞，此外还有渗出液及大量炎细胞，以巨噬细胞为主，另有多少不等的中性粒细胞及淋巴细胞。

2. 肉芽组织的作用和结局

肉芽组织在组织损伤后2～3天内即可出现，其主要功能有：①填补伤口及其他组织缺损；②抗感染及保护创面；③机化包裹血凝块、坏死组织及其他异物。

3. 瘢痕组织的形态

瘢痕组织是指肉芽组织经改建成熟形成的纤维结缔组织。肉眼观局部呈收缩状态，颜色灰白，质地硬韧，缺乏弹性。

4. 瘢痕组织的作用及对机体的影响

瘢痕组织的形成对机体有利的一面：①能长期填补并连接损伤的创口或其他缺损，可使组织器官保持完整性；②抗拉力优于新鲜肉芽组织，由于瘢痕组织含有大量胶原纤维，可使组织器官保持其坚固性。

瘢痕组织的形成对机体不利或有害的一面：①瘢痕收缩。由于水分丧失和肌纤维母细胞收缩，可引起组织挛缩或管道狭窄，如发生于心瓣膜导致的心瓣膜变形、发生于关节附近引起关节挛缩或活动受限、发生于十二指肠溃疡瘢痕引起的幽门狭窄。②瘢痕性黏连。器官之间或器官与体腔壁之间发生的纤维性黏连可影响脏器功能。③瘢痕组织增生过度，又称肥大性瘢痕。突出于皮肤表面并向周围不规则的扩延，称为瘢痕疙瘩，可能与瘢痕组织缺血缺氧，促使其中的肥大细胞分泌生长因子，使肉芽组织增长过度有关。

【思考题】

1. 试述萎缩的肉眼观及镜下改变。
2. 试述细胞水肿的主要原因、好发器官和病变特点。
3. 何谓坏疽？分哪几类？其特点各如何？
4. 坏死有哪些类型及其大体和镜下的改变，坏死有哪些结局？
5. 坏死和凋亡在形态学上有何区别？
6. 简述肉芽组织的功能。

（宋张娟）

第十四章　局部血液循环障碍

【学习目标】

1. 掌握充血、出血、血栓形成、栓塞、梗死的概念。
2. 掌握血栓形成的条件、类型及结局。
3. 掌握栓子的运行途径及类型。
4. 掌握梗死形成的原因及类型。

生理情况下，机体通过血液循环不断地向全身器官组织运送氧和各种营养物质，同时又不断地从组织运走二氧化碳和各种代谢产物。当血液循环发生障碍，将影响相应器官和组织的代谢、功能和形态结构。

血液循环障碍可分为全身性和局部性两类。前者是指整个心血管系统功能发生紊乱（如心功能不全、休克等）；后者指某个器官或局部组织的循环异常，其包括：①局部循环血量的异常（充血和缺血）；②血管壁通透性和完整性的改变（出血等）；③血管内异常物质形成和阻塞（血栓形成、栓塞）以及后果（梗死）。

第一节　充血和淤血

一、充　血

器官或局部组织细动脉血输入量增多的状态，称动脉性充血，又称主动性充血，简称充血。

1. 原因

血管舒张神经兴奋性增高和（或）血管收缩神经兴奋性降低、舒血管活性物质释放增加等，引起细动脉扩张、血流加快，使微循环动脉血灌注量增多。常见的充血可分为：

（1）生理性充血：局部组织或器官适应生理活动而血流增加时即发生生理性充血，如进食后的胃肠道黏膜充血、运动时的骨骼肌充血以及情绪激动时的“面红耳赤”等。

（2）病理性充血：见于炎症反应的早期，可反射性地使血管舒张神经兴奋，局部细动脉扩张充血，组织变红肿胀。也可见于局部组织或器官长期受压，当压力突然解除时，细动脉发生反射性扩张引起减压后充血，属于病理性充血。

2. 病理变化及后果

动脉血富含氧合血红蛋白，充血局部组织或器官色泽鲜红，体积可轻度增大，发生在体表者局部颜色鲜红，代谢旺盛，温度升高。镜下见小动脉和毛细血管扩张，充满红细胞。多数情况下，动脉性充血是暂时的反应，一般对机体不产生不良后果，但在有高血压或动脉粥样硬化等疾病的基础上，由于情绪激动等原因引起的脑血管充血可以成为血管破裂的诱因，可能造成严重后果。

二、淤 血

器官或局部组织由于静脉回流受阻使血液淤积于小静脉和毛细血管内而发生的充血，称为静脉性充血，又称被动性充血，简称淤血。

1. 原因

引起淤血的原因多种多样，如静脉管壁受压、静脉腔阻塞和心力衰竭等。①静脉管壁受压是静脉受各种原因压迫后静脉管腔发生狭窄或闭塞，引起血液回流障碍，导致局部组织或器官淤血，如肿瘤压迫局部静脉引起相应器官淤血，妊娠时增大的子宫压迫髂总静脉引起下肢淤血。②静脉腔阻塞常见于静脉血栓形成及栓塞并且不能建立有效侧支循环时，静脉血液回流受阻，局部出现淤血。③心力衰竭时，心脏不能排出正常容量的血液进入动脉，心腔内血液滞留、压力增高，阻碍静脉回流，造成淤血，左心衰竭引起肺循环淤血，右心衰竭引起体循环淤血。

2. 病理变化及后果

发生淤血的组织或器官有不同程度的肿胀，包膜紧张，发生于体表时，局部皮肤呈紫蓝色，体表温度下降。显微镜下，局部细静脉及毛细血管扩张，充满血液。由于毛细血管淤血导致血管通透性增加，淤血常同时伴有水肿和出血。

淤血的后果取决于器官或组织的性质、淤血的范围、程度、速度以及侧支循环的建立等多种因素。短时间淤血后果轻微，而长时间淤血后果较严重，可使局部组织缺氧、营养物质供应不足和中间代谢产物堆积，损害毛细血管壁使通透性增高以及淤血时小静脉和毛细血管流体静压升高，引起局部组织出现：①水肿和漏出性出血；②实质细胞萎缩、变性甚至坏死；③间质纤维组织增生甚至形成淤血性硬化。

3. 重要脏器的淤血

(1)肺淤血：肺淤血多见于左心衰竭，包括急性肺淤血和慢性肺淤血。急性肺淤血肉眼观肺体积增大，暗红色，切面有泡沫状红色血性液体流出。镜下，肺泡壁毛细血管扩张充血，部分肺泡腔内充满水肿液及出血。慢性肺淤血多见于慢性风湿性心脏病伴心功能不全，如二尖瓣狭窄，左心房的血液不能充分回流到左心室，血液淤积在左心房内，压力升高，导致肺静脉回流受阻，引起肺淤血。肉眼观肺质地变硬，呈棕褐色。镜下，肺泡壁增厚及纤维化、毛细血管高度扩张充血，部分的肺泡腔内除水肿液和出血外，还可见到大量含有含铁血黄素的巨噬细胞，称为心衰细胞(图 3.14.3-1)，其原因是巨噬细胞吞噬红细胞后，血红蛋白被溶酶体酶分解，析出的含铁血黄素沉积在巨噬细胞胞质内。临床上患者表现为气促、紫绀、咳大量浆液性粉红色泡沫痰等症状。

(2)肝淤血：常由右心衰竭引起。急性肝淤血时，肝体积增大，呈暗红色。镜下，中央静脉和肝窦扩张，充满红细胞，严重时小叶中央肝细胞萎缩、坏死。慢性肝淤血时，肝静脉回流受阻，肝小叶中央区严重淤血呈暗红色，肝小叶周边部肝细胞因受压而萎缩，因缺氧而发生脂肪变性，肝细胞甚至坏死、崩解(图 3.14.4-2)。肉眼观淤血肝脏肿大，包膜紧张，表面及切面呈红(淤血区)、黄(脂肪变性区)相间条纹状改变，形如槟榔切面的花纹，故称为槟榔肝。在长期严重的肝淤血，除小叶中央肝细胞萎缩消失外，间质纤维组织明显增生，可形成淤血性肝硬化。

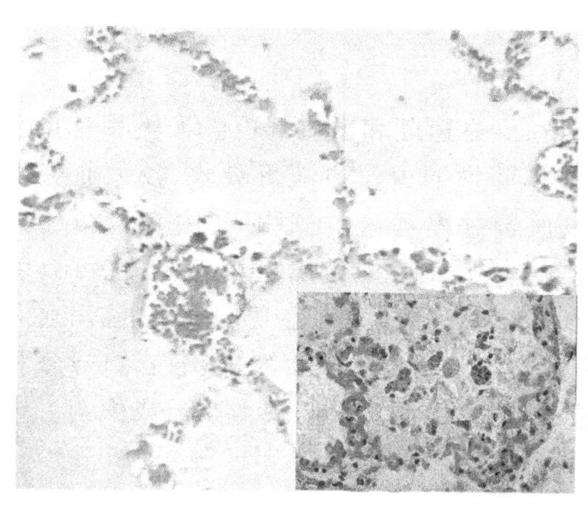

图 3.14.4-1　肺淤血
（摘自《病理学》，王宗敏主编．人民卫生出版社，2007.）

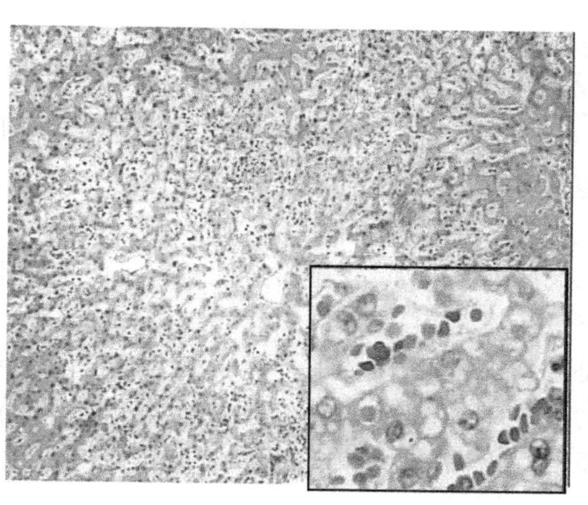

图 3.14.4-2　肝淤血
（摘自《病理学》，王宗敏主编．人民卫生出版社，2007.）

第二节　出　血

红细胞从血管或心脏逸出，称为出血。逸出的血液进入体腔和组织内为内出血，流出到体外为外出血。

一、病因及发病机制

出血有生理性出血和病理性出血两类。前者如正常月经的子宫内膜出血，后者多由创伤、血管病变及出血性疾病等引起。按血液逸出的机制可分为破裂性出血和漏出性出血。

1. 破裂性出血

指由心脏或血管壁破裂所发生的出血。出血量一般较多，常由心血管壁外伤、炎症、肿瘤等病变侵蚀血管壁等原因引起。

2. 漏出性出血

由于微循环内血管壁通透性增高，血液通过扩大的内皮细胞间隙和受损的基底膜漏出血管，常见于血管壁损害、血小板减少或功能障碍及凝血机制异常等情况。

二、病理变化

新鲜的出血呈红色，以后随红细胞降解形成含铁血黄素而带棕黄色。镜下组织的血管外可见红细胞和巨噬细胞，巨噬细胞胞浆内可见吞噬的红细胞及含铁血黄素颗粒，组织中亦见游离的含铁血黄素颗粒。

出血可见于身体任何部位，组织内局限性大量出血称为血肿，如硬膜下血肿、皮下血肿等。鼻黏膜出血称鼻衄，呼吸道出血经口排出称咯血，消化道出血经口排出称为呕血，经肛门排出称为血便，泌尿道出血经尿排出称为血尿，微小的出血进入皮肤、黏膜、浆膜面形成较小的出血点称为瘀点，稍大者称为紫癜，直径超过 1～2cm 的皮下出血称为瘀斑。

三、后 果

出血对机体的影响取决于出血的类型、出血量、出血速度和出血部位。人体具有止血功能，缓慢少量的出血，多可自行止血。局部组织或体腔内的少量血液可吸收，较大血肿不易吸收完全，可通过肉芽组织机化或纤维包裹。出血若过程迅速，在短时间内丧失循环血量20%～25%时，可发生出血性休克。发生在重要器官的出血，即使出血量不多，也可以引起严重后果，如心脏破裂引起心包内积血，由于心包填塞，可导致急性心功能不全；脑出血尤其是脑干出血，因重要的神经中枢受压可迅速致人死亡。局部组织或器官的出血，可导致相应的功能障碍，如脑内囊出血引起对侧肢体的偏瘫，视网膜出血可引起视力减退或失明。慢性反复性出血可引起缺铁性贫血。

第三节 血栓的形成

在活体的心脏和血管内，血液发生凝固或血液中某些有形成分凝集形成固体质块的过程，称为血栓形成。形成的固体质块称为血栓。

血液中存在凝血系统和抗凝血系统(纤维蛋白溶解系统)。在生理情况下，两者保持动态平衡，既保证了血液潜在的可凝固性又维持了血液的流动状态。在某些因素的作用下，破坏了上述的动态平衡，触发了内源性或外源性凝血系统，便可形成血栓。

一、血栓形成的条件和机制

血栓的形成目前公认有三个条件，同时存在，互相作用。

1. 心血管内皮细胞损伤

心血管内皮细胞的损伤，是血栓形成的最重要和最常见的原因。心血管内膜的内皮细胞具有抗凝和促凝的两种特性，在生理情况下，以抗凝作用为主。完整的单层内皮细胞起屏障作用，把血液中的血小板、凝血因子与内皮下有促凝作用的胶原纤维分隔开来；合成前列环素、ADP酶，抑制血小板黏集；表达膜相关肝素样分子和凝血酶调节蛋白，调节及灭活凝血因子等，从而使心血管内血液保持流体状态。

在许多因素作用下如创伤、缺氧、感染、免疫反应等都可造成内皮细胞损伤。当内皮细胞损伤后，则使内皮下胶原暴露，激活血小板和凝血因子，启动内、外源性凝血过程，最终导致血栓的形成。

2. 血流状态的改变

血流状态改变主要指血流缓慢和涡流形成。正常血流有轴流与边流之分，红细胞和白细胞在血流的中轴流动构成轴流，其外是血小板，最外是一层血浆带构成边流。

当血流减慢或产生漩涡时血小板可进入边流，增加了血小板与内膜的接触机会，同时被激活的凝血因子和凝血酶在局部易达到凝血所需的浓度，因此各种原因引起内皮细胞的损伤使内皮下的胶原暴露，均可激发内源性和外源性的凝血系统，导致血栓形成。此外，血流缓慢时局部组织缺氧，诱发内皮细胞损伤，也触发凝血过程。

静脉血栓发生率比动脉血栓高4倍，常发生于心力衰竭、久病卧床或静脉曲张患者的静脉内。造成这一现象的原因是：①静脉内有静脉瓣，该处不但血流缓慢，而且易出现涡流，因此静脉血栓常以静脉瓣膜处为起始点；②静脉不像动脉随心脏搏动而舒张，静脉内的血流甚至可出现短暂停留；③静脉壁薄，易受压；④血液到达静脉后，其黏性增加。

3. 血液凝固性增加　即血液的高凝状态，是指血液中血小板和凝血因子增多，或纤维蛋白溶解系统的活性降低，此时的血液比正常情况下易于凝固。如严重创伤、大面积烧伤、大手术后，血中纤维蛋白原、凝血酶原及其他凝血因子的含量增多，易于发生黏集形成血栓。某些恶性肿瘤如肺癌、乳腺癌、胰腺癌、胃癌等由于癌细胞释放出促凝因子入血而使血液处于高凝状态，常可诱发静脉血栓形成。

二、血栓的形成、类型及形态

血栓的形成经历两个阶段，一是血小板的黏附与凝集，二是血液的凝固。当血管内膜受损时，血小板从黏附于内膜裸露的胶原开始，形成血小板黏集堆，在凝血酶作用下，血小板间的纤维蛋白原变为纤维蛋白，血小板黏集堆构成血栓的起始部，随着血小板黏集堆不断增大，慢慢形成不规则的珊瑚状的血小板小梁，血流中白细胞黏附血小板表面，此为血栓头部。由于小梁间的血流减慢，凝血因子浓度增加，使更多的纤维蛋白原在小梁间形成纤维蛋白网状支架，其间网罗大量红细胞，此时形成的血栓为红、白相间的波纹状结构，即血栓体部。形成的血栓进一步延长增大，致血管腔阻塞，血流完全中断，血液凝固，成为均质的以红细胞为主的血栓尾部。从血栓附着点开始，动脉血栓的延伸常逆血流而行，而静脉血栓的延伸常顺血流而行，故又称延续性血栓。血栓的类型包括以下几种：

1. 白色血栓

发生在血流较快的心瓣膜、心腔内、动脉内，如急性风湿性心内膜炎时二尖瓣闭锁缘上的赘生物。在静脉性血栓中，白色血栓位于延续性血栓的起始部，即血栓的头部。肉眼观呈灰白色小结节，表面粗糙质实，与发生部位紧密黏着不易脱落。镜下白色血栓主要由珊瑚状的血小板小梁组成，周围有中性粒细胞及少量纤维素。

2. 混合血栓

构成延续性血栓的体部，动脉瘤、室壁瘤内的附壁血栓及扩张的左心房内的球状血栓亦属此类。肉眼观血栓呈粗糙干燥的圆柱状，与血管壁黏连，灰白色与红褐色交替的层状结构，又称为层状血栓结构。镜下主要由淡红色无结构的不规则珊瑚状的血小板小梁和小梁间由充满红细胞的纤维素网所构成，血小板小梁边缘可见中性粒细胞。

3. 红色血栓

主要见于静脉，常构成延续性血栓的尾部。肉眼观呈暗红色，新鲜时湿润，有一定弹性，与血凝块相似。经过一段时间，红色血栓由于水分被吸收，变得干燥、无弹性、质脆易碎，可脱落形成栓塞。镜下见纤维蛋白网中充满红细胞，比例与正常血液相似。

4. 透明血栓

发生于微循环的血管内，主要在毛细血管，仅在显微镜下能见到，又称为微血栓，主要由纤维蛋白构成，最常见于弥散性血管内凝血（DIC）。

三、血栓的结局

1. 软化、溶解、吸收

小的新鲜的血栓可由于其内纤溶酶原的激活和溶蛋白酶被完全溶解吸收；大的血栓部分被溶解软化，受血液冲击后可脱落，随血流运行到组织或器官，引起血栓栓塞。

2. 机化、再通

血栓形成后，由血管壁向血栓内长入肉芽组织，逐渐取代血栓的过程称为血栓机化。较大的血栓约2周便可完全机化，此时血栓与血管壁紧密黏着不脱落。在血栓机化过程中，由于水分被吸收，血栓干燥收缩或部分溶解而出现裂隙，周围新生的血管内皮细胞长入并被覆于裂隙表面形成新的血管，并相互吻合沟通，被阻塞的血管可以部分地重建血流，称为再通。

3. 钙化

血栓未能充分机化，可发生大量的钙盐沉着。发生在静脉内有大量钙盐沉积的血栓称为静脉石。

四、血栓对机体的影响

血栓形成对破裂的血管起堵塞裂口和止血的作用，这是对机体有利的一面。如慢性消化性溃疡底部和肺结核性空洞壁的血管，在病变侵蚀前已形成血栓，避免了大出血的可能性。但多数情况下血栓形成对机体则造成不利的影响，其影响程度取决于血栓的部位、大小、类型、血管腔阻塞的程度以及是否建立侧支循环等，主要表现在以下方面：

(1)阻塞血管：血管内血栓形成，管腔部分阻塞时，局部组织或器官因缺血而萎缩；若完全阻塞而又无有效的侧支循环时，可引起局部器官或组织的缺血性坏死(梗死)，如冠状动脉血栓引起心肌梗死、脑动脉血栓形成引起脑梗死。静脉血栓形成，若未能建立有效的侧支循环，则引起局部淤血、水肿、出血，甚至坏死。

(2)栓塞：血栓的整体或部分脱落成为栓子，随血流运行到组织或器官可引起栓塞。若栓子内含有细菌，可引起栓塞组织的败血性梗死或脓肿形成。

(3)心瓣膜变形：心内膜炎时，心瓣膜上反复发作的血栓形成及机化，可使瓣膜黏连增厚变硬，卷缩，腱索增粗缩短，心瓣膜变形，引起瓣口狭窄或关闭不全，导致心瓣膜病。

(4)出血和休克：DIC时，微循环内广泛性透明血栓形成，大量凝血因子被消耗，此后血液出现不凝固，可引起全身广泛性出血和休克。

第四节　栓　塞

在循环血液中出现的不溶于血液的异常物质，随血流运行至远处阻塞血管腔的现象称为栓塞。阻塞血管的物质称为栓子。栓子可以是固体(如血栓栓子、恶性肿瘤细胞、寄生虫及虫卵等)、液体(如羊水)或气体(如空气)。以脱落的血栓栓子引起栓塞最常见。

一、栓子运行的途径

栓子运行途径一般随血流方向运行（图 3.14.4-3），最终停留在口径与其相当的血管。来自不同血管系统的栓子具有不同的运行途径。

1. 体静脉系统及右心栓子

随血流进入肺动脉主干及其分支，可引起肺栓塞。某些体积小而又富于弹性的栓子（如脂肪栓子）可通过肺泡壁毛细血管回流到左心并进入体循环系统，阻塞动脉小分支。

2. 主动脉系统及左心栓子

随动脉血流运行，阻塞于各器官的小动脉内。常见于脑、脾、肾及下肢动脉等。

3. 门静脉系统栓子

来自肠系膜静脉等门静脉系统的栓子，引起肝内门静脉分支的栓塞。

4. 交叉性栓塞

偶见来自右心或腔静脉系统的栓子，多在右心压力升高的情况下通过先天性房、室间隔缺损到左心，再进入体循环系统引起相应的动脉分支栓塞。左心压力升高时，左心的栓子也可引起肺动脉的栓塞。

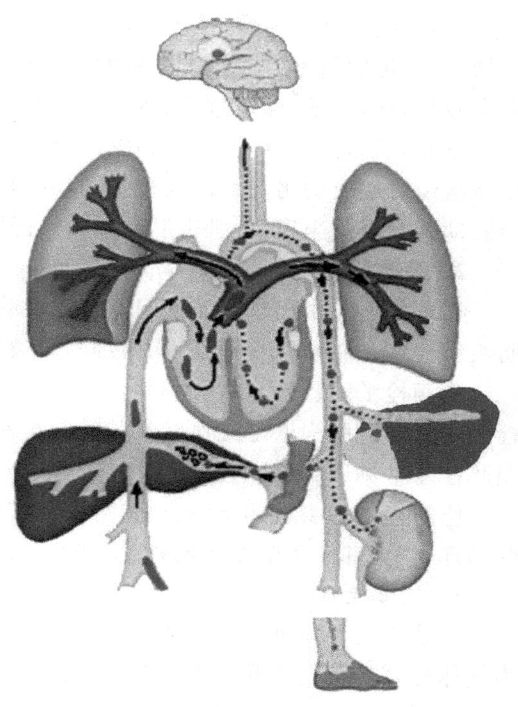

图 3.14.4-3　栓子运行途径
（摘自《病理学》，王宗敏主编．人民卫生出版社，2007.）

5. 逆行性栓塞

极罕见于下腔静脉内血栓，在胸、腹压突然升高（如咳嗽或深呼吸）时，栓子一时性逆流栓塞于下腔静脉所属分支如肝、肾、髂静脉处。

二、栓塞类型和对机体的影响

栓塞有血栓栓塞、脂肪栓塞、气体栓塞、羊水栓塞、肿瘤细胞栓塞、寄生虫虫卵栓塞等类型，由于栓子的来源、大小和栓塞部位不同，对机体的影响也有所不同。

1. 血栓栓塞

是由血栓或部分血栓脱落引起，是常见的栓塞类型，占所有栓塞的 90%以上。最常见的有肺动脉栓塞和体循环动脉栓塞。

(1)肺动脉栓塞：肺动脉血栓栓塞的栓子 95%以上来自下肢深部静脉，特别是腘静脉、股静脉和髂静脉。根据栓子的大小和数量，其引起栓塞的后果也有不同：中、小栓子多栓塞于肺动脉的小分支，常见于肺下叶，由于肺具有肺动脉和支气管动脉双重血液供应，并且两者之间有丰富的吻合支，故除多发性或短期内多次发生栓塞外，一般不引起严重后果。但如果栓塞前肺已经有严重淤血（如左心衰竭），吻合支不能有效代偿时则引起肺的出血性梗死。如果许多较小的血栓广泛地栓塞肺动脉小分支，或者大的血栓栓子，栓塞肺动脉主干或大分支，则引起肺动脉、冠状动脉、支气管动脉和支气管的反射性痉挛，患者可突然出现呼吸困难、发绀、休克甚至猝死。

（2）体循环动脉栓塞：栓子大多数来自左心，如亚急性感染性心内膜炎时心瓣膜上的赘生物、左心房的附壁血栓等。少数发生于动脉粥样硬化溃疡或主动脉瘤表面的血栓；极少数来自腔静脉的栓子，可通过房、室间隔缺损进入左心，发生交叉性栓塞。动脉栓塞的主要部位为下肢和脑，亦可累及肠、肾和脾。栓塞的后果取决于栓塞的部位和局部的侧支循环情况以及组织对缺血的耐受性。当栓塞的动脉缺乏有效的侧支循环时，可引起局部组织的梗死。上肢动脉吻合支丰富，肝脏有肝动脉和门静脉双重血液供应，很少发生梗死。

2. 脂肪栓塞

循环的血流中出现脂肪滴阻塞于小血管，称为脂肪栓塞。栓子来源常见于长骨骨折、脂肪组织挫伤和脂肪肝挤压伤，脂肪细胞破裂释出脂滴，由破裂的小静脉进入血循环。

脂滴栓子随静脉入右心到肺，引起肺动脉分支、小动脉或毛细血管的栓塞；微小的脂滴栓子还可通过肺泡壁毛细血管经肺静脉至左心达体循环的分支，可引起全身多器官的栓塞。脂肪栓塞常见于肺、脑等器官。

脂肪栓塞如少量的脂滴入血，可被巨噬细胞吞噬吸收，对机体无影响；若大量脂滴进入肺循环，使大部分的肺循环面积受阻时，可因窒息和急性右心衰竭引起病人死亡。

3. 气体栓塞

大量空气迅速进入血循环，或原溶于血液内的气体迅速游离，形成气泡阻塞心血管，称为气体栓塞。空气栓塞多由于静脉损伤破裂，外界空气由静脉缺损处进入血流所致。如头颈手术、胸壁和肺创伤损伤静脉、使用正压静脉输液以及人工气胸时，空气可被吸气时因静脉腔内的负压吸引，由损伤口进入静脉。亦可见分娩或流产时，子宫强烈收缩，将空气挤入子宫壁破裂的静脉窦内。

空气进入血循环的后果取决于进入的速度和气体量。少量气体入血，可溶解入血液内，不会发生气体栓塞。若大量气体（＞100ml）迅速进入静脉，随血流到右心后，因心脏搏动将空气与血液搅拌形成大量气泡，使血液变成可压缩的泡沫状充满心腔，阻碍了静脉血的回流和向肺动脉的输出，造成了严重的循环障碍。患者可出现呼吸困难、紫绀和猝死。

4. 羊水栓塞

羊水进入母体血循环造成栓塞，称羊水栓塞。在分娩过程中，由于胎膜破裂、胎盘早期剥离、胎儿阻塞产道等情况时，子宫强烈收缩，宫内压增高，可将羊水压入子宫壁破裂的静脉窦内，经血循环进入肺动脉分支、小动脉及毛细血管内引起羊水栓塞，是分娩过程中一种罕见的严重并发症，死亡率极高。

少量羊水可通过肺的毛细血管经肺静脉达左心，引起体循环器官的小血管栓塞。镜下观察在肺的小动脉和毛细血管内见到角化鳞状上皮、胎毛、皮脂、胎粪和黏液等羊水成分。本病发病急，患者常突然出现呼吸困难、发绀、休克及死亡。

5. 其他栓塞

肿瘤细胞的转移过程中可引起癌栓栓塞，寄生虫虫卵、细菌或真菌团和其他异物如子弹偶可进入血循环引起栓塞。

第五节　梗　死

由于动脉血流供应中断，且不能建立有效的侧支循环，引起局部组织缺血性坏死，称为梗死。

一、梗死形成的原因和条件

1. 梗死形成的原因

能引起血管阻塞，导致组织缺血的任何原因均可引起梗死。

(1)血栓形成：血栓形成是引起梗死最常见的原因。如冠状动脉或脑动脉粥样硬化继发血栓形成，可引起心肌梗死或脑梗死。

(2)动脉栓塞：多为血栓栓塞，可引起脾、肾、肺和脑的梗死。

(3)动脉痉挛：如严重的冠状动脉粥样硬化时，在粥样斑块致管腔狭窄的基础上，血管发生持续性痉挛，可引起心肌梗死。

(4)血管受压闭塞：如动脉受肿瘤的压迫，肠扭转、肠套叠和嵌顿疝时肠系膜静脉和动脉受压，卵巢囊肿扭转及睾丸扭转致血管受压等引起的梗死。

2. 梗死形成的条件

血管阻塞是否造成组织或器官的梗死，与供血血管的类型和局部组织对缺血的敏感程度有关。肺、肝是具有双重血液循环的器官，其中一条动脉阻塞，另一条动脉可以维持供血，一般不引起梗死。肾、脑、脾等器官动脉吻合支少，动脉迅速阻塞时，不易建立有效的侧支循环，常发生梗死。不同组织对缺氧缺血敏感性不同，大脑对缺血最敏感，缺血3～4分钟即可引起梗死，心肌细胞缺血20～30分钟就会死亡，而骨骼肌、纤维结缔组织对缺血耐受性最强。

二、梗死的病变及类型

1. 梗死的形态特征

(1)梗死灶的形状：梗死灶的形状取决于该器官的血管分布方式。多数器官的血管呈锥形分支，如脾、肾、肺等，梗死灶也呈锥形，切面呈扇形或三角形，尖端位于血管阻塞处，指向脾门、肾门或肺门处，底部为器官的表面(图3.14.4-4)，心脏冠状动脉分支不规则，心肌梗死灶的形状也不规则，呈地图状。肠系膜血管呈放射状分布，支配某一肠段，梗死灶呈节段状。

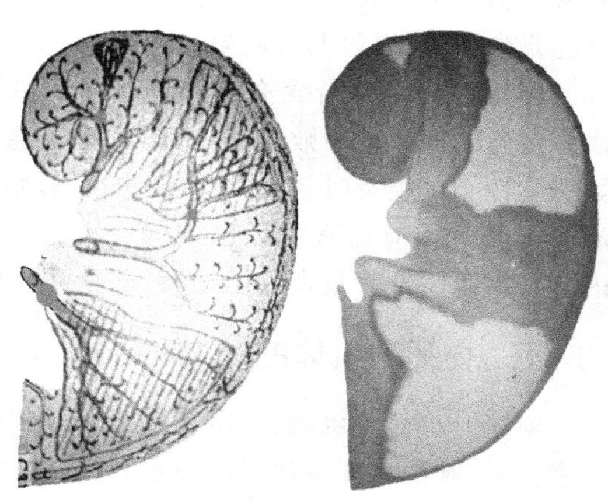

图3.14.4-4　肾动脉分支栓塞及肾贫血性梗死
(摘自《病理学》，王宗敏主编.人民卫生出版社，2007.)

(2)梗死灶的质地：取决于坏死的类型。实质器官如心、脾、肾的梗死为凝固性坏死，新鲜时，器官局部肿胀，表面和切面微隆起，陈旧性梗死略干燥，质地变硬，表面下陷。脑梗死为液化性坏死，新鲜时质地疏松，日久液化成囊状。

(3)梗死的颜色：取决于病灶内的含血量，含血量少时颜色灰白，称为贫血性梗死。含血量多时，颜色暗红，称为出血性梗死。

2. 梗死类型

(1)贫血性梗死：是动脉阻塞的结果。发生于组织结构较致密，侧支循环不充分的实质器官，如脾、肾、心肌和脑组织。当梗死灶形成时，病灶边缘侧支血管内血液进入坏死组织较少，梗死灶呈灰白色，故称为贫血性梗死(又称为白色梗死)。

早期，梗死灶与正常组织交界处常见充血出血带，数日后因含铁血黄素沉积变为黄褐色，晚期病灶表面下陷，质地坚实，出血带消失，梗死灶发生机化，由肉芽组织取代，以后形成瘢痕组织。镜下贫血性梗死大多为凝固性坏死，但脑组织为液化性坏死，最后形成胶质瘢痕。

(2)出血性梗死：常见于肺、肠等具有双重血液循环，组织结构疏松伴严重淤血的情况下，因梗死灶内有大量的出血，故称为出血性梗死(又称为红色梗死)。

肺出血性梗死：常发生于肺下叶，好发于肋膈缘，常多发，病灶大小不等，肉眼质实、暗红色，呈锥形，尖端朝向肺门，底部紧靠肺膜，表面有纤维素样渗出物，略向表面隆起，时间久后肉芽组织长入，梗死灶变为灰白色，瘢痕收缩后病灶局部下陷。镜下梗死灶呈凝固性坏死，可见肺泡轮廓，肺泡腔、小支气管腔及肺间质充满红细胞。梗死灶边缘肺组织充血、水肿及出血。临床上，患者表现为胸痛、咳嗽及咯血等，因组织坏死还引起发热、外周血白细胞计数增高等全身表现。

肠出血性梗死：多见于肠系膜动脉栓塞和静脉血栓形成，或肠套叠、肠扭转、嵌顿疝、肿瘤压迫等情况。肠梗死灶呈节段性，暗红色，肠壁因淤血、水肿和出血明显增厚，继之肠壁坏死，浆膜面被覆纤维素性渗出物(图3.14.4-5)。临床上，有剧烈腹痛、呕吐、麻痹性肠梗阻等表现，肠壁全层坏死可导致穿孔及腹膜炎，引起严重后果。

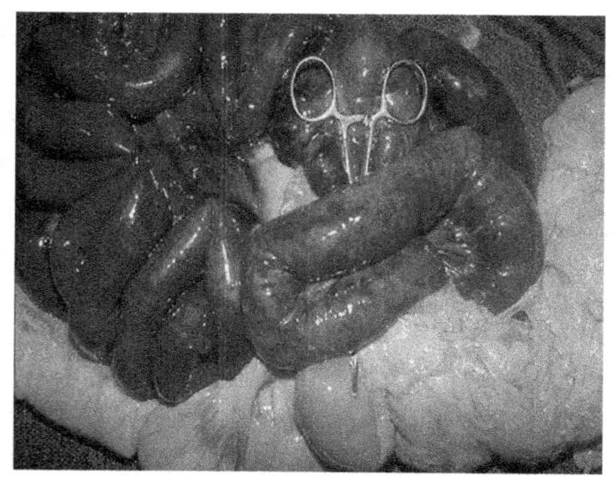

图3.14.4-5　肠出血性梗死

(摘自《病理学》，王宗敏主编．人民卫生出版社，2007.)

(3)败血性梗死：含有细菌的栓子阻塞血管引起的梗死称为败血性梗死，常见于急性感染性心内膜炎时含菌赘生物脱落，随血流运行栓塞相应器官的动脉引起。梗死灶内可见细菌团及大量炎细胞浸润，若化脓性细菌感染时，形成脓肿。

三、梗死对机体的影响和结局

梗死对机体的影响，取决于发生梗死的器官、梗死灶的大小和部位以及有无细菌感染等因素。肾、脾的梗死一般影响较小，肾梗死通常出现腰痛和血尿，不影响肾功能；肺梗死有胸痛和咯血；肠梗死常出现剧烈腹痛、血便和腹膜炎的症状；心肌梗死影响心脏功能，严重者可导致心力衰竭甚至猝死；脑梗死出现其相应部位的功能障碍，梗死灶大者可致死。四肢、肺、肠梗死等可继发腐败菌的感染而造成坏疽。如合并化脓菌感染，亦可引起脓肿。

梗死灶形成时，引起病灶周围的炎症反应，血管扩张充血，继而形成肉芽组织，在梗死发生 24～48 小时后，肉芽组织已开始从梗死灶周围长入病灶内，小的梗死灶可被肉芽组织完全取代机化，日久变为纤维疤痕。大的梗死灶不能完全机化时，则由肉芽组织和日后转变成的疤痕组织加以包裹，病灶内部可发生钙化。脑梗死则可液化成囊腔，周围由增生的胶质疤痕包裹。

【思考题】

1. 简述淤血的原因及其结局。
2. 简述血栓形成的条件及其对机体的影响。
3. 请列出栓子的种类及栓子的运行途径。
4. 简述栓塞的类型及其产生的后果。
5. 请列出引起梗死的原因。

（宋张娟）

第十五章 炎 症

【学习目标】

1. 掌握炎症的定义和原因;炎症的局部表现和全身反应。

2. 掌握炎症的基本病理变化,变质、渗出、增生的概念。

3. 掌握渗出性炎症的类型、病变和结局。

炎症是具有血管系统的活体对损伤因子所发生的防御反应,血管反应是炎症的中心环节。临床上炎症是十分常见而又重要的基本病理过程,体表的外伤感染和各器官的大部分常见病和多发病(如疖、痈、肺炎、肝炎、肾炎等)都属于炎症性疾病。在炎症反应中,损伤因子可直接或间接损伤机体的组织和细胞,机体通过炎性充血和渗出,稀释或中和毒素,局限或杀伤损伤因子,同时通过实质细胞再生和间质细胞增生修复受损组织而愈合。因此,炎症过程中既有损伤,又有修复。

第一节 炎症的原因

任何能够引起组织损伤的因素都可成为炎症的原因,即致炎因子。是否引起机体发生炎症以及炎症的强弱,不仅与致炎因子的性质、强度、作用时间有关,还与机体的防御机能状态及对致炎因子的敏感性有关。致炎因子种类繁多,可归纳为以下几类。

一、物理性因子

高温、低温、机械性创伤、电击、电离辐射、放射线、紫外线等造成组织损伤后引起非感染性炎症。

二、化学性因子

外源性和内源性化学物质均可引起炎症。外源性化学物质如强酸、强碱、强氧化剂、芥子气、某些药物等。内源性化学物质包括坏死组织的分解产物、体内堆积的代谢产物。如肾功能衰竭时,尿素在体内堆积引起肺炎。

三、生物性因子

是临床上最常见的引起炎症的原因。如细菌、病毒、立克次体、支原体、原虫、真菌、螺旋体、寄生虫等。由生物病原体引起的炎症又称感染。细菌产生的外毒素和内毒素可以直接损伤组织;病毒在被感染的细胞内复制导致细胞坏死;某些具有抗原性的病原体感染后通过诱发的免疫反应而损伤组织,如寄生虫感染和结核。

四、免疫反应

当机体免疫反应状态异常时，可引起不适当或过度的免疫反应，造成组织和细胞损伤而导致炎症。免疫反应所造成的组织损伤最常见于各种类型的超敏反应：Ⅰ型超敏反应如支气管哮喘、过敏性鼻炎、荨麻疹；Ⅱ型超敏反应如抗肾小球基底膜肾小球肾炎；Ⅲ型超敏反应如免疫复合物沉着所致的肾小球肾炎；Ⅳ型超敏反应如结核病、伤寒等；自身免疫性疾病如系统性红斑狼疮，器官移植引起的排斥反应都属于免疫反应引起的炎症。

五、异　物

通过各种途径进入人体的异物，如各种金属、木材碎屑、尘埃颗粒及手术缝线等，由于其抗原性不同，可引起不同程度的炎症反应。

第二节　炎症的局部表现和全身反应

一、局部表现

炎症的局部表现包括红、肿、热、痛和功能障碍。

1. 红

是由于炎症病灶内充血所致，炎症初期由于动脉性充血，局部氧合血红蛋白增多，故呈鲜红色。随着炎症的发展，血流缓慢、淤血和停滞，局部组织含还原血红蛋白增多，故呈暗红色。

2. 肿

主要是由于渗出物，特别是炎性水肿所致。慢性炎症时，组织和细胞的增生也可引起局部肿胀。

3. 热

热是由于动脉性充血及代谢增强所致，白细胞产生的白细胞介素1(IL-1)、肿瘤坏死因子(TNF)及前列腺素E(PGE)等均可引起发热。

4. 痛

引起炎症局部疼痛的原因与多种因素有关。局部炎症病灶内钾离子、氢离子的积聚，尤其是炎症介质诸如前列腺素、5-羟色胺、缓激肽等的刺激是引起疼痛的主要原因。炎症病灶内渗出物造成组织肿胀，张力增高，压迫神经末梢也可引起疼痛。

5. 功能障碍

如炎症灶内实质细胞变性、坏死、代谢功能异常，炎性渗出物造成的机械性阻塞、压迫等，都可能引起发炎器官的功能障碍。疼痛也可影响肢体的活动功能。

二、全身反应

炎症病变主要在局部，但局部病变与整体又互为影响。在比较严重的炎症性疾病，特别是病原微生物在体内蔓延扩散时，常出现明显的全身性反应。

1. 发热

病原微生物感染常常引起发热。发热是炎症常见的临床表现，发热在一定程度上能使机体代谢增强，促进抗体的形成，增强吞噬细胞的吞噬功能和肝脏的屏障解毒功能，从而提高机体的防御功能。但发热超过了一定程度或长期发热，可影响机体的代谢过程，引起多系统特别是中枢神经系统的功能紊乱。如果炎症病变十分严重，体温反而不升高，说明机体反应性差，抵抗力低下，是预后不良的征兆。

2. 白细胞增多

在急性炎症，尤其是细菌感染所致急性炎症时，末梢血白细胞计数可明显升高，这是机体防御功能的表现，并在一定程度上反映感染的严重程度。多数细菌感染引起中性粒细胞增加，即外周血液中常常出现幼稚的中性粒细胞比例增加的现象，临床上称为“核左移”。寄生虫感染和过敏反应引起嗜酸性粒细胞增加，一些病毒感染引起淋巴细胞增加。但某些病毒、立克次体、原虫和某些细菌（如伤寒杆菌）感染则引起末梢血白细胞减少。炎症反应还可以引起全身单核巨噬细胞系统增生，增强机体的防御功能。

3. 实质器官病变

炎症较严重时，由于病原微生物及其毒素的作用，以及局部血液循环障碍、发热等因素的影响，心、肝、肾等器官的实质细胞可发生不同程度的变性、坏死和功能障碍。

第三节　炎症的基本病理变化

变质、渗出和增生是炎症的基本病理变化。一般病变早期以变质和渗出为主，后期以增生为主。

一、变　质

炎症局部组织发生的变性和坏死统称为变质，变质是致炎因子引起的损伤过程，是局部细胞和组织代谢、理化性质改变的形态所见。变质既可发生于实质细胞，也可发生于间质细胞。实质细胞的变质常常表现为细胞水肿、脂肪变性、凝固性坏死、液化性坏死及坏疽等。间质细胞的变质常表现为黏液样变、结缔组织玻璃样变性、纤维素样坏死等，还可出现病理性色素沉着。

变质是由致炎因子直接作用，或由炎症过程中发生的局部血液循环障碍和免疫机制介导，以及炎症反应产物作用的结果。变质的轻重取决于致炎因子的性质、强度和机体的反应性两个方面。组织、细胞变性坏死后释放的水解酶使受损组织和细胞溶解、液化，并进一步引起周围组织、细胞发生变质，出现器官的功能障碍。

二、渗　出

炎症局部组织血管内的液体成分、纤维蛋白原和各种炎细胞等通过血管壁进入组织、体腔、体表和黏膜表面的过程称为渗出。渗出的成分称为渗出物或渗出液。炎症时渗出物内含有较高的蛋白质和较多的细胞成分以及它们的崩解产物，这些渗出的成分在炎症反应中具有重要的防御作用，对消除病原因子和有害物质起着积极作用。渗出是炎症反应中最重要的抗损伤措施，以血管反应为基础的渗出是炎症最具特征性的变化。此过程中血管反应主要表现为血流动力学改变（炎性充血）、血管通透性增加（炎性渗出）、白细胞渗出（炎性浸润）。

（一）血流动力学改变

组织发生损伤后，局部很快产生一系列血液动力学变化。损伤后立即出现细动脉短暂收缩，持续几秒钟到几分钟。此后细动脉扩张，毛细血管开放的数目增加，局部血流加快，形成动脉性充血（即炎性充血），局部出现红和热等体征。血管扩张持续时间取决于致炎因子损伤时间的长短、类型和程度。最后，炎症局部血管通透性增高，血流速度缓慢，血管内的液体、蛋白质等成分渗出到血管外，血液黏稠度增加，在扩张的小血管内挤满红细胞，血流停滞，白细胞附壁，并借阿米巴样运动游出血管壁进入组织间隙。

（二）血管通透性增加

微血管通透性的维持主要依赖于血管内皮细胞的完整性，炎症过程中血管通透性增加，是导致炎症局部液体和血浆成分渗出的主要原因。促使血管通透性增加的因素有：内皮细胞收缩、内皮细胞损伤、内皮细胞吞饮及穿胞作用增强、新生毛细血管壁的高通透性等。

炎症时由于血管的通透性升高至血管内富含蛋白质的液体通过血管壁达到血管外，这个过程称为液体渗出（即炎性渗出）。渗出富含蛋白质的液体为渗出液，渗出液积存于组织间质内称为炎性水肿；若积存于体腔则称为炎性积液。

渗出液的防御作用有：①炎性水肿可稀释毒素，减轻局部损伤作用；②为局部浸润的白细胞带来营养物质和运走代谢产物；③渗出物中的抗体和补体有利于消灭病原微生物；④渗出物中的纤维素交织成网，可限制病原微生物的扩散，有利于白细胞发挥吞噬作用，在炎症后期还作为修复的支架。但是，渗出物过多对机体是有害的，造成局部压迫和阻塞，例如心包积液可压迫心脏，严重的喉头水肿引起窒息；另外，渗出物过多不易完全吸收，可发生机化，引起组织黏连，如大叶性肺炎肉质变。

（三）白细胞渗出

炎症过程中不仅有液体渗出还有细胞的渗出，白细胞通过血管壁游出到血管外的过程称为白细胞渗出。炎症时渗出的白细胞称为炎细胞，炎细胞在趋化物质的作用下进入组织间隙的现象称为炎性浸润。炎症反应的最重要功能就是将白细胞输送到炎症局部，白细胞吞噬、消灭病原体，降解坏死组织；同时，也会通过释放化学介质、自由基和酶，介导组织损伤。因此，白细胞的渗出构成炎症反应的主要防御环节，是炎症反应最重要的特征。

白细胞渗出这一过程连续而复杂，包括白细胞边集、附壁、黏附、游出等阶段，最终在趋化因子作用下白细胞运动到炎症病灶，在局部发挥重要的防御作用。

1. 白细胞边集

随着血管扩张、血管通透性增加和血流缓慢，白细胞进入边流，靠近血管壁，并沿内皮滚动，称为白细胞边集。

2. 白细胞附壁

白细胞沿内皮细胞滚动并与内皮细胞黏附，目前已明确白细胞黏附主要是由于其表面的黏附分子和内皮细胞受体结合引起的，化学介质和某些细胞因子可以调节这类黏附分子的表达和功能状况。这类黏附受体包括四种家族：选择素、免疫球蛋白、整合素和黏液样糖蛋白。

3. 白细胞游出

白细胞通过血管壁进入周围组织的过程称为游出。黏附于内皮细胞表面的白细胞沿内皮表面缓慢移动，在内皮细胞连接处伸出伪足，整个白细胞以阿米巴样运动从内皮细胞缝隙中逸出，到达内皮细胞和基底膜之间，最终穿过基底膜到血管外进入周围组织，是一个主动过程。游出的白细胞有中性粒细胞、嗜酸性粒细胞、嗜碱性粒细胞、单核细胞及淋巴细胞，中性粒细胞和单核细胞游走能力强，而淋巴细胞游走能力最弱。在不同炎症阶段游出的白细胞种类不同，急性炎症早期首先游出的是中性粒细胞，48 小时后以单核细胞为主。此外，致炎因子不同游出的白细胞也不同，大多数细菌感染以中性粒细胞游出为主，病毒感染以淋巴细胞为主，而过敏反应和寄生虫感染则以嗜酸性粒细胞为主。当血管壁损伤严重时，红细胞也可以进入组织间隙，但红细胞漏出是被动过程，是流体静压将红细胞从内皮细胞缺损处漏出到血管外。

4. 趋化作用

趋化作用是指白细胞向着炎症区域的化学刺激物所在部位作定向移动，而这些化学刺激物称为趋化因子。趋化因子的作用是有特异性的，即不同的趋化因子只对某一种或几种炎细胞有趋化作用。此外，不同细胞对趋化因子的反应能力也不同，粒细胞和单核细胞对趋化因子的反应较强，而淋巴细胞对趋化因子的反应则较弱。

5. 白细胞的吞噬作用

吞噬作用是指白细胞游出抵达炎症病灶，吞噬病原体和组织碎片的过程。发挥吞噬作用的细胞主要为中性粒细胞和巨噬细胞。吞噬过程包括识别和黏附、吞入及杀伤降解三个阶段。

(1)识别和黏附：在无血清存在的条件下，吞噬细胞很难识别并吞噬细菌。因为在血清中存在着调理素，即一类能增强吞噬细胞吞噬活性的血清蛋白质，主要是 IgG 和 C3b。吞噬细胞藉其表面的 Fc 受体和 C3b 受体(C3bi 或 Mac-1)，它们能识别被抗体或补体包被的细菌，经抗体或补体与相应受体结合，细菌就被黏附在吞噬细胞的表面。

(2)吞入：细菌黏附于吞噬细胞表面之后，Fc 受体和 C3b 受体即被激活，启动吞噬过程，吞噬细胞乃伸出伪足，随伪足延伸和互相吻合，形成由吞噬细胞膜包围吞噬物的泡状小体，谓之吞噬体。吞噬体逐渐脱离细胞膜进入细胞内部，并与初级溶酶体融合，形成吞噬溶酶体，溶酶体酶倾注其中，细菌在吞噬溶酶体内被杀伤、降解。

(3)杀伤和降解：进入吞噬溶酶体的细菌主要是被具有活性的氧化代谢产物杀伤的。通过吞噬细胞的杀伤作用，大多数病原微生物被杀伤。但有些细菌(如结核杆菌)，在白细胞内处于静止状态，仍具有生命力和繁殖力，一旦机体抵抗力下降，这些病原体又能繁殖，并可随吞噬细胞的游走而在体内播散。

在吞噬完成以后，中性粒细胞很快经历细胞凋亡过程，尔后被巨噬细胞摄入或者通过淋巴管引流清除。

(四)炎细胞的种类和功能

1. 中性粒细胞

分叶核或杆状核，胞质内含有中性颗粒，含溶菌酶和碱性磷酸酶，有活跃的运动能力和较强的吞噬作用，常出现在炎症早期、急性炎症和化脓性炎症时，主要吞噬细菌、坏死组织碎片和抗原抗体复合物。

2. 单核细胞和巨噬细胞

血液中的单核细胞渗出到血管外，转变为巨噬细胞，细胞体积大，核呈肾形或椭圆形，胞质丰富，含丰富的溶酶体，运动速度较慢，但吞噬作用强，常见于炎症后期、慢性炎症及非化脓性炎症、病毒、原虫及真菌感染，主要吞噬非化脓菌、原虫、异物和组织碎片，并参与特异性免疫反应。巨噬细胞可转变为上皮样细胞、泡沫细胞和异物巨细胞。

3. 嗜酸性粒细胞

胞质内有较大的球形嗜酸性颗粒，颗粒内含有多种酶，运动能力弱，有一定吞噬能力，主要见于寄生虫病和某些变态反应性炎症。

4. 淋巴细胞和浆细胞

淋巴细胞体积小，核圆形、深染，胞质少，分 T 和 B 淋巴细胞。浆细胞卵圆形，核圆形、偏于细胞一侧，染色质呈轮辐状排列，胞质丰富，略嗜碱性，浆细胞可产生抗体。淋巴细胞和浆细胞均无吞噬能力，游走能力弱，常见于慢性炎症。

5. 嗜碱性粒细胞和肥大细胞

胞质内均含有嗜碱性颗粒，能脱颗粒释放出炎性介质。

三、增　生

在致炎因子、组织崩解产物或某些理化因子的刺激下，炎症局部细胞的再生和增殖称为增生。增生包括实质细胞和间质细胞的增生。实质细胞的增生如慢性肝炎中的肝细胞增生，鼻息肉时鼻黏膜上皮细胞和腺体的增生。间质细胞的增生包括巨噬细胞、淋巴细胞、血管内皮细胞和成纤维细胞。增生反应一般在炎症后期或慢性炎症时比较显著，但个别炎症在初期就以增生为主，如急性肾小球肾炎和伤寒初期就有明显的细胞增生。

炎症增生是一种重要的防御反应，具有限制炎症的扩散和弥漫，使受损组织得以再生修复的作用。例如在炎症初期，增生的巨噬细胞具有吞噬病原体和清除组织崩解产物的作用；在炎症后期，增生的成纤维细胞和血管内皮细胞共同构成肉芽组织，有助于炎症局限化和最后形成瘢痕组织而修复。但过度的组织增生又对机体不利，例如肉芽组织过度增生，使原有的实质细胞遭受损害而影响器官功能，如病毒性肝炎的肝硬化，心肌炎后的心肌硬化等。

总之，在炎症过程中，以血管系统为中心的一系列局部反应局限并消除损伤因子，同时也促进受损组织的愈合。液体的渗出可稀释毒素，吞噬搬运坏死组织以利于再生和修复，使致病因子局限在炎症部位而不蔓延全身。因此，炎症是以防御为主的天然的局部反应，一般而论，是对机体有利的。可以设想，如果没有炎症反应，细菌感染就无法控制，损伤永远也不能愈合，对机体可以造成严重的危害。

但是在有些情况下，炎症又是潜在有害的。炎症反应是一些疾病的发病基础，如严重的超敏反应炎症过于剧烈时可以威胁病人的生命。此外，特殊部位或器官所发生的炎症可造成严重后果，如脑或脑的炎症可压迫生命中枢，声带炎症阻塞喉部导致窒息，严重的心肌炎可以影响心脏功能，此时，应使用抗炎症药物抑制炎症反应。

第四节　炎症的病理学分类

炎症按其基本病理变化可分为变质性炎、渗出性炎和增生性炎三大类型。一般来说，急性炎症多以变质和渗出性病变为主，炎症细胞浸润以中性粒细胞为主。慢性炎症病变以增生性病变为主，炎症细胞浸润以淋巴细胞和单核细胞为主。

一、变质性炎

变质性炎是以组织细胞的变性、坏死为主要病变的炎症。各种炎症均有不同程度的变质性变化，但在变质性炎症时，变质性改变特别突出，而渗出和增生性反应相对较轻。

变质性炎症常见于肝、肾、心、脑等实质性器官，常见于某些重症感染、中毒及变态反应等，由于器官的实质细胞变性、坏死明显，常引起相应器官的功能障碍。例如急性重型病毒性肝炎时，肝细胞广泛坏死，出现严重的肝功能障碍；流行性乙型脑炎时，神经细胞变性、坏死及脑软化灶形成，造成严重的中枢神经系统功能障碍；又如白喉外毒素引起的中毒性心肌炎，心肌细胞变性坏死，导致严重的心功能障碍。

二、渗出性炎

渗出性炎是指以渗出为主要病变的炎症，以炎症灶内有大量渗出物形成为主要特征。根据渗出物的主要成分和病变特点，一般将渗出性炎分为浆液性炎、纤维素性炎、化脓性炎、出血性炎等类型。

1. 浆液性炎

浆液性炎是以浆液渗出为主的炎症。渗出物中主要为含大量白蛋白的血清，其中混有少量细胞和纤维素。浆液性炎好发于浆膜（如胸膜、腹膜和心包膜等）、皮肤、黏膜、滑膜和疏松结缔组织等处。皮肤的浆液性炎如皮肤Ⅱ度烫伤时，渗出的浆液积聚于皮肤的表皮内形成水疱（图 3.15.5-1）；黏膜的浆液性炎如感冒初期，鼻黏膜排出大量浆液性分泌物；浆膜的浆液性炎如渗出性结核性胸膜炎，可引起胸膜腔积液；发生在滑膜的浆液性炎如风湿性关节炎可引起关节腔积液。

浆液性炎一般较轻，病因消除后易于消退。但有时因浆液渗出过多可导致较严重的后果。如喉炎时严重的炎性水肿，可致呼吸困难；心包腔大量炎性积液时，可压迫心、肺而影响其功能。

2. 纤维素性炎

是以渗出物中含有大量纤维素为特征的渗出性炎症。纤维素的大量渗出，提示毛细血管和小静脉损伤较重，通透性明显升高，大量纤维蛋白原渗出到血管外，在坏死组织释出的组织因子作用下，转化为纤维素，故有纤维素性炎之称。纤维素性炎多是由某些细菌毒素（如白喉杆菌、痢疾杆菌和肺炎双球菌的毒素）或多种内源性、外源性毒素（如尿毒症时的尿素）所引起。常发生于黏膜（咽、喉、气管、肠）、浆膜（胸膜、腹膜和心包）。发生于黏膜者（如白喉、细菌性痢疾），渗出的纤维素、中性粒细胞和坏死的黏膜组织及病原菌等在黏膜表面可形成一层灰白色膜状物，称为“假膜”（图 3.15.5-2），故又称“假膜性炎”。由于局部组织结构特点不同，有的黏膜与其下组织结合疏松，所形成的假膜与深部组织结合较松而易于脱落，如气管白喉的假膜脱落后可阻塞支气管而引起窒息，造成严重后果。有的假膜（如咽喉部的假膜）因其所在黏膜与深部组织结合牢固而假膜也不易脱落，强行剥离则可发生出血和溃疡。

当纤维素性炎发生于浆膜和肺时，少量纤维素渗出，可溶解吸收；多量纤维素渗出则容易发生机化，甚至浆膜腔闭塞，引起器官功能障碍。如纤维素性心包炎，由于心脏的搏动，心包的脏壁两层相互摩擦，使渗出在心包腔内的纤维素在心包膜表面呈绒毛状，称为“绒毛心”。若中性粒细胞渗出较少，释出的蛋白水解酶相对不足，不能将纤维素完全溶解吸收时，可通过肉芽组织的长入而发生机化，最后导致纤维化。发生于胸膜者造成胸膜增厚与黏连，甚至使胸膜腔闭塞。发生于肺者，如大叶性肺炎的灰色肝样变期，肺泡腔内有大量纤维素渗出，使肺实变。

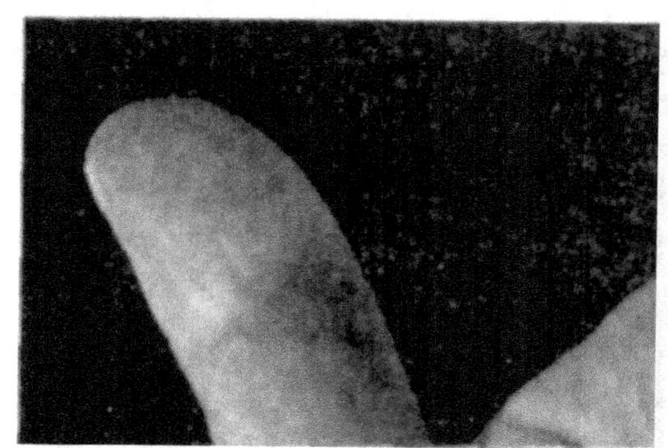

图 3.15.5-1　浆液性炎（皮肤水泡）

（摘自《基础医学概论》，刘文主编．南开大学出版社，2007.）

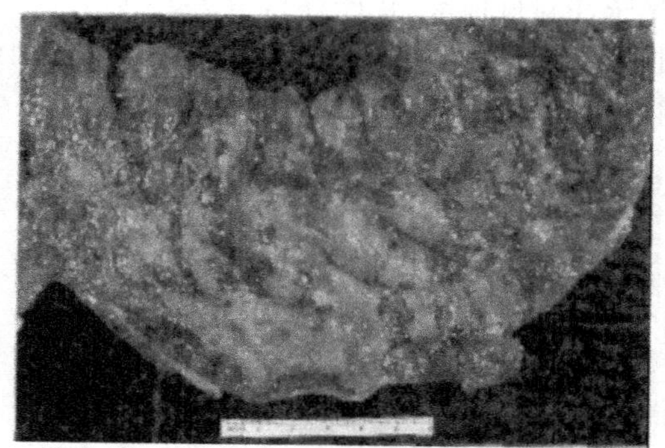

图 3.15.5-2　纤维素性炎（结肠假膜）

（摘自《基础医学概论》，刘文主编．南开大学出版社，2007.）

3. 化脓性炎

化脓性炎是以中性粒细胞大量渗出并伴有不同程度的组织坏死和脓液形成为特征的一种炎症。化脓性炎多由化脓菌感染所致，亦可由组织坏死继发感染所致。炎症区内大量中性粒细胞破坏崩解后释放的溶酶体酶将坏死组织溶解液化的过程称为化脓，所形成的液状物称为脓液，呈浑浊凝乳样液体，灰黄色或黄绿色，其中的中性粒细胞大多数发生变性坏死，演变为脓细胞，脓液中除了含有脓细胞外，还有细菌、坏死组织碎片和少量浆液。因渗出物中的纤维素已被中性粒细胞释出的蛋白水解酶所溶解，故脓液一般不凝固。根据化脓性炎症发生的原因和部位的不同，可分为脓肿、蜂窝织炎、表面化脓和积脓。

（1）脓肿：为局限性化脓性炎症，主要特征是组织发生溶解坏死，形成充满脓液的腔，即脓腔。主要由金黄色葡萄球菌引起，多发生于皮下和内脏。

疖是毛囊、皮脂腺及其附近组织所发生的脓肿，是临床比较常见的一种化脓性炎症。疖中心部分液化、变软后，脓肿就可自行穿破。痈是多个疖的融合，在皮下脂肪筋膜组织中形成多个相互沟通的脓肿，一般只有及时切开引流排脓后，局部才能修复愈合。

小的脓肿，如病原菌被消灭，脓液可逐渐吸收、消散，由肉芽组织修复愈合；较大脓肿由于脓液过多，吸收困难，常需要切开排脓或穿刺抽脓，后期脓腔由肉芽组织修复。皮肤或黏膜的化脓性炎症，由于局部皮肤或黏膜坏死、崩解脱落，可形成局部缺损，称溃疡。深部脓肿如向体表或自然管道穿破，可形成窦道或瘘管。窦道指只有一个开口的病理性盲管；而瘘管是指连接了体外与有腔器官之间或两个有腔器官之间的有两个以上开口的病理性管道。

例如：肛门周围组织的脓肿，可向皮肤穿破，形成脓性窦道；也可既向皮肤穿破，又向肛管穿破，形成脓性瘘管。脓性窦道或脓性瘘管的管壁由肉芽组织构成，可长期不愈合，并从管中不断排出脓性渗出物。

(2)蜂窝织炎：是指发生在疏松结缔组织的弥漫性化脓性炎，常见于皮下组织、肌肉和阑尾。溶血性链球菌为其主要致病菌，因该菌能产生透明质酸酶，分解结缔组织中的透明质酸，使之崩解；链球菌又能产生链激酶，溶解纤维素，使细菌容易在组织内蔓延扩散。炎区组织高度水肿和中性粒细胞弥漫性浸润，与周围组织无明显分界。但局部组织一般不发生明显的坏死和溶解，故单纯蜂窝织炎痊愈后多不留痕迹(图 3.15.5-3)。

(3)表面化脓和积脓：表面化脓是发生在黏膜和浆膜的化脓性炎，黏膜的化脓性炎可见于化脓性扁桃体炎、化脓性尿道炎、化脓性支气管炎。浆膜腔、空腔器官及管道的化脓性炎伴脓液蓄积称为积脓，如输卵管的化脓性炎引起输卵管积脓，化脓性脑膜炎引起蛛网膜下腔积脓(图 3.15.5-4)。

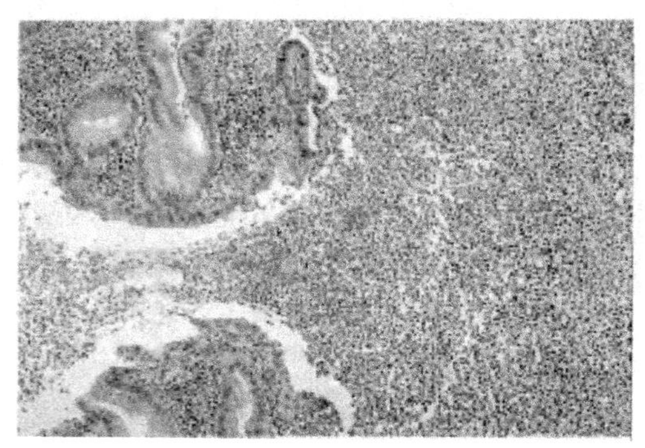

图 3.15.5-3　急性蜂窝织性阑尾炎

(摘自《基础医学概论》，刘文主编. 南开大学出版社，2007.)

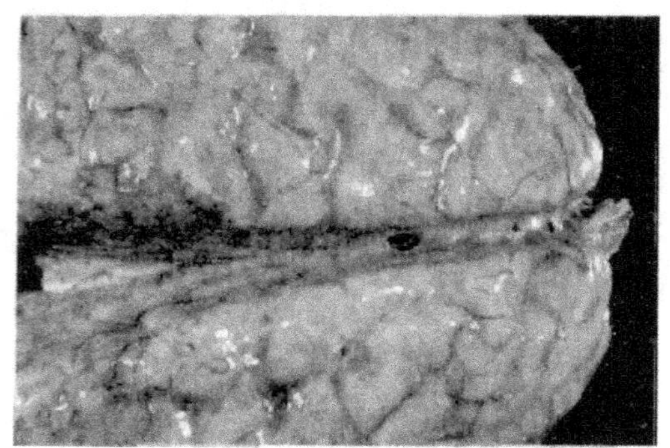

图 3.15.5-4　化脓性脑膜炎

(摘自《基础医学概论》，刘文主编. 南开大学出版社，2007.)

4. 出血性炎

某些炎症血管壁受损严重，渗出物中含有大量红细胞，称为出血性炎，常见于流行性出血热、钩端螺旋体病和鼠疫等急性传染病。

三、增生性炎

病变主要表现为纤维母细胞、血管内皮细胞和组织细胞增生为主的炎症称增生性炎。常伴有淋巴细胞、浆细胞和巨噬细胞等慢性炎细胞浸润。主要见于慢性炎症，但也有少数急性炎症是以细胞增生性改变为主，如链球菌感染后的急性肾小球肾炎，病变以肾小球的血管内皮细胞和系膜细胞增生为主。

1. 一般慢性增生性炎

多见于慢性炎症，病变主要表现为纤维母细胞、血管内皮细胞和组织细胞增生，伴有淋巴细胞、浆细胞和巨噬细胞等慢性炎细胞浸润，同时局部的被覆上皮、腺上皮和实质细胞也可增生。纤维结缔组织增生常伴有瘢痕形成，发生在空腔器官可造成相应管腔狭窄，如慢性溃疡性结肠炎晚期的肠梗阻。

炎性息肉是在致炎因子长期作用下，局部黏膜上皮和腺体及肉芽组织增生而形成的突出于黏膜表面的肉芽肿块。常见于鼻黏膜和宫颈。炎性息肉大小不等，从数毫米至数厘米，基底部常有蒂，镜下可见黏膜上皮、腺体和肉芽组织明显增生，并有数量不等的淋巴细胞和浆细胞浸润。炎性增生形成境界清楚的肿瘤样团块，称为炎性假瘤，常发生于肺和眼眶。组织学上炎性假瘤由肉芽组织、炎细胞、增生的实质细胞及纤维组织构成。X线检查时，其外形与肿瘤结节相似，因而被称之为炎性假瘤，应注意与真性肿瘤鉴别。特别是肺的炎性假瘤在组织结构上较为复杂，有肉芽组织增生、肺泡上皮增生(但无异型性)、肺泡内出血、含铁血黄素沉积、巨噬细胞反应等，并可有吞噬脂质的泡沫细胞和多核巨细胞。

2. 特异性增生性炎

炎症局部以巨噬细胞及其衍生细胞增生形成境界清楚的结节状病灶，又称为肉芽肿性炎，巨噬细胞吞噬病原微生物后转变为上皮样细胞或多核巨细胞，构成了肉芽肿的主要细胞成分。这是一种特殊类型的增生性炎。根据肉芽肿的类型可分为以下两种类型：

(1)感染性肉芽肿：由生物病原体如结核杆菌、伤寒杆菌、麻风杆菌、梅毒螺旋体、霉菌和寄生虫等引起，同时引发机体的免疫反应，特别是细胞免疫反应，可形成形态各异的特殊肉芽肿，在病理学上具有诊断意义。例如：结核性肉芽肿(结核结节)其中心部为干酪样坏死，坏死灶周围可见大量上皮样细胞和郎罕斯多核巨细胞，外层淋巴细胞浸润，周边有纤维母细胞和胶原纤维分布，其中上皮样细胞是结核性肉芽肿中最重要的成分。伤寒肉芽肿(伤寒小结)主要由伤寒细胞组成。风湿病时形成风湿小结，主要由风湿细胞和淋巴细胞等组成。

(2)异物性肉芽肿：由外科缝线、粉尘、滑石粉、木刺等异物引起。由于异物长期存在，病变以异物为中心，围以数量不等的巨噬细胞、异物巨细胞、纤维母细胞和淋巴细胞等，形成结节状病灶。

巨噬细胞在不同情况下可出现不同的形态特征：吞噬病原微生物后转变为上皮样细胞或多核巨细胞。上皮样细胞体积大，胞质丰富淡染，界限不清，细胞核圆形或椭圆形，染色淡，核内可见1～2个小核仁。多核巨细胞是上皮样细胞融合而成，细胞核数目可达几十个甚至上百个。结核结节中多核巨细胞又称为朗罕氏巨细胞，胞体很大，直径达40～50μm，细胞核形态与上皮样细胞相似，数目可达几十个，甚至百余个，排列在细胞周边部呈马蹄形或环形，胞浆丰富。多个巨噬细胞围绕在刺激物周围并互相融合，形成异物多核巨细胞，细胞核散乱地分布在细胞内，多见于异物刺激引起的慢性肉芽肿性炎。

第五节　炎症的经过和结局

炎症过程中，既有损伤又有抗损伤。致炎因子引起的损伤与机体抗损伤反应决定着炎症的发生、发展和结局。如损伤过程占优势，则炎症加重，并向全身扩散；如抗损伤反应占优势，则炎症逐渐趋向痊愈。若损伤因子持续存在，或机体的抵抗力较弱，则炎症转变为慢性。故炎症的结局，可有以下三种情况：

一、痊　愈

多数情况下，由于机体抵抗力较强，或经过适当治疗，病因被清除，少量渗出物和坏死组织被溶解吸收，通过周围细胞的再生，可以完全恢复原来的结构和功能，属于完全痊愈；若坏死范围大，或渗出的纤维素较多，不容易完全溶解、吸收，则由肉芽组织修复，留下瘢痕，不能完全恢复原有的结构和功能，称为不完全痊愈。如果瘢痕组织形成过多或发生在某些重要器官，可引起明显功能障碍。

二、迁延不愈或转为慢性

如果机体抵抗力低下或治疗不彻底，致炎因子不能在短时间内清除，持续作用于机体，不断损伤组织，炎症迁延不愈，转为慢性炎症，病情可时轻时重，如急性阑尾炎转为慢性阑尾炎。

三、蔓延扩散

机体抵抗力低下或病原微生物毒力强、数量多，病原微生物不断繁殖，并沿组织间隙或脉管系统向周围组织、器官蔓延，或向全身扩散。

1. 局部蔓延

炎症局部的病原微生物通过组织间隙或自然管道向周围组织和器官扩散蔓延，如急性膀胱炎可向上蔓延到输尿管或肾盂；肺结核病，当机体抵抗力低下时，结核杆菌可沿组织间隙蔓延，使病灶扩大，亦可沿支气管播散，在肺的其他部位形成新的结核病灶。

2. 淋巴道扩散

病原微生物通过淋巴液扩散，引起淋巴管炎和所属淋巴结炎。如足部感染时腹股沟淋巴结可肿大；上肢感染引起腋窝淋巴结炎等。淋巴道的这些变化有时可限制感染的扩散，但感染严重时，病原体可通过淋巴入血，引起血道播散。

3. 血道扩散

病原微生物或毒素直接或间接进入血液循环，引起毒血症、菌血症、败血症和脓毒败血症等。

(1)毒血症：细菌的毒性产物或毒素被吸收入血称为毒血症，引起全身中毒症状。临床上出现高热、寒战等中毒症状，同时伴有心、肝、肾等实质细胞的变性坏死，严重时出现中毒性休克。但血培养阴性，即找不到细菌。

(2)菌血症：细菌由局部病灶入血，全身无中毒症状。血液中可以查到细菌，称为菌血症。一些炎症性疾病的早期都有菌血症，如大叶性肺炎等。此时行血培养或瘀点涂片，可找到细菌。

(3)败血症：细菌由局部病灶入血后大量繁殖，并产生毒素，引起全身中毒症状和病理变化，称为败血症。临床患者除有严重毒血症临床表现外，还出现皮肤和黏膜的多发性出血斑点，脾脏和淋巴结肿大等。血培养常可检出病原菌。

(4)脓毒败血症：由化脓菌引起的败血症进一步发展，细菌随血流到达全身，在肺、肾、肝、脑等处发生多发性脓肿，称为脓毒血症或脓毒败血症。此时除败血症表现外，可在全身多处脏器中出现多发性脓肿，通常体积较小，均匀分布于各器官。镜下，脓肿的中央及尚存的毛细血管或小血管中常见到细菌菌落(栓子)，说明脓肿是由栓塞于器官毛细血管的化脓菌所引起，故称之为栓塞性脓肿或转移性脓肿。

【思考题】

1. 何谓炎症？试述炎症的局部和全身表现。
2. 炎症的基本病理变化有哪些？
3. 渗出性炎症根据其渗出物不同可分为哪几种类型？各型特点是什么？
4. 试述炎症的结局。

（董 磊）

第十六章　发　　热

【学习目标】

1. 掌握发热的概念。
2. 掌握发热的发病机制与基本环节。
3. 掌握发热的三个时相以及临床表现和热代谢特点。

第一节　发热的概念

人和哺乳动物都具有相对恒定的体温，正常成人体温维持在37.0℃左右，并在一定温度范围内波动，可表现为昼夜间周期性波动，清晨体温最低而午后体温偏高，波动幅度一般不超过1℃。正常人体相对稳定的体温，是通过以体温调节中枢为核心的调节体系来维持的。

在日常生活与临床工作中，常有多种生理性和病理性因素可引起体温超过正常体温0.5℃，称为体温升高。体温升高不超过38℃为低热；38～39℃为中等热；39～40℃为高热；超过41℃为过高热。因临床上常难以确定体温升高的原因，就往往将体温升高超过正常值0.5℃所有情况统称为发热。但从体温调控的角度来分析，这一说法仅是表面现象的描述，没有强调体温调节中枢调定点的核心作用。据此，根据体温调节的调定点（set point，SP）理论，发热是指在激活物的作用下，使体温调节中枢的调定点上移而引起的调节性体温升高（超过0.5℃）。这说明发热时体温调节体系的功能仍然正常，其主要原因是激活物（如细菌、病毒感染等）的作用下，体温调节中枢的调定点上移，体温调节在高水平上进行的一种主动的调节性体温升高。多数病理性体温升高（如传染性或炎症性发热）均属这样。但少数病理性体温升高是体温调节失控或调节障碍所引起的一种被动性体温升高，称为过热。这种体温升高调定点并未上移，导致体温与调定点不相适应，是一种非调节性的体温升高。见于体温调节障碍（如体温调节中枢受损），或散热障碍（如皮肤鱼鳞病、先天性汗腺缺乏和环境高温等）及产热器官功能异常（如甲状腺功能亢进）等情况。

此外，剧烈运动、妇女月经前期、心理性应激等也能使体温升高超过0.5℃，由于它们属于生理性反应，故称之为生理性体温升高（图3.16.1-1）。

发热通常不是独立疾病，而是发热性疾病（伴有发热表现的疾病）的重要病理过程和临床表现，也是疾病发生的重要信号，甚至是潜在恶性病灶（肿瘤）的信号。在整个病程中，体温曲线变化往往反映病情变化，对判断病情、评价疗效和估计预后，均有重要参考价值。

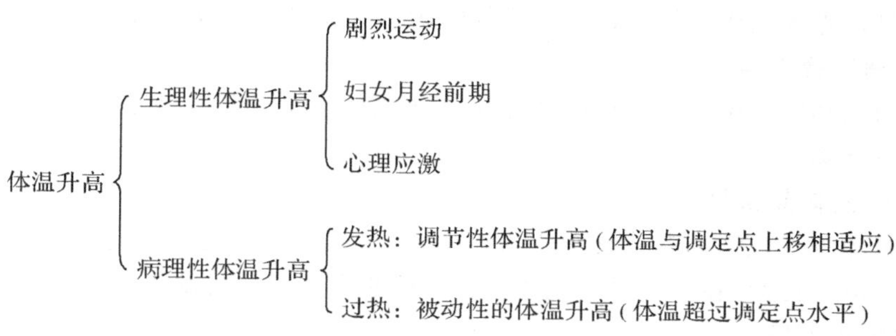

图 3.16.1-1　体温升高的分类

第二节　发热的原因

发热是一个常见的临床症状，但发生机制比较复杂，其基本环节主要包括以下几个部分：发热激活物（如细菌、病毒等多种病原微生物）→激活产内生致热原细胞（主要为各种白细胞）→产生和释放内生致热原（endogenous pyrogen，EP）→通过血脑屏障入脑→作用于下丘脑体温调节中枢→体温调定点上移→调节效应器→产热增加和散热减少（产热＞散热）→体温升高并与调定点相适应（发热）。现按各环节的顺序分节段来叙述：

发热激活物

能直接或间接激活机体产内生致热原细胞，并使其产生和释放 EP，本身可以含有或者不含致热成分的各种物质，称为发热激活物。又称为 EP 诱导物。它们可以是来自体外的外致热原，也可以是某些体内物质。

（一）外致热原

外致热原是人类面临的主要发热激活物，临床上多数发热性疾病都是由病原生物及其产物引起的，约占所有发热的 50%～60%。

1. 细菌

（1）革兰阳性菌：主要有金黄色葡萄球菌、肺炎球菌、溶血性链球菌、白喉杆菌和枯草杆菌等。革兰阳性菌充当外致热原的主要形式有：全菌体、细胞壁所含的肽聚糖以及其释放的外毒素。

（2）革兰阴性菌：典型菌群有大肠杆菌、伤寒杆菌、志贺氏菌、淋球菌、脑膜炎球菌等。这类菌群的致热形式除全菌体、细胞壁所含的肽聚糖外，最突出的是其细胞壁中所含的脂多糖，也称内毒素（endotoxin，ET）。

（3）分枝杆菌：典型者为结核杆菌。其全菌体及细胞壁所含的肽聚糖、多糖和蛋白质都具有致热作用，可以引起患者出现午后发热，并且常出现发热的耐受现象。

2. 病毒

常见的有流感病毒、麻疹病毒、柯萨奇病毒、SARS 病毒。流感和 SARS 等疾病最主要临床表现之一就是发热。

人类的致病病毒多数为包膜病毒，包膜中的脂蛋白以及有些病毒包膜中含有的血细胞凝集素可能是病毒的主要致热性物质。反复的病毒感染可以导致动物产生耐受性。

3. 其他病原微生物

在临床与动物实验中，真菌、钩端螺旋体、疟原虫均可以导致发热。

(二)体内产物

1. 抗原—抗体复合物

许多自身免疫性疾病都有持续发热的临床表现，如系统性红斑狼疮、类风湿、风湿热等疾病，提示循环中持续存在的抗原—抗体复合物可能是其主要的发热激活物。

2. 致热性类固醇

体内某些类固醇产物有致热作用，睾酮的中间代谢产物本胆烷醇酮是其典型代表。而其他类固醇如糖皮质激素和雌激素，则能够抑制 EP 的产生和释放。因此有人认为类固醇代谢失调是某些周期性发热的原因，如肝癌、肝硬化等的周期性发热。

3. 组织损伤和坏死

组织坏死过程的组织蛋白分解产物作为发热激活物，或者组织坏死引起的无菌性炎症释放某些发热激活物引起发热，见于大面积烧伤、严重创伤、大手术、心肌梗死、脾梗死、肺梗死、物理及化学因子作用所致的组织细胞坏死等。

4. 致炎物质

有资料表明，硅酸盐、尿酸结晶等，可引起机体炎症反应，导致无菌性发热。

第三节　发热的发病机制

发热的核心问题是内生致热原导致体温调节中枢调定点上移，随后引起调节性的体温升高。目前认为，发热发病学的机制包括三个基本环节。

一、内生致热原的信息传递

内生致热原是指产 EP 细胞在发热激活物作用下，产生和释放的一组能引起体温升高的致热物质。它们作为“信使”携带着发热的信息，将其传递到下丘脑体温调节中枢。

1. 能够产生内生致热原的细胞

在发热激活物作用下，所有能够产生和释放的细胞都称之为产 EP 细胞，主要有三类：①单核—巨噬细胞；②肿瘤细胞；③其他细胞：包括内皮细胞、淋巴细胞等。其中单核—巨噬细胞是产生 EP 的主要细胞。

2. 常见的内生致热原

自 1984 年 Beeson 等首先发现白细胞致热原(leucocytic pyrogen, LP)以来，现已有多种具有类似作用的内源性致热物质被发现，它们都是产 EP 细胞在发热激活物的作用下所释放的产物，故统称之为 EP，主要有白细胞介素-1(IL-1)、肿瘤坏死因子(TNF)、干扰素(INF)、白细胞介素-6(IL-6)等。

二、体温调节中枢的调定点上移

(一)体温调节中枢

目前,一般认为体温调节中枢位于视前区—下丘脑前部(POAH),该区含有温敏神经元,对来自外周和深部的温度信息起整合作用。将致热原或发热介质微量注射于 POAH 可引起发热反应,在发热时,该部位的发热介质显著升高,但这种调节主要表现为正调节。而另外一些下丘脑外的中枢部位,如腹中隔(VSA)、中杏仁核(MAN)则对发热时体温产生负调节。因此,目前认为体温调节中枢可能有两部分组成,正调节中枢和负调节中枢。正、负调节的相互作用决定调定点上移的水平及发热的幅度。

(二)内生致热原进入神经中枢的途径

作为发热信使的 EP 在血液中产生后如何进入脑内,目前研究认为可能有以下几种途径:

1. EP 直接通过血脑屏障

在某些病理情况下,如颅内感染性疾病、颅脑炎症等促使血脑屏障通透性增高,可使 EP 大量进入中枢,而且 EP 可能通过易化扩散入脑。

2. 下丘脑终板血管器途径

终板血管器位于第三脑室壁的视上隐窝处,与 POAH 的体温调节中枢紧邻,此处毛细血管是有孔毛细血管,血脑屏障薄弱,EP 可以进入脑内。

3. 迷走神经途径

目前实验研究发现,细胞因子可刺激迷走神经,迷走神经将外周的致热信息通过传入纤维传入中枢。

(三)发热中枢的调节介质及其作用

EP 无论以何种形式入脑,它们只是作为“信使”传递信息,而不是引起调定点上移的最终物质。EP 作用于体温调节中枢,引起发热中枢调节介质的释放,既有中枢正调节介质:如前列腺素 E(PGE)、环磷酸腺苷(cAMP),使体温调定点上移,也激活体温负调节中枢,通过负调节介质:如精氨酸加压素(AVP)、α-黑色素细胞刺激素(α-MSH)抑制调定点上移,起负反馈调节作用,因此,体温调定点上移的最后变化是两种介质调控效应融合的结果。

三、调节性体温升高

中枢正调节介质使体温调定点上移后。正常血液温度变为冷刺激,体温调节中枢发出冲动,对产热和散热过程进行调整,引起外周效应器的反应,一方面通过运动神经引起骨骼肌紧张度增加或寒战,使产热增加;另一方面,经交感神经系统引起皮肤血管收缩,使散热减少。于是,产热大于散热,从而把体温升高到与调定点相应的水平。在体温上升的同时,负调节中枢也被激活,产生负调节介质,进而限制调定点的上移和体温的上升。正负调节相互作用的结果决定体温上升的水平。也正因为如此,发热时体温很少超过 41℃,从而避免了高热引起脑细胞损伤。这是机体的自我保护机制,具有十分重要的生物学意义(图 3.16.3-2)。

由此可见,发热机制的流程可归纳为信息传递、中枢调节和外周效应使体温调节性升高三个基本环节。

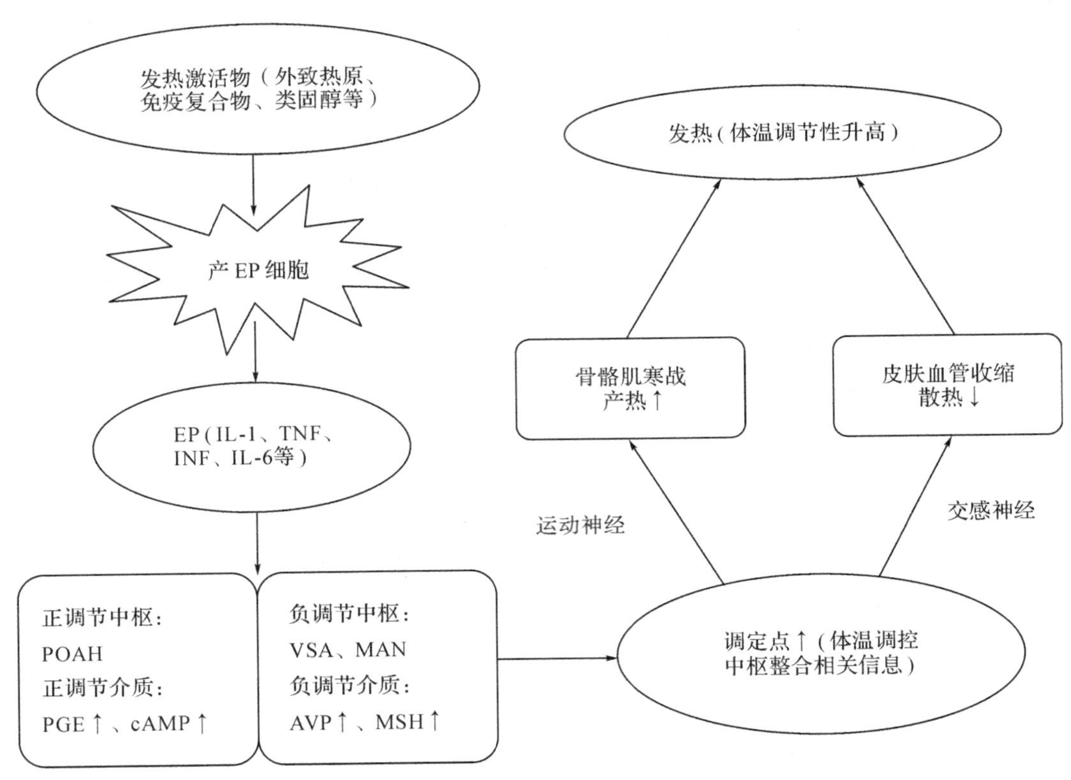

图 3.16.3-2 发热的发病机制与基本环节

第四节 发热的时相

发热过程大致可分为三个时相：体温上升期、高热持续期，体温下降期。

一、体温上升期

"调定点"升高后发放神经冲动使产热增加、散热减少，体温升至新"调定点"水平的一段时程为体温上升期又称寒战期。

1. 临床表现

畏寒、皮肤苍白，重者寒战和鸡皮。调定点上移，正常的体温变成了冷刺激，中枢发出神经冲动使皮肤血管收缩，血流减少从而表现皮肤苍白；又因皮肤表层温度下降刺激体表的冷感受器，信息传入中枢而感觉畏寒。"鸡皮"现象是经交感神经传出的冲动引起皮肤竖毛肌收缩而致。

2. 热代谢特点

此期因体温调定点上移，中心温度低于调定点水平，因此，热代谢特点是产热增多，散热减少，体温上升。

3. 产热与散热变化的机制

（1）产热增加：①寒战：是下丘脑（寒战中枢）发出的冲动，经脊髓侧索的网状脊髓束和红核脊髓束，通过运动神经传递到运动终板而引起骨骼肌不随意的周期性收缩。寒战中枢位于下丘脑后部，靠近第三脑室壁，正常时其被来自于 POAH 的热敏神经元的神经冲动所抑制。当 POAH 受冷刺激时，该抑制被解除，随即发生寒战。皮肤温度的下降也可刺激冷感受器经神经传导而兴奋寒战中枢。此方式可致产热量迅速增加 4～5 倍，是此期成人热量增加的主要来源。②棕色脂肪组织：受 EP（如 $TNF_α$ 等）刺激，棕色脂肪细胞内的脂质快速分解和氧化，使产热迅速增加。新生儿和冬眠动物有较多的棕色脂肪。因新生儿发热时没有明显的寒战反应，故棕色脂肪的氧化是其热量增加的主要来源。

（2）散热减少：由于“调定点”上移，原来的正常体温变为冷刺激，于是，交感神经发出冲动使皮肤血管收缩，减少经皮肤的散热。

二、高温持续期

当体温上升到与新的调定点水平相适应的高度后，产热与散热在新的高度上达到平衡，称高温持续期或高热稽留期。

1. 临床表现

病人自觉酷热，皮肤发红、干燥。原因是皮肤血管舒张使皮肤血流增多，皮色发红，散热增加；由于温度较高的血液灌注使皮肤温度升高，热感受器将其信息传入中枢而使病人有酷热感；高热使水分经皮肤蒸发较多，因而，皮肤、口唇干燥。

2. 热代谢特点

中心温度已上升到新的“调定点”水平，产热与散热在较高水平上保持相对平衡。

3. 产热与散热变化的机制

体温已与调定点相适应，下丘脑不再发出“冷反应”冲动，寒战停止并出现散热反应。

此期因病因不同而持续时间各异，从几小时（如疟疾）、几天（如大叶性肺炎）到 1 周以上（如伤寒）。

三、体温下降期

当发热激活物、EP 及发热介质得到控制和清除，或依靠药物使体温调节中枢“调定点”恢复到正常水平，机体出现明显的散热反应，即为体温下降期。

1. 临床表现

皮肤潮红、出汗或大汗；体温下降；严重者出现脱水甚至发生失液性休克。

2. 热代谢特点

散热大于产热，体温下降，直至回降到与正常“调定点”相适应的水平上。

3. 产热与散热变化的机制

（1）散热增加：此期由于血温高于调定点，POAH 的热敏神经元受刺激，发放冲动促进散热。①皮肤、血管舒张，将深部的体热带到体表而发散；②出汗：高血温及皮肤温度感受器传来的热信息刺激发汗中枢，使汗腺分泌增多，经汗液蒸发而散发体热使体温下降。

（2）产热减少：POAH 的冷敏神经元受抑制，减少产热。

此期持续时间可几小时或一昼夜（称骤退），甚至几天（称渐退）。对体温下降期患者应注意监护，及时补充水、电解质，尤其是在体温骤退或伴有心肌劳损的患者，更应该密切注意。

第五节　发热时机体功能和代谢变化

一、生理机能改变

1. 中枢神经系统

发热时对中枢神经系统的影响较大，突出表现是头痛、头晕、嗜睡。有的高热病人会出现烦躁、谵妄、幻觉。这些症状基本上是由具有致热作用的细胞因子直接引起的。小儿在高热中可出现搐搦，常见于出生后6个月至6岁的儿童，称热惊厥，这可能与小儿中枢神经系统尚未发育成熟有关。

2. 循环系统

发热时，体温上升1℃，心率每分钟平均增加18次。这是血液温度升高刺激窦房结及交感神经—肾上腺髓质系统活动增强所致。心率加快一般使心输出量增多，但对心肌劳损或心肌有潜在病灶的病人，则加重了心肌负担，可诱发心力衰竭。在寒战期动脉血压可轻度上升，是外周血管收缩和心率加快的结果；在高温持续期和体温下降期由于外周血管舒张，动脉血压轻度下降，高血压病人下降较为明显。体温骤退，特别是用解热药引起体温骤退时，可因大量出汗而导致休克。

3. 呼吸系统

血液温度的升高刺激呼吸中枢，使呼吸加深加快。深而快的呼吸在增加热量散发的同时，也可引起呼吸性碱中毒。但持续的体温升高可因大脑皮质和呼吸中枢的抑制，使呼吸变浅慢或不规则。

4. 消化系统

发热时消化液分泌减少，胃肠道蠕动减弱使食物的消化、吸收与排泄功能异常。出现食欲不振、恶心、呕吐和口干舌燥。胰液和胆汁分泌不足，可致蛋白质、脂肪的消化不良，使食物在肠道发酵和腐败，产气增多，临床表现为便秘和腹胀。这些变化除了与发热有关，还可能与交感神经兴奋、副交感神经抑制以及水分蒸发较多有关。

二、代谢改变

发热时，机体通过寒战和代谢率的提高使营养素分解加强，从而导致体温身高。一般认为，体温升高1℃，基础代谢率提高13%。因此持久发热使物质消耗明显增多，故必须保证有足够营养物质供应，否则会导致消瘦和体重下降。

1. 糖代谢

发热时能量消耗大量增加，糖代谢加强，肝糖原和肌糖原分解增多，血糖因而增多，糖原储备减少。由于相对缺氧，葡萄糖的无氧酵解也增强，组织内乳酸大量增加，可引起代谢性酸中毒。发热时肌肉酸痛也可能与此有关。

2. 脂肪代谢

发热时脂肪分解也显著加强，由于糖代谢加强使糖原储备不足，摄入相对减少，乃动员储备脂肪，后者大量消耗而致消瘦。另外，交感—肾上腺髓质系统兴奋，脂解激素分泌增加，也促进脂肪分解。由于脂肪分解加强和氧化不全，有的病人可出现酮血症酮尿。

3. 蛋白质代谢

高热病人的蛋白分解加强，尿氮比正常人增加 2～3 倍，如未能及时补充可出现负氮平衡。蛋白质分解加强除与体温升高有关外，与 LP 的作用关系重大。已经证明 LP 通过 PGE 合成增多而使骨骼肌蛋白质大量分解，可为肝脏提供大量氨基酸。用于急性期反应蛋白的合成和组织修复等的需要。

4. 水、盐及维生素代谢

在体温上升期，由于血液重新分布，肾血流量减少，尿量减少，氯化钠排出随之减少；而在退热期，随着尿量增多和大量排汗，钠盐的排出也相应增多。在高温持续期，高热使皮肤和呼吸道水分蒸发增多，加上出汗和饮水不足，严重者可引起脱水。因此持久高热者应及时补充水分和适量电解质。由于糖、脂肪和蛋白质分解代谢加强，各种维生素的消耗也增多，应注意及时补充。

第六节　发热处理与防治的原则

一、适度发热的处理原则

发热是机体的一种防御反应，是一个重要的疾病信号，典型的体温曲线变化常具有重要的诊断价值，且适度发热有利于增强机体的免疫功能。因此，对于低于 40℃ 的适度发热，并未伴有其他严重疾病者，可不急于解热。但必须对其进行必要的监护：①对既往有心脏疾病的病人，应注意体温骤降时，防止发生循环衰竭；②对消耗性发热病人，提供足够的营养物质；③注意病人的水盐代谢，补充足够水分和维生素，防止脱水及水、电解质紊乱。

二、下列情况应及时解热

1. 高热

（体温＞40℃ 以上），对于高热病例，无论有无明显的原发病，都应及早解热，防止中枢神经细胞和心脏受到影响。尤其是小儿高热，容易发生惊厥。

2. 恶性肿瘤病人

3. 心脏病患者

如心肌梗死或慢性心力衰竭患者发热时易诱发心力衰竭，须及早解热。

4. 妊娠妇女

发热可使胎儿发育障碍而导致畸胎。因此孕妇应尽量避免发热。

三、选择合理解热措施

1. 针对发热病因解热

使用有效的抗生素等措施抗感染。

2. 针对发热发病学环节治疗

主要包括三个环节：干扰或阻止 EP 合成和释放、阻断或拮抗 EP 对体温调节中枢的作用以及阻碍中枢发热介质的合成。如水杨酸钠可以阻断 PGE 的合成，利于体温中枢调定点恢复正常；糖皮质激素如地塞米松，可抑制 EP 细胞合成和释放 EP，降低 EP 水平，达到解热的目的。

3. 物理降温

可采用冰敷、醇浴和温水浴等降温。

【思考题】

1. 体温升高是否就是发热？常见体温升高见于哪些情况？
2. 体温调节中枢位于哪个部位？体温升高的流程包括哪三个环节？
3. 简述哪些发热的患者必须及时解热。

（郑绿珍）

第十七章 休 克

【学习目标】

1. 掌握休克、MODS概念。
2. 掌握休克的分类。
3. 掌握休克三期的微循环改变特点、机制及后果。

第一节 休克的概念

"休克"(shock)一词源于希腊文,原意为打击、震荡,后用来描述病人因创伤引起的危重临床状态。19世纪,人们对休克的临床表现作了经典的描述:面色苍白或发绀、四肢湿冷、脉搏细速、脉压缩小、尿量减少、神志淡漠。这是从整体水平对休克临床表现最初的生动描述,临床称为休克综合征,至今仍指导休克的临床诊断。

20世纪,Lillehei提出了休克的微循环障碍学说。根据这一学说,临床治疗休克强调结合补液应用血管舒张药改善微循环,使休克患者抢救的成功率有所提高。20世纪80年代以来,随着细胞、分子生物学的发展,人们对休克的认识也深入到细胞和分子水平。越来越多的学者认为,休克是指在各种强烈致病因子作用下,机体出现微循环功能障碍,并导致器官血液灌流量减少及功能障碍等严重后果的全身调节紊乱性病理过程。

第二节 休克的原因和分类

一、休克的病因

导致休克发生的病因很多,常见的有:

1. 失血与失液

大量失血可引起失血性休克,见于外伤出血、胃溃疡出血、食管静脉曲张出血及产后大出血等。休克的发生与否取决于失血量和失血速度:一般15~20min内失血少于全身总血量的10%~15%时,机体可通过代偿使血压和组织灌流量保持基本正常;若快速失血超过总血量的25%~30%,超出机体代偿的能力,即可引起休克;失血超过总血量的45%~50%,往往迅速导致死亡。剧烈呕吐、腹泻及肠梗阻、大汗淋漓等均可导致大量体液丢失,若未及时补充体液,也会引起血容量与有效循环血量的锐减而发生休克。

2. 烧伤

大面积烧伤可伴有大量血浆渗出,导致体液丢失、有效循环血量减少,引起烧伤性休克。

烧伤性休克早期主要与疼痛及低血容量有关，晚期因继发感染可发展为感染性休克。

3. 创伤

严重创伤可导致创伤性休克，如在战争时期、自然灾害中引起的枪伤、骨折等情况。休克的发生不仅与失血，还和强烈的疼痛刺激有关。

4. 感染

严重的病原微生物感染，特别是革兰阴性细菌感染，其有效成分脂多糖起重要作用，易引起感染性休克。此型休克常伴有败血症，故又称败血症休克。

5. 过敏

过敏体质者注射某些药物、血清制剂或疫苗可引起过敏性休克。由于组胺和缓激肽大量释放入血，导致血管舒张、血管床容积增大，毛细血管通透性增加从而引起休克。

6. 心脏和大血管病变

大面积急性心肌梗死、急性心肌炎、心脏压塞及严重的心律失常等引起心输出量急剧减少，使有效循环血量和微循环灌流量显著下降所引起的休克，称为心源性休克。

7. 强烈的神经刺激

可导致神经源性休克，常见于剧烈疼痛、高位脊髓麻醉或损伤引起血管运动中枢抑制。正常情况下，血管运动中枢不断发出冲动，经过传出的交感缩血管纤维到达全身小血管，维持血管的一定张力。神经源性休克时由于血管运动中枢发生抑制或传出的缩血管纤维被阻断，小血管活动张力消失，血管舒张，外周阻力迅速降低，回心血量减少，血压下降。

二、休克的分类

1. 按病因分类

分为失血性休克、失液性休克、创伤性休克、烧伤性休克、感染性休克、过敏性休克、神经源性休克和心源性休克等。

2. 按休克发生的起始环节分类

尽管导致休克的原因很多，但通过血容量减少、血管床容积增大和心输出量急剧降低这三个起始环节使有效循环血量锐减，组织灌注量减少是休克发生的共同基础。故可将休克分成以下三类：

(1)低血容量性休克：由于血容量减少引起的休克称为低血容量性休克。见于失血、失液、烧伤等，大量体液丧失使血容量急剧减少。低血容量性休克在临床上出现“三低一高”的典型表现，即中心静脉压、心输出量、动脉血压降低，而总外周阻力增高。

(2)心源性休克：由于心泵功能衰竭，心输出量急剧减少，使有效循环血量下降所引起的休克，称为心源性休克。见于心肌梗死、心肌病、严重的心律失常、瓣膜性心脏病及其他严重心脏病的晚期。

(3)血管源性休克：外周血管舒张、血管床容积扩大导致血液分布异常，大量血液淤滞在舒张的小血管内，有效循环血量减少，因此而引起的休克称为血管源性休克，也称为分布异常性休克。感染性、过敏性和神经源性休克都有血管床容积增大，有效循环血量相对不足，导致组织灌流及回心血量减少。

3. 按血流动力学特点分类

(1)高排低阻型休克：部分感染性休克早期属于此类型。血流动力学特点是总外周阻力降低，心输出量增高，血压稍降低，脉压可增大，皮肤血管扩张或动—静脉吻合支开放，血流增多使皮肤温度升高，又称为暖休克。

（2）低排高阻型休克：临床较常见，常见于低血容量性休克和心源性休克。血流动力学特点是心输出量降低，总外周阻力增高，血压降低可不明显，但脉压明显缩小，皮肤血管收缩，血流减少使皮肤温度降低，又称为冷休克。

（3）低排低阻型休克：常见于各类休克的晚期阶段。血流动力学特点是心输出量降低，总外周阻力也降低。

第三节 休克的病理生理变化

休克的发病机制至今尚未完全阐明。尽管休克的原始病因不同，但有效循环血量减少而致的微循环障碍是多数休克发生的共同基础。因此根据微循环的改变可将休克分为三个阶段。下面以典型的失血性休克为例，对休克的发展过程和变化机制进行阐述（图 3.17.3-1）。

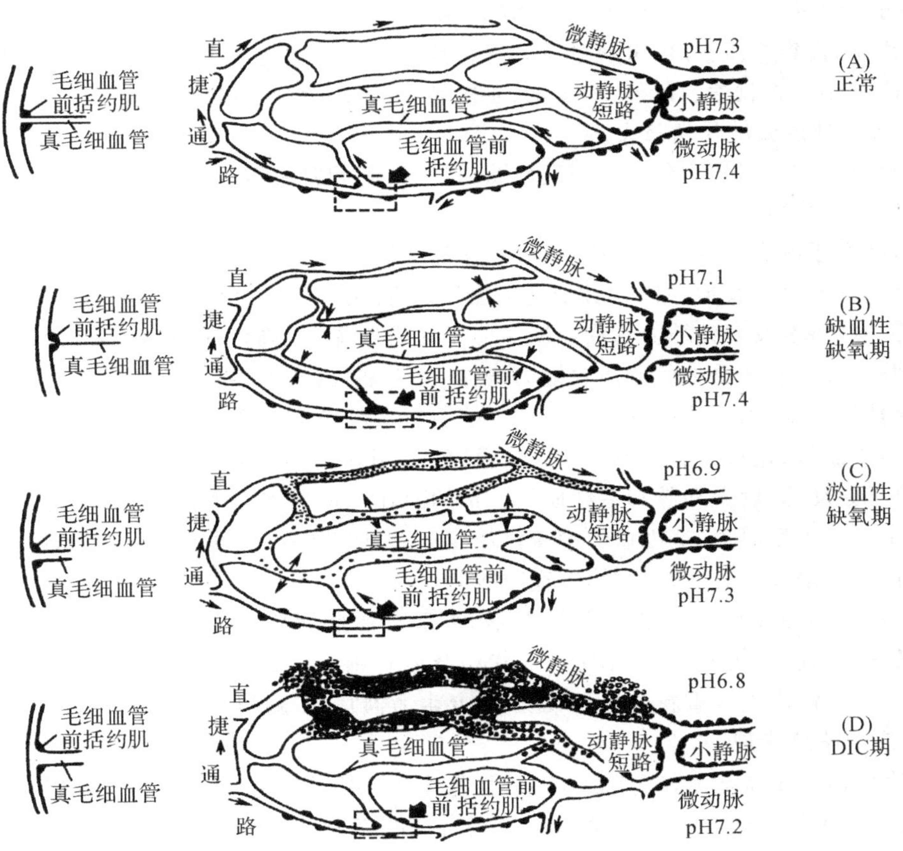

图 3.17.3-1 休克各期微循环变化示意图

一、休克早期(代偿期,微循环缺血缺氧期)

1. 微循环的改变

主要表现为小血管收缩或痉挛,尤其是微动脉、后微动脉和毛细血管前括约肌的收缩,使毛细血管前阻力增加、真毛细血管关闭、真毛细血管网血流量减少,血流速度减慢;血液通过直捷通路和开放的动—静脉吻合支回流,使组织灌流量减少,出现"少灌少流、灌少于流"的情况,组织发生严重的缺血、缺氧状态,故又称微循环缺血性缺氧期。

2. 微循环改变的机制

(1)交感神经兴奋,儿茶酚胺释放:休克时各种原因引起交感—肾上腺髓质系统强烈兴奋有关,儿茶酚胺大量释放入血。皮肤、腹腔内脏和肾的小血管由丰富的交感缩血管纤维支配,α-肾上腺素受体占优势。在交感神经兴奋和儿茶酚胺增多时,这些脏器的微血管收缩,毛细血管前阻力明显升高,微循环灌流急剧减少;而β-肾上腺素受体受刺激则使动—静脉吻合支开放,使微循环非营养性血流增加,营养性血流减少,组织发生严重的缺血性缺氧。

(2)其他收缩血管体液因子的释放:交感—肾上腺髓质系统的持续兴奋以及血容量减少本身均可导致肾素—血管紧张素—醛固酮系统的活性加强,其中血管紧张素Ⅱ具有强烈的缩血管作用;血容量减少时,可通过左心房容量感受器引起血管升压素的分泌增加,升压素也能使内脏小血管收缩。此外,内皮素、血栓素等也可以释放引起血管收缩。

3. 微循环改变的代偿意义

休克早期的微循环变化虽可引起皮肤、腹腔内脏和肾脏等器官缺血、缺氧,但从整体来看,却具有一定的代偿意义。

(1)有助于休克早期动脉血压的维持:休克早期患者动脉血压除失血性休克和心源性休克常有明显降低外,其他原因的休克患者血压无明显变化。其机制有:①外周血管阻力增高:交感神经兴奋及多种缩血管物质增多使小血管收缩,提高外周阻力。②心输出量增加:儿茶酚胺通过心肌β-受体使心肌收缩力增强、心率加快(心源性休克除外)。③回心血量增加:交感神经兴奋、缩血管体液因子释放可使肌性微静脉和小静脉收缩,肝脾储血库紧缩从而增加回心血量,这种代偿起到"自身输血"的作用,是休克时增加回心血量的"第一道防线"。由于微动脉、后微动脉和毛细血管前括约肌比微静脉对儿茶酚胺更为敏感,导致毛细血管前阻力大于后阻力,毛细血管中流体静压下降,促使组织液回流进入血管,称为"自身输液",是休克时增加回心血量的"第二道防线"。

(2)有助于心脑血液供应的维持:皮肤、腹腔内脏和肾脏的血管α-受体密度高,对儿茶酚胺比较敏感,收缩明显;而脑动脉和冠状动脉血管则无明显改变。因此,这种微循环反应的不均一性使体内血液重新分布,保证了重要生命器官心、脑的血液供应。

4. 主要临床表现

休克代偿期皮肤灌流显著减少,患者脸色苍白,四肢湿冷。肾灌流减少而肾小管钠水重吸收增强,导致尿量明显减少。交感神经兴奋使心率加快,心肌收缩力增强。血压可骤降(如大失血),也可略降,甚至正常(代偿)。因外周阻力明显升高,使舒张压升高,故脉压差常减小。由于中枢神经系统兴奋性增高,患者常表现为焦虑、烦躁不安。

休克代偿期为休克的可逆期,应尽早消除休克动因,及时补充血容量,恢复循环血量,促使患者脱离危险,防止休克进一步发展。如果休克的动因未能及时去除,且未得到适当的救治，病情可继续发展到休克进展期。

二、休克中期(可逆失代偿期，休克进展期，微循环淤血缺氧期)

1. 微循环的改变

特征是淤血。休克持续一定时间，内脏微血管的自律运动现象首先消失，终末血管床对儿茶酚胺的反应性降低，同时微动脉和毛细血管前括约肌收缩也较前减轻，毛细血管开放数目增多，血液大量进入真毛细血管网。同时血细胞在微静脉中黏附、聚集不断加重，造成微循环流出阻力增大。造成微循环血液"灌而少流，灌多于流"，毛细血管中血液淤滞。全身重要器官都处于严重低灌流状态，组织细胞严重淤血性缺氧。

2. 微循环改变的机制

本期的发生与长时间微血管收缩和缺血、缺氧、酸中毒及多种体液因子的作用有关。

(1)酸中毒：缺氧引起无氧酵解增强，CO_2 和乳酸堆积。酸中毒导致血管平滑肌对儿茶酚胺的反应性降低，使微血管舒张。

(2)局部舒血管体液因子增多：长期缺血、缺氧、酸中毒刺激肥大细胞释放组胺增多，ATP 的分解产物腺苷堆积，激肽类物质生成增多等，可引起血管平滑肌舒张和毛细血管扩张。此外，细胞解体时释出钾离子增多，也会引起血管反应性与收缩性降低，导致微血管扩张。

(3)血液流变学的改变：休克中期血液流速明显降低，特别在血流缓慢的微静脉，红细胞易聚集；加上组胺的作用使血管通透性增加，血浆外渗，血液黏度增高；灌流压下降，可导致白细胞滚动、贴壁、黏附于内皮细胞，嵌塞毛细血管或在微静脉附壁黏着，使血流受阻，毛细血管后阻力增加。

(4)内毒素等的作用：除革兰阴性细菌感染所致的休克直接造成血中内毒素增多外，其他休克后期常有肠菌(大肠杆菌)和内毒素入血。内毒素可通过激活巨噬细胞，促进一氧化氮生成增多等途径引起血管平滑肌舒张，导致持续性低血压。

3. 微循环改变的后果

此期机体由代偿逐渐向失代偿发展，全身器官灌流进行性减少，相继出现功能障碍，并形成恶性循环。

(1)有效循环血量进行性减少：一方面静脉系统容量血管扩张，使回心血量减少，"自身输血"停止。另一方面，由于微循环灌多于流，故毛细血管内流体静压升高，"自身输液"停止，血浆外渗到组织间隙。毛细血管大量开放，血液在毛细血管中淤滞，使有效循环血量减少。

(2)血压进行性下降：小动脉和微动脉等阻力血管扩张，使外周阻力降低；有效循环血量减少；持续缺血、内毒素、H^+、K^+等造成心肌收缩舒张功能障碍，最终导致血压进行性下降。

(3)重要器官灌流减少、功能障碍：由于有效循环血量进行性减少、血压降低，加上微循环血管反应性降低，使得体内组织器官血液灌流不足，发生相应代谢功能障碍。

4. 主要临床表现

血压进行性下降，心、脑血管失去自身调节或血液重新分布中的优先保证，冠状动脉和脑血管灌流不足，出现心、脑功能障碍，心搏无力，心音低钝，患者神志淡漠甚至转入昏迷；肾血流量长时间严重不足，出现少尿甚至无尿，并伴有明显的尿质改变；因血流淤滞使皮肤出现紫绀，不均匀淤血而出现花斑。

休克进展期机体由代偿向失代偿发展，失代偿初期经积极救治病情仍属可逆，故又称可逆性失代偿期。但若持续时间较长，则进入休克难治期。

三、休克晚期(不可逆期，休克难治期，微循环衰竭期)

1. 微循环的改变

微循环淤滞更加严重，微血管舒张，微循环血流停止，处于"不灌不流"状态，组织得不到足够的氧气和营养物质供应，微血管平滑肌麻痹，对血管活性药物失去反应。并可能发生弥散性血管内凝血(disseminated intravascular coagulation, DIC)。

2. 微循环改变的机制

微血管反应性显著下降是引起此期微循环变化的一个原因，微血管麻痹性扩张，对任何血管活性物质丧失反应，导致血流停止。另一方面，DIC 的发生使血液循环障碍进一步加重。约 1/3 的晚期休克病人发生 DIC，主要与下列因素有关：

(1)血液高凝状态：休克进入淤血性缺氧期后，血液进一步浓缩，血细胞压积增大和纤维蛋白原浓度增加、血细胞聚集、血液黏滞度增高，血液处于高凝状态，加上血流速度显著减慢，酸中毒越来越严重，可能诱发 DIC。

(2)凝血系统激活：特别是感染性休克，病原微生物与毒素可刺激单核细胞和血管内皮细胞表达、释放组织因子，从而激活凝血系统；严重的创伤性休克，组织因子入血，直接启动凝血过程。

(3)单核—巨噬细胞系统功能下降：因缺血、内毒素的封闭作用及细胞因子的损伤作用，使单核巨噬细胞系统清除凝血和促凝血物质能力降低。此时微循环有大量微血栓形成，随后由于凝血因子耗竭，纤溶活性亢进，可有明显出血。

3. 微循环改变的后果

并非所有休克患者都一定发生 DIC，但若休克一旦合并 DIC 则使得病情进一步加重，对微循环和各器官功能产生严重影响，难以救治：①微血栓阻塞微循环通道，使回心血量锐减；②凝血与纤溶过程中的产物，如纤维蛋白原和纤维蛋白降解产物和某些补体成分，可增加血管通透性，加重微血管舒缩功能紊乱；③DIC 后期的出血，导致循环血量进一步减少，加重了循环障碍；④器官栓塞梗死，器官功能障碍，给治疗造成极大困难。

目前认为，休克难治除与 DIC 的发生有关外，还与肠道严重缺血、缺氧，屏障和免疫功能降低，内毒素及肠道细菌入血，作用于单核—巨噬细胞系统，引起全身炎症反应综合征(system inflammatory response syndrome，SIRS)有关。活化的炎症细胞既可过度表达炎症介质并泛滥入血，引起炎症失控；又可过度表达抗炎介质引起代偿性抗炎反应综合征(compensatory anti-inflammatory response syndrome，CARS)。促炎介质与抗炎介质失衡以及氧自由基和溶酶体酶的损伤作用导致内皮细胞和实质脏器细胞的损伤和多器官功能障碍。

4. 主要临床表现

该期会出现多种器官、系统衰竭的相应症状，表现为淤血期的症状进一步加重。静脉塌陷，造成静脉输液十分困难；若并发 DIC，则常有皮下斑、点状出血；脉搏细弱而频速；由于微血管反应性降低，血压进行性下降，给予升压药难以恢复；中心静脉压显著降低；由于微循环淤血不断加重和DIC的发生，使全身微循环灌流量严重不足，细胞受损乃至死亡，重要生命器官包括心、脑、肺、肾、肠等脏器出现功能障碍或衰竭。此时脑严重缺血，皮层发生重度抑制，患者常表现为感觉迟钝、反应性显著降低，嗜睡，甚至意识障碍。

第四节 休克时的细胞损伤与器官功能变化

严重微循环灌流障碍引起的缺血、缺氧和酸中毒等因素可造成细胞代谢障碍，甚至结构损伤。细胞损伤又可引起器官的结构损害和功能障碍，最终导致多个器官功能障碍。

一、细胞损伤及代谢障碍

(一)细胞结构损害

1. 细胞膜的变化

休克时细胞最早发生的主要改变是膜功能和结构的变化。损伤的原因有缺氧、ATP减少、高钾、酸中毒、溶酶体酶释放、炎症介质的作用等，损伤的后果是离子泵功能障碍，钠水内流，导致细胞内水肿；细胞膜流动性下降；细胞膜上相关受体蛋白受损，受体的浓度和亲和力发生变化。

2. 线粒体的变化

线粒体是休克时最先发生变化的细胞器。休克时，线粒体首先发生功能损害，ATP合成减少，使细胞能量生成严重不足以至功能障碍。休克后期线粒体可发生肿胀、致密结构和嵴消失等形态改变，最后崩解破坏。线粒体损伤后，导致呼吸链与氧化—磷酸化障碍，能量物质进一步减少，致使细胞死亡。

3. 溶酶体的变化

休克时缺血、缺氧和酸中毒引起溶酶体酶释放，引起细胞自溶，消化基底膜，激活激肽系统，分解胰腺蛋白质形成心肌抑制因子等。除酶性成分外，溶酶体的非酶性成分可引起肥大细胞脱颗粒、释放组胺，增加毛细血管通透性和吸引白细胞。

休克时细胞损伤最终可导致细胞死亡。休克时细胞死亡的主要形式是坏死。但近年的研究结果表明，休克过程中存在血管内皮细胞、中性粒细胞、单核—巨噬细胞、淋巴细胞和各脏器实质细胞的凋亡。非致死程度的缺氧、细胞因子、炎症介质、氧自由基等因素，都可激活细胞的凋亡基因，引起凋亡。

(二)细胞代谢障碍

1. 物质代谢的变化

休克时组织细胞供氧减少，糖酵解加强，脂肪和蛋白分解增加，合成减少，表现为一过性的高血糖和糖尿，血中游离脂肪酸和酮体增多；蛋白质分解增加，血清尿素氮水平增高，尿氮排泄增多，出现负氮平衡。

2. 水、电解质、酸碱平衡紊乱

休克时由于ATP供应不足，细胞膜上的钠泵运转失灵，因而细胞内Na^+增多，而细胞外K^+增多，导致细胞水肿和高钾血症。无氧酵解增强使乳酸生成增多，同时脂肪的不全氧化产物也大量堆积，因此发生代谢性酸中毒。酸中毒通过多种途径加重休克的发展，成为休克恶化的重要因素之一。如 H^+ 和 Ca^{2+} 竞争引起心肌收缩力下降、血管平滑肌对儿茶酚胺的反应性降低，使心输出量和血压不易回升；酸中毒还可导致和加重高钾血症，促进 DIC 的发生，加重休克时微循环紊乱和器官功能障碍，使患者预后不良。

二、重要器官功能障碍

休克患者常因某个或数个重要器官系统相继或同时发生功能障碍甚至衰竭而死亡。现将机体主要器官系统最常发生的功能障碍简述如下：

1. 肺功能的变化

呼吸功能障碍发生率较高，据统计高达 83%～100%。休克早期由于创伤、出血、感染等刺激使呼吸中枢兴奋，呼吸加快，通气过度，可出现低碳酸血症和呼吸性碱中毒。休克进一步发展时，交感—肾上腺髓质系统的兴奋及其他缩血管物质的作用使肺血管阻力升高。严重休克患者晚期，经复苏治疗在脉搏、血压和尿量都趋向平稳以后，仍可发生急性呼吸衰竭，称为"休克肺"，属于急性呼吸窘迫综合征(acute respiratory distress syndrome，ARDS)。

肺部主要病理变化包括肺内 DIC、肺水肿、肺不张和透明膜形成等使肺泡弥散障碍、肺泡通气/血流比例失调和部分肺泡通气减少，引起进行性低氧血症和呼吸困难，从而导致急性呼吸功能衰竭甚至死亡。

2. 肾功能的变化

肾是休克时最易受损伤的器官之一，各型休克常伴发急性肾功能衰竭，称为"休克肾"。临床表现为少尿、无尿，同时伴有高钾血症、代谢性酸中毒和氮质血症。肾功能的严重障碍加重内环境的紊乱，使休克进一步恶化。

休克初期发生的急性肾功能衰竭，以肾灌流不足、肾小球滤过减少为主要原因。及时恢复有效循环血量，肾灌流得以恢复，肾功能即立刻恢复，称为功能性肾功能衰竭；如果休克持续时间延长，病情继续发展可出现急性肾小管坏死，此时即使通过治疗恢复了正常肾血流量，也难以使肾功能在短期内恢复正常，只有在肾小管上皮修复再生后肾功能才能恢复，称为器质性肾功能衰竭。

3. 心功能的变化

除心源性休克伴有原发性心功能障碍外，其他类型的休克(非心源性休克)早期，由于机体的代偿，能够维持冠脉血流量，心功能一般不会受到明显影响。但随着休克的发展，血压进行性降低，使冠脉流量减少，从而心肌缺血、缺氧，加上其他因素的影响，引起心功能障碍，有可能发生急性心力衰竭。休克持续时间越久，心功能障碍也越严重。

非心源性休克发展到一定阶段发生心功能障碍的机制主要有：①冠脉血流量减少：由于休克时血压降低以及心率加快所引起的心室舒张期缩短，可使冠脉灌注量减少和心肌供血不足，同时交感—肾上腺髓质系统兴奋引起心率加快和心肌收缩加强，导致心肌耗氧量增加，更加重了心肌缺氧；②水、电解质代谢与酸碱平衡紊乱：如高血钾、酸中毒等使心肌收缩力减弱；③心肌抑制因子(MDF)：MDF 主要由缺血的胰腺产生，除引起心肌收缩力下降，还引起肠系膜上动脉等内脏阻力血管收缩，进一步减少胰腺血流量，胰腺灌流减少又更加促进 MDF 形成。MDF 还抑制单核—巨噬细胞系统，使已产生的 MDF 清除减少，导致体内 MDF 不断形成和积聚；④心肌内 DIC：冠脉微血栓的形成影响心肌的营养血流，发生局灶性坏死和心内膜下出血使心肌受损；⑤细菌毒素：特别是革兰阴性细菌的内毒素，通过其内源性介质，引起心功能抑制。

4. 脑功能的变化

休克早期，由于血液重分布和脑循环的自身调节，可保证脑的血液供应，因而患者神志清醒，除了因应激引起烦躁不安外，没有明显的脑功能障碍表现。随着休克的进展，休克晚期血压进行性下降和严重的血液流变学变化，引起脑的血液供应逐渐减少。当平均动脉压低于50mmHg时，脑组织出现严重的缺血、缺氧。再加上出现DIC，使脑循环障碍加重，能量生成不足，乳酸等有害代谢物积聚，脑细胞离子转运紊乱，导致一系列的脑细胞功能障碍。此时患者神志淡漠，反应迟钝、嗜睡，甚至昏迷。缺血、缺氧还使脑血管壁通透性增高，引起脑水肿和颅内压升高，严重者形成脑疝，压迫延髓生命中枢，可导致患者死亡。

5. 胃肠道功能的变化

由于休克早期就有腹腔内脏血管收缩，胃肠道血流量大为减少。胃肠道缺血、缺氧、淤血和DIC形成，导致肠黏膜变性、坏死，黏膜糜烂，形成应激性溃疡，如损伤穿透到黏膜下层甚至破坏血管，可引起溃疡出血。

肠道缺血和淤血使肠黏膜受损，消化道功能紊乱，屏障保护功能减弱，大量内毒素甚至细菌经肠道和门脉系统入血，发生内毒素血症和肠源性败血症，这是休克晚期发生SIRS、MODS以至MSOF的主要原因之一。

6. 肝功能的变化

肝功能障碍主要表现为黄疸和肝功能不全，由创伤和全身感染引起者多见。其发生率很高，这与肝脏的解剖部位和组织学特征有关：由肠道移位、吸收入血的细菌、毒素，首当其冲地作用于肝脏。肝脏的巨噬细胞，即Kupffer细胞占全身组织巨噬细胞的80%～90%，休克早期，Kupffer细胞被激活并释放大量细胞因子，成为引起全身微循环功能紊乱的重要原因之一。

7. 凝血—纤溶系统功能的变化

出现凝血—抗凝血平衡紊乱，开始时血液高凝，通常不易察觉而漏诊；以后由于凝血因子的大量消耗，继发性纤溶亢进的发生，患者可出现较为明显和难以纠正的出血或出血倾向。

8. 多器官功能障碍综合征(multiple organ dysfunction syndrome，MODS)

严重的细胞代谢障碍和损伤，必将使器官功能严重障碍甚至衰竭而死亡。休克过程中最易受累的器官为肾、肺、心和脑，如急性肾功能衰竭、急性肺功能衰竭都曾经是休克患者主要的死亡原因。严重休克后期，必将导致多个器官和系统功能严重障碍与衰竭。在严重创伤、感染和休克时，原无器官功能障碍的患者同时或在短时间内相继出现两个以上器官系统的功能障碍称为多器官功能障碍综合征。各种类型休克中以感染性休克MODS的发生率最高。

MODS患者机体的内环境严重紊乱，必须靠临床干预才能维持，如能得到及时救治，MODS可能逆转，但如未能得到有效控制，病情进一步加重，则可发展成多系统器官衰竭(multiple system organ failure，MSOF)。

【思考题】

1. 简述休克的分类。
2. 试述休克早期微循环的改变及其机制。
3. 试述休克进展期微循环的改变及其机制。
4. 试述休克早期微循环变化的意义。

（宋张娟）

第十八章 肿　　瘤

【学习目标】

1. 掌握肿瘤的概念。
2. 掌握肿瘤的常见生长方式。
3. 掌握肿瘤对机体的影响；良、恶性肿瘤的鉴别要点。
4. 掌握肿瘤的扩散方式。

肿瘤是一种常见病、多发病，自20世纪以来，恶性肿瘤的发病率和死亡率呈逐年上升趋势，成为危害人类健康最严重的一类疾病。我国每年因恶性肿瘤死亡约170万人，占死亡总数的25%左右。据我国2006年全国卫生事业发展情况统计公报的资料，恶性肿瘤在城市地区及农村地区居民中均居死因第一位。我国常见的恶性肿瘤按死亡率从高到低的顺序依次为胃癌、肝癌、肺癌、食管癌、白血病、淋巴瘤、宫颈癌、鼻咽癌和乳腺癌。

第一节 肿瘤的概念

肿瘤是机体在各种致癌因素作用下，局部组织的细胞在基因水平上失去对其生长的正常调控导致异常增生而形成的新生物。新生物形成的过程称为肿瘤形成。

机体在生理状态下以及在炎症、损伤修复时的病理状态下也常有组织、细胞的增生，但这类增生有的属于正常新陈代谢所需的细胞更新；有的是针对一定刺激或损伤的适应性反应，皆为机体生存所需。而且这类增生是有一定限度的，一旦增生的原因消除后就不再继续增生。但肿瘤性增生却与此不同，两者有着本质上的区别。当正常细胞的遗传物质发生变化而转化为肿瘤细胞时，其生长丧失了对正常生长调控的反应，表现为持续复制，并在不同程度上失去了分化成熟的能力，生长旺盛并呈相对自主性，即使致癌因素消除，肿瘤仍可继续生长。现在认为，肿瘤细胞是单克隆性的，即一个肿瘤中所有的瘤细胞均是一个突变细胞的后代。肿瘤生长与机体不协调，对机体有害无益。

根据肿瘤的生物学特性及其对机体的危害性不同，将肿瘤分为良性和恶性两大类，所有的恶性肿瘤统称为癌症(cancer)。

第二节 肿瘤的特性

一、肿瘤的肉眼形态

肉眼上，肿瘤的形态多种多样，受多种因素的影响，并在一定的程度上反映肿瘤的良恶性。

1. 肿瘤的数目和大小

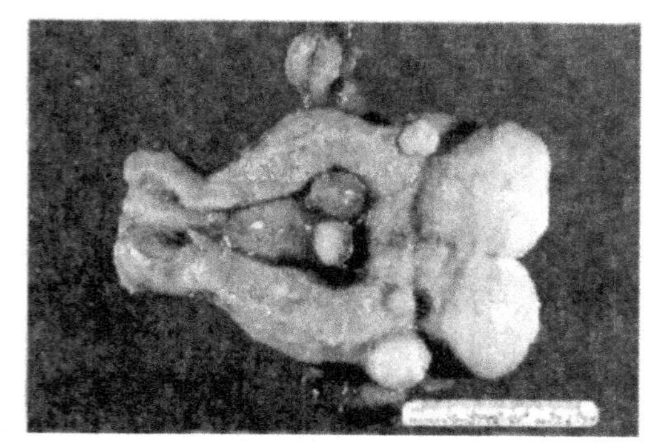
图 3.18.2-1 多发性子宫肌瘤
（摘自《基础医学概论》，刘文主编.南开大学出版社，2007.）

肿瘤的数目不一，大多数单发，有时可为多个，例如多发性平滑肌瘤（图 3.18.2-1）、神经纤维瘤病。肿瘤的大小差别很大，小者只有几毫米，如甲状腺的隐匿癌；体积小者肉眼不易看见，在显微镜下才能发现，如原位癌、微小癌；大者直径可达数十厘米，重达数公斤乃至数十公斤，如盆腔巨大卵巢浆液性囊腺瘤。一般说来，肿瘤的大小与肿瘤的性质（良、恶性）、生长时间和发生部位有一定的关系。发生于体表或大的体腔如腹腔的肿瘤可以长得很大；而发生于密闭的狭小腔道如颅腔的肿瘤则一般较小。一般而言，良性肿瘤通常生长缓慢，生长时间较长，体积可以很大；恶性肿瘤生长迅速，往往生长不到足够大时已危及病人生命，很快引起转移和患者死亡，通常不会超过 1kg。有时，肿瘤体积的大小是判断肿瘤良、恶性的一个重要指标。

2. 肿瘤的形状

肿瘤的形状多种多样，生长在皮肤、黏膜的肿瘤可呈息肉状、菜花状、绒毛状、蕈状、弥漫性肥厚状、溃疡状和囊状等；生长在实质器官内的良性肿瘤多呈结节状、分叶状或囊状等；恶性肿瘤以浸润性生长为主，多呈树根状或蟹足状，与周围组织分界不清（图 3.18.2-2）。肿瘤形状上的差异一般与其发生部位、组织来源、生长方式和良恶性密切相关。

3. 肿瘤的颜色、质地及硬度

良性肿瘤的颜色和质地接近其来源组织，如脂肪瘤呈黄色（图 3.18.2-3），恶性肿瘤的切面多呈灰白或灰红色，也可因其含血量、有无坏死、出血以及色素沉着等呈现出各种不同的颜色，如血管瘤呈红色或暗红色，黑色素瘤大多呈黑色，肾癌继发出血坏死时可呈灰白、红色、黄色等多彩状。质地上，癌的切面一般较干燥，多数肉瘤切面湿润，质地嫩，呈鱼肉状。

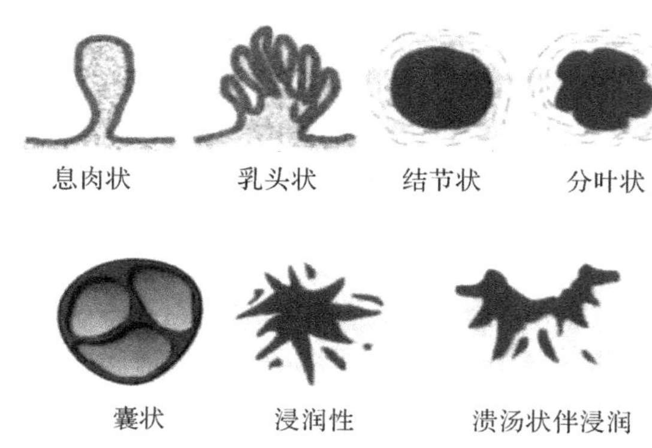

图 3.18.2-2 肿瘤的常见形状
（摘自《病理学》，王宗敏主编.人民卫生出版社，2007.）

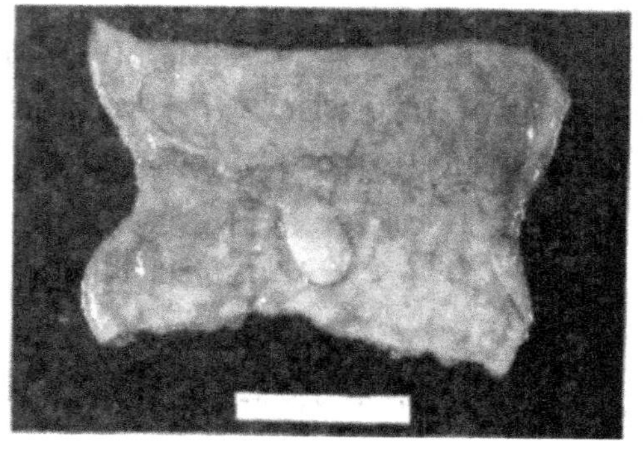
图 3.18.2-3 小肠脂肪瘤
（摘自《基础医学概论》，刘文主编.南开大学出版社，2007.）

肿瘤的硬度与肿瘤的种类、实质与间质的比例以及有无变性坏死等有关。如骨瘤很硬，脂肪瘤质软；肿瘤细胞丰富而间质纤维少的肿瘤一般较软，反之则较硬；瘤组织继发坏死时变软，有钙质沉着(钙化)或骨质形成(骨化)时则变硬。

4. 肿瘤的包膜

大多数良性肿瘤有完整的包膜，与周围组织分界清楚，因而手术时容易完整切除；而恶性肿瘤一般无包膜，与周围组织分界不清，手术时不易完整切除。

二、肿瘤的组织结构

总的来说，任何肿瘤的组织成分都可分为实质和间质两部分。

1. 肿瘤的实质

肿瘤实质是肿瘤细胞的总称，是肿瘤的主要成分，决定着肿瘤的组织学分化、肿瘤的良恶性和恶性程度，以便进行肿瘤的组织学诊断、命名和分类。通常情况下，根据肿瘤细胞的分化程度来识别各种肿瘤的组织学类型，根据肿瘤细胞的异型性大小来确定肿瘤的生物学特点。一个肿瘤中仅有一种肿瘤实质细胞，但少数肿瘤含有两种或两种以上实质细胞，如乳腺纤维腺瘤、畸胎瘤等。

2. 肿瘤的间质

结缔组织、血管、淋巴管、神经及各种炎细胞等共同构成肿瘤的间质，起着支持和营养肿瘤实质的作用，间质成分不具有特异性。间质内血管的多少对肿瘤的生长速度有重要影响，并且成为恶性肿瘤播散的主要途径之一。纤维结缔组织构成肿瘤的支架，并在一定程度上决定肿瘤的形状和质地。淋巴细胞诱导机体产生对肿瘤组织的免疫反应，肌纤维母细胞能起到限制肿瘤细胞扩散的作用。

三、肿瘤的分化与异型性

肿瘤组织无论在细胞形态和组织结构上，都可出现与正常组织的相似之处，这种相似性称为肿瘤的分化，相似程度称为肿瘤的分化程度。相似性小，分化程度低，称为低分化肿瘤；反之，相似性大，分化程度高，称为高分化肿瘤；肿瘤缺乏正常组织的形态结构，称之为未分化肿瘤。异型性是指无论在细胞形态或组织结构上，肿瘤组织与其来源的正常组织的差异。差异的不同程度决定了异型性的大小。异型性小，说明肿瘤与其来源的正常细胞和组织相似，肿瘤组织分化程度高；异型性明显，表示肿瘤与其来源的正常细胞和组织有显著差异，分化程度低。异型性的大小是区别肿瘤性增生与非肿瘤性增生、诊断肿瘤的良恶性以及恶性程度高低的主要组织学依据。恶性肿瘤常具有明显的异型性。

1. 肿瘤组织结构的异型性

肿瘤组织结构的异型性是指肿瘤细胞在空间排列方式上与其来源的正常组织的差异，可表现为肿瘤实质和间质的排列方式改变，甚至形成特殊的结构如乳头状结构；或肿瘤细胞失去正常极向，如子宫内膜腺癌中，腺体之间的内膜间质消失。良恶性肿瘤在组织结构的异型性上表现不一，良性肿瘤细胞的异型性不明显，一般与其来源正常组织细胞相似，但组织结构上与正常时有一定差异，如子宫平滑肌瘤的肿瘤细胞形态与平滑肌细胞几乎相同，但其排列不同，呈编织状(图 3.18.2-4)。恶性肿瘤的组织结构异型性明显，有些与正常结构相差甚远而无法判断其组织来源或分化，瘤细胞排列紊乱，失去正常的排列结构、层次或极向

（图 3.18.2-5 正常胃腺体和腺癌的比较）。

2. 肿瘤细胞的异型性

良性肿瘤细胞的异型性小，与其起源的正常细胞相似；恶性肿瘤细胞常具有高度的异型性，与正常细胞相比，在细胞大小、形态、核、染色质等方面都有差异。

(1)肿瘤细胞的异型性：恶性肿瘤细胞体积大小不等，形态不一，一般比正常细胞大，有时可见瘤巨细胞。少数分化很差的肿瘤，如肺的小细胞癌，肿瘤细胞小而一致。瘤细胞的形态也不规则，同一肿瘤内瘤细胞可呈圆形、类圆形、梭形、不规则形等多种形态。在分化很差的肿瘤内，瘤细胞的形状反而很一致，多呈圆形。

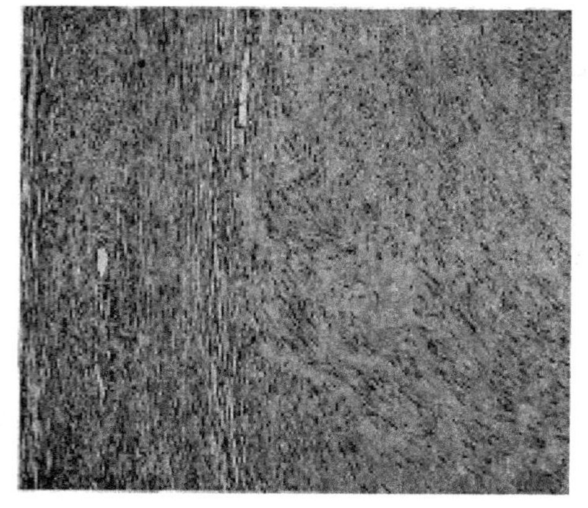

图 3.18.2-4 子宫平滑肌瘤（编织状排列）

（摘自《基础医学概论》，刘文主编．南开大学出版社，2007.）

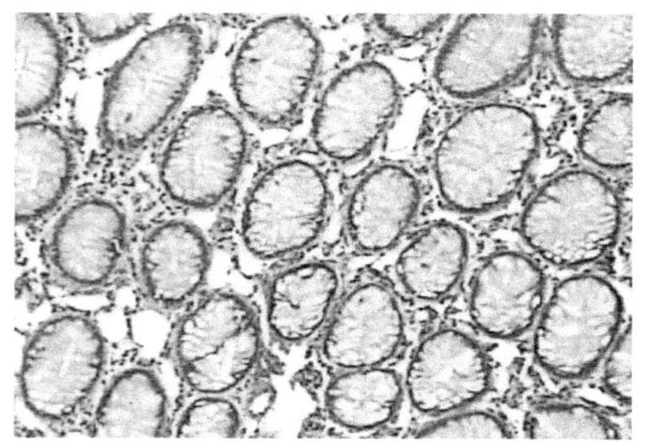

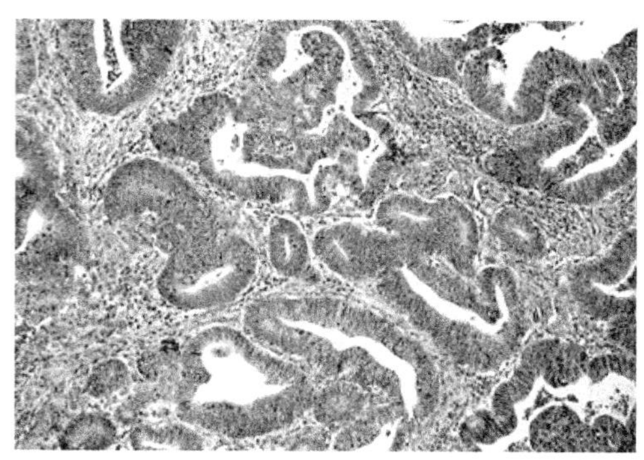

图 3.18.2-5 正常胃腺体和腺癌的比较（左为正常胃腺体）

（摘自《病理学》，王宗敏主编．人民卫生出版社，2007.）

(2)肿瘤细胞核的异型性：肿瘤细胞核的大小、形状和染色等不一。核的体积增大，细胞核与细胞质的比例较正常增大（正常为 1∶4～6，恶性肿瘤细胞则接近 1∶1），核大小很不一致，有时出现巨核、双核、多核或奇异形核。多数细胞核染色深，染色质呈粗颗粒状，分布不均匀时，常堆积在核膜下，使核膜增厚；染色质分布均匀时，核颜色变深呈墨滴状。

正常细胞转化为肿瘤细胞时，可以从无核仁到出现核仁，且核仁肥大，数目也常增多，使得核仁明显。核分裂象增多，可出现病理性核分裂象，如不对称性、三极、四极、多极性、顿挫性等核分裂象（图 3.18.2-6）。

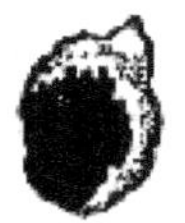

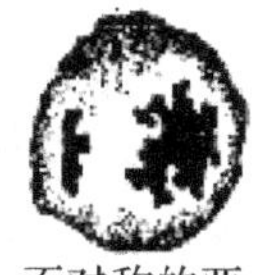

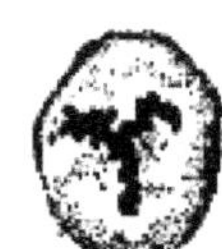

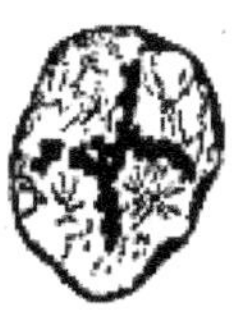

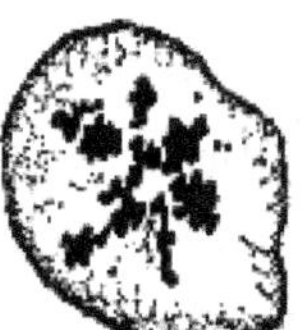

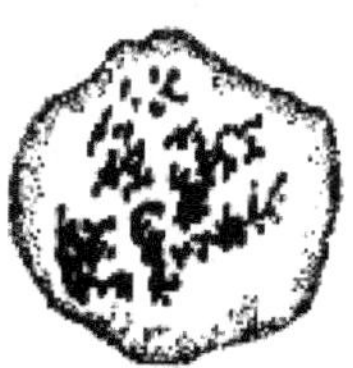

图 3.18.2-6 病理性核分裂象

（摘自《基础医学概论》，刘文主编．南开大学出版社，2007.）

核分裂增多反应肿瘤细胞增生活跃，尤其出现病理性核分裂象，对诊断恶性肿瘤有重要意义。

3. 肿瘤细胞胞质的改变

胞质嗜碱性增强，肿瘤细胞可产生异常的胞质内产物或分泌物，如黏液、糖原、脂质、激素、角蛋白和色素等，有助于判断肿瘤的来源。

第三节 肿瘤的命名与分类

一、肿瘤的命名

理论上讲，人体任何部位、任何器官、任何组织几乎都可发生肿瘤，因此肿瘤的种类繁多，命名也十分复杂。一般根据其组织来源和生物学行为进行命名。

1. 良性肿瘤

良性肿瘤的命名方式是在其来源组织名称或细胞类型后加一“瘤”字，例如来源于脂肪组织的良性肿瘤称为脂肪瘤，来源于纤维结缔组织的良性肿瘤称为纤维瘤，来源于腺体和导管上皮的良性肿瘤称为腺瘤。有时结合肿瘤的形态特点命名，如腺瘤呈乳头状生长并有囊腔形成者称为乳头状囊腺瘤。

2. 恶性肿瘤

根据其组织类型不同分为两种：

(1)癌：指来源于上皮组织的恶性肿瘤。统称为癌，命名时在其组织名称之后加“癌”字，如鳞状上皮的恶性肿瘤称为鳞状细胞癌，腺上皮和导管上皮的恶性肿瘤呈腺样结构称为腺癌等。

(2)肉瘤：指来源于间叶组织(包括纤维结缔组织、脂肪、肌肉、脉管、骨、软骨组织等)的恶性肿瘤统称为肉瘤，其命名方式是其组织名称之后加“肉瘤”，例如纤维肉瘤、横纹肌肉瘤、平滑肌肉瘤、骨肉瘤等。有些肉瘤缺乏向特定的间叶组织分化，称之未分化肉瘤。

恶性肿瘤的外形具有一定的特点时，则又结合形态特点来命名，如形成乳头状及囊状结构的腺癌，则称为乳头状囊腺癌；如一个肿瘤既有癌的结构又有肉瘤的成分，则称为癌肉瘤。

3. 特殊命名

少数肿瘤不按上述原则命名，而有一些特殊命名。

(1)来源于幼稚组织的肿瘤称为“母细胞瘤”，恶性者如神经母细胞瘤、髓母细胞瘤、肾母细胞瘤等；良性者如骨母细胞瘤、软骨母细胞瘤、脂肪母细胞瘤等。

(2)根据肿瘤的形态特点命名：乳头状瘤、透明细胞癌、印戒细胞癌等。

(3)以“病”或“瘤”命名，实际上是恶性肿瘤，如白血病、精原细胞瘤。

(4)有的恶性肿瘤冠以人名命名，如尤文(Ewing)瘤、霍奇金(Hodgkin)淋巴瘤。

(5)有些肿瘤命名是在肿瘤的名称前加“恶性”两字，如恶性畸胎瘤、恶性脑膜瘤、恶性神经鞘瘤等。

二、肿瘤的分类

肿瘤的分类主要是以肿瘤的组织学类型和生物学行为特点作为依据进行形态学上的分类。目前全世界统一的肿瘤分类是由世界卫生组织(WHO)制定的,随着人们对肿瘤的认识深入,对肿瘤的分类也在传统的形态学基础上又在蛋白质水平甚至分子水平基础上进行分类。肿瘤的形态学分类通常是以组织类型为依据,每一类别又分为良性与恶性两大类。表 3.18.3-1 列举了一些常见的肿瘤。

表 3.18.3-1 肿瘤的命名与分类

组织来源	良性肿瘤	恶性肿瘤	好发部位
上皮组织			
鳞状上皮	鳞状上皮乳头状瘤	鳞状细胞癌	乳头状瘤见于皮肤、鼻、鼻窦、喉等处;鳞状细胞癌常见于子宫颈、皮肤、食管、鼻、咽、喉、阴茎等处
基底细胞	基底细胞癌	头面部皮肤	
移行上皮	乳头状瘤	移行上皮癌	膀胱、肾盂
腺上皮	腺瘤	腺癌(各种类型)	乳腺、甲状腺、胃、肠、卵巢
间叶组织			
纤维结缔组织	纤维瘤	纤维肉瘤	四肢皮下、筋膜、肌腱
纤维组织细胞	纤维组织细胞瘤	恶性纤维组织细胞瘤	四肢
脂肪组织	脂肪瘤	脂肪肉瘤	皮下、腹膜后
平滑肌组织	平滑肌瘤	平滑肌肉瘤	子宫、胃肠
横纹肌组织	横纹肌瘤	横纹肌肉瘤	四肢,头颈
血管组织	血管瘤	血管肉瘤	皮肤、舌、唇等处
淋巴组织	淋巴管瘤	淋巴管肉瘤	皮肤、舌、唇等处
骨组织	骨瘤	骨肉瘤	骨瘤见于长骨、颅骨;骨肉瘤见于长骨两端,以膝关节上下多见
软骨组织	软骨瘤	软骨肉瘤	软骨瘤见于手足短骨;软骨肉瘤见于骨盆、肋骨、股骨、肱骨等
滑膜组织	滑膜瘤	滑膜肉瘤	膝、踝、腕、肩、肘等关节附近
间皮	间皮瘤	间皮肉瘤	胸膜、腹膜
淋巴造血组织			
淋巴组织		淋巴瘤	颈部、纵隔、肠系膜和腹膜后淋巴结
造血组织		各种白血病	造血组织
神经组织			
神经鞘膜组织	神经纤维瘤	神经纤维肉瘤	四肢皮神经、腹膜后、后纵隔、头、颈
神经鞘细胞	神经鞘瘤	恶性神经鞘瘤	良性见于纵隔和腹膜后;恶性见于肾上腺髓质
胶质细胞	胶质细胞瘤	恶性胶质细胞瘤	大脑
原始神经细胞		髓母细胞瘤	小脑
脑膜组织	脑膜瘤	恶性脑膜瘤	脑膜
交感神经节	节细胞神经瘤	神经母细胞瘤	

续表

组织来源	良性肿瘤	恶性肿瘤	好发部位
其他肿瘤			
黑色素细胞	色素痣	黑色素瘤	皮肤、黏膜
胎盘滋养液细胞	葡萄胎	绒毛膜上皮癌、恶性葡萄胎	子宫
生殖细胞		精原细胞癌	睾丸
		无性细胞癌	卵巢
		胚胎性癌	睾丸及卵巢
性腺或胚胎剩件	畸胎瘤	恶性畸胎瘤	卵巢、睾丸、纵隔、骶尾部中的全能细胞

第四节 癌前疾病、癌前病变和原位癌

正确认识癌前病变、不典型性增生及原位癌是早期发现、早期诊断和早期治疗肿瘤的重要环节，也是防止肿瘤发生发展的关键。

一、癌前病变

癌前病变是一类具有癌变潜在可能性的病变或疾病，长期存在有可能转变为癌。这些病变通常是炎症或良性肿瘤等导致的增生性病变，其发展为恶性肿瘤的几率比正常组织高，但并非每一例癌前病变都必然发展为癌。常见的癌前病变有以下几种。

1. 黏膜白斑

常发生在食管、口腔、食道、子宫颈及外阴等处的黏膜，其鳞状上皮过度增生和过度角化，并出现一定的异型性。肉眼上呈白色斑块，故称白斑。长期不愈就有可能转变为鳞状细胞癌。

2. 慢性子宫颈炎和宫颈糜烂

是女性常见的疾病。在慢性子宫颈炎等因素影响下，子宫颈阴道部的鳞状上皮被来自子宫颈管内膜的单层柱状上皮所取代，由于单层柱状上皮很薄，故上皮下血管容易暴露而呈红色，好像发生了黏膜上皮的缺损，称为宫颈糜烂，实际上为假性糜烂。随后，局部又可被化生的鳞状上皮所替代，称为糜烂愈复。上述过程反复进行，少数病例可恶变为鳞状细胞癌。

3. 乳腺囊性增生症

由内分泌失调引起，常见于40岁左右的妇女，主要表现为乳腺小叶导管和腺泡上皮细胞的增生、大汗腺化生及导管囊性扩张。伴有导管内乳头状增生者较易发生癌变。

4. 大肠的息肉状腺瘤

较为常见，单发或多发，主要呈息肉状，均可发生癌变，尤其是绒毛状腺瘤。多发性者常有家族史，家族性腺瘤性息肉病几乎都会发生癌变。

5. 慢性萎缩性胃炎及胃溃疡

癌变率低。慢性萎缩性胃炎伴有肠上皮化生时，这种肠上皮化生可以通过非典型增生进展为胃癌。慢性胃溃疡时溃疡边缘的黏膜因受刺激而不断增生，也可能转变为癌。近年

发现胃的慢性幽门螺杆菌性胃炎可能与胃的黏膜相关淋巴组织来源的B细胞性淋巴瘤的发生有关。

6. 慢性溃疡性结肠炎

一种原因不明的慢性结肠炎症。在反复溃疡和黏膜增生的基础上可发展为结肠腺癌，癌变率取决于病程长短及病变范围，一般为多发性结肠癌。

7. 皮肤慢性溃疡

经久不愈的皮肤溃疡和瘘管，特别是小腿的慢性溃疡，由于长期慢性刺激，表皮鳞状上皮增生，有的可发生癌变。

癌的形成往往经历一个漫长逐渐演进的过程，平均为15～20年，并非所有癌前病变都必然转变为癌，还取决于很多体内、体外因素。对于癌前病变，临床上既要认真对待，又要避免不必要的恐慌和过度治疗。

二、不典型增生

癌前病变多发生在器官的上皮组织中，在镜下的基本病变是不典型增生，不典型增生是增生的上皮细胞出现一定程度的异型性，但还不足以诊断为癌。镜下表现为增生的细胞排列紊乱，极向消失。细胞大小不一，形态多样，核大而浓染，核浆比例增大，核分裂可增多，但多属正常核分裂象。根据上皮细胞异型性大小和(或)累及范围，不典型增生可分为轻、中、重三级。轻度不典型性增生，上皮细胞异型性小，累及上皮层下1/3；中度不典型性增生，上皮细胞异型性中等，累及上皮层下2/3；重度不典型性增生，上皮细胞异型性大，累及上皮层2/3以上，但未达到全层。轻度和中度的不典型增生在病因消除后可恢复正常，而重度不典型增生很难逆转而发展为癌。

三、原位癌

癌前病变的不典型增生上皮细胞若继续发展，则可以发展为癌。最早期的癌即原位癌，接着是早期浸润癌，最后是晚期浸润癌。原位癌指局限于上皮内的癌，尚未侵破基底膜而向下浸润生长者。原位癌常见于鳞状上皮或移行上皮，如子宫颈、食管及皮肤等处；也可以发生在腺体，如乳腺导管内原位癌等。

肿瘤的发生发展是一个连续的过程，是一个非常漫长的逐渐演进的过程，且受多种因素影响，从上皮的不典型增生到原位癌这一阶段中，不典型增生与原位癌之间并无完全绝对的界限，故早期发现原位癌是肿瘤防治的一项重要工作。

第五节　肿瘤对机体的影响

一、肿瘤的生长与扩散

(一)肿瘤的生长方式

1. 膨胀性生长

这是大多数良性肿瘤的生长方式。随着肿瘤细胞缓慢生长，肿瘤体积逐渐增大，有如逐渐膨胀的气球，推开或挤压周围组织而不发生侵袭。肿瘤多呈结节状，有完整的包膜或挤压周围组织形成假包膜(图 3.18.5-1)，与周围组织分界清楚。位于皮下者临床触诊时可以推动，容易手术摘除，术后也不易复发。这种生长方式对局部的器官、组织的影响主要在于挤压或阻塞，一般来说，破坏器官的结构和功能均不明显。但也有少数良性肿瘤不呈膨胀性生长，如血管瘤、腹壁韧带样瘤。

2. 外生性生长

是指肿瘤向器官表面如体表、体腔表面或管道器官(如消化道、泌尿生殖道等)表面生长，形成突起的乳头状、息肉状、蕈伞状或菜花状的肿物(图 3.18.5-2)。良性肿瘤和恶性肿瘤都可呈外生性生长，但恶性肿瘤在外生性生长的同时，基底部往往呈浸润性生长，破坏周围组织。以外生性方式生长的恶性肿瘤因生长迅速，血液供应相对不足，容易发生坏死脱落而形成恶性溃疡。

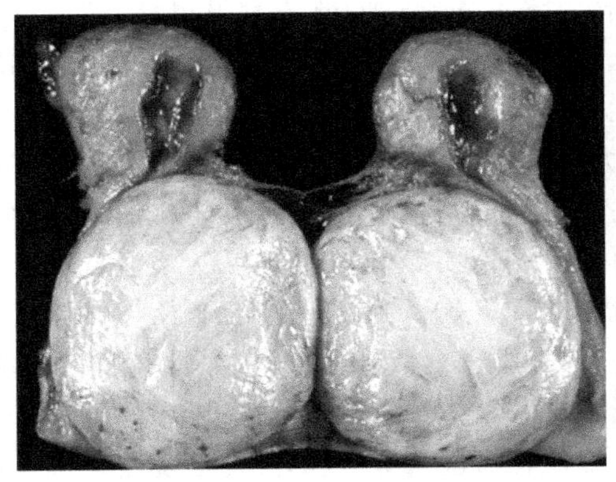

图 3.18.5-1　子宫平滑肌瘤

(摘自《病理学》，王宗敏主编．人民卫生出版社，2007.)

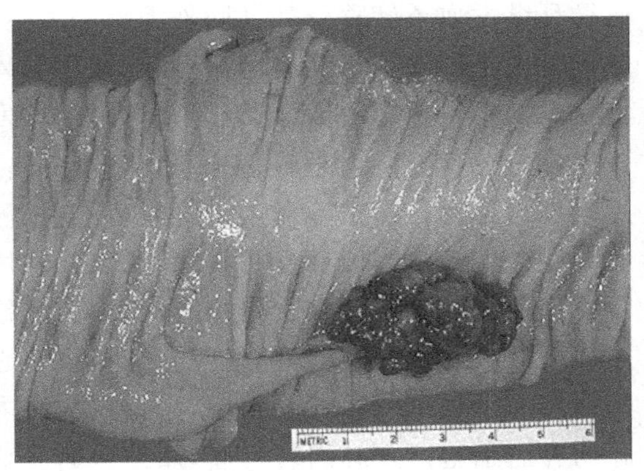

图 3.18.5-2　结肠息肉

(摘自《病理学》，王宗敏主编．人民卫生出版社，2007.)

3. 浸润性生长

为大多数恶性肿瘤的生长方式，肿瘤不断生长并浸入相连的周围组织间隙、淋巴管或血管内，如树根长入泥土，浸润并破坏周围组织。因此类肿瘤与邻近的正常组织紧密连接在一起而无明显界限，肿瘤没有包膜，临床触诊时肿瘤固定不动。由于呈浸润性生长，手术时切除的范围比肉眼所见肿瘤范围为大，需要切除一部分周围组织，因为这些部位也可能有肿瘤细胞浸润，即使这样，有时仍难以完全切除，术后可复发。

各种肿瘤的生长速度有极大差异，一般来讲，良性肿瘤生长较缓慢，可以生长几年甚至几十年。如果其生长速度突然加快，考虑发生恶性转变的可能。恶性肿瘤生长较快，短期内即可形成明显的肿块，并且由于血管形成及营养供应相对不足，易发生坏死、出血等继发改变。

(二)肿瘤的扩散

具有浸润性生长的恶性肿瘤不仅在原发部位生长、蔓延，而且还可以通过多种途径扩散到身体其他部位。

1. 直接蔓延

恶性肿瘤在原发部位不断生长过程中，瘤细胞常沿组织间隙、淋巴管、血管或神经束衣浸润，侵入并破坏邻近正常器官或组织并继续生长，称为直接蔓延，如晚期子宫颈癌可蔓延到直肠和膀胱;晚期乳腺癌可穿过胸肌和胸腔甚至到达肺。

2. 转移

恶性肿瘤细胞从原发部位侵入淋巴管、血管或体腔被带到其他部位继续生长,形成与原发瘤同样类型的肿瘤,这个过程称为转移,所形成的肿瘤称为转移瘤或继发瘤,原来的肿瘤称为原发性肿瘤。良性肿瘤不转移,只有恶性肿瘤才发生转移,极个别恶性肿瘤如皮肤的基底细胞癌几乎也不发生转移。转移是恶性肿瘤最重要的特征,也是恶性肿瘤难以根治的主要原因。常见的转移途径有三种。

(1)淋巴道转移:淋巴道转移是癌最常见的转移途径。瘤细胞侵入淋巴管,随淋巴液到达局部淋巴结,使之受累,导致淋巴结肿大,质地变硬,切面常呈灰白色,有时有转移的淋巴结由于瘤组织浸出被膜而互相融合成团块。镜下淋巴结内可见与原发瘤相同的肿瘤细胞。局部淋巴结发生转移后可继续沿淋巴引流方向转移至下一站的淋巴结,最后经胸导管进入血循环继发血道转移。如乳腺外上象限发生的乳腺癌首先到达同侧腋窝淋巴结,然后可到达锁骨上淋巴结或对侧腋窝淋巴结,最后可入血而发生血管转移。需要注意的是,淋巴结肿大并非都是转移癌所致,也可能是淋巴结原发性肿瘤、机体局部免疫或炎症反应的结果。

(2)血道转移:血道转移是肉瘤常见的转移方式,某些癌如肺癌、肝癌、肾癌等早期即可发生血道转移。瘤细胞侵入血管后可随血流到达远隔器官继续生长,形成转移瘤。瘤细胞侵犯的血管多是小静脉,因为其管壁薄,同时管内压力低;少数亦可经淋巴管入血。进入血管系统的恶性肿瘤细胞常聚集成团,称为瘤栓(图 3.18.5-3)。血道转移的途径与血栓栓塞途径相似,侵入体循环静脉的肿瘤细胞经右心到肺,在肺内形成转移瘤,例如骨肉瘤肺转移;侵入门静脉系统的恶性肿瘤细胞,首先在肝内形成转移瘤,如胃肠道癌肝转移等;侵入肺静脉的肿瘤细胞以及肺内转移瘤,瘤细胞通过肺毛细血管而进入肺静脉,经左心随主动脉血流到达全身各器官,常见转移器官是脑、骨、肾及肾上腺等处。

所以,血道转移虽然可见于许多器官,但最常见的是肺,其次是肝和骨,故临床上判断肿瘤有无血道转移,以确定患者的临床分期和治疗方案时,作肺部的 X 线检查及肝的超声等影像学探查是非常必要的。转移瘤的形态特点是:边界清楚,多发性,散在分布的结节,并且多接近器官的表面(图 3.18.5-4)。位于器官表面的转移瘤,由于瘤结节中央出血、坏死而下陷,可形成“癌脐”。

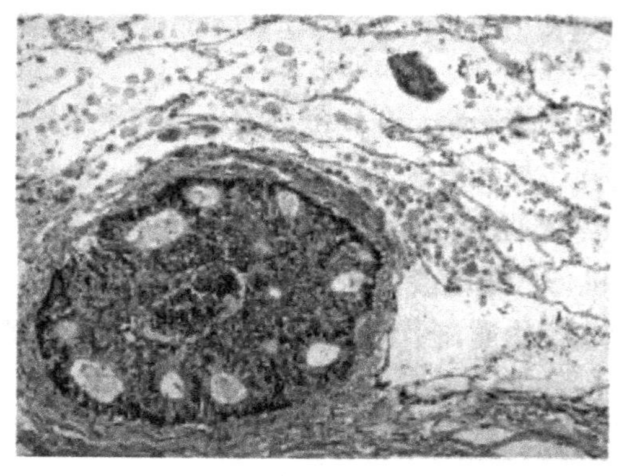

图 3.18.5-3 瘤栓(乳腺癌肺转移)

(摘自《基础医学概论》,刘文主编.南开大学出版社,2007.)

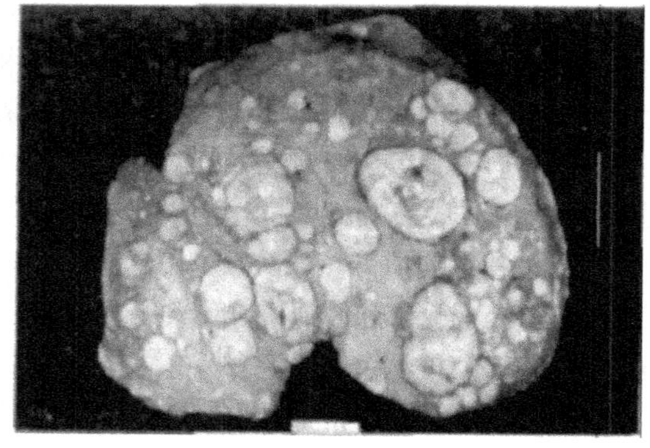

图 3.18.5-4 肝转移瘤

(摘自《基础医学概论》,刘文主编.南开大学出版社,2007.)

(3)种植性转移:体腔内器官的恶性肿瘤蔓延至器官表面时,瘤细胞可以脱落并像播种一样,种植在体腔内各器官的表面并继续生长,形成多数的转移瘤,这种转移方式称为种植性转移,临床上常见于原发于腹腔器官的恶性肿瘤。如胃肠道黏液癌尤其是印戒细胞癌破坏胃肠壁侵及浆膜后,可种植到大网膜、腹膜、腹腔内器官表面甚至卵巢等处。另外,浆膜腔的种植性转移常伴有血性积液,抽吸体腔积液做细胞学检查常可查见肿瘤细胞。

二、肿瘤对机体的影响

1. 良性肿瘤

一般对机体的影响较小,良性肿瘤在局部主要表现为压迫和阻塞症状。如体表良性肿瘤除少数可发生局部症状外,一般对机体无重要影响;但若发生在腔道或重要脏器,也能引起严重后果,如消化道良性肿瘤(如突入肠腔的平滑肌瘤),有时引起肠梗阻或肠套叠,颅内的良性肿瘤可压迫脑组织、阻塞脑室系统而引起颅内压升高,出现相应的神经系统症状;内分泌的良性肿瘤可产生并释放激素而导致机体全身改变,如垂体瘤引起巨人症或肢端肥大症,胰岛细胞瘤分泌过多胰岛素引起阵发性低血糖;良性肿瘤有时可发生继发性改变,亦对机体带来不同程度的影响,如肠的腺瘤性息肉、膀胱的乳头状瘤等表面可发生溃疡而引起出血和感染。

2. 恶性肿瘤

恶性肿瘤对机体的影响严重。在局部,除引起与上述良性瘤相似的压迫和阻塞外,肿瘤还破坏周围组织,如在空腔脏器造成溃疡、穿孔,局部出血、感染,如食道癌并发溃疡出血时,引起上消化道大出血;胃癌并发溃疡穿孔时,引起腹膜炎;肿瘤压迫、浸润局部神经引起顽固性疼痛,如晚期肝癌病人肝脏高度肿大,肝被膜受牵拉引起肝区疼痛。全身影响多见于晚期患者,常见症状包括贫血、发热、体重下降、夜汗、感染和全身衰竭的状态,这种临床综合征称为恶病质。一些非内分泌腺肿瘤,如小细胞肺癌、胃癌、肝癌、胰腺癌、结肠癌等,能产生和分泌激素或激素类物质,引起内分泌紊乱而出现相应的临床症状,称为异位内分泌综合征。由于这些表现不是由原发肿瘤或转移灶直接引起,临床上称为副肿瘤综合征。

3. 良性肿瘤与恶性肿瘤的区别

据上所述,良性肿瘤与恶性肿瘤在组织分化、形态特点、生物学行为、对机体影响等方面都有显著区别,良性肿瘤一般对机体影响小,易于治疗,疗效好;恶性肿瘤危害较大,治疗措施复杂,疗效还不够理想。鉴别肿瘤的良、恶性对于正确诊断、治疗及估计预后具有重要的现实意义,现将良性肿瘤与恶性肿瘤的区别见于表3.18.5-1。

必须要指出的是,良性肿瘤与恶性肿瘤之间有时并无绝对界限,应该综合各方面的表现,才能做出正确结论。此外,良恶性肿瘤之间的特点也并无绝对的区别,一些恶性肿瘤具有良性肿瘤的某些特点,如基底细胞癌虽为恶性肿瘤却很少发生转移;一些良性肿瘤也可以具有恶性肿瘤的某些特点,如血管瘤虽为良性肿瘤,却呈浸润性生长。另外,恶性肿瘤也并非恶性程度都很高,其恶性程度亦各不相同,有的较早发生转移,如鼻咽癌;有的转移较晚,如子宫体腺癌。

表 3.18.5-1 良性肿瘤与恶性肿瘤的区别

	良性肿瘤	恶性肿瘤
组织分化程度	分化好，异型性小，与原有组织的形态相似	分化不好，异型性大，与原有组织的形态差别大
核分裂象	无或稀少，不见病理核分裂象	多见，并可见病理核分裂象
生长速度	缓慢	较快
生长方式	膨胀性和外生性生长，前者常有包膜形成，与周围组织一般分界清楚，故通常可推动	浸润性和外生性生长，前者无包膜，一般与周围组织分界不清楚，通常不能推动，后者每伴有浸润性生长
继发改变	很少发生坏死、出血	常发生出血、坏死、溃疡形成等
转移	不转移	常有转移
复发	手术后很少复发	手术等治疗后较多复发
对机体影响	较小，主要为局部压迫或阻塞作用。如发生在重要器官也可引起严重后果	较大，除压迫、阻塞外，还可以破坏原发处和转移处的组织，引起坏死出血合并感染，甚至造成恶病质

第六节　常见的肿瘤

为了对肿瘤有一些具体的认识，下面列举一些临床常见肿瘤类型。

一、上皮性肿瘤

上皮组织（包括被覆上皮与腺上皮）的肿瘤最常见，其中上皮组织的恶性肿瘤（癌）对人类危害最大。

（一）上皮组织良性肿瘤

1. 乳头状瘤

被覆上皮的良性肿瘤，好发于外耳道、阴茎、膀胱和结肠等。乳头状瘤向表面外生性生长，形成许多手指样或乳头状突起，并可呈菜花状或绒毛状外观。肿瘤的根部常较狭窄形成蒂与正常组织相连。镜下，每一个乳头由分支状结缔组织和血管构成的间质形成轴心，表面被覆增生的上皮。

2. 腺瘤

腺上皮的良性肿瘤，多见于甲状腺、卵巢、乳腺、涎腺和肠等处。黏膜腺的腺瘤多呈息肉状，腺器官内的腺瘤则多呈结节状，且常有包膜，与周围正常组织分界清楚。镜下，腺体的数目明显增多，腺体大小、形态较不规则，失去正常的排列方式，腺腔内的腺上皮增生，可从一层增生为两层甚至多层。

根据腺瘤的组成成分或形态特点，又可将其分为管状腺瘤、绒毛状腺瘤、囊腺瘤、纤维腺瘤、多形性腺瘤等类型。

（二）上皮组织恶性肿瘤

上皮组织的恶性肿瘤称为癌，是人类最常见的一类恶性肿瘤，多见于40岁以上的人群。

1. 鳞状细胞癌

简称鳞癌，常发生皮肤、口腔、唇、喉、食管、子宫颈、阴道、阴茎等处。肉眼上常呈菜花状，也可形成溃疡，并同时向深层浸润性生长。镜下，分化好的鳞状细胞癌，在癌巢的中央可出现层状的角化物，称为角化珠或癌珠，细胞间还可见到细胞间桥。

2. 基底细胞癌

多见于老年人面部，生长缓慢，表面常形成溃疡，并可浸润破坏局部深层组织，但很少发生转移，对放射治疗敏感，临床上呈低度恶性经过。

3. 移行细胞癌

好发于膀胱、输尿管、肾盂等处黏膜，常呈乳头状。镜下，癌细胞似移行上皮，呈多层排列，异型性明显。

4. 腺癌

腺上皮的恶性肿瘤，多见于胃肠、胆囊、子宫体等处。癌细胞形成大小不等，形状不一、排列不规则的腺样结构，腺上皮细胞常不规则地排列成多层，核大小不一，核分裂象多见。当腺癌伴有大量乳头状结构时称为乳头状腺癌；腺腔高度扩张呈囊状的腺癌称为囊腺癌；伴乳头性生长的囊腺癌称为乳头状囊腺癌。腺癌分泌黏液较多的则称黏液癌，又称为胶样癌，常见于胃肠。肉眼观，癌组织呈灰白色，湿润，半透明如胶冻样，因而得名胶样癌。

二、间叶组织肿瘤

间叶组织肿瘤的种类很多，包括脂肪组织、血管和淋巴管、平滑肌、横纹肌、纤维组织、骨组织等。间叶组织肿瘤中，良性的较多见，恶性肿瘤，即肉瘤不常见。

(一)间叶组织良性肿瘤

1. 脂肪瘤

临床最常见的良性间叶组织肿瘤，主要发生在成人，好发部位为背、肩、颈及四肢近端的皮下组织。外观扁圆形或分叶状，有包膜，切面色淡黄，质地柔软，类似于正常的脂肪组织。肿瘤大小不一，常单发，亦可为多发性。瘤组织分叶大小不规则，并有不均等的纤维间隔。脂肪瘤一般无明显症状，手术易切除。

2. 血管瘤

多为先天性，常见于儿童。血管瘤可以发生在任何部位，以皮肤多见。一般分为毛细血管瘤、海绵状血管瘤及静脉血管瘤三种。肉眼上无包膜，浸润性生长。在皮肤或黏膜呈突起的新鲜红色、暗红或紫红色肿块；内脏血管瘤多呈结节状。

3. 淋巴管瘤

由增生的淋巴管构成，内含淋巴液。淋巴管可呈囊性扩大并互相融合，内含大量淋巴液，称为囊状水瘤，多见于小儿。

4. 平滑肌瘤

最多见于子宫，其次为胃肠。瘤组织由梭形平滑肌细胞构成，形态比较一致，核呈长杆状，两端钝圆，核分裂象少见，排列成束状、编织状。

5. 软骨瘤

自软骨膜发生者，称骨膜软骨瘤，多呈外生性生长，自骨表面突起，常分叶。切面呈淡蓝色或银白色，半透明，可有钙化或囊性变，内含黏液。镜下见瘤组织由成熟的透明软骨组成，不规则分叶状，每一小叶由疏松的纤维血管间质包绕。

(二)间叶组织恶性肿瘤

多发生于青少年。因肿瘤体积较大,质软,切面呈灰红色,均质,湿润,似鱼肉状,故称肉瘤。肉瘤易发生出血、坏死、囊性变等继发改变。镜下,肉瘤细胞大多弥漫排列,不形成细胞巢,与间质分界不清,间质的结缔组织少,但血管较丰富,故肉瘤多先由血道转移。肉瘤与癌的比较见表3.18.6-1。

1. 脂肪肉瘤

成人最多见的肉瘤之一。多发生于大腿及腹膜后的深部软组织。脂肪肉瘤多见于40岁以上成人,极少见于青少年。肉眼观,肿瘤呈结节状或分叶状,似一般的脂肪瘤,亦可呈黏液性或鱼肉样外观。瘤细胞形态多种多样,以出现脂母细胞为特点,胞浆内可见多少和大小不等的脂滴空泡。

表3.18.6-1 癌与肉瘤的区别

	癌	肉瘤
组织来源	上皮组织	间叶组织
发病率	较常见,约为肉瘤的9倍,多见于40岁以上成人	较少见,大多见于青少年
大体特点	质较硬、色灰白、较干燥	质软、色灰红、湿润、鱼肉状
组织学特点	多形成癌巢,实质与间质分界清楚,纤维组织每有增生	肉瘤细胞多弥漫分布,实质与间质分界不清,间质内血管丰富,纤维组织少
网状纤维	癌细胞间多无网状纤维	肉瘤细胞间多有网状纤维
转移	多经淋巴道转移	多经血道转移

2. 横纹肌肉瘤

较常见且恶性程度很高。主要发生在10岁以下的婴幼儿和儿童,生长迅速,早期易发生血道转移,预后极差,约90%以上患者在五年内死亡。好发于头、颈、泌尿生殖道、腹膜后及四肢。肿瘤由不同分化阶段的横纹肌母细胞组成。

3. 平滑肌肉瘤

多见于子宫及胃肠,也可见于腹膜后、肠系膜、大网膜及皮下软组织,中老年人好发。瘤细胞异型性的大小、核分裂象的多少对平滑肌肉瘤的诊断及恶性程度的判断有重要意义。

4. 血管肉瘤

血管内皮细胞的恶性肿瘤,恶性程度较高,可发生于皮肤、软组织和很多器官,多见于皮肤。肿瘤多隆起于皮表,呈丘疹或结节状,暗红或灰白色,易坏死出血。有扩张的血管时,切面可呈海绵状。

5. 骨肉瘤

是临床最常见的骨的恶性肿瘤,常见青少年,好发四肢长骨干骺端,尤其是股骨下端和胫骨上端。生长迅速,发现时常已有血行转移,切面灰白,鱼肉状,出血坏死常见。镜下,肿瘤细胞有明显的异型性,直接形成肿瘤性骨样基质或骨组织,这是诊断骨肉瘤最重要的组织学依据。

三、神经外胚叶肿瘤

起源于神经外胚叶的肿瘤种类很多,有中枢神经系统、周围神经系统肿瘤、能分泌多肽激素及其前身的 APUD 系统来源的肿瘤、视网膜母细胞瘤、黑痣和黑色素瘤等。

1. 视网膜母细胞瘤

视网膜胚基的恶性肿瘤，绝大多数发生在 3 岁以内的婴幼儿，6 岁以上罕见。此瘤是一种常染色体显性遗传性疾病，并有家族史。大多数发生在一侧眼。肉眼观肿瘤为灰白色或黄色的结节状肿物，镜下，肿瘤由小圆形细胞构成，只见核而胞浆不明显，可形成菊形团结构。预后一般不好，多在发病后一年半左右死亡。

2. 恶性黑色素瘤

能产生黑色素的高度恶性肿瘤，多见于成人，常发生在皮肤，以足底部、外阴和肛门周围多见，一开始即为恶性，通常由交界痣恶变而来。凡黑痣色素加深、体积增大、生长加快、溃破、发炎和出血等常是恶变的象征。黑色素瘤的预后大多很差，晚期可有淋巴道及血道转移。

四、多种组织构成的肿瘤

绝大多数肿瘤只有一种实质，但也有少数肿瘤可以由两种或两种以上不同类型的组织构成实质。例如畸胎瘤、肾胚胎瘤、癌肉瘤等。

1. 畸胎瘤

由性腺或胚胎剩件中全能细胞发生的肿瘤，往往含有两个胚层以上的多种多样组织成分，例如皮脂、毛发、骨、软骨、腺体、气管、肠黏膜、脑、平滑肌、甲状腺等组织，它们混杂在一起，排列结构错乱，有如一个畸形的胎儿(图 3.18.6-1)。根据其外观又可分为囊性及实性两种；根据其组织分化成熟程度不同，又可分为良性畸胎瘤和恶性畸胎瘤两类，常发生在卵巢和睾丸。

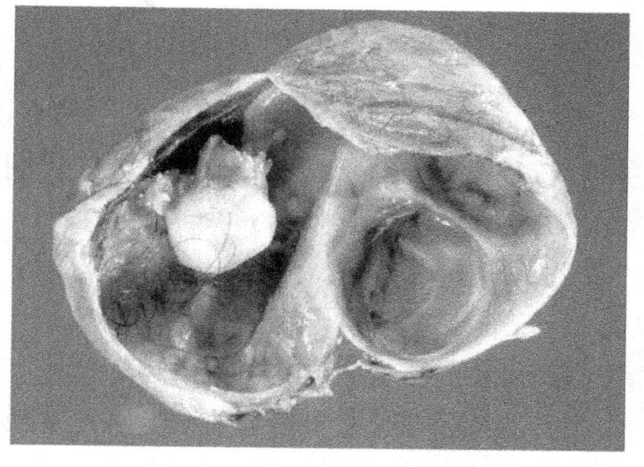

图 3.18.6-1　畸胎瘤

(摘自《病理学》，王宗敏主编．人民卫生出版社，2007.)

2. 肾胚胎瘤

又称肾母细胞瘤，由肾内残留的未成熟胚胎组织发展而来，多见于儿童。肿瘤成分多样，瘤细胞呈巢团状排列，形成幼稚的肾小球或肾小管样结构，间质中可见疏松的黏液样组织，有时也可见横纹肌、软骨、骨或脂肪组织。

3. 癌肉瘤

同一肿瘤中既有癌又有肉瘤成分者称为癌肉瘤。癌的成分可为鳞状细胞癌、腺癌等；肉瘤成分可分为纤维肉瘤、平滑肌肉瘤、横纹肌肉瘤、骨肉瘤、软骨肉瘤等。

【思考题】

1. 何谓肿瘤？其生长方式有哪些？
2. 试述肿瘤的转移方式。
3. 试述良性肿瘤和恶性肿瘤的区别。

(董　磊)

第十九章　重要器官的功能不全

【学习目标】

1. 掌握心力衰竭、呼吸衰竭、肝性脑病、尿毒症的概念。
2. 掌握心力衰竭的病因。
3. 掌握心功能不全时机体通过心脏本身以及心脏之外的代偿反应。
4. 掌握呼吸衰竭时呼吸系统的变化。
5. 掌握肝性脑病的诱发因素。
6. 掌握急性肾功能衰竭的发病机制，慢性肾功能衰竭的病因。

第一节　心力衰竭

心力衰竭是指在各种致病因素作用下，心脏的收缩和(或)舒张功能发生障碍，使心输出量绝对或相对减少，以致不能满足机体代谢需要的病理过程。心力衰竭主要因心脏本身的舒缩功能障碍或心脏负荷过度而引起。

一、心力衰竭的病因

(一)原发性心肌舒缩功能障碍

1. 心肌病变：见于心肌炎、心肌病、心肌纤维化等原发性心肌病变。

2. 心肌能量代谢障碍：见于冠状动脉粥样硬化性心脏病、严重贫血和维生素 B_1 缺乏引起的心肌病变等。

(二)心脏负荷过重

心脏的负荷分为容量负荷和压力负荷。

1. 容量负荷过度

又称前负荷过度，是指心室舒张时所承受的容量过大，相当于心室舒张末期的容量。左室容量负荷过度常见于主动脉瓣或二尖瓣关闭不全；右室容量负荷过度常见于肺动脉瓣或三尖瓣关闭不全，房间隔或室间隔缺损等。

2. 压力负荷过度

又称后负荷过度，是指心室收缩时所承受的阻抗增加，相当于心室壁在收缩时的张力。左室后负荷过度常见于高血压病、主动脉瓣狭窄等；右室后负荷过度常见原因是肺动脉高压和肺动脉瓣狭窄等。

二、心力衰竭的诱因

临床上，90%以上心力衰竭的发生都是有诱因的。凡使心肌耗氧量增加和(或)供氧(供血)减少的因素均可能成为心力衰竭的诱因。心力衰竭最常见的诱因是感染,尤其是呼吸道感染。此外,心律失常、水、电解质和酸碱平衡紊乱、妊娠与分娩、劳累、剧烈运动、情绪波动、气候变化、输血输液过多或过快均可诱发心力衰竭。

三、心力衰竭的分类

根据心脏的受损部位分类:

1. 左心衰竭

常发生于冠心病、高血压性心脏病、主动脉瓣膜病和二尖瓣关闭不全,也可见于心肌病及先天性心脏病等。由于左室排血功能降低,不能充分排出来自肺静脉的血液,而常致肺循环淤血、肺水肿。

2. 右心衰竭

多见于肺动脉高压、二尖瓣狭窄伴肺血管阻力升高、某些先天性心脏病和右心瓣膜病等因右室不能充分把体循环回心的血液排至肺循环,故出现体循环淤血、静脉压升高,并常伴有下肢水肿,严重者发生全身水肿。

3. 全心衰竭

左、右心都发生衰竭称之全心衰竭,见于心肌炎、心肌病同时累及左、右心;也可由长期的左心衰竭使右室后负荷过度而并发右心衰竭。

此外,心力衰竭还可以按照发生速度分为急性心力衰竭和慢性心力衰竭;按心输出量高低分为低输出量性心力衰竭和高输出量性心力衰竭。

四、心功能不全时机体的代偿

心肌受损或心脏负荷过度时,体内将出现一系列的代偿活动,包括心脏本身的储备功能和心脏之外的代偿。通过这些代偿活动,可使心脏功能维持于相对正常状态。

(一)心脏本身的代偿反应

1. 心率加快

心功能不全时,心输出量减少,导致动脉血压下降,主动脉弓和颈动脉窦压力感受器的传入冲动减弱,反射性引起心率增快;右心房和腔静脉淤血使心房舒张末期容积增大,刺激容量感受器,增快心率;机体缺血、缺氧刺激主动脉体和颈动脉体化学感受器,反射性地通过交感神经,使心率加快。

心率增快的意义:在一定的范围内,当每搏出量稍有减少的情况下,一定程度的心率加快可使心输出量增多或不致明显减少。心率加快的代偿是有限度且有负效应的,当心率过快(超过 180 次/分),由于心脏舒张期明显缩短,不但影响冠脉灌流使心肌缺血、缺氧加重,而且可引起心室舒张期充盈不足,心输出量反而降低,反而促进心力衰竭的发生。

2. 心脏紧张源性扩张

心室舒张末期容积和压力增大使心肌纤维的初长度增大,根据 Frank-Starling 定律,在一定范围内,心肌收缩力随着心肌纤维初长度的增大而增大。在正常情况下,肌节长度变动在 1.7~2.1μm 之间,尚未达到最适初长度(2.2μm),所以当前负荷增加时,心肌收缩力和心输出量均随心室舒张末期容量增大而增加,直到肌节初长度达到最适初长度为止。这是心脏对急性血流动力学改变的一种重要代偿机制。但当肌节长度超过最适初长度时,心肌收缩力和心输出量则反而降低，此时已失去代偿意义。

3. 心肌肥大

心肌肥大是心脏长期负荷过度时的一种慢性代偿机制。心肌肥大是指心肌细胞体积增大，包括直径增宽、长度增加而引起心重量的增加。当心肌肥大达到临界限(成人心脏重量超过500g或左室重量超过200g)时，还可能出现心肌细胞数量的增多。

心肌肥大有两种形式，即向心性肥大和离心性肥大。①向心性肥大：当心室压力负荷过度时，收缩期室壁压力增大，使心肌纤维呈并联性增生，心肌纤维变粗，室壁厚度增加，心室腔无明显扩大。②离心性肥大：当心室容量负荷过度时，舒张期室壁张力增加，引起心肌纤维出现串联性增生，使心肌纤维增长，心室腔明显增大。这两种肥大都是持久而强有力的代偿方式。

心肌肥大的意义在于心肌总收缩力的增加。但过度肥大的心肌可因不同程度的缺血、缺氧、能量代谢障碍、心肌舒缩性减弱等使心功能由代偿转为失代偿，最终发展为心力衰竭。

(二)心脏以外的代偿

1. 血容量增加

是慢性心功能不全时发生的重要代偿活动，分别通过交感—儿茶酚胺、肾素—血管紧张素—醛固酮系统、抗利尿激素(ADH)的作用，促进肾小管对钠、水的重吸收，使血容量增加，在一定程度上可通过增加回心血量和前负荷以提高心输出量，对轻度心功能不全有重要的代偿意义。但血容量过度增加使心脏的容量负荷和心肌的耗能、耗氧随之增加，加重了心力衰竭。

2. 血流重新分布

心功能不全时，交感—肾上腺髓质系统兴奋使全身血流重新分布，腹腔脏器、皮肤、骨骼肌的血管收缩，血流量减少；而心、脑的血液供应在全身循环血量减少的情况下仍然得到比较充分的保证。急性或轻度心力衰竭时，血流重分布既防止血压下降，又保证重要器官血流量。但在慢性或重度心力衰竭时，器官血管处于长时间收缩状态不但影响自身的功能，另外，外周血管长期收缩，加重心脏的后负荷，使心输出量更为减少。

3. 红细胞增多

心功能不全引起的缺氧刺激骨髓造血功能，使血液红细胞数和血红蛋白量增多，提高了血液携氧的能力，同时又增加血容量，故具有代偿意义。但红细胞过多时，使血液黏度增大，加重后负荷，又造成不利的影响。

4. 组织利用氧的能力增加

心功能不全时，因血流变慢而发生循环性缺氧，此时，组织细胞中线粒体出现数量增多，呼吸酶活性增强的现象，因而组织利用氧的能力增强。

五、心力衰竭时机体的功能和代谢变化

心力衰竭时机体出现一系列的功能和代谢变化，其根本原因在于心泵功能低下，心输出量减少，引起动脉系统血流不足和静脉系统血液淤滞，导致器官功能障碍和代谢紊乱。

(一)低输出量综合征

1. 皮肤苍白或发绀

因交感神经兴奋使心输出量减少、皮肤血管收缩，导致皮肤苍白。严重时因静脉回流障

碍使血液中脱氧血红蛋白量超过 5g/dl，则出现发绀。

2. 疲乏、失眠、嗜睡

心力衰竭时肌肉血流量减少，肌肉活动所需的能量不足，患者出现疲乏感。当脑血流减少时，则出现头痛、失眠等症状；严重时将发生嗜睡，甚至昏迷。

3. 尿量减少

心力衰竭时因血流重新分布使肾灌流减少，引起肾小球滤过率下降。同时因为醛固酮和抗利尿激素作用，肾小管重吸收钠水功能增强，导致尿量减少。

4. 心源性休克

严重急性心力衰竭时，由于心输出量急剧减少，机体来不及代偿，可导致心源性休克。

(二)静脉淤血综合征

慢性心力衰竭常伴有血容量增多、静脉淤血和组织水肿等症状。左心衰竭时可出现肺淤血，严重时可发生肺水肿。右心衰竭的体循环淤血，可引起多器官功能代谢变化。

1. 体循环淤血

由右心衰竭和全心衰竭所致，主要表现如下。

(1)静脉淤血和静脉压升高：心力衰竭时，因心脏泵血功能降低使心室舒张末期容积增大和压力升高，静脉血回流障碍，故血液在静脉系统中发生淤滞，并使静脉压升高。临床表现为颈静脉怒张、肝颈静脉反流征阳性等。

(2)水肿：右心衰竭时水肿的典型表现为皮下水肿，往往先出现在低垂部位。水肿的发展可波及躯体各部，严重时可有腹水和胸水。水肿的发生主要由于钠水滞留和毛细血管流体静压增高。

(3)肝功能障碍：右心衰竭时肝因淤血而肿大，常伴有肝功能障碍。长期肝淤血可引起肝脂肪变性，甚至导致黄疸和淤血性肝硬变。

2. 肺循环淤血

主要见于左心衰竭患者，表现为呼吸困难，其发生基础是肺淤血、肺水肿。根据呼吸困难的程度不同，临床上可有不同的表现形式。

(1)劳力性呼吸困难：多见于轻度心力衰竭患者，体力活动时出现呼吸困难，休息后可消失，是左心衰竭最早的表现之一。

(2)端坐呼吸：重症心力衰竭患者，为了减轻呼吸困难被迫采取端坐位或半卧位的状态。一般患者在安静情况下也感呼吸困难，平卧时尤甚。

(3)夜间阵发性呼吸困难：是左心衰竭造成肺淤血的典型表现。患者夜间入睡后由于气闷而突然惊醒，被迫坐起喘气和咳嗽后有所缓解。若发作时伴有哮鸣音，则称为心源性哮喘。

第二节　呼吸衰竭

呼吸衰竭是指外呼吸功能的严重障碍，以致动脉血氧分压(PaO_2)低于 60mmHg，伴有或不伴有二氧化碳分压($PaCO_2$)高于 50mmHg 的病理过程。

根据 $PaCO_2$ 是否升高，可将呼吸衰竭分为低氧血症型(Ⅰ型)和高碳酸血症型(Ⅱ型)；

根据发病机制的不同，分为通气性和换气性；根据原发病变部位不同，可分为中枢性和外周性；根据发病的缓急，分为急性和慢性。

一、原因和发病机制

外呼吸包括通气和换气两个基本环节。肺通气是外界气体与肺泡气交换的过程；肺换气是肺泡与血液间气体交换的过程。呼吸衰竭因各种病因通过肺通气和肺换气功能障碍(包括弥散障碍、肺泡通气与血流比例失调)而发生的。

(一)肺通气功能障碍

1. 限制性通气不足

由于吸气时肺泡扩张受限制而引起的肺泡通气不足称为限制性通气不足。常见的原因有：

(1)呼吸肌活动障碍　中枢或周围神经器质性病变如脑血管意外、脊髓灰质炎等；过量镇静药、麻醉药引起的呼吸中枢抑制；呼吸肌本身的病变如营养不良所致呼吸肌萎缩、重症肌无力、低钾血症所致呼吸肌无力等，均可累及呼吸肌收缩功能，引起限制性通气不足。

(2)胸廓的顺应性降低　多发性骨骨折、脊椎后侧凸、胸膜增厚等可限制胸部扩张。

(3)肺的顺应性降低　肺纤维化、肺泡表面活性物质减少、肺不张等原因降低肺的顺应性，使肺泡扩张受限，通气量减少，导致限制性通气不足。

2. 阻塞性通气不足

由于呼吸道狭窄或阻塞所引起的通气不足称为阻塞性通气不足。影响气道阻力的因素有气道的内径、长度和形态、气流的速度和形式等，其中最重要的是气道内径。

生理情况下气道阻力80%发生在直径大于2mm的支气管与气管，仅20%发生在直径小于2mm的外周小气道。因此，气管痉挛、管壁肿胀、纤维化，以及管腔被渗出物、黏液、异物等阻塞等，均可使气道内径变窄或部分阻塞而增加气流阻力，从而引起阻塞性通气不足。气道阻塞可分为中央性阻塞和外周性阻塞两类。

(1)中央性气道阻塞：指声门至气管分叉处的气道阻塞。由于阻塞部位不同导致吸气和呼气时的症状特征不同。若阻塞位于胸外，如声带麻痹、喉头痉挛、水肿、炎症等，由于吸气时气流经病灶引起压力降低，使气道内压显著低于大气压，气道狭窄加重，则表现为吸气性呼吸困难。若阻塞位于胸内，呼气时，胸内压升高大于气道内压，导致气道受压，气道狭窄加重，故表现为呼气性呼吸困难。

(2)外周性气道阻塞：指内径小于2mm的小支气管、细支气管部分阻塞。这种小支气管的软骨呈不规则的块状，而细支气管完全无软骨支撑，管壁薄，又与管周围的肺泡结构紧密相连，因此在吸气与呼气时，由于胸内压的改变，其内径也随之扩大和缩小。吸气时随着肺泡的扩张，细支气管受周围弹性组织牵拉，其口径变大和管道伸长；呼气时则小气道缩短变窄。加之呼气时胸腔内压增加，故呼气时气道阻力明显增加，患者主要表现为呼气性呼吸困难。外周性气道阻塞主要见于慢性阻塞性肺疾患、支气管哮喘、慢性支气管炎等。

无论限制性还是阻塞性通气不足均导致总肺泡通气量不足，流经这些肺泡旁毛细血管的血液得不到充分氧气，也不能完全排出二氧化碳，导致 PaO_2 降低和 $PaCO_2$ 升高。

(二)气体弥散障碍

弥散是指氧和二氧化碳通过肺泡—毛细血管膜(即肺泡膜)的过程。弥散障碍是指由于肺泡膜面积减少或肺泡膜异常增厚所引起的气体交换障碍。①肺泡膜面积减少：见于肺实变、肺不张、肺叶切除等。只有当弥散面积减少一半以上时，才可能发生换气功能障碍。②肺泡膜厚度增加：气体交换常在肺泡膜的薄部进行，此部由肺泡上皮细胞、毛细血管内皮细胞及两者相应的基底膜构成，其总厚度不到1μm，故正常气体交换很快。当肺水肿、肺泡透明膜形成、肺纤维化及稀血症导致血浆层变厚等病变使弥散距离增大，导致气体弥散量减少。

弥散障碍的血气变化特点是PaO_2降低，$PaCO_2$不增高，属于低氧血症型呼吸衰竭。其原因在于CO_2的弥散速度比O_2快20倍，即使有一定的肺泡膜病变存在，血液中的CO_2仍能很快地弥散入肺泡。

(三)肺泡通气与血流比例失调

有效地进行换气，是流经肺泡的血液获得充分的氧和完全地排除二氧化碳的保障，此过程不仅要求正常的通气量和肺血流量，而且两者还应保持一定的比例。正常成人在静息状态下，每分钟肺泡通气量(V_A)约为4L，每分钟肺血流量(Q)约为5L，V_A/Q为0.8。如果发生严重的肺泡通气和血流比例失调，V_A/Q大于0.8或小于0.8，即肺泡通气多于血流，或肺泡血流多于通气，均会导致肺换气功能障碍，引起呼吸衰竭(图3.19.2-1)。这是肺部疾患引起呼吸衰竭的最常见、最重要的机制。

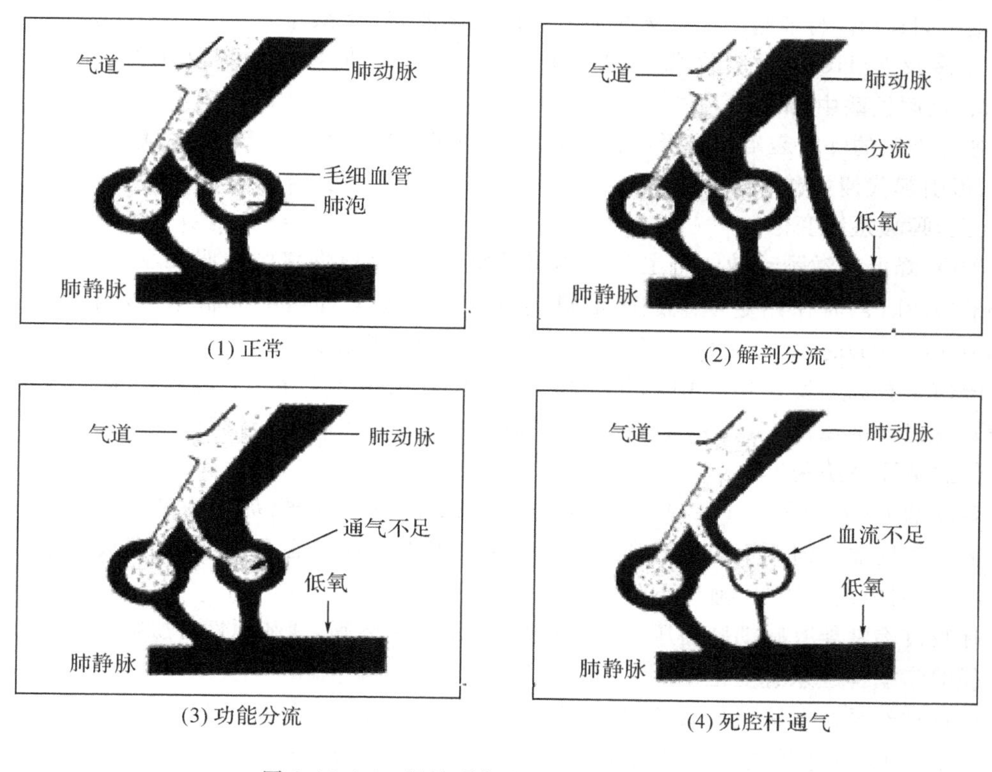

图3.19.2-1 肺泡通气/血流比例失调模型图

1. 部分肺泡通气不足

支气管哮喘、慢性支气管炎、阻塞性肺气肿等引起的阻塞性通气障碍，肺纤维化、肺水肿等引起的限制性通气障碍，两者均可导致肺泡通气的严重不足。病变重的部分肺泡通气明显减少，而血流未相应减少，甚至还可因炎性充血等（如大叶性肺炎早期）使血流增多，使 V_A/Q 显著降低。

2. 部分肺泡血流不足

肺动脉栓塞、弥散性血管内凝血、肺血管收缩、肺动脉炎等病变使肺泡血流量明显减少、而通气并未相应减少时，导致 V_A/Q 显著增高。

在呼吸衰竭的临床病例中，单纯性的通气不足、弥散障碍、肺泡通气/血流比例失调的情况较少见，往往是几种机制同时或相继起作用。如慢性阻塞性肺疾病。

二、主要代谢功能变化

（一）酸碱平衡及电解质紊乱

1. 呼吸性酸中毒

主要见于通气障碍所致的呼吸衰竭，因大量二氧化碳潴留可引起呼吸性酸中毒。此时血液中电解质主要变化为：

（1）血清钾浓度增高　急性呼吸性酸中毒时，细胞内 K^+ 外移而引起血钾浓度升高；慢性呼吸性酸中毒时，由于肾小管泌 H^+ 增多而排 K^+ 减少，也可导致血清钾升高。

（2）血清氯浓度降低　当血液中二氧化碳潴留时，在碳酸酐酶作用下，红细胞中 HCO_3^- 生成增多，HCO_3^- 与细胞外 Cl^- 交换使 Cl^- 进入细胞；以及酸中毒时肾小管上皮细胞产生 NH_3 增多及 $NaHCO_3$ 重吸收增多，使尿中 NH_4Cl 排出增加，均使血清氯浓度降低。

2. 代谢性酸中毒

各种类型的呼吸衰竭都有低氧血症，严重缺氧时，组织无氧酵解增强，乳酸等酸性产物增多，可引起代谢性酸中毒。

（二）呼吸系统变化

PaO_2 降低刺激颈动脉体与主动脉体化学感受器，反射性增强呼吸运动，当 PaO_2 低于 60mmHg(8kPa)时作用更明显。严重缺氧对呼吸中枢又有直接抑制作用，当 PaO_2 低于 30mmHg(4kPa)时，此作用可大于反射性兴奋作用而使呼吸抑制。

$PaCO_2$ 升高主要作用于中枢化学感受器，使呼吸中枢兴奋，引起呼吸加深加快。当 $PaCO_2$ 超过 80mmHg(10.7kPa)时，反而抑制呼吸中枢，产生二氧化碳麻醉。

（三）循环系统变化

轻度的 PaO_2 降低和 $PaCO_2$ 升高可兴奋心血管中枢，使心率加快、心肌收缩力增强，导致心输出量增加。但严重的缺氧和二氧化碳潴留可直接抑制心血管中枢，直接抑制心脏活动，导致心肌收缩力降低、血压下降。

呼吸衰竭常伴有肺动脉高压，从而引起右心肥大和衰竭，即肺源性心脏病。

（四）中枢神经系统变化

中枢神经系统对缺氧最敏感，当 PaO_2 降至 60mmHg(8kPa)时，可出现智力和视力轻度减退。如 PaO_2 迅速降至 40～50mmHg(5.33～6.67kPa)以下，会引起一系列神经精神症状，如头痛、定向与记忆障碍、嗜睡以至昏迷。当 PaO_2 低于 20mmHg(2.67kPa)时，几分钟就可造成神经细胞的不可逆损害。

当 $PaCO_2$ 超过 80mmHg(10.7kPa)时，患者可出现头痛、头晕、烦躁不安、精神错乱等表现；当 $PaCO_2$ 达到正常的3倍即 120mmHg(16kPa)时，患者不可避免地发生昏迷。由呼吸衰竭引起的中枢神经功能障碍称为肺性脑病。

（五）肾功能变化

严重的呼吸衰竭患者时可发生急性肾功能衰竭，出现少尿、氮质血症和代谢性酸中毒，此时肾结构往往并无明显改变，为功能性肾功能衰竭。肾功能衰竭的发生是由于缺氧与高碳酸血症反射性通过交感神经使肾血管收缩，肾血流量严重减少所致。

第三节　肝功能衰竭

肝功能不全是指各种病因严重损害肝细胞（包括肝实质细胞和枯否细胞），使其代谢、分泌、合成、解毒与免疫功能发生严重障碍的病理过程，常见的临床表现有黄疸、出血、继发性感染、肾功能障碍、肝性脑病等。

肝功能衰竭一般是指肝功能不全的晚期阶段，临床主要表现为肝性脑病与肝肾综合征。

一、肝性脑病的概念、分类与分期

肝性脑病是继发于严重肝脏疾病的神经精神综合征。按发病速度可将肝性脑病分为急性、亚急性和慢性三类。按病因可分为内源性和外源性两种类型（表 3.19.3-1）：

表 3.19.3-1　内源性肝性脑病与外源性肝性脑病的比较

分　类	内源性肝性脑病	外源性肝性脑病
病因	暴发性肝炎、肝毒性药物中毒、肝癌	门脉性肝硬变，血吸虫病肝硬变
病变	肝细胞广泛坏死	侧支循环建立，门—体分流形成
病程	急性	慢性
诱因	无明显的诱因	有明显的诱因
血氨	可不增高	增高
死亡率	高	一般

临床上按神经精神症状的轻重分为四期（表 3.19.3-2）：

表 3.19.3-2　肝性脑病的分期及表现

分　期	主要表现
一期（前驱期）	轻微的性格和行为改变
二期（昏迷前期）	精神错乱、睡眠障碍、行为失常、扑翼样震颤
三期（昏睡期）	昏睡、精神错乱
四期（昏迷期）	神志丧失、不能唤醒

二、肝性脑病的发病机制

肝性脑病的发病机制比较复杂，目前提出的学说主要有氨中毒学说、假性神经递质学说、血浆氨基酸失衡学说和 γ-氨基丁酸学说等。

（一）氨中毒学说

19 世纪末人们发现给门—体分流术后的狗喂饲肉食可诱发肝性脑病，肝硬化患者摄入高蛋白饮食也易诱发肝性脑病。进一步研究发现，临床上约80%的肝性脑病患者血及脑脊液中氨水平升高，采用降血氨治疗有效，因此提出氨中毒学说。

正常情况下，血氨的生成和清除之间保持着动态平衡，血氨浓度一般不超过59μmol/L。氨在肝中合成尿素是维持此平衡的关键。当肝功能严重受损时，尿素合成障碍，血氨水平升高。增高的血氨通过血—脑屏障进入脑组织，从而引起脑代谢和功能障碍。这是氨中毒学说的基本论点。

1. 血氨升高的原因

氨生成过多或清除不足均可致血氨水平升高。一般而言，血氨水平升高多因肝脏清除氨的能力降低所致。

2. 氨对脑的毒性作用

氨进入脑内后，将通过以下环节影响脑组织的生理功能并导致肝性脑病发生：

(1)干扰脑组织的能量代谢　由于血氨升高干扰了脑细胞葡萄糖生物氧化的正常进行，使脑中的ATP量减少，因此，脑细胞活动所需能量不足，从而影响神经系统的正常功能。

(2)使脑内神经递质发生改变　脑内氨增多导致兴奋性神经递质(谷氨酸、乙酰胆碱)减少，而抑制性神经递质(谷氨酰胺、γ-氨基丁酸)增多，加深对中枢的抑制作用。

(3)氨对神经细胞膜的影响　通过不同途径最终使细胞外钾增高，直接干扰神经的兴奋和传导过程。

(二)假性神经递质学说

肝性脑病的发生是由于正常的神经递质被假性神经递质所取代，使脑干网状结构中神经突触部位冲动的传递发生障碍，从而引起神经系统功能障碍而导致肝性脑病。

脑干网状结构中的正常神经递质主要是去甲肾上腺素和多巴胺等，在维持网状结构上行激动系统具有唤醒的作用。如果这些神经递质被假性神经递质所取代，则这一系统的功能活动减弱，大脑皮质将从兴奋转入抑制状态，产生昏睡状态。

肝功能正常时，食物蛋白质在消化道水解产生氨基酸(苯丙氨酸和酪氨酸)，又经肠道脱羧酶分解为(苯乙胺和酪胺)，被吸收进入肝脏后，经氧化分解而解毒。当肝功能严重障碍时，由于肝脏解毒功能低下，或经侧支循环绕过肝脏直接进入体循环，均使循环血中苯乙胺和酪胺明显增多。血液中过多的苯乙胺和酪胺进入脑内，在脑组织中β-羟化酶作用下，生成苯乙醇胺和羟苯乙醇胺(图3.9.3-1)。

HO, HO — $CHOHCH_2NH_2$
去甲肾上腺素

$CHOHCH_2NH_2$
苯乙醇胺

HO, HO — $CHCH_2NH_2$
多巴胺

HO — $CHOHCH_2NH_2$
羟苯乙醇胺

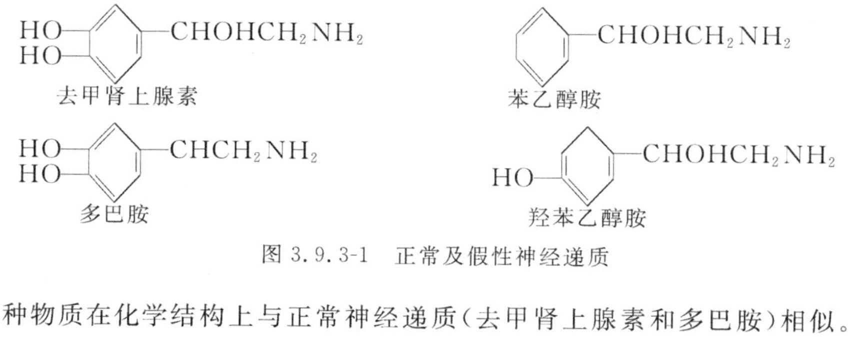

图3.9.3-1　正常及假性神经递质

这两种物质在化学结构上与正常神经递质(去甲肾上腺素和多巴胺)相似。因此增多时，可取代正常神经递质被肾上腺素能神经元所摄取，但其被释放后的生理效应则远较去甲肾上腺素和多巴胺弱(生理功能只有正常神经递质的1/50)。因此，脑干网状结构的唤醒功能不能维持，从而发生昏迷。因此将在结构上与真性神经递质相似，而功能上不能完成真性神经递质的苯乙醇胺和羟苯乙醇胺称为假性神经递质。

三、肝性脑病的诱发因素

1. 上消化道出血

消化道出血是肝性脑病最常见的诱因。肝硬变患者常伴有食管胃底部静脉曲张，食入粗糙食物或腹内压升高时，易导致曲张的静脉破裂，大量血液进入消化道，血中的蛋白质经肠道细菌作用下生成大量氨及其他毒性物质。

2. 碱中毒

过度利尿或大量放腹水可造成低钾性碱中毒，导致 pH 升高，有利于氨通过血脑屏障。

3. 镇静药和麻醉药的使用不当

肝脏是代谢和生物转化的器官，长期使用这些药物的肝病患者，由于不同程度的药物蓄积，加之对药物的分解代谢作用降低，这类药物直接抑制大脑功能活动。

4. 不适当的蛋白饮食

慢性肝病伴有明显门—体分流的患者，对食物蛋白质(尤其是动物蛋白)耐受性差，如一次食入大量蛋白食物，蛋白质被肠菌分解，产生大量氨和芳香族氨基酸等有害物质，则可能诱发肝性脑病。

5. 感染

感染常伴有缺氧和体温升高，使全身组织分解代谢增强，氨的产生增多，同时，由于脑组织的能量消耗增加，使脑对氨与其他毒性物质的敏感性增加。

第四节　肾功能衰竭

任何原因引起的肾脏泌尿功能严重障碍时，代谢废物在体内蓄积，水、电解质和酸碱平衡紊乱，并伴有肾脏内分泌功能障碍的病理过程，称之为肾功能衰竭。

根据病程长短和发病的缓急，肾功能衰竭分为急性肾功能衰竭和慢性肾功能衰竭。

一、急性肾功能衰竭(acute renal failure, ARF)

ARF 是各种原因使泌尿功能急剧降低而造成的临床综合征。其标志是少尿、氮质血症、水电解质和酸碱平衡紊乱。

急性肾功能衰竭是各种原因在短期内引起肾脏泌尿功能在短期内急剧降低，以致不能维持机体内环境稳定的病理过程。临床表现有水中毒，氮质血症、高钾血症和代谢性酸中毒。

(一)病因

1. 肾前性因素

凡能引起肾血液灌流量急剧减少、导致肾小球滤过率显著降低的因素，均可成为肾前性急性肾功能衰竭的原因。包括有效循环血流量减少和肾血管强烈收缩，见于大失血、脱水、创伤、烧伤、感染、急性心力衰竭等。

2. 肾性因素

由于肾实质病变而引起的急性肾功能衰竭，又称器质性急性肾功能衰竭。肾脏的器质性病变可发生在肾小球、肾小管、肾血管及肾间质。

(1)急性肾小管坏死：肾缺血和肾毒物引起的急性肾小管坏死是最常见的原因。

① 肾缺血：如严重创伤、严重烧伤、大出血等引起机体有效循环血量不足，如不及时纠正，严重而持续的肾缺血即可引起肾小管坏死。

② 肾毒物：肾毒物可分为外源性和内源性两大类。前者包括药物（磺胺、造影剂、庆大霉素等）、重金属（汞、铅、砷等）、有机毒物（四氯化碳等）、生物毒素（蛇毒等）；后者则包括肌红蛋白、血红蛋白等。这些毒物均可从肾小球滤过，直接损害肾小管，引起肾小管上皮细胞变性坏死。因为肾小管的生理特点使其易受肾毒物的损害。

(2)肾实质损害：见于急性肾小球肾炎、狼疮性肾炎、恶性高血压等引起的弥漫性肾小球病变，急性肾盂肾炎所致的肾间质损害，肾动脉血栓形成或栓塞。

3. 肾后性因素

由于肾以下尿路（从肾盂到尿道口）梗阻引起的急性肾功能衰竭。常见双侧尿路结石、盆腔肿瘤、前列腺肥大等。

肾前性、肾后性引起的急性肾功能衰竭早期往往是功能性急性肾功能衰竭，如果病变继续发展，可转化为器质性急性肾功能衰竭，即急性肾小管坏死，肾性因素引起的都属于此类。

(二)发病机制

急性肾功能衰竭发病机制的关键是肾小球滤过率的降低。肾小球滤过率降低是肾小球的功能紊乱、肾小管、肾血管功能障碍等多种因素、多种机制综合作用的结果。

1. 肾小球滤过率降低

是少尿型急性肾功能衰竭的主要发病机制。肾灌注压下降和肾血管收缩都可引起由肾血流灌注不足。

(1)肾灌注压下降：全身动脉血压显著下降，可使肾灌注压下降。全身血压降低到50～70mmHg时，肾血流失去自身调节的能力，肾血流量和肾小球滤过率降低1/2～2/3；当其下降到40mmHg时，肾血流和肾小球滤过率几乎等于零。

(2)肾血管收缩：全身血容量减少或血压降低时，可引起全身血管收缩，尤其肾单位入球动脉收缩更为明显，从而使肾小球滤过率降低。肾血管收缩的机制为：① 休克等因素可使交感—肾上腺髓质系统兴奋，儿茶酚胺分泌增多；② 肾缺血或肾中毒使肾素—血管紧张素系统激活，导致入球动脉痉挛；③ 肾缺血、肾中毒可使肾间质细胞合成前列腺素减少，扩血管作用减弱；④ 内皮素合成增多，引起肾血管收缩。

2. 肾小管阻塞

肾缺血、肾毒物引起肾小管坏死时所脱落的细胞碎片，挤压综合征所释出的肌红蛋白，异型输血时的血红蛋白，均可引起肾小管管腔的阻塞，妨碍原尿通过，引起少尿；同时，管腔内压升高，有效滤过压下降，导致肾小球滤过率降低，出现少尿。

3. 肾小管原尿反流

肾小管上皮细胞广泛坏死时，基膜破坏，尿液经受损的肾小管壁处反漏周围肾间质，引起肾间质水肿，直接导致尿量减少；同时水肿的间质压迫肾小管造成囊内压升高，使肾小球有效滤过压下低，间接引起尿量减少。

(三)临床表现

急性肾功能衰竭在临床上表现为少尿型和非少尿型两种类型。以下以少尿型为代表，阐述其功能代谢的变化。

少尿型急性肾功能衰竭可分为少尿期、多尿期和恢复期。

1. 少尿期

此期为最危急的阶段，可引起内环境严重紊乱

(1)尿变化

1)少尿或无尿：多数急性肾功能衰竭患者尿量迅速减少，通常表现为少尿(24h 尿量少于 400ml)或无尿(24h 尿量少于 100ml)。这是由于肾小球滤过率降低、肾小管阻塞和肾小管原尿反流等所致。

2)低比重尿：处于功能性急性肾功能衰竭阶段，尿比重常低于 1.020，是由于肾小管对水的重吸收增加所致。当发生急性肾小管坏死时，尿比重常固定于 1.010～1.012 之间，是因为肾小管对水的重吸收降低，原尿浓缩功能障碍所致。

3)尿钠高：功能性急性肾功能衰竭阶段，尿钠含量低于 20mmol/L。急性肾小管坏死时，尿钠含量于高 40mmol/L，这是因为前者的肾小管对 Na^+ 正常重吸收，后者的肾小管对 Na^+ 重吸收障碍。

4)血尿、蛋白尿、管型尿：由于肾小球滤过功能障碍和肾小管上皮坏死脱落，尿中可出现蛋白、红细胞、白细胞等；尿沉渣检查可见透明颗粒和细胞管型。

(2)高钾血症：高钾血症是急性肾功能衰竭患者最危险的并发症，常为少尿期的致死原因。引起高钾血症的原因是：①钾排出减少；②组织分解代谢增强，钾从胞内释出；③摄入含钾过多的药物、食物、输库存血；④使用保钾性利尿剂等。高钾血症可诱发心脏的传导阻滞和心律失常，严重时可出现心室颤动或心脏骤停。

(3)代谢性酸中毒：急性肾功能衰竭时，由于肾小球滤过率降低，酸性代谢产物排出减少，而肾小管分泌 H^+ 及重吸收 HCO_3^- 功能丧失，因而易发生代谢性酸中毒。

(4)氮质血症：肾功能不全时，由于肾小球滤过率下降，尿素、肌酐和尿酸在体内蓄积，因而血中非蛋白氮的含量明显增加，称为氮质血症。

(5)水中毒：急性肾功能衰竭时由于：①少尿或无尿，②内生水增多，③摄入或输入液体过多，均可引起体内水潴留，导致细胞外液呈低渗状态，水分向细胞内转移引起细胞内水肿，严重时患者可出现脑水肿、肺水肿和心力衰竭。

2. 多尿期

急性肾功能衰竭患者每天尿量超过 400ml 时，即进入多尿期，表明肾小管上皮细胞已有再生，病情逐渐好转。其机制是：①肾血流量和肾小球滤过功能逐渐恢复；②肾小管阻塞由于肾间质水肿消退而解除；③再生的肾小管上皮细胞的浓缩功能尚未完全恢复；④少尿期滞留的尿素经肾小球滤过增多，肾小管腔内渗透压升高，引起渗透性利尿。

此期由于水、电解质从滞留到大量排出，须严格注意电解质的动态变化，一旦下降，须及时补充，否则可发生脱水、低钾血症和低钠血症等症状。

3. 恢复期

一般在发病后一个月进入恢复期，此期患者的尿量基本恢复正常，代谢产物的潴留和水、电解质、酸碱平衡紊乱得到纠正，患者能自理生活和参加一般劳动，但肾小管浓缩功能完

全恢复正常一般约需3～12个月。少数患者由于肾小管上皮细胞破坏严重和修复不全，可能转变为慢性肾功能衰竭。

非少尿型急性肾功能衰竭患者的临床症状一般较轻，病程相对较短，预后较好，就因为尿量不少，容易被临床漏诊。尽管肾小管损伤较轻，尿量即使正常或增多，仍然不能充分排出溶质，各种代谢产物仍在体内潴留，因而导致氮质血症和代谢性酸中毒等。其主要特点是：①无明显少尿；②尿比重低，尿钠含量低；③氮质血症；④多无高钾血症。

二、慢性肾功能衰竭

慢性肾功能衰竭是指各种肾病的晚期，由于肾单位进行性破坏，残存肾单位不能充分排出代谢废物和维持内环境稳定，以及肾脏内分泌功能紊乱的临床综合征。

(一)病因

1. 肾疾患

如慢性肾小球肾炎(约占50%～60%)、慢性肾盂肾炎和肾结核等。

2. 肾血管疾患

如糖尿病性肾小动脉硬化症和高血压性肾小动脉硬化等。

3. 尿路慢性梗阻

如尿路结石、前列腺肥大、肿瘤等。

(二)发展过程

由于肾脏具有强大的代偿储备能力，因而各类病因引起慢性肾功能衰竭是一个缓慢而渐进的过程，可分为以下四个阶段：

1. 肾功能不全代偿期

50%以上肾单位被破坏，肾储备能力逐渐降低，尚能维持内环境稳定，内生肌酐清除率仍在正常值的30%以上。但若肾脏负荷突然增加(如感染、脱水等)则可出现内环境紊乱。

2. 肾功能不全失代偿期

肾储备能力进一步下降，即使通过代偿也不能维持内环境稳定，可出现多尿和夜尿、轻度氮质血症、酸中毒、贫血等。内生肌酐清除率降至正常的25%～30%。

3. 肾功能衰竭期

肾功能显著减退，内环境严重紊乱，出现较重的氮质血症、代谢性酸中毒、低钠血症、高磷低钙血症以及严重贫血等。内生肌酐清除率降至正常的20%～25%。

4. 尿毒症期

此期出现更为严重的水、电解质和酸碱平衡紊乱和多系统功能障碍，并出现全身性尿毒症中毒症状。内生肌酐清除率降至正常的20%以下。

(三)发病机制

1. 健存肾单位假说

在慢性肾脏疾病时，许多肾单位不断遭受破坏而丧失其功能，残存的部分肾单位轻度受损或仍属正常，称之为健存肾单位。在代偿期，健存肾单位发生代偿性肥大，通过增强其功能来进行代偿，维持内环境稳定。但随着病情的发展，健存肾单位日趋减少，以致不足以完成肾脏的排泄和调节功能，使机体发生内环境紊乱，临床上出现肾功能不全的症状。

2. 矫枉失衡假说

当肾功能障碍时，肾单位进行性减少，肾小球滤过率降低，以致某一溶质（如磷）的滤过减少，血中该溶质含量增高。机体此时的适应性反应使血液中相应的体液因子（如甲状旁腺素，PTH）增高，以抑制健存肾单位的肾小管对该溶质的重吸收，从而抑制血浆中该溶质的水平继续升高。显然通过这种适应性反应，起到"矫正"的作用；但是，如PTH这种体液因子的增多，将对机体其他生理功能产生不良影响（如PTH的溶骨作用），从而使内环境进一步紊乱，出现"失衡"现象。

3. 肾小球过度滤过假说

随着肾单位的进行性破坏，健存肾单位因代偿负荷过重，可使健存肾单位因过度滤过使其肾小球纤维化和硬化，最后也丧失功能，进而促进慢性肾功能衰竭的发生。

（四）慢性肾功能衰竭时功能及代谢变化

1. 泌尿功能障碍

（1）尿量的变化

1）多尿：24小时尿量超过2000ml称为多尿。慢性肾功能衰竭早期，24小时尿量一般在2000～3000ml，产生多尿的机制是由于健存肾单位的血流量代偿性增加，滤过的原尿量超过正常量，同时原尿中溶质多、流速快，通过肾小管时未能及时重吸收。

2）少尿：当健存肾单位严重减少，尽管残存的每个肾单位生成尿液仍多，但每日总尿量可少于400ml。

3）夜尿：正常成人每日尿量约为1500ml，白天尿量约占总尿量的2/3。慢性肾功能不全早期患者，有夜间排尿增多的症状，甚至超过白天尿量，称为夜尿。

（2）尿渗透压的变化　早期慢性肾功能不全患者，肾浓缩能力减退而稀释功能正常，因而出现低渗尿。随着病情发展，肾浓缩和稀释功能均丧失，终尿的渗透压接近血浆的晶体渗透压，尿比重固定在1.008～1.012，尿渗透压为266～300mmol/L，称为等渗尿。

（3）尿液成分的变化

1）蛋白尿：很多肾疾患可使肾小球滤过膜通透性增强，致使肾小球滤出蛋白增多；或肾小球滤过功能正常，但因肾小管上皮细胞受损，使滤过的蛋白重吸收减少。

2）血尿和脓尿：尿中混有红细胞时，称为血尿；尿沉渣中含有大量变性白细胞时，称之脓尿。

2. 内环境紊乱

（1）水代谢障碍：正常人肾脏具有强大的浓缩和稀释功能，其尿量多少可适应摄入水量的改变，而慢性肾功能衰竭患者则不同。当摄入大量水分，最大尿量不会超过2500ml；限制入水，尿量也难降至1000ml以下。因此，慢性肾功能衰竭患者过量饮水可导致水的滞留，而水摄入不足则可引起失水。

（2）钠代谢障碍：慢性肾功能衰竭患者的肾为"失盐性肾"，尿钠含量很高，可能是因为渗透性利尿引起失钠。慢性肾功能衰竭伴有氮质血症，流经健存肾单位的原尿中溶质（主要为尿素）浓度较高，钠、水重吸收减少，大量的钠随尿排出，此时如过多限制钠的摄入，可导致低钠血症。

（3）钾代谢障碍：慢性肾功能衰竭早期，只要尿量不减少，血钾可长期维持正常水平。呕吐、腹泻、多尿及反复使用失钾性利尿剂等可导致低钾血症。慢性肾功能衰竭晚期，由于少尿、长期使用保钾性利尿剂、酸中毒、感染等则可引起高钾血症。

(4)钙磷代谢障碍:慢性肾功能衰竭时,往往伴有血磷增高和血钙降低。

1)血磷增高:慢性肾功能不全早期,由于肾小球滤过率下降,血磷暂时上升,刺激甲状旁腺分泌 PTH。PTH 抑制肾小管对磷的重吸收,使磷排出增多。当进入晚期时,肾小球滤过率极度下降,继发性 PTH 分泌增多已不能使磷充分排出,故血磷显著升高。PTH 的增多又促进溶骨活动,使骨磷释放增多,从而形成恶性循环,使血磷水平不断上升。

2)血钙降低:①血中钙磷浓度乘积为一常数,血磷升高必导致血钙降低;②肾实质破坏,1,25-$(OH)_2D_3$ 生成减少,影响肠道对钙的吸收;③血磷过高时,肠道分泌磷酸根增多,可妨碍肠钙的吸收;④肾毒物损伤肠道,影响肠钙的吸收。

(5)代谢性酸中毒:慢性肾功能不全的早期,由于肾小管上皮细胞氨代谢障碍使泌 H^+ 减少。当肾小球滤过率降至正常人的 20%以下时,血浆中固定酸滤过减少,特别是硫酸、磷酸的体内积蓄。

(6)氮质血症:氮质血症实际上指血中含氮的代谢物如尿素、肌酐和尿酸的增多,而其中以尿素增多为主。

1)血浆尿素氮(BUN):BUN 的变化与肾小球滤过率、外源性及内源性尿素负荷均有关系,由此可见,BUN 含量虽多,但不能敏感反映肾功能的改变。

2)血浆肌酐:肌酐浓度主要取决于肌肉磷酸肌酸分解产生的肌酐量和肾小球滤过的功能,与外源性的蛋白摄入无关。临床上常采用内生肌酐清除率(尿中肌酐浓度×每分钟尿量/血浆肌酐浓度)反映肾小球滤过率功能。

3. 其他病理生理变化

(1)肾性高血压:因肾实质病变引起的高血压称为肾性高血压。其可能发生机制:①钠水潴留;②小动脉收缩。

(2)肾性贫血:97%慢性肾脏肾功能衰竭患者常伴有贫血。其发生机制是:①促红细胞生成素减少;②血液中毒性物质蓄积;③红细胞破坏增多;④出血。

(3)出血倾向:约 20%的慢性肾功能衰竭患者在疾病过程中存在出血现象。目前认为,出血由于血小板功能异常所致,而非数量减少。

(4)肾性骨营养不良:是指在慢性肾功能衰竭时,由于钙磷代谢障碍、继发性甲状旁腺功能亢进、维生素 D 代谢障碍、酸中毒等所引起的骨病,包括儿童的肾形佝偻病、成年人的纤维性骨炎、骨质疏松、骨软化和骨囊性纤维化。

三、尿毒症

尿毒症是急性和慢性肾功能衰竭发展到最严重的阶段,大量终末代谢产物和内源性毒性物质在体内潴留,水、电解质和酸碱平衡发生紊乱以及某些内分泌功能失调,从而引起一系列自身中毒症状。

1. 神经系统

中枢神经系统早期受累的表现为功能抑制。患者往往有头昏、头痛、乏力、烦躁不安、理解力及记忆力减退等症状。

2. 消化系统

消化系统的症状是尿毒症患者最早出现和最突出的症状。早期表现为厌食,以后出现恶心、呕吐、口腔黏膜溃疡以及消化道出血等症状。

3. 心血管系统

主要表现为充血性心力衰竭和心律失常。晚期可出现尿毒症性心包炎。

4. 呼吸系统

尿毒症时的酸中毒使呼吸加深加快，患者呼出气体有氨味。

5. 免疫系统变化

主要表现为细胞免疫受到明显抑制，而体液免疫正常或稍弱。如患者血中 T 淋巴细胞绝对数减少、迟发型皮肤变态反应减弱、中性粒细胞趋化性降低等，故尿毒症患者常并发严重感染，并成为主要死因之一。

6. 内分泌系统

变化除肾内分泌功能如前列腺素、促红细胞生成素、1，25-$(OH)_2D_3$ 等分泌障碍和继发 PTH 分泌过多外，常出现性激素分泌紊乱和性功能障碍，主要表现为女性患者月经不规则、闭经、流产，男性患者性欲减退、阳痿、精子减少或活力下降等。

7. 皮肤变化

常见皮肤瘙痒和尿骚味等。此外，患者还可出现尿毒症特殊面容，表现为皮肤黑色素沉积、贫血以及眼睑肿胀等。

8. 代谢紊乱

慢性肾功能衰竭患者常伴有糖、蛋白质及脂肪代谢的障碍：①糖代谢障碍：约半数患者常伴有糖耐量降低，可能与毒性物质有关。②蛋白质代谢障碍：尿毒症患者食欲低下和饮食限制，同时蛋白分解增加，造成低白蛋白血症。③脂肪代谢障碍：主要是血清甘油三酯增高，可能与肝脏合成增多以及酯酶对它清除减少有关。

【思考题】

1. 何谓心力衰竭？简述左心衰竭患者出现呼吸困难的表现形式。
2. 何谓心肌肥大？分哪两种形式？试各举两个引起不同形式心肌肥大的原因。
3. 简述弥散障碍引起呼吸衰竭的发病机制和血气变化特点。
4. 试比较内源性肝性脑病与外源性肝性脑病的区别。
5. 何谓假性神经递质学说？常见的假性神经递质有哪些？
6. 简述急性肾功能衰竭多尿期的发病机制。
7. 简述慢性肾功能衰竭时钙磷代谢障碍的机制。

（郑绿珍）

参考文献

[1] 李卫东.基础医学概论.第一版.北京:科学出版社,2010

[2] 柏树令.系统解剖学.第七版.北京:人民卫生出版社,2010

[3] 王万铁.病理生理学.第二版.杭州:浙江大学出版社,2010

[4] 唐茂林,邵华信.系统解剖学实验指导.第一版.杭州:浙江大学出版社,2009

[51] 邹仲之.组织学与胚胎学.第七版.北京:人民卫生出版社,2008

[6] 金惠铭.病理生理学.第七版.北京:人民卫生出版社,2008

[7] 朱大年.生理学.第七版.北京:人民卫生出版社,2008

[8] 刘文.基础医学概论.第一版.天津:南开大学出版社,2007

[9] 王宗敏.病理学.第一版.北京:人民卫生出版社,2007

[10] 郭晓奎.病原生物学.第一版.北京:科学出版社,2007

[12] 张丽芳.医学免疫学.第一版.杭州:浙江大学出版社,2006

[12] 夏强.人体生理学.第一版.杭州:浙江大学出版社,2005

[13] 雷亚宁.实用组织学与胚胎学.第一版.杭州:浙江大学出版社,2005

[14] 姜云杰.系统解剖学.第一版.杭州:浙江大学出版社,2005

[15] 陈季强.基础医学教程.第一版.北京:科学出版社,2004

[16] 陆德源.医学微生物学.第一版.北京:人民卫生出版社,2001

[17] 高兴政.人体寄生虫学.第二版.北京:北京医科大学出版社,2004